Management of Emergency Patient

응급환자관리학

전국응급구조학과 교수협의회

편저자 대표 최은숙, 이영아

편집위원 김미선, 김미숙, 이영아, 이인수, 전소연, 정준호, 정지연, 최길순, 최은숙, 현진숙

편저자

강경희(가천대학교)	박상섭(충청대학교)	이현지(강원대학교)
김미선(광주보건대학교)	박재성(동주대학교)	이효철(호남대학교)
김미숙(춘해보건대학교)	박정희(건양대학교)	전소연(대전보건대학교)
김수태(동남보건대학교)	배성주(마산대학교)	정은경(호남대학교)
김지희(강원대학교)	신요한(서영대학교)	정준호(남서울대학교)
김진욱(서원대학교)	양현모(한국교통대학교)	정지연(호원대학교)
김철태(건양대학교)	엄동춘(대전대학교)	최길순(동강대학교)
김효식(제주한라대학교)	이영아(제주한라대학교)	최은숙(공주대학교)
노상균(선문대학교)	이인수(한국교통대학교)	현진숙(선린대학교)

－가나다 순－

도서출판 대학서림

개정판을 출판하며

응급구조사는 응급환자에게 요구되는 전문응급처치를 체계적으로 실시함에 있어서 전반적으로 응급환자를 관리할 수 있는 능력이 요구되고 있습니다. 따라서 응급구조사들이 응급환자관리에 대한 내용과 관련 술기를 이해하고 실무에서 적용하고 활용하는 능력을 갖추도록 돕기 위한 표준교과서가 필요합니다.

이 교재는 1999년 발행된 이래 주기적으로 개정되어져오고 있습니다. 오랜 기간 응급환자관리학 교육 경험을 갖춘 편저자들이 그 간의 교육경험을 토대로 병원 전 및 병원 내 환경에서의 응급환자관리 실무를 중심으로 한 내용과 과학적 근거를 확인하고 제시하면서 응급환자관리학 표준교과서로 제시될 수 있도록 노력하고 있습니다.

특히, 이번 2025년도 개정판은 각 장마다 응급환자관리 현장직무에 대한 기본부터 최신 지견이 포함한 학습 내용이 되도록 하였으며, 현장직무능력의 학습 이해에 도움을 주고자 다양한 이미지도 검토하고 새로 제작하여 추가하게 되었습니다.

실무현장에서 일하는 응급구조사와 응급환자관리학을 배우는 학생들 모두에게 이 교재를 통하여 응급의료체계 내에서 기본적이고 전문적인 응급환자관리를 수행하는데 필요한 지식과 술기를 습득할 수 있기를 바라며, 부족한 부분은 앞으로 수정 보완하여 표준교과서가 될 수 있도록 여러분들의 아낌없는 조언을 부탁드립니다.

끝으로 이 책을 편저하는데 참여해주신 응급구조(학)과 교수님들께 감사드리며, 책을 출판해주신 도서출판 대학서림 윤진영 회장님, 편집부장님 그리고 편집부 직원분들께 모두 깊은 감사를 드립니다.

2025년 2월

편저자 일동

차 례

제1장 I 건강과 환경 • 17

제2장 | 감염관리 • 61

제3장 | 활력징후 및 기본검사 • 117

제5장 | 체온유지관리 • 199

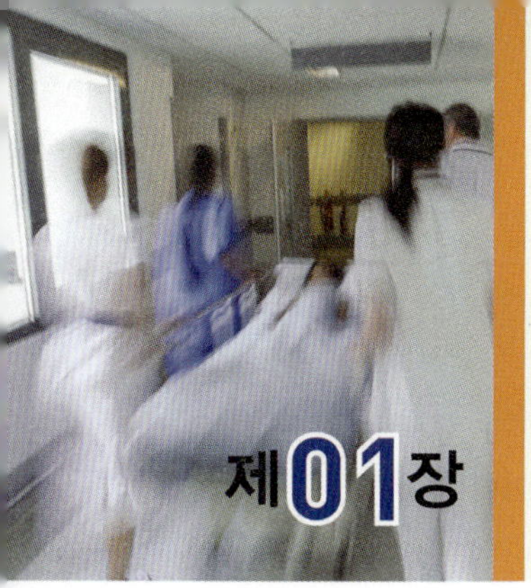

제01장 건강과 환경

학습목표

이 장을 통하여 다음과 같은 내용을 학습한다.

1. 건강과 질병에 대하여 설명할 수 있다.
2. 건강증진에 대하여 설명할 수 있다.
3. 보건의료체계에 대하여 설명할 수 있다.
4. 인간의 기본 욕구에 대하여 설명할 수 있다.
5. 가족과 지역사회에 대하여 설명할 수 있다.
6. 인간의 이해와 발달 단계에 대하여 설명할 수 있다

건강이란 단지 질병이 없는 상태라기보다는 환경 속에서 역동적으로 변화해 가는 연속적 과정임을 알 수 있다. 개인이나 지역사회의 건강에 중요한 영향을 미치는 요인을 건강 결정요인이라고 하며 단독으로 또는 다른 요인과 연관되어 건강에 영향을 미친다. 또한, 최근 질병구조의 변화와 노인인구의 증가 등으로 의료비가 증가하고 이는 국가 경제에 영향을 미침으로써 건강증진에 대한 관심이 날로 증가하고 있다. 건강증진의 개념은 20세기 후반에 건강 결정요인에 대한 새로운 시각과 이에 따른 건강문제 해결 및 건강 수준 향상을 위한 새로운 접근전략의 필요성이 제기되면서 대두되었다. 따라서 본 장에서는 건강과 질병의 개념에서부터 건강증진, 보건의료체계, 인간의 기본욕구, 인간의 이해와 발달단계 등을 학습하고자 한다.

1. 건강과 질병

1) 건강과 질병

(1) 건강(Health)

인간은 단지 생물학적인 존재로만 이해할 것이 아니라 심리적, 사회적, 더 넓은 의미로 종합적인 인간 문화와 과학적인 입장에서 해석되어져야 한다. 인간은 자연, 사회, 생활환경과의 복잡한 유기적 관계 속에서 생활을 영위하고 있으므로 생물학적 존재 그 자체로만 볼 수는 없다.

1948년 세계보건기구(WHO)는 건강에 대한 정의를 "단순히 질병이 없는 상태가 아니라 신체적, 정신적 및 사회적으로 완전한 안녕(well-being) 상태"라고 하였다. 다시 말해 인간의 몸과 마음은 밀접한 관계가 있으며, 또한 사회 속에서 생활하고 있어 우리의 몸과 마음이 사회적 영향을 많이 받게 되므로, 신체적 차원뿐만 아니라 정신적 및 사회적 차원도 포함된 포괄적인 개념으로 보아야 한다는 것을 의미한다. 사회적 안녕(social well-being)이란 사회구성원으로서 각자의 기능과 역할을 충실히 수행하고 영위하는 상태를 의미한다. 1957년, WHO는 건강을 "유전적, 환경적 조건에서 적

절한 생체 기능을 유지하는 상태"로 정의하였다. 즉, 연령, 성별, 지역사회 등 기본적인 특성에 따라 설정된 정상 범위 내에서 기능을 유지하는 사람을 건강하다고 할 수 있다는 것이다. 또한, 1998년 세계보건기구(WHO)는 "건강이란 질병이나 장애가 없을 뿐만 아니라, 신체적, 정신적, 사회적 및 영적으로 완전히 안녕한 역동적인 상태"라고 정의하였으며 영적인 개념을 강조하였다.

베르나르(Bernard)는 "건강이란 외부 환경의 변동에 대하여 내부 환경의 항상성이 유지된 상태"라고 정의하고 이러한 평형이 깨질 경우 불건강을 초래한다고 하였다. 와일리(Wylie)는 "건강이란 유기체가 외부 환경 조건에 부단히 잘 적응해 나가는 것이다"라고 정의하여 환경과의 관계를 언급하였다. 파슨스(Parsons)는 "건강이란 개인이 사회적 역할과 임무를 효과적으로 수행할 수 있는 최적의 상태"라고 정의하였다. 뉴만(Newman)은 "단순히 질병이 없다는 것만으로 건강이라 할 수 없으며 모든 자질, 기능, 능력이 신체적으로나 정신적으로 또는 도덕적인 면에서도 최고로 발달하고 완전히 조화된 인간만이 진실한 건강자이다"라고 하였다. 던(Dunn)은 "인간의 건강 상태는 건강과 불건강은 통합된 단일체로서 이분적으로 나누어지는 것이 아니라 건강·불건강의 연속선(Health-illness continuum)상에서 계속 변화하는 상태이다"라고 보았다. 즉, 인간의 건강은 최고의 안녕 상태에서 죽음 직전의 상태까지 변할 수 있다. 일상생활에서 적절히 대처하고 기능을 유지하면 건강 상태로 간주된다. 반면, 기능이 통합되지 못하거나 대처하기 어려우면 불건강 상태가 된다. 그러나 변하기 쉬운 환경 속에서 스스로 안전과 안정, 균형과 조화를 이룸으로써 편안해지고자 하는 인간은 환경에 의해 끊임없는 자극을 받고 이를 조절해야 하므로 안정과 균형이 늘 깨어질 가능성이 있다. 따라서 건강이란 단지 질병이 없는 상태라기보다는 생물학적, 심리적, 사회적 환경에서 역동적으로 변화하는 연속적인 과정임을 알 수 있다.

(2) 질병

질병(disease)은 병리학 또는 생리학적 관점에서 생체의 구조와 기능이 비정상적으로 된 상태를 의학적으로 정의한 상태를 의미한다. 즉, 증상과 징후를 통해 나타나는 병리학적 비정상을 의사를 통해 객관적으로 확인한 상태이다. 질환(이환, illness)이란 개인적, 사회·심리적 차원의 개념으로 개인의 주관적인 경험을 통해 알게 되는 통증, 불편과 같은 건강하지 못한 상태(ill health)를 의미한다.

질병이란 용어가 객관성을 전제로 특정 손상상태를 의미한다면 질환은 주관성을 전제로 질병과정에 따르는 다양한 결과를 의미한다. 의학적인 질병이 없어도 개인은 신체적, 정신적 증상을 경험할 수도 있다. 그러한 질환이 의사에 의하여 기능장애로 진단되면 질병이 된다.

사람이 병인-인체의 방어기전-건강행태-환경요인 간의 상호작용에서 방어기전이 병인의 자극을 이겨내면 건강이 유지되고, 그렇지 못하면 질병이 생기게 된다. 발병 초기에는 조직에 변화가 일어나도 아무런 증상이나 징후가 나타나지 않아 무증상기(불현성기)를 거치게 된다. 질병이 어느 정도 진행하면 증상 또는 징후가 나타나는 증상기(현성기)에 접어들어 환자가 된다. 환자는 증상기의 최

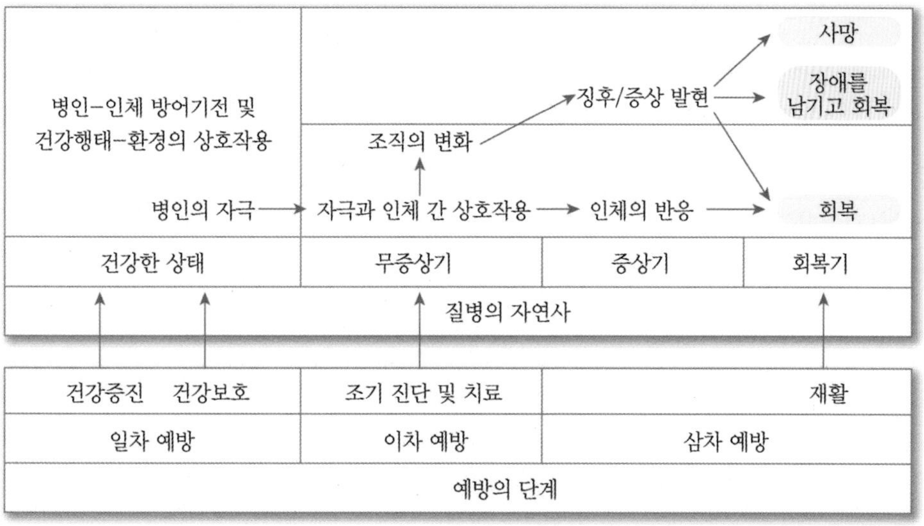

[그림 1-1] 질병의 자연사 단계별 예방대책

고점을 지나 아무런 후유증 없이 회복되거나, 장애를 남기고 회복하거나, 사망하게 된다. 이러한 질병의 발생에서 회복에 이르는 질병의 자연사(natural history of disease) 단계별 예방대책은 〈그림 1-1〉과 같다.

일차 예방은 건강한 상태에 있는 개인 또는 인구집단의 건강을 보호 또는 건강을 증진하는 것과 질병 발생을 예방하는 것이다. 건강증진의 방법으로는 보건교육을 통하여 적절한 영양섭취와 적절한 운동을 하게 하고, 흡연, 과음, 위험한 성행위 등 건강의 위해 요인을 피하도록 하고, 자동차 안전벨트나 헬멧과 같은 보호장구의 사용으로 손상을 방지하고, 산모의 교육을 통해 자기 건강관리와 모유수유를 하도록 하고, 쾌적한 생활환경 및 작업환경의 조성 등이 있다. 질병 발생의 예방방법으로는 예방접종, 개인위생관리, 안전한 식수 공급과 하수처리 등 환경위생관리, 소음과 분진과 화학물질이나 방사능 등 유해 작업환경으로부터 보호, 추락, 익수, 화재 또는 교통사고 등을 방지할 수 있도록 시설 또는 제도적 장치를 통한 손상 예방, 비타민이나 철분과 같은 특수 영양소 보충, 발암물질로부터 보호, 알레르기 항원으로부터 보호, 혼전 상담을 통한 유전적 질환 예방 등이 있다.

이차 예방은 무증상기의 개인 또는 인구집단의 불건강 상태를 조기에 발견하여 조기 치료 또는 효과적인 대응을 함으로써 큰 질병으로 발전하는 것을 막거나, 감염병의 확산을 막거나, 합병증 또는 후유증을 막거나, 장애 기간을 줄이는 것으로 선별검사, 환자발견, 건강진단 등이 대표적인 예이다. 선별검사(screening test)로는 신생아를 대상으로 페닐케톤뇨증과 같은 선천성 대사이상, 선천성 갑상샘저하증, 선천성 청력장애 등을 찾아내어 조기에 적절히 치료를 함으로써 장애를 방지하는 것과 자궁목질세포검사(Papanicolaou test)로 자궁경부암을 조기에 발견하는 것과 안압 측정 및 시신경유두검사로 녹내장을 조기에 발견하는 것 등 여러 가지가 있다. 환자발견의 경우 흉부 X-선 검사로 폐결핵 환자를 찾아내고, 사람면역결핍바이러스(HIV) 항체검사로 사람면역결핍바이러스(HIV) 감염자를 찾아내 치료를 시작하여 중증 폐결핵 환자로 또는 후천면역결핍증후군(AIDS)으로 진행하는 것을 막을 수 있고(이차 예방), 동시에 다른 사람에게 전파하는 것을 막을 수 있으므로 일차 예방이 되기도 한다. 건강검진은 개인 또는 특정 인구집단을 대상으로 특정 질병을 조기에 진단하기 위하여 개인 또는 인구집단의 특성에 맞추어 필요한 검사를 하는 것이다. 각종 혈액검사, 영상의학을 이용한 검사, 내시경검사 등 첨단 진단기법을 이용하여 암, 심혈관질환 등 만성질환을 조기에 진단하고, 이들 질병의 예방을 위한 보건교육을 하고 있다.

삼차 예방은 증상기 또는 회복기 환자의 기능장애 또는 사망을 방지하고, 지속적인 질병의 고통을 완화하며 환자를 적응시키고, 기능장애를 복구하거나 남은 기능을 최대한 활용하도록 훈련하거나(재활), 장애를 가진 사람을 가능한 한 직장에 복귀하도록 돕는 것 등이다. 퇴행관절염 환자를 지속적으로 관리하여 관절이 굳어지는 것을 방지하는 것도 삼차 예방에 속한다.

2) 건강 결정요인(Determinants of health)

개인이나 지역사회의 건강에 중요한 영향을 미치는 요인을 건강 결정요인이라고 한다. 건강 결정요인은 단독으로 또는 다른 요인과 연관되어 건강에 영향을 미친다. 건강 결정요인은 매우 다양하지만, 일반적으로 유전적 요인, 사회경제적 요인, 생활습관 및 건강행태 요인, 환경 요인, 성별 요인, 문화적 요인, 정치적 요인 등으로 분류될 수 있다.

(1) 유전적 요인

유전적 요인은 아직 인위적 조작이 불가능하기 때문에 유전 요인 자체를 결정요인이라고 보지는 않는다. 유전적으로 물려받은 특성이 얼마나 오래 살지, 얼마나 건강할지, 어떤 질병에 걸릴지에 일정 역할을 한다.

(2) 사회경제적 요인

사회경제적 요인에는 직업의 유무 및 종류, 작업환경, 주거환경, 교육수준, 소득수준, 가족형태 등이 있다. 사회경제적 수준이 높은 계층의 사람들이 그렇지 않은 계층의 사람들에 비하여 건강하게 오래 살고 더 나은 건강 상태를 유지하는 것으로 보고하였다.

(3) 생활습관 및 건강행태 요인

생활습관 및 건강행태 요인으로는 흡연, 음주, 신체활동 및 운동, 식이, 일상생활, 자가관리(self-care) 실천 행위, 사회활동, 작업형태 등의 개인특이적 요인들이 포함되며 질병 발생의 중요한 결정요인이라고 알려지고 있다. 라론드(Lalonde)는 생물학적 요인, 환경요인, 생활습관, 보건의료체계의 네 가지 건강 결정요인 중 생활습관 요인이 건강에 가장 많은 영향을 미친다고 하였다.

(4) 환경 요인

생물학적 환경, 물리·화학적 환경, 사회적 환경이 있다. 생물학적 환경에는 세균, 바이러스, 기생충 등과 같은 원인체와 질병을 전파시키는 파리, 모기 등의 매개체가 있고, 물리·화학적 환경에는 고열과 한랭, 공기, 물, 소음, 환경오염 물질이 포함된다. 사회적 환경에는 보건의료체계, 사회보장 및 의료보험제도, 고용 및 실직, 교육제도, 사회 안전성, 개인의 사회적 지지 정도, 지역 주민의 사회참여 정도와 의사결정에 관여할 수 있는 권한, 새로운 보건지식을 받아들이는 주민들의 태도, 사회적 관습, 정보교환이나 의사소통의 기전과 유용성, 대중매체 등이 포함된다.

(5) 성별 요인

건강-질병 현상과 수명의 성별(sex) 차이가 일관된 양상으로 나타나고 있어서 성별 요인이 건강결정요인의 하나로 거론된다. 성별은 연령 증가와 같이 인위적으로 통제가 불가능한 요인이기 때문에 성별 자체를 결정요인으로 해석하지는 않는다.

(6) 문화적 요인

서로 다른 문화는 서로 다른 가치와 행동양식을 형성하므로 건강의 결정요인으로 작용한다. 건강에 대한 인식과 견해도 문화권에 따라 차이가 크고, 문화와 가치에 따라 건강과 질병에 대한 인식과 견해 및 행동양식이 다름으로써 건강손실, 건강보호 등에 영향을 미친다.

(7) 정치적 요인

국가의 정치체계는 사회경제적 부문과 보건의료체계에 영향을 미치며 이는 전체 인구집단의 건강에도 중요한 영향을 미친다. 보건의료서비스의 제공 조직과 전달체계, 사회보장 및 의료보험제도와 직접적으로 연결되어 국민들의 건강-질병의 중요한 결정요인으로 작용한다.

3) 건강모형(Health model)

(1) 생의학적 모형(biomedical model)

생의학적 모형은 데카르트(Descartes)의 정신·신체 이원론이 등장하고 생물학의 세포이론과 세균설이 만들어진 후 발전하기 시작하였다. 인간은 하나의 기계와 같은 존재로 설명되고, 질병은 그 부속의 하나가 고장이 난 것으로 고치면 곧 건강이 회복된다는 개념이다. 사회, 문화 및 인간의 일상생활에 관한 설명을 배제하고 생물학적 구조의 과정에 발생하는 장해를 중요하게 강조하고 있다. 생의학적 모형은 질병 발생에 관여된 다양한 요인을 구명하는 데 무리가 있고, 만성 퇴행성 질환의 증가를 정확히 설명하지 못한다는 점, 의학 기술의 만능주의에 빠지는 결과를 초래한다는 한계점을 내포하고 있다.

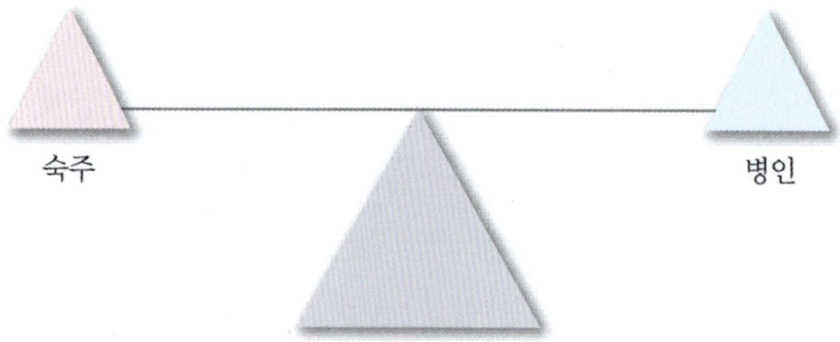

[그림 1-2] 역학적 모형

(2) 역학적 모형(epidemiological model)

질병 발생의 성립 요건을 다요인설로 설명하고 있으며 병인(agent), 숙주(host), 환경(environment)의 세 가지 요인(factors)으로 구성되어 있다. 이 모형에 의하면 숙주가 우세하거나 환경이 숙주에게 유리하게 작용하게 되면 더욱 건강이 증진된다. 숙주, 병인, 환경이 평형을 이룰 때는 건강을 유지하게 되고, 균형이 깨질 때에는 불건강해지는데 가장 중요한 요인은 환경적 요인이다〈그림 1-2〉.

① 병인 요인 : 병인에는 생물학적, 화학적, 물리적, 정신적 병인으로 분류할 수 있다. 생물학적 병인은 살아있는 유기체를 말하며, 화학적 병인은 건강에 나쁜 영향을 미칠 수 있는 액체, 가스 또는 고체이다. 물리적 병인은 열, 냉 및 신체조직을 손상시킬 수 있는 힘을 말하며, 정신적 병인은 정신적 스트레스, 사회적 상호작용과 관련된 문제 및 정신적 힘을 포함한다.

② 숙주 요인 : 질병에 걸릴 위험에 처한 개인이나 집단의 신체적, 정신적 그리고 사회적 상황 또는 상태를 말한다. 즉, 유전적 요인, 사회계급, 개인 또는 집단의 습관 및 심리적·생물학적 특성, 연령, 성별, 인종, 결혼상태, 영양상태 등이다.

③ 환경 요인 : 한 개인이나 단체가 질병에 걸릴 수 있는 가능성을 더 증가시키거나 더 감소시킬 수 있다. 이들 요인에는 생물학적, 사회적, 물리·화학적, 경제적 환경 등이 있다. 환경 요인은 질병 발생에 직접적으로 작용하기보다는 질병에 대한 감수성을 증가시키거나 감소시킬 수 있는 간접적으로 작용하는 경향이 있다.

(3) 사회생태적 모형(socioecological model)

개인의 사회적, 심리학적, 행태적 요인을 중시한 모형으로 숙주 요인, 외부환경 요인, 개인행태 요인의 세 가지 요인이 질병 발생에 영향을 준다고 설명하고 있다〈그림 1-3〉.

① 숙주 요인 : 내적 요인으로 선천적, 유전적 소인과 후천적, 경험적 소인이 있다. 이러한 숙주 요인은 질병에 대한 감수성과 관련이 있다.

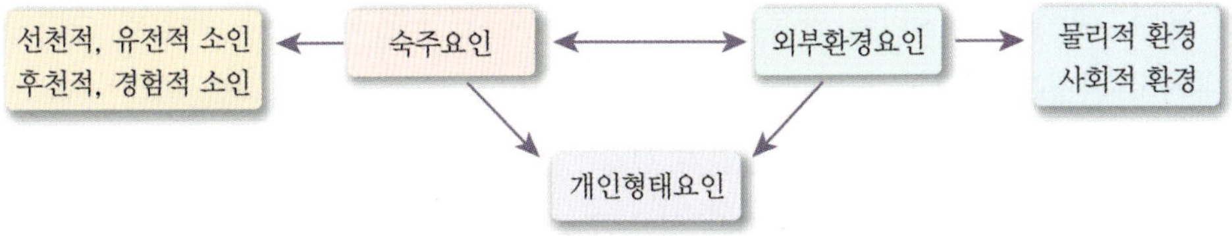

[그림 1-3] 사회생태적 모형

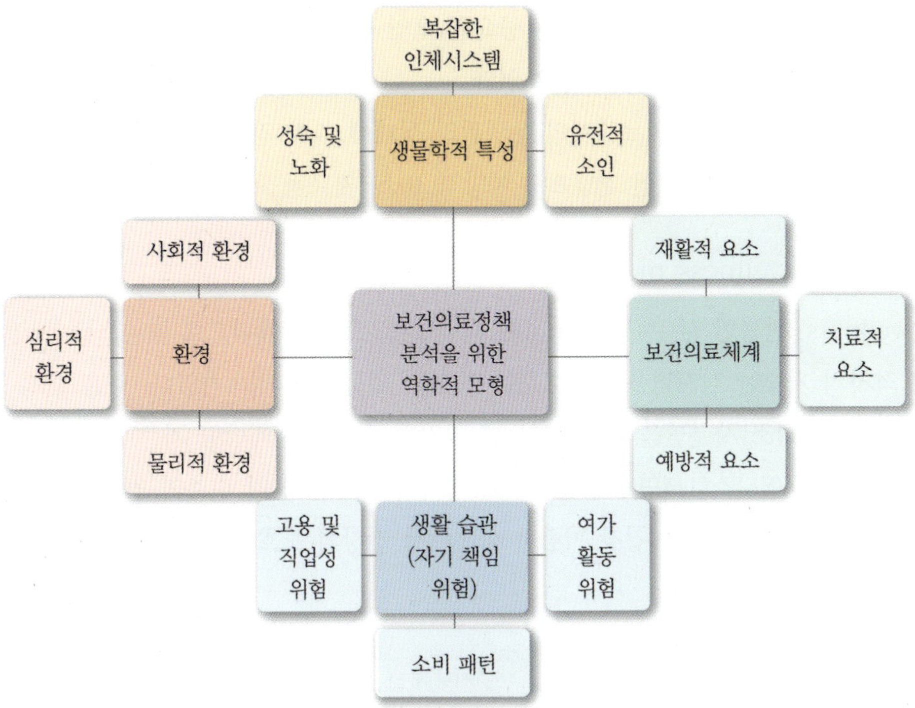

[그림 1-4] 전인적 모형

② 외부환경 요인 : 외적 요인으로 생물학적 환경(병인), 사회적 환경(직업, 사회적 관습, 경제적 상태 등), 물리·화학적 환경(계절, 기후, 실내 외의 환경 등)이 있다.

③ 개인행태 요인 : 다른 모형에 비해서 이 모형은 개인의 행태적 측면을 강조하고 있는 점이 가장 큰 특징이다.

(4) 전인적 모형(holistic model)

건강과 질병은 단순히 이분법적인 것이 아니라 그 정도에 따라 연속선 상에 있으며, 질병은 다양한 복합요인에 의해 발생된다. 건강이란 사회 및 내부 상태가 역동적인 균형 상태를 이루고 있는 것을 의미하며, 질병은 개인의 적응력이 감퇴하거나 조화가 깨질 때 발생한다. 전인적 모형의 구성요인은 네 가지로 환경, 생활습관, 생물학적 특성, 보건의료체계이다〈그림 1-4〉.

① 환경 요인 : 환경이란 물리적 환경과 사회적·심리적 환경을 포함한다. 개인의 주변에 있는 모든 내외적 환경은 건강과 질병에 직·간접적으로 영향을 주고 있기 때문이다.

② 생활습관 요인 : 생활습관에 따라 개인의 건강 상태가 달라질 수 있다. 즉, 질병과 위험에 노출은 자기 자신에 의한 책임이 상당 부분 있으며, 여가활동, 소비 패턴, 식생활 습관 등은 개인의 건강에 지대한 영향을 끼친다.

③ 생물학적 특성 요인 : 개인의 신체적 특성 역시 질병 발생에 관여한다. 유전적 소인 등과 같은 내적 요인은 질병 발생에 영향을 주는 중요한 요인 중의 하나이다. 각 개인의 생물학적 특성에 따라 질병에 대한 감수성은 차이를 보인다.

④ 보건의료체계 요인 : 보건의료체계의 운영관리 상태에 따라 건강은 다른 양상을 나타낼 수 있다. 보건의료체계의 포괄적인 개념으로 예방적 요소, 치료적 요소, 재활적 요소 등을 포함한다.

(5) 웰니스 모형(wellness model)

웰니스(wellness, 안녕한 삶)는 던(Dunn)에 의해 처음 소개된 개념으로 웰니스를 '개인의 생활환경 내에서 각자의 가능한 잠재력을 극대화하는 통합된 기능'으로 정의하였다. 던은 환경 축과 건강 축으로 구분되는 웰니스 사분면을 제시하였는데 각각의 사분면(시계방향 기준)은 건강 지향적 환경에서의 상위 수준의 웰니스(1/4면), 불건강 환경에서의 우연한 상위 수준의 웰니스(2/4면), 불건강 환경에서의 불건강 상태(3/4면), 건강 지향적 환경에서 건강의 보호(4/4면)를 나타낸다〈그림 1-5〉.

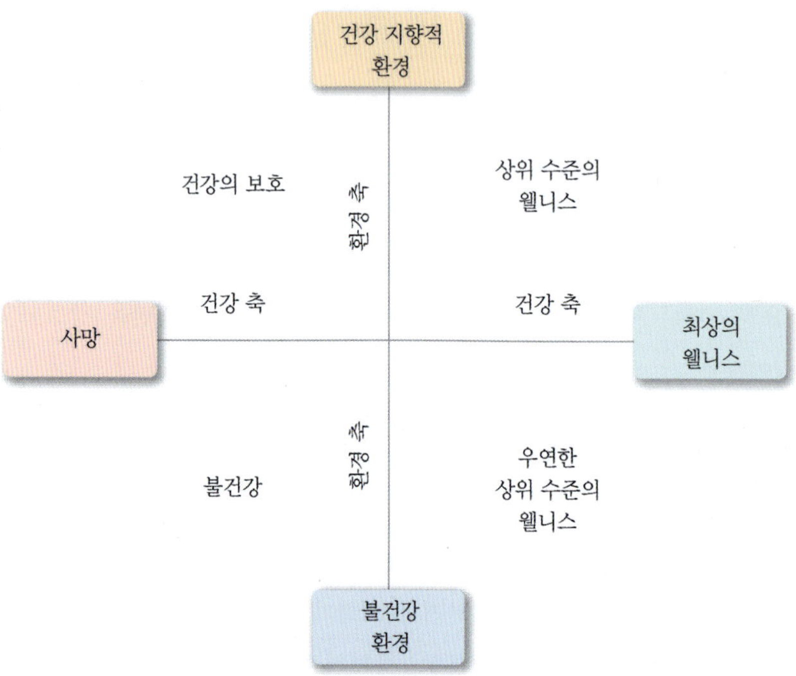

[그림 1-5] 웰니스 모형

웰니스 모형에서 건강은 '충만하고 유익하며 창조적인 생활을 영위하기 위한 개인의 이성적인 상태'이며, '건강의 예비적 준비 상태인 불건강을 극복하기 위한 힘과 능력'으로 정의된다. 정신과 신체의 연계가 중요하게 간주되며, 상위 수준의 웰니스는 개인이 고차원적인 기능을 하고, 미래와 개인의 잠재력에 대하여 긍정적인 시각을 가지며, 개인의 기능에 있어서 신체적, 정신적, 영적인 영역에서 전인적인 통합을 포함하는 개념이다. 또한, 건강은 단순히 질병이 없는 것이 아니고 안녕 상태, 활력, 작업 능력, 그리고 효율 등의 긍정적 차원들을 포함하는 개념이며, 많은 수의 질병들이 신체의 정화작용 자체만으로 치료가 되는 것으로 본다. 모든 사람들은 적극적으로 질병 혹은 장애 상태에서 회복되기 위해 노력하여야 하며, 의료는 이러한 과정에 도움을 주는 것이다. 이 모형에서는 전통적 의료 외에 개인의 건강에 대한 신념 혹은 가치에 근거해서 대체요법이 추구되기도 한다. 이 모형에 대한 비판은 주관적으로 인지 혹은 지각되는 상태에 대한 객관적 특정이 어렵고, 웰니스를 판단하는 정도가 연령 및 문화적 맥락에서 다양할 것이며, 행복, 삶의 질, 다른 광범위한 내용들이 건강의미에 확장되어 웰니스의 의미에 포함되어 있다는 것이다. 또한, 의료적 측면에서 완벽하게 건강한 사람도 불행할 수도 있고, 삶의 질이 낮을 수도 있다는 것이다. 이러한 비판에도 불구하고 이 모형은 향후 건강증진 및 질병예방 영역에서의 의료발전에 많은 기여를 할 것으로 예상된다.

2. 건강증진(Health promotion)

1) 건강증진 개념의 대두

건강증진의 개념은 20세기 후반에 건강 결정요인(health determinants)에 대한 새로운 시각이 대두되면서, 건강 문제 해결과 건강 수준 향상을 위한 새로운 접근 전략의 필요성이 강조되었다.

(1) 건강 결정요인에 대한 새로운 시각 대두

질병 양상이 감염성 질환에서 만성 퇴행성 질환 중심으로 바뀌고 질병으로 인한 사회의 보건의료 및 사회경제적 부담이 지속적으로 증가하면서, 질병치료 중심의 국가 보건의료체계를 지역사회 및 국가의 건강 수준을 결정하는 가장 중요한 결정요인으로 생각했던 기존의 전통적인 시각과는 다른 새로운 인식이 싹트기 시작하였다.

캐나다 정부는 1974년 국가의 새로운 보건의료정책 방향에 관한 보고서 '캐나다 국민건강에 관한 새로운 시각(A new perspective on the health of Canadians: A working document)'에서 국민건강 수준 향상을 위해서는 건강 결정요인에 관한 보다 포괄적인 새로운 접근 틀이 필요함을 제기하면서 '건강의 장 개념(health field concept)' 〈그림 1-6〉을 제시하였다. 당시 보건성 장관이었던

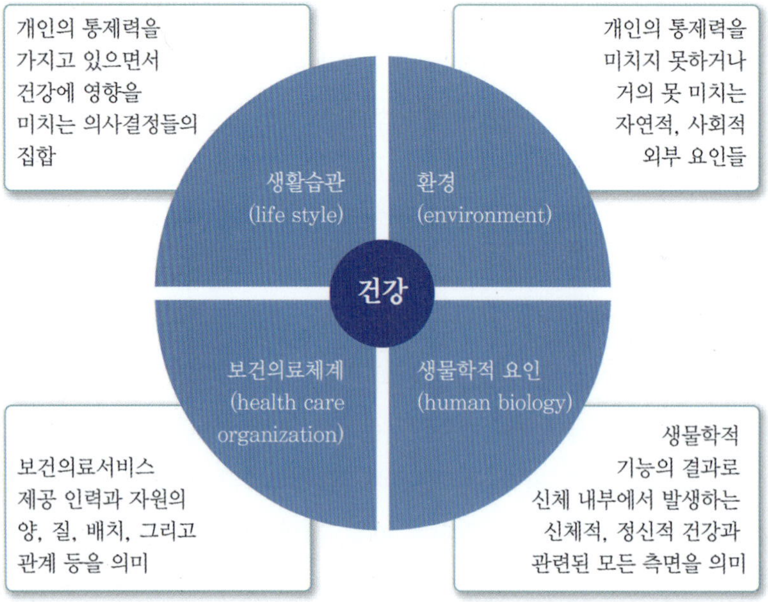

[그림 1-6] 라론드 보고서에서 제시된 건강의 장(health field)

라론드(Lalonde)의 이름을 따서 흔히 '라론드 보고서'라고 불리는 이 보고서에서는 건강 결정요인을 보건의료체계, 생물학적 요인, 환경, 생활습관의 네 범주로 제시하고, 건강문제에 따라 건강 결정요인을 범주별로 구분하고 각 범주 내에서 다시 세분화해서 우선순위가 높고 접근 가능한 건강 결정요인에 대한 포괄적 접근이 필요함을 제시하였다. 특히 이 중에서 생활습관(life style) 범주에 속하는 건강 결정요인들은 그동안 중요성이 충분히 인식되지 못하였는데, 건강의 장 네 범주 중 건강에 미치는 영향이 가장 큰 반면에 개인 및 가족과 지역사회 수준에서의 접근과 노력을 통해 어느 정도 관리 및 통제가 가능하므로, 건강 수준을 향상시키기 위해서는 생활습관에 대한 접근이 중요함을 강조하였다. 한편 환경(environment) 범주의 건강 결정요인들은 물리적 환경 요인뿐만 아니라 사회적 환경 및 그 변화를 같이 제시하면서 생활습관과는 달리 개인 수준의 노력만으로는 가능하지 않음을 명시하였다.

미국 정부 또한 1979년 '건강증진과 질병예방에 관한 보건정책관 보고서(Healthy People: The Surgeon General's Report on Health Promotion and Disease Prevention)'를 통해 조기사망 원인의 50% 이상이 일상생활에서의 건강행태 및 지역사회의 여러 생활여건에 의한 것이라고 했고, 조기사망의 40~70%, 급성장애의 1/3, 만성장애의 2/3가 생활습관 등 건강행태가 원인이 된다고 추정하였다. 여기서 건강위험요인으로 포함된 주요 생활습관 및 건강행태는 흡연 및 음주를 포함한 약물남용 및 중독, 좋지 않은 식습관, 신체활동 부족 및 스트레스와 성생활 습관 등이다.

이 같은 건강 결정요인에 관한 새로운 시각은 국가 수준에서의 보건의료정책 및 건강문제 해결을 위한 접근방식에서도 중요한 전환을 가져왔다. 세계 각 국가에서는 그동안 치료를 위한 양질의 보건의료서비스 제공 중심의 보건의료정책에서, 일상생활에서 건강에 이롭지 못한 생활습관을 버리고 건강생활실천 및 건강한 환경 조성을 통해서 질병예방 및 건강 수준 향상을 꾀하는 건강증진 중심으로 바꾸었다.

(2) 생활습관 등 건강행태 변화를 위한 새로운 접근 전략의 필요성 대두

개인 및 사회의 생활습관 등 건강에 중요한 영향을 미치는 건강행태의 바람직한 변화를 위해서는 과거 질병치료 중심의 보건의료서비스 제공과는 다른 새로운 접근전략이 필요하다. 개인 및 지역사회 등 대상 집단뿐만 아니라 이들의 주위환경 및 생활여건에 대한 다수준, 다차원의 생태학적 접근과 능동적인 지역사회 참여가 중요하다. 이것은 개인이나 인구집단의 생활습관이 〈그림 1-7〉에서 보여주듯이 대상 집단이 속해있는 사회의 자연환경 및 문화, 사회제도 등과 연관되어 오랜 세월에 걸쳐 일상생활 속에서 형성되어서 변화가 쉽게 일어나지 않기 때문이다.

개인뿐만 아니라 개인이 속한 주위환경, 즉, 가족, 직장 및 지역사회의 전반적인 인식이 바뀌고 바람직한 건강생활실천을 지원하는 사회 분위기 및 주위환경이 조성되어야만 개인 수준의 건강 지향적인 생활 실천이 가능하다. 이를 위해서는 교육적 접근과 함께 사회적, 경제적, 규제적 접근 등 다양한 차원의 노력, 즉 다차원적인 개입이 다수준에서 필요하며 이와 함께 지역사회의 능동적 참여 및 타 분야와의 통합적 노력이 필요하다.

건강증진의 개념은 20세기 후반 국가 및 사회의 건강문제 해결 및 건강 수준 향상을 위해서는 생활습관 등 건강행태 및 환경의 바람직한 변화와 지역사회의 능동적 참여가 중요함을 새롭게 인식하고, 이를 위한 새로운 접근 전략 및 방안 모색에 관한 많은 논의가 이루어지는 가운데 대두되고 발전하였다.

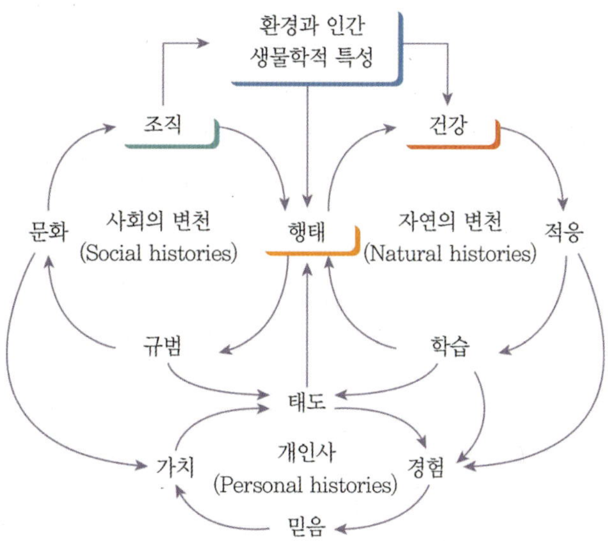

[그림 1-7] 생활습관(life style)의 형성 과정

한편, 사람들의 건강에 대한 인식도 경제수준 향상 및 사회발전과 함께 변화되었다. 건강에 관한 기본적인 인식, 즉 사회경제적 수준 및 성별, 인종의 차별없이 누구나 최고 수준의 건강을 누릴 수 있어야 하며 사회는 이에 대한 연대책임을 가져야 한다는 인식이 보다 넓게 확산되었고, 추구하는 건강 개념 또한 보다 적극적으로 변화하였다. 단순히 질병에 걸리지 않거나 손상, 불구 또는 장애가 없는 상태(소극적 건강, negative health)를 넘어서서 몸과 마음, 정신적으로 안녕한 상태를 누리면서 활발하게 가족생활 및 직장생활 등 사회경제적 활동을 영위할 수 있는 상태, 즉 자신의 잠재력을 최대한 발휘하여 이상을 실현해 갈 수 있는 건강 상태(적극적 건강, positive health)를 추구하게 되었다. 이러한 건강에 대한 인식이 적극적 건강 추구로 변화된 것도 건강증진의 개념을 정립하고 발전하는데 기여하였다.

2) 건강증진의 정의

세계보건기구(WHO, 1985)는 건강증진에 관한 제1차 국제회의에서 채택한 오타와 헌장(1986)에서 "건강증진은 사람들이 스스로 자신들의 건강을 관리 또는 통제할 수 있어서, 결과적으로 건강 수준을 향상시키는 것이 가능하도록 하는 과정이다"라고 정의하였다. 이후 방콕 헌장(2005)에서 WHO 건강증진의 정의를 재확인하였는데, 다만 '건강'이란 용어 속에 함의되어 있던 건강 결정요인을 '건강 및 건강 결정요인'으로 명시하였다. 이러한 WHO의 건강증진에 관한 정의는 건강증진을 위한 모든 노력 및 접근에서 건강문제 해결을 위한 방법론의 변화가 핵심임을 보여주었다. 과거 보건의료사업의 대상으로 개인 및 지역사회가 소극적인 자세로 자신들의 건강을 보건의료분야 또는 해당 전문직에게 의존하고 사업을 국가 및 전문분야 중심으로 전개했던 것과는 달리, 개인 및 지역사회 등 대상 집단이 사업의 주체(actor)로서 적극적으로 참여하고 건강증진 활동이 가능하도록 하는 즉, 사람들이 건강문제 해결능력 함양(임파워먼트, empowerment)이 가장 중요함을 강조하였다.

그린(Green) 등은 건강증진을 실제 사업기획 측면에서, 즉 사업의 구체적인 접근 및 개입내용 개발 등과 관련해서 '건강증진은 건강에 이로운 행태와 생활여건 및 주위환경 조성을 위해서 건강교육 등 교육적 접근뿐만 아니라, 사회적, 경제적, 조직적 접근 등 다차원적인 접근을 같이하며 다소 강제성이 있는 정책적, 법적 및 규제적 접근도 포함한다.'라고 하였고, 이러한 정의는 개인 및 지역사회 대상 집단은 자신을 둘러싼 물리적, 사회적, 경제적, 문화적 환경 속에서 끊임없이 주위환경과 상호 영향을 주고받으므로, 생활습관 등 건강관련 행태의 바람직한 변화를 위해서는 대상 집단뿐만 아니라 주위환경과 생활여건에 대한 다차원적이고 다수준의 생태학적 접근이 같이 이루어져야 함을 제시하였다. 또한, 개인의 행태를 통제하는 다소 강제적인 방법이 행태변화를 가능하게 할 때 법규 제정을 통한 접근방법이 필요함을 보여주었다. 반면 그린(Green) 등은 자발적인 행태변화 촉진을 위한 건강교육이 건강증진 노력의 중심에 있어야 함을 강조하였고, 그렇지 않은 경우 건강증진을 위한 노력이 조직적이거나 강압적인 접근이 되기 쉬우며 규제만을 통해서 얻은 행태 및 환경변화는 지속되기 어렵다고 보았다.

3) 건강증진 발전과정

(1) 제1차 건강증진 국제회의: 오타와 헌장(WHO, 1986)

세계보건기구(WHO)는 1986년 캐나다 오타와에서 제1차 건강증진 국제회의를 개최하여 건강증진에 대한 기본 개념을 정립하고 주요 접근 전략과 활동 영역에 관한 기본 방향을 제시하는 오타와 헌장을 채택하였다. 오타와 헌장을 통해 건강의 가치와 중요함을 강조함과 동시에 건강을 위한 기본 여건 형성의 필요성 등을 제시하였고, 건강증진이 1978년 알마아타 회의에서 채택한 일차보건의료에 이어 이를 더 발전시키고자 하였으며 산업국가의 건강증진에 초점을 맞추었다.

① 기본 접근 전략

오타와 헌장에서는 건강증진을 위한 3개 기본 접근 전략으로 가능화(enable), 조정(mediate), 옹호(advocate)를 제시하였다〈그림 1-8〉.

가. 가능화(enable)

가능화는 지원적인 환경을 조성하여 주는 것뿐만 아니라 정보를 제공하고 건강한 선택에 필요한 기술을 지원하는 것이다. 건강증진은 건강형평성을 달성하는 것에 초점을 두므로 모든 사람들이 자신의 최대 건강잠재력을 달성할 수 있도록 현재의 건강 수준 차이를 감소시키기 위한 노력과 동등한 기회 및 자원을 제공한다.

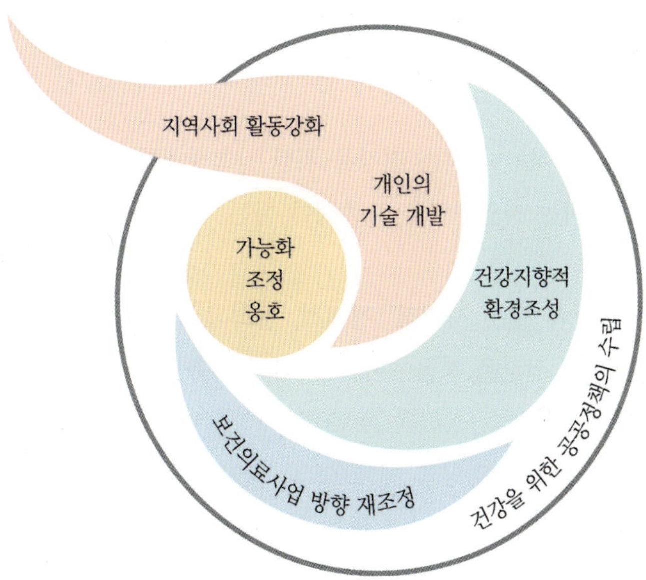

[그림 1-8] 오타와 헌장: 건강증진을 위한 기본 접근 전략 및 활동 영역

나. 조정(mediate)

건강추구를 보장하기 위하여 집단 간에 조정이 필요하다. 건강의 필수조건들은 건강분야만의 노력으로는 확보되기 어려우며, 관련되는 모든 분야의 통합된 활동을 요구하기 때문에 정부, 지방정부, 보건 분야, 사회 및 경제 분야, 비정부기관 및 자원봉사단체, 기업, 언론기관 등을 포함하여 건강전문인과 사회단체는 건강의 추구에 있어 사회의 다양한 이해관계를 조정하는 책임을 갖는다.

다. 옹호(advocate)

옹호는 건강을 위한 조건을 창출하는 것이다. 건강은 개인 및 사회, 경제 개발의 중요한 자원이며 삶의 질의 중요한 차원이다. 정치적, 경제적, 사회적, 문화적, 환경적 요인 및 행태적 요인과 생물학적 요인들이 건강에 긍정적 혹은 부정적 영향을 미치므로 건강증진 활동을 위해서는 건강에 유리한 조건을 창출하기 위한 건강 옹호 활동을 전개하는 것을 목적으로 한다.

② 기본 활동 영역

오타와 헌장에서는 건강증진을 위한 5개 기본 활동 영역으로 건강을 위한 공공정책의 수립, 건강지향적 환경조성, 지역사회 활동 강화, 개인의 기술 개발, 보건의료사업 방향 재조정을 제시하였다 〈그림 1-8〉.

가. 건강을 위한 공공정책의 수립

건강증진은 보건의료서비스를 초월하여 모든 분야에서 정책 입안자들이 자신들의 정책결정 결과에 대하여 인지하고 책임을 수용하도록 지향한다. 건강증진 정책은 다양하고 상호보완적인 접근을 추구하는데 입법조치, 재정지원, 조세, 조직변화 등이 해당된다. 형평성을 추구하기 위한 건강, 소득, 사회정책을 이끌어낼 수 있는 조정된 활동으로 안전하고 건전한 상품과 서비스 개발, 건강한 공공서비스, 쾌적하고 청결한 환경을 보장하는데 기여한다.

나. 건강지향적 환경조성

인간과 환경은 불가분의 관계이며 이는 건강을 위한 사회생태학적 접근의 기본이 된다. 그러므로 전 세계의 국가 및 지역사회는 자연환경을 보존해야 하는 책임이 있으며, 이를 위한 상호협조적인 관계를 유지해야 한다.

직업, 일상생활, 여가생활과 같은 사회적, 경제적, 문화적 환경은 건강에 중요한 영향을 미치고, 건강증진을 통하여 안전하고, 건강을 북돋우며, 만족과 즐거움을 가져다줄 수 있는 직장환경과 생활환경을 조성하여야 한다.

급변하는 환경이 건강에 미치는 영향을 체계적으로 평가하고 대중의 건강에 긍정적인 이익을 보장하는 방향으로 활동을 전개해야 하며 자연 또는 인공 환경으로부터 보호와 천연자원의 보존은 모든 건강증진 전략의 기본이 되어야 할 활동이다.

다. 지역사회 활동 강화

건강증진 활동에 있어 더 나은 건강을 성취하기 위한 우선순위 설정과 의사결정을 하고, 전략적 계획과 수행에 있어 구체적이고 효과적인 지역사회 활동을 활성화한다. 이러한 활동의 중심에는 지역사회 임파워먼트(empowerment)가 있으며 이는 지역사회가 그들의 노력에 대한 주인의식과 통제력을 갖는 것이며, 지역사회 운명에 대한 책임을 지는 것이다. 지역사회 개발은 건강을 지향하여 자조(self-help)와 사회적 지지를 증진하고, 지역사회 참여를 강화하기 위한 유연한 체계를 개발하고자 현존하는 지역사회의 인적·물적 자원의 활용을 권장한다.

라. 개인의 기술 개발

건강증진은 정보의 제공, 건강교육, 일상생활 기술의 증진을 통하여 개인과 사회의 발전을 지원함으로써 개개인은 건강과 환경에 대한 통제능력을 향상시키고 건강에 유익한 선택을 할 수 있는 능력을 개발한다.

마. 보건의료사업 방향 재조정

보건의료사업에서 건강증진에 대한 책임은 각각 개인, 지역사회단체, 보건의료전문가, 보건의료기관과 정부 부서가 분담한다. 다양한 부서와 기관은 상호 협력하여 보건의료가 건강을 추구하는데 기여해야 한다. 건강한 일상생활을 위한 개인과 지역사회의 요구를 지지하는 것이며, 보건 부문과 광범위한 사회적, 정치적, 경제적, 물리적 환경요소 간의 협력 통로를 열어주는 것이다.

(2) 오타와 헌장(WHO, 1986) 이후의 발전과정

캐나다 오타와(1986)에서 열린 세계보건기구 제1차 건강증진 국제회의 후 제2차 호주 애들레이드(1988), 제3차 스웨덴 순스발(1991), 제4차 인도네시아 자카르타(1997), 제5차 멕시코 멕시코시티(2000), 제6차 태국 방콕(2005), 제7차 케냐 나이로비(2009), 제8차 핀란드 헬싱키(2013), 제9차 중국 상하이(2016)에서 개최되었다. 오타와 헌장에서 제시한 건강증진의 기본 개념과 주요 활동 영역 및 접근 전략 등을 보다 구체화하기 위한 논의와 그 동안의 경험 공유가 이루어졌고, 이를 토대로 향후 방향설정 및 실행방안 등을 모색해서 권고안, 성명, 선언 등을 채택함으로써 세계 여러 국가 및 관련 분야와 비정부기관, 시민사회, 민간기업 등의 적극적 참여와 실행을 촉구하였다.

2016년 중국 상하이에서 제9차 건강증진 국제회의가 개최되었다. 특히 오타와 헌장이 채택된 30주년을 기념하는 해이자 유럽연합(UN)에서 지속 가능한 개발목표(Sustainable Development Goal, SDGs)를 설정한 원년이기도 하여 그 의미가 크며, 인류의 건강을 향상시키고 건강형평성을 추구하는데 있어 건강증진의 중요성을 재차 강조하였다. 또한, 유럽연합(UN)의 지속 가능한 개발목표(SDGs)의 성취를 위하여 근거중심 건강증진의 실제적인 접근을 유도하고 있다. 상하이 선언은 지속 가능한 개발과 전 인류의 건강과 안녕을 보장하는 '유럽연합(UN) 2030 아젠다(Agenda)'를 지지하였다. 제9차 건강증진 국제회의의 구체적인 목표는 첫째, 지속 가능한 개발목표(SDGs) 성취를 지향하는 건강증진 가이드를 제공하고 둘째, 정부부처를 초월한 건강 거버넌스 강화, 폭넓은 사회활동, 건강문해력 증진과 관련된 각국의 경험을 공유하는 것이다. 또한, 유럽연합(UN)에서 채택한 17개의 지속 가능한 개발목표(SDGs)는 ① 빈곤퇴치, ② 기아퇴치, ③ 건강과 안녕, ④ 양질의 교육, ⑤ 양성평등, ⑥ 안전한 식수와 위생, ⑦ 적정한 가격의 청정 에너지, ⑧ 직업과 경제성장, ⑨ 산업, 혁신, 인프라, ⑩ 불평등 감소, ⑪ 지속 가능한 도시와 지역사회, ⑫ 책임감 있는 생산과 소비, ⑬ 기후 행동, ⑭ 해양자원 보호, ⑮ 생태계 보호, ⑯ 평화, 정의를 위한 제도, ⑰ 파트너십이다.

4) 건강증진 관련 이론

(1) 건강신념모형(Health Belief Model)

건강신념모형은 사회심리학자인 레빈(Levin, 1951)의 장이론을 로젠스톡(Rosenstock, 1974)이 수정한 이론으로서 사람들의 건강행위를 설명하는 이론이다. 이 모형의 핵심은 인간의 행위는 특정한 목표에 대한 개인의 가치와 목표 달성 가능성에 대한 주관적인 지각에 의해 결정된다는 것으로 사람들이 질병예방이나 질병의 조기발견을 위한 행위를 어떻게 할 것인가를 예측하고, 질병예방 행위를 하지 않는 사람들이 예방행위를 실천할 수 있도록 중재하는 데 유용하다.

건강신념모형은 개인의 주관적 판단·수정 요인·행동 실천 가능성의 3부분으로 구성되며 구체적으로 개인의 주관적 판단에는 지각된 감수성과 지각된 심각성이, 수정 요인에는 성, 연령, 인종, 성격 및 사회경제적 요인과 지식, 지각된 위협감, 행동의 계기가 포함된다. 행동 실천 가능성에는 지각

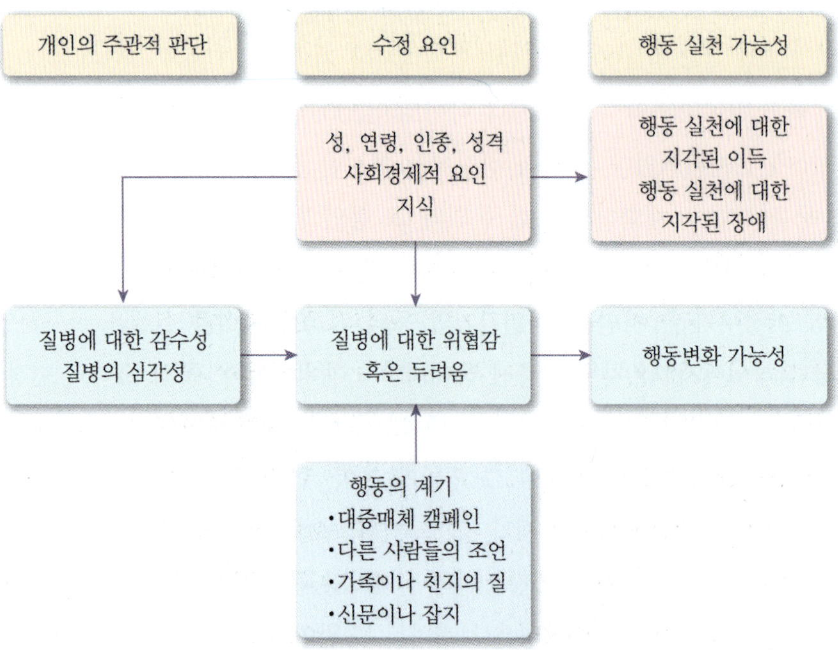

[그림 1-9] 건강신념모형

된 이득과 지각된 장애가 포함된다〈그림 1-9〉.

① 지각된 감수성(perceived susceptibility)

지각된 감수성은 개인의 특정 질병에 걸릴 가능성에 대한 인지 정도이다. 즉 질병의 경우에 진단받을 가능성, 재발 가능성, 질병에 걸릴 가능성 등에 대한 지각을 말한다. 특정 질병에 대한 감수성은 사람마다 다르다. 즉, 질병에 대한 지각된 민감성과 심각성이 높으면 질병에 대한 위험인자가 높아져 특정한 건강행위를 실천할 확률이 높아진다. 사람들마다 질병에 걸릴 인지 가능성이 다른 것은 인구학적 특성, 사회심리학적 특성, 환경 등에 의해 질병에 대한 감수성이 영향을 받기 때문이다.

② 지각된 심각성(perceived seriousness)

지각된 심각성은 사람들이 특정 질병의 심각성에 대해 인지하는 정도이다. 사람들이 특정 질병이 어느 정도 심각한 지에 대한 지각으로 죽음, 불구, 통증 등과 같은 의학적 결과나 직장, 가족생활, 사회적인 관계에 미치는 영향과 같은 사회적 결과를 포함한다. 사람들이 특정 질병을 어느 정도 심각하게 인지하느냐에 따라 특정 행위를 취할 가능성이 높다. 지각된 민감성과 심각성을 합하여 지각된 위협감이라 한다.

③ 지각된 이득(perceived benefits)

지각된 이득은 특정 행위를 함으로써 얻게 되는 이익에 대한 인지 정도로 어떤 객관적인 근거자료에 의한 것이라기보다 질병에 걸리지 않을 것이라든지, 혹은 그 정도는 가볍게 해결할 수 있을 것이라고 인지하는 것을 의미한다. 사람들은 어떤 특정 행위를 함으로써 얻는 혜택이 많다고 생각할수록 그 행위를 실천할 가능성이 높다.

④ 지각된 장애(perceived barriers)

지각된 장애는 특정 행위 수행 시 오는 장애로서 사람들이 그 행위를 수행함으로써 얻는 혜택이 많더라도 수행하는 데 많은 어려움이 있으면 그 행위를 수행할 가능성이 낮아진다는 것이다. 특정 행위를 수행하는 데 따르는 비용, 위험성, 부작용, 고통, 불편함, 시간, 생활습관 변화 등이 어느 정도인지를 판단하는 일종의 심리적인 비용-편익 분석이 이루어진다.

⑤ 행동의 계기(cues to action)

행동의 계기는 특정 행위에 참여할 수 있도록 자극을 주는 중재를 의미한다. 행위 실천을 위해서는 어떤 계기가 필요한데, 이러한 방아쇠(trigger) 역할에는 관련된 보건교육, 본인의 증상(예: 기침, 발열), 가족이나 친구의 발병 경험(예: 친구의 암 진단), 대중매체의 캠페인 등이 해당된다.

(2) 건강증진모형(Health Promotion Model)

건강증진모형은 건강행위에 영향을 미치는 요인을 설명하는 것으로 펜더(Pender, 1987)가 건강

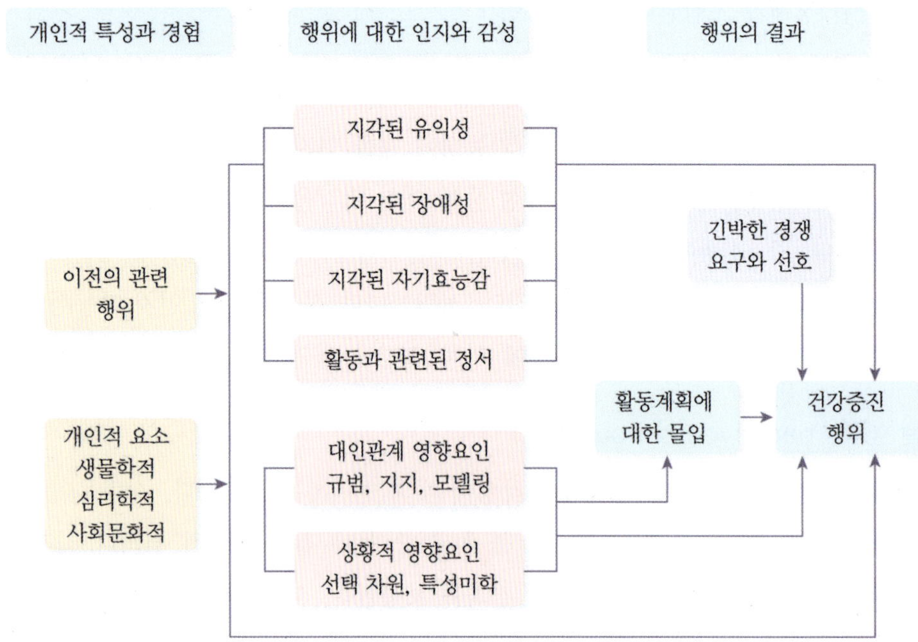

[그림 1-10] 건강증진모형

신념모형과 사회학습이론을 기초로 하여 개발하였다. 건강신념모형과의 차이점으로서 건강신념모형은 질병 관련 행위에 대한 설명인 데 비해, 건강증진모형은 건강증진행위를 설명하는 것이다. 건강신념모형에서는 질병을 심각하게 생각할수록, 자신이 질병에 걸릴 가능성이 높을수록 질병 관련 행위를 수행할 것으로 설명하고 있다. 그러나 건강증진모형은 특정 질병과 관련된 것뿐만 아니라 전반적인 건강증진을 위한 행위에 대하여 설명한다. 초기 건강증진모형에서는 건강증진행위를 설명할 때 인지 지각요인과 조정요인을 구분하여 직·간접적으로 건강증진행위에 영향을 미친다고 설명하였으나 1996년에는 구성개념 중 건강의 중요성, 지각된 건강통제행위, 행동의 계기를 삭제하고 건강의 정의, 지각된 건강 상태, 인구학적 특성, 생물학적 특성을 재배치하여 건강증진모형을 개정하였다. 수정된 건강증진모형의 주요 개념은 개인의 특성과 경험, 행위에 대한 인지와 감성, 행위의 결과로 구분된다〈그림 1-10〉.

① 개인의 특성과 경험

사람들은 독특한 개인의 특성과 경험을 가지며 이것은 개인의 행동에 영향을 준다. 여기에 속하는 변수는 이전의 관련 행위와 개인적 요소가 있다.

가. 이전의 관련 행위

이전의 관련 행위는 현재 비슷하거나 같은 행위를 과거에 얼마나 자주 했는지를 의미하는 것으로 사람들의 행위를 가장 잘 예측할 수 있다. 이전의 행위는 현재의 건강증진행위에 직·간접적으로 영향을 미쳐 주의를 기울이지 않고도 자동적으로 행위를 하게 하는 습관을 만든다. 지각된 자기효능감, 유익성, 장애성과 활동 관련 정서를 통해 직·간접적으로 건강증진행위에 영향을 미친다.

나. 개인적 요소

개인적 요소는 생물학적, 심리적, 사회문화적 요인으로 분류된다. 생물학적 요인은 연령, 성, 체질량지수(BMI), 사춘기 상태, 폐경 상태, 운동능력, 힘, 민첩성과 균형 등이다. 심리적 요인은 자존감, 자기 동기, 개인적 능력, 지각된 건강 상태, 건강에 대한 정의가 포함된다. 사회문화적 요인은 종족, 민족성, 문화변용, 교육과 사회경제적 상태이다. 이러한 개인적 요인은 건강증진뿐만 아니라 행위와 관련된 인지와 감정에도 직·간접적으로 영향을 미친다.

② 행위에 대한 인지와 감성

어떤 행위에 대한 인지와 감성은 활동을 통해 변화시켜야 할 대상으로서 중재의 핵심이 된다.

가. 활동에 대한 지각된 유익성

활동에 대한 지각된 유익성은 특정한 행위에 대하여 개인이 기대하는 이익이나 긍정적인 결과를 의미한다. 사람은 이익이나 긍정적인 결과가 나타날 가능성이 높은 활동에 시간과 자원을 투자하며 이러한 유익성은 활동에 대한 이전의 직·간접적 경험이나 다른 사람들에 대한 관찰 학습에 의해 이루어진다. 외재적 유익성은 금전적 보상이나 사회적 상호작용 증가 등이 있으나 건강행위를 지속하는 동기와 관련이 있는 것은 내재적 유익성이다.

나. 활동에 대한 지각된 장애성

활동에 대한 지각된 장애성은 활동을 할 때 부정적인 측면으로 지각되는 것을 의미한다. 특정 행동의 사용 불가능성, 편리하지 않음, 고비용, 어려움 또는 시간의 소비 등을 포함하며, 행동에 대한 준비도가 낮고 장애성이 높으면 행동이 일어나지 않는다. 장애성은 건강증진행위에 직접적으로 영향을 미칠 뿐만 아니라 활동 계획에 몰입하는 것을 감소시켜 간접적인 영향을 미치기도 한다.

다. 지각된 자기효능감

지각된 자기효능감은 행위를 확실하게 수행할 수 있는 개인의 능력에 대한 판단으로 행동에 관여하고 다른 사람들에 의해 주어진 기준 또는 외적인 피드백에 의한 수행의 평가를 받아들이는 것이다. 지각된 자기효능감은 활동과 관련된 정서의 영향을 받아서 정서가 긍정적일수록 자기효능감에 대한 인지는 커진다.

라. 활동과 관련된 정서

활동과 관련된 정서는 사람들이 행동 전후, 과정 중에 느끼는 주관적인 느낌으로 행위의 특성에 따라 다르고, 행동 그 자체의 자극 본질에 근거한다. 긍정적인 정서를 동반한 활동은 반복될 가능성이 높고, 부정적인 정서를 느끼게 하는 활동은 회피할 가능성이 크다.

마. 대인관계 영향요인

대인관계 영향요인은 다른 사람들의 태도, 행동, 신념에 대해 영향을 받게 되는 것을 의미한다. 가족, 동료, 보건의료제공자, 규범(다른 사람의 기대치), 사회적 지지(수단, 정서적 격려), 모델링(특별한 행동에 대한 간접 경험) 등을 포함한다.

바. 상황적 영향요인

상황적 영향요인은 어떤 행동이 발생할 것이라고 생각되는 상황에 대한 개인적 지각과 인지로서 행위를 촉진시키거나 방해할 수 있다. 사람들이 유용하고 쉽게 접근할 수 있는 프로그램이 있어서 자신이 선택할 수 있을 때 건강증진행위가 촉진된다. 건강증진모형에서는 상황적 영향이 건강행위에 직·간접적으로 영향을 미친다.

③ 행위의 결과

행위 변화를 위한 활동계획을 수행함으로써 건강행위가 이루어지는 단계이며, 개인이 피할 수 없는 요구상황이 되거나 개인이 거절할 수 없는 상황으로 인해 구체적인 행위를 하게 된다.

가. 활동계획에 대한 몰입

활동계획에 대한 몰입은 특정 활동에 대한 계획을 수립하는 것으로 사람들은 일반적으로 비조직화된 행동보다는 조직화된 행동을 한다. 주어진 시간과 장소에서 특정한 사람들과 함께 구체적인 활동을 하거나 행위를 수행 또는 강화하기 위한 명확한 전략을 확인하는 것 등이 포함된다.

나. 긴박한 경쟁요구와 선호

건강증진행위를 할 때 방해되는 일이 생기는 것을 경쟁요구라 하며 긴박한 경쟁요구는 건강행위 수행에 직접적인 영향을 주고, 이를 위한 자기조절훈련도 필요하다. 반면에 선호(preference)는 개인이 선택하여 조절할 수 있지만 반대 속성을 가진 행위를 선택하는 경우이다.

(3) 프리시드-프로시드 모형(PRECEDE-PROCEED model)

프리시드-프로시드 모형(PRECEDE-PROCEED model)은 건강문제에 영향을 주는 요인을 분석한 후 이를 바탕으로 건강증진사업을 수행하는 데 지침이 되는 모형이다. 프리시드-프로시드 모형은 1974년 그린(Green)이 교육적 진단을 목적으로 개발한 PRECEDE(Predisposing, Reinforcing and Enabling Constructs in Educational Diagnosis and Evaluation)에서 시작되었고, 이후에 1990년 그루터(Kreuter)가 PROCEED(Policy, Regulatory and Organizational Constructs in Educational and Environmental Development)에 해당하는 구성 개념을 추가해서 현재의 모형으로 제시하고 있다. 이 모형은 건강행태 및 환경변화에 대한 생태학적 접근을 체계적이고 포괄적으로 잘 제시하고 있어서 건강증진사업에서 건강증진 정책 및 프로그램 기획과 평가 등을 위해 널리 활용되고 있다. 프리시드-프로시드 모형의 기본 구성은 여덟 단계로서 건강증진사업 기획과 개입

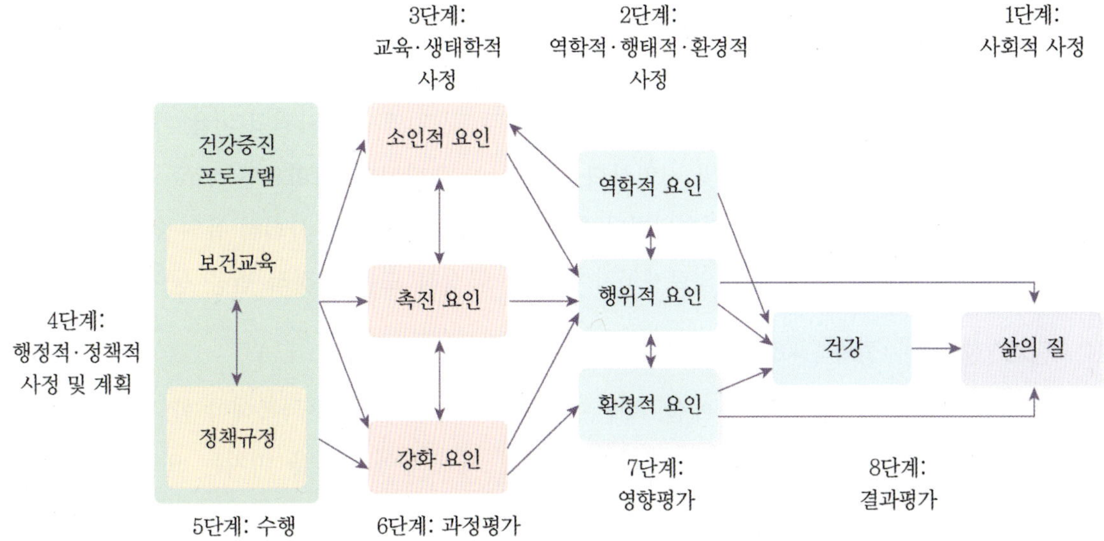

[그림 1-11] 프리시드-프로시드 모형

프로그램 개발단계(1단계: 사회적 사정, 2단계: 역학적·행태적·환경적 사정, 3단계: 교육·생태학적 사정, 4단계: 행정적·정책적 사정 및 계획), 수행단계(5단계: 프로그램 수행), 평가단계(6단계: 과정평가, 7단계: 영향평가, 8단계: 결과평가)로 이루어진다〈그림 1-11〉.

① 1단계: 사회적 사정

대상자의 요구를 분석할 때 건강에 대한 자료뿐만 아니라 사람들에게 가치가 있는 것이 무엇인지 파악하는 것이 중요하다. 사회적 사정은 지역사회 주민의 삶의 질에 영향을 주는 주요 문제를 파악하기 위하여 주관적, 객관적 자료를 사정하는 과정이다. 주관적으로 주민 면담, 전문가 집단을 통한 의견 수렴을 하며, 객관적으로 고용률, 실업률, 결근율, 교육수준 등에 대하여 사정한다.

② 2단계: 역학적 · 행태적 · 환경적 사정

역학적 사정은 지역사회의 구체적인 건강문제에 초점을 맞추어 사정을 하는 단계로서 질병의 유병률, 발생률, 빈도 등의 기본 자료뿐만 아니라 2차 자료를 활용하여 사정하며, 지역사회의 건강요구에 따른 건강문제의 우선순위를 정한다. 행태적 사정은 확인된 건강문제에 영향을 미치는 행위를 확인하는 것으로 흡연, 스트레스, 약물복용, 음주행태 등을 사정한다. 환경적 사정은 개인이 통제할 수 없는 사회적·물리적 환경을 포함하여 사정한다.

③ 3단계: 교육 · 생태학적 사정

행태적·환경적 요소로 규명된 건강문제 요인에 대하여 어떠한 중재를 할 것인지 결정하기 위하여 건강행태에 영향을 미치는 소인적 요인, 촉진 요인, 강화 요인을 사정하는 단계이다. 이들 세 요인들은 건강행위에 영향을 주므로 건강행위를 변화시키기 위해서 이들 요인들에 대한 진단은 필수적이고, 세 요인들은 상호배타적인 것이 아니어서 한 요소가 여러 요인에 포함될 수 있다.

소인적 요인(predisposing factor)은 건강행위의 근거나 동기를 제공하는 것으로 개인의 지식, 태도, 신념, 가치, 의견, 행동의지, 두려움, 자기효능감 등이 포함된다. 촉진 요인(enabling factor)은 건강행위 수행을 가능하게 도와주는 요인으로서 보건의료 및 지역사회 자원의 이용 가능성, 접근성, 제공성과 개인의 기술, 개인의 자원 및 지역사회 자원 등이 포함된다. 강화요인(reinforcing factor)은 보상, 칭찬, 처벌 등 건강행위가 지속되거나 없어지게 하는 요인으로 사회적 유익성, 신체적 유익성, 사회적 지지, 친구의 영향, 보건의료제공자에 의한 긍정적 또는 부정적 반응 등이 포함된다.

④ 4단계: 행정적 · 정책적 사정 및 계획

건강증진 프로그램에 이용 가능한 예산, 자원, 시간, 프로그램 수행 시 극복해야 할 장애를 사정하고 이를 바탕으로 건강증진 프로그램을 계획한다. 계획 시 건강에 영향을 미치는 요인을 고려하여 소인적 요인, 촉진 요인, 강화 요인을 고려하여 계획한다.

⑤ 5단계: 프로그램 수행

이전 단계에서 계획한 프로그램을 수행하는 단계이다.

⑥ 6단계~8단계: 평가

6단계(과정 평가)는 수행한 프로그램의 과정에 대한 평가로서 계획에 의거하여 수행된 여부를 평가하며, 7단계는 영향평가로서 소인적 요인, 촉진 요인, 강화 요인에 대한 변화뿐만 아니라 프로그램의 효과성에 대해 평가한다. 8단계에서는 프로그램이 건강과 삶의 질에 어떠한 효과를 주었는지 평가한다.

5) 국내 건강증진 활동

(1) 제5차 국민건강증진종합계획(HP 2030, 2021~2030년)

'국민건강증진종합계획'은 국민건강증진법 제4조에 따라 질병 사전예방 및 건강증진을 위한 중장기 정책방향을 제시하는 계획으로 10년 단위로 계획을 수립하고, 5년마다 보완계획을 마련한다. 현재까지 총 4차례의 계획이 수립·시행되었는데 제1차는 2002~2010년, 제2차는 2006~2010년, 제3차는 2011~2020년, 제4차는 2016~2020년 국민건강증진종합계획이었다. '제5차 국민건강증진종합계획(2021~2030년)'은 건강정책의 문제점과 미래 여건 변화에 대처하기 위한 국가차원의 비전과 목표를 설정하고, 실천전략을 제시하였다.

① 기본 틀

'제5차 국민건강증진종합계획(2021~2030년)'의 비전은 "모든 사람이 평생 건강을 누리는 사회"이며 건강수명의 연장과 건강형평성의 제고를 총괄목표로 하였다. 건강수명은 2018년 70.4세에서 2030년까지 73.3세로 2.9세 연장을 목표로 하였다. 건강형평성은 건강수명의 소득 간, 지역 간 형평

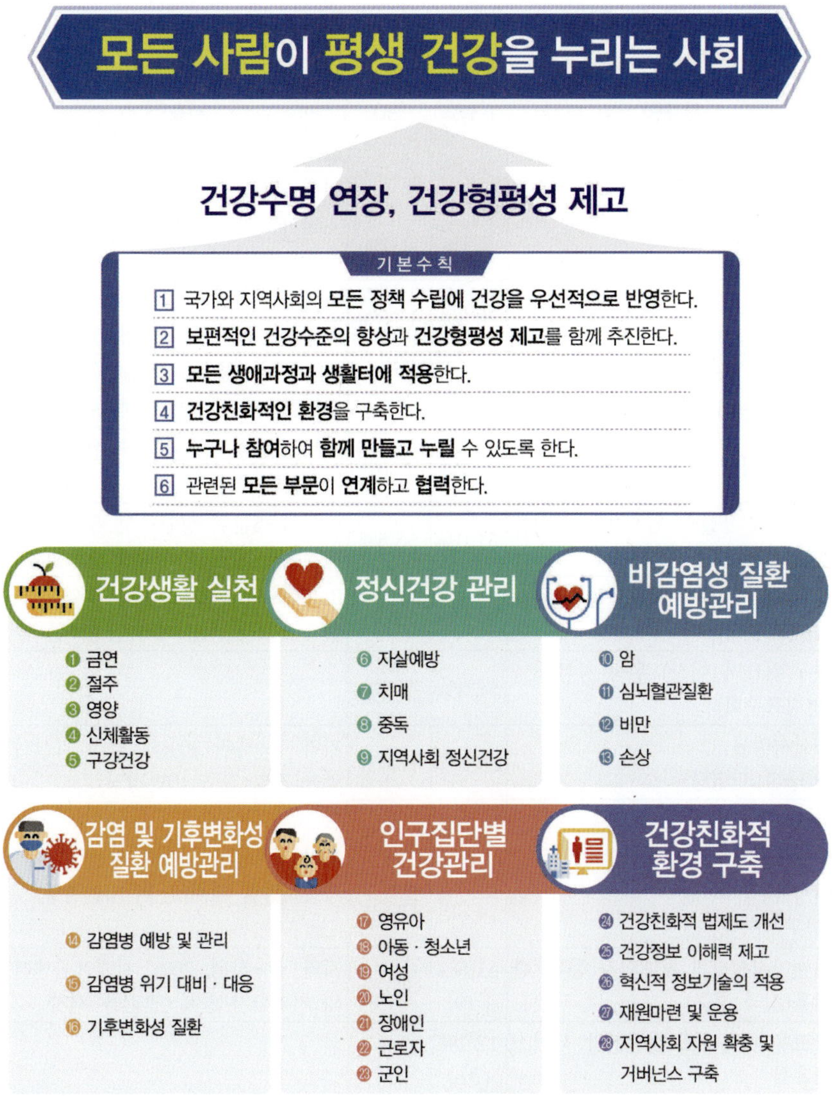

모든 사람이 평생 건강을 누리는 사회
건강수명 연장, 건강형평성 제고
기본수칙
1 국가와 지역사회의 모든 정책 수립에 건강을 우선적으로 반영한다.
2 보편적인 건강수준의 향상과 건강형평성 제고를 함께 추진한다.
3 모든 생애과정과 생활터에 적용한다.
4 건강친화적인 환경을 구축한다.
5 누구나 참여하여 함께 만들고 누릴 수 있도록 한다.
6 관련된 모든 부문이 연계하고 협력한다.
건강생활 실천
① 금연
② 절주
③ 영양
④ 신체활동
⑤ 구강건강
정신건강 관리
⑥ 자살예방
⑦ 치매
⑧ 중독
⑨ 지역사회 정신건강
비감염성 질환 예방관리
⑩ 암
⑪ 심뇌혈관질환
⑫ 비만
⑬ 손상
감염 및 기후변화성 질환 예방관리
⑭ 감염병 예방 및 관리
⑮ 감염병 위기 대비·대응
⑯ 기후변화성 질환
인구집단별 건강관리
⑰ 영유아
⑱ 아동·청소년
⑲ 여성
⑳ 노인
㉑ 장애인
㉒ 근로자
㉓ 군인
건강친화적 환경 구축
㉔ 건강친화적 법제도 개선
㉕ 건강정보 이해력 제고
㉖ 혁신적 정보기술의 적용
㉗ 재원마련 및 운용
㉘ 지역사회 자원 확충 및 거버넌스 구축

[그림 1-12] 제5차 국민건강증진종합계획(HP 2030)의 기본틀

〈출처: 관계부처합동. 제5차 국민건강증진종합계획(Health Plan 2030, 2021~2030). 보건복지부. 2021. p. 19.〉

성 확보를 목표로 하였는데 소득수준 상위 20%의 건강수명과 소득수준 하위 20%의 건강수명 격차를 7.6세 이하로 낮추고, 건강수명 상위 20% 해당 지자체의 건강수명과 하위 20% 해당 지자체의 건강수명의 격차를 2.9세 이하로 낮추는 목표를 설정하였다. 최종 목표를 달성하기 위하여 총 6개 분과, 28개 중점과제를 선정하였다〈그림 1-12〉.

② 대표지표 현황

대표지표는 총 64개를 선정하였으며 대표지표에 대한 성, 소득, 지역 격차를 모니터링할 수 있는 형평성 지표는 49개(성별 25개, 소득 1개, 지역 3개, 성별·소득 16개, 성별·지역 4개)이었다〈표 1-1〉.

[표 1-1] 제5차 국민건강증진종합계획(HP 2030) 대표지표 현황

중심과제	대표지표			형평성 지표		
	지표명	'18	'30	지표명	'18	'30
금 연	성인남성 현재흡연율(연령표준화)	36.7%	25.0%	소득 1-5분위 성인남성 현재흡연율 격차(연령표준화)	9.1%p	8.0%p
	성인여성 현재흡연율(연령표준화)	7.5%	4.0%	소득 1-5분위 성인여성 현재흡연율 격차(연령표준화)	7.5%p	5.0%p
절 주	성인남성 고위험음주율(연령표준화)	20.8%	17.8%	소득 1-5분위 성인남성 고위험음주율 격차(연령표준화)	1.8%p	0.7%p
	성인여성 고위험음주율(연령표준화)	8.4%	7.3%	소득 1-5분위 성인여성 고위험음주율 격차(연령표준화)	2.3%p	1.2%p
영 양	식품 안정성 확보 가구분율	96.9%	97.0%	소득 1-5분위 식품 안정성 확보 가구분율 격차	11.4%p	7.0%p
신체활동	성인남성 유산소 신체활동 실천율(연령표준화)	51.0%	56.5%	소득 1-5분위 성인남성 유산소 신체활동 실천율 격차(연령표준화)	9.2%p	7.0%p
	성인여성 유산소 신체활동 실천율(연령표준화)	44.0%	49.3%	소득 1-5분위 성인여성 유산소 신체활동 실천율 격차(연령표준화)	5.9%p	3.7%p
구강건강	영구치(12세 이상) 우식 경험률(연령표준화)	56.4%	45.0%	-		
자살예방	자살사망률(인구 10만명당)	26.6명	17.0명	지역 상-하위 20%의 남성 자살사망률 격차(인구 10만명당)	19.1명	12.2명
	남성 자살사망률(인구 10만명당)	38.5명	27.5명	지역 상-하위 20%의 여성 자살사망률 격차(인구 10만명당)	8.9명	5.7명
	여성 자살사망률(인구 10만명당)	14.8명	12.8명			
치 매	치매안심센터의 치매환자 등록·관리율(전국 평균)	51.5%('19)	82.0%	지역 상-하위 20% 치매안심센터의 치매환자 등록·관리율 격차	52.2%p('19)	35.0%p
중 독	알코올 사용장애 정신건강 서비스 이용률	12.1%('16)	25.0%	-		
지역사회 정신건강	정신건강 서비스이용률	22.2%('16)	35.0%	-		
암	성인남성(20-74세) 암 발생률(인구 10만명당, 연령표준화)	338.0명('17)	313.9명	지역 상-하위 20%의 성인남성 암 발생률 격차(인구 10만명당, 연령표준화)	78.3명('17)	62.6명
	성인여성(20-74세) 암 발생률(인구 10만명당, 연령표준화)	358.5명('17)	330.0명	지역 상-하위 20%의 성인여성 암 발생률 격차(인구 10만명당, 연령표준화)	97.3명('17)	70.4명
심뇌혈관 질환	성인남성 고혈압 유병률(연령표준화)	33.2%	32.2%	소득 1-5분위 성인남성 고혈압 유병률 격차(연령표준화)	5.4%p	4.4%p
	성인여성 고혈압 유병률(연령표준화)	23.1%	22.1%	소득 1-5분위 성인여성 고혈압 유병률 격차(연령표준화)	8.5%p	7.5%p

〈출처: 관계부처합동. 제5차 국민건강증진종합계획(Health Plan 2030, 2021~2030). 보건복지부. 2021. pp. 58-59.〉

[표 1-1] 제5차 국민건강증진종합계획(HP 2030) 대표지표 현황(계속)

중심과제	대표지표			형평성 지표		
	지표명	'18	'30	지표명	'18	'30
심뇌혈관 질환	성인남성 당뇨병 유병률(연령표준화)	12.9%	11.9%	소득 1-5분위 성인남성 당뇨병 유병률 격차(연령표준화)	7.6%p	3.4%p
	성인여성 당뇨병 유병률(연령표준화)	7.9%	6.9%	소득 1-5분위 성인여성 당뇨병 유병률 격차(연령표준화)	5.4%p	4.4%p
	급성 심근경색증 환자의 발병 후 3시간 미만 응급실 도착 비율	45.2%	50.4%	급성 심근경색증 환자의 발병 후 3시간 미만 응급실 도착 비율의 최고-최저 시도간 격차	23.0%p	17.5%p
비 만	성인남성 비만 유병률(연령표준화)	42.8%	≤42.8%	소득 1-5분위 성인남성 비만 유병률 격차(연령표준화)	-1.1%p	0.0%p
	성인여성 비만 유병률(연령표준화)	25.5%	≤25.5%	소득 1-5분위 성인여성 비만 유병률 격차(연령표준화)	15.6%p	4.6%p
손 상	손상사망률(인구 10만명당)	54.7명	38.0명	-		
감염병 예방 및 관리	신고 결핵 신환자율(인구 10만명당)	51.5명	10.0명	-		
감염병 위기 대비대응	MMR 완전접종률	94.7% ('19)	≥95.0%	-		
기후 변화성질환	기후보건영향평가 평가체계 구축 및 운영	-	구축 완료	-		
영유아	영아사망률(출생아 1천명당)	2.8명	2.3명	영아사망률 최고-최저 시도간 격차(출생아 1천명당)	2.4명	1.2명
청소년	고등학교 남학생 현재흡연율	14.1%	13.2%	-		
	고등학교 여학생 현재흡연율	5.1%	4.2%			
여 성	모성사망비(출생아 10만명당)	11.3명	7.0명	-		
노 인	노인 남성의 주관적 건강인지율	25.1%	30.6%	소득 1-5분위 노인 남성의 주관적 건강인지율 격차	16.2%p	14.0%p
	노인 여성의 주관적 건강인지율	15.4%	20.9%	소득 1-5분위 노인 여성의 주관적 건강인지율 격차	7.0%p	4.8%p
장애인	성인 장애인 건강검진 수검률	64.9% ('17)	69.9%	성인남성 장애인 건강검진 수검률	66.6% ('17)	71.6%
				성인여성 장애인 건강검진 수검률	62.5% ('17)	67.5%
근로자	연간 평균 노동시간	1,993 시간	1,750 시간	-		
군인	군 장병 흡연율	40.7% ('19)	33.0%	-		
건강정보 이해력 제고	성인남성 적절한 건강정보이해 능력 수준	-	70.0%	소득 1-5분위 성인남성 적절한 건강정보이해능력 수준 격차	-	6.0%p
	성인여성 적절한 건강정보이해 능력 수준	-	70.0%	소득 1-5분위 성인여성 적절한 건강정보이해능력 수준 격차	-	10.0%p

〈출처: 관계부처합동, 제5차 국민건강증진종합계획(Health Plan 2030, 2021~2030), 보건복지부, 2021, pp. 58-59.〉

③ 중점과제 개요

중점과제는 총 6개 분과(건강생활 실천, 정신건강 관리, 비감염성 질환 예방관리, 감염 및 기후변화성 질환 예방관리, 인구집단별 건강관리, 건강친화적 환경 구축), 28개 중점과제를 선정하였다〈표 1-2〉.

[표 1-2] 제5차 국민건강증진종합계획(HP 2030)의 중점과제 현황

총 6분과	28개 중점과제
Ⅰ. 건강생활 실천	1. 금연 2. 절주 3. 영양 4. 신체활동 5. 구강건강
Ⅱ. 정신건강 관리	6. 자살예방 7. 치매 8. 중독 9. 지역사회정신건강
Ⅲ. 비감염성 질환 예방관리	10. 암 11. 심뇌혈관질환 ① 심뇌혈관질환 ② 선행질환 12. 비만 13. 손상
Ⅳ. 감염 및 기후변화성 질환 예방관리	14. 감염병 예방 및 관리 ① 결핵, ② 에이즈, ③ 의료감염·항생제 내성 ④ 예방행태개선 15. 감염병위기대비대응 ① 검역/감시, ② 예방접종 16. 기후변화성 질환
Ⅴ. 인구집단별 건강관리	17. 영유아 18. 아동·청소년 19. 여성 20. 노인 21. 장애인 22. 근로자 23. 군인
Ⅵ. 건강친화적 환경 구축	24. 건강친화적법제도개선 25. 건강정보이해력 제고 26. 혁신적 정보기술의 적용 27. 재원마련 및 운용 28. 지역사회자원(인력, 시설) 확충 및 거버넌스 구축

〈출처: 관계부처합동. 제5차 국민건강증진종합계획(Health Plan 2030, 2021~2030). 보건복지부. 2021. p. 20.〉

가. 건강생활 실천

추진목표는 개인의 금연, 절주 행동변화 및 위해물질에 대한 규제 강화와 취약계층과 생활터 중심 영양, 신체활동, 건강생활실천 환경 조성이다. 중점과제별 추진계획은 첫째, 담배 규제 강화 및 청소년·청년 담배사용 적극 차단 둘째, 청소년을 포함한 고위험 음주 예방 및 음주 조장환경 개선 셋째, 건강한 식생활 실천 및 최적의 영양상태 유지 기반 강화 넷째, 활동적인 사람과 지역사회 환경 구축 다섯째, 예방중심의 필수 구강보건의료 서비스 확대이다.

나. 정신건강 관리

추진목표는 자살 고위험군, 치매, 정신질환 조기발견 및 개입 체계 강화와 정신건강 서비스 인식 개선 및 지역사회 지지체계 확립이다. 중점과제별 추진계획은 첫째, 자살 고위험군 포괄적 지원 강화 및 생명존중 문화 조성 둘째, 치매 조기진단·관리 등 양질의 서비스 제공 및 치매 친화 환경조성 셋째, 알코올·약물 등 중독문제 조기 개입 및 치료 격차 해소 넷째, 중증·만성 정신질환자를 위한 지역사회 지지체계 확립이다.

다. 비감염성 질환 예방관리

추진목표는 취약계층 대상 조기발견·예방 사업 강화 및 위해요인 개선 환경 조성과 비감염성 질환 전주기 연속적 관리를 위한 다부처, 다기관 협력이다. 중점과제별 추진계획은 첫째, 암 검진제도 개선 등 예방 가능한 암 발생률 감소 둘째, 심뇌혈관질환 예방부터 재활까지 연속적 관리체계 구축 셋째, 비만 예방을 위한 통합 거버넌스 및 환경 구축 넷째, 손상으로 인한 사망 및 장애 예방이다.

라. 감염 및 기후변화성 질환 예방관리

추진목표는 감염병 조기감지, 신속진단 등 감염병 대응 기술 혁신, 운영인력과 체계 구축, 감염병으로 인한 취약계층 보호 및 필수의료 공백으로 인한 초과사망 감소이다. 중점과제별 추진계획은 첫째, 감염병에 대한 예방 및 관리 강화 둘째, 감염병 위기 대비·대응 셋째, 기후변화 관련 질환의 건강영향 감시, 평가체계 구축·운영이다.

마. 인구집단별 건강관리

추진목표는 영유아, 청소년의 건강한 성장 지원으로 평생건강 토대 마련과 여성, 노인, 장애인 건강을 위한 환경 구축, 건강을 지킬 수 있는 근로환경 개선과 군 생활 보장이다. 중점과제별 추진계획은 첫째, 모든 아이들의 안전한 출생과 정상적 성장·발달 보장 둘째, 아동·청소년 질병·사고 예방을 통해 평생건강 기틀 형성 셋째, 여성의 생애주기별 맞춤형 건강정책 추진 넷째, 건강한 노년의 삶을 누리기 위한 노인친화적 건강환경 조성 다섯째, 장애인 건강증진 및 건강불평등 해소를 위한 예방의료 강화 여섯째, 근로제도 및 환경개선을 통해 근로자 건강보호 일곱째, 군별·부대별 필수사업과 특성을 고려한 맞춤형 건강증진이다.

바. 건강친화적 환경 구축

추진목표는 모든 정책에 건강(Health in All Policies)을 고려하기 위한 중앙 및 지방정부 거버넌스와 법·제도 개선, 건강형평성 제고 전략으로서 건강정보 이해력과 혁신적 정보기술 활용이다. 중점과제별 추진계획은 첫째, '모든 정책에 건강을' 실현하기 위한 법·제도 기반 구축 둘째, 건강정보 이해 및 활용능력 제고를 통한 건강형평성 제고 셋째, 혁신적 정보기술 활용으로 건강관리서비스 접근성 향상 넷째, 국민건강증진기금 효율적 운용을 통한 건강투자 확대 기반 마련 다섯째, 지역사회 자원 확충 및 거버넌스 구축이다.

6) 지역사회 통합건강증진사업

보건소 건강증진사업은 1995년 국민건강증진법이 제정된 이후 정부는 국민건강증진법에 근거하여 1998년 18개 거점보건소에서 영양사업, 고혈압 및 당뇨사업, 정신보건사업, 재활사업, 방문보건사업, 금연사업 등의 시범적인 보건사업을 펼쳐오다가 2002년부터는 전국 100개의 보건소에서 금연, 절주, 운동, 영양의 4가지 요소를 주요 내용으로 하는 건강생활실천사업이 전개되었고, 2005년부터는 4가지 생활습관을 중심으로 전국의 모든 보건소에서 건강증진사업을 전개하였다. 2013년부터는 정부가 사업 영역 간 경계를 없애고, 주민 중심으로 사업을 통합·협력하여 수행할 것을 권장하면서 전국의 모든 보건소에서 지역사회 통합건강증진사업을 수행하고 있다.

(1) 의의 및 특성

지역사회 통합건강증진사업의 의의는 지자체가 지역사회 주민을 대상으로 실시하는 건강생활실천 및 만성질환 예방, 취약계층 건강관리를 목적으로 지역사회 특성과 주민의 요구가 반영된 프로그램 및 서비스 등을 기획·추진하는 사업이다. 사업 영역은 금연, 음주폐해예방(절주), 신체활동, 영양, 비만예방관리, 구강보건, 심뇌혈관질환예방관리, 한의약건강증진, 아토피·천식 예방관리, 여성어린이특화, 치매관리, 지역사회중심재활, 방문건강관리로 구성되어 있다. 또한, 지역사회 통합건강증진사업은 〈그림 1-13〉과 같은 특성을 가지고 있다.

(2) 사업목적

지역사회 주민의 건강 수준 향상을 위해 지자체가 주도적으로 사업을 추진하여 지역주민의 건강증진사업 체감도 및 건강행태를 개선하고, 중앙정부와 지방정부가 함께 노력하여 국민건강증진종합계획 목표를 달성하고, 지역별 다양한 특성과 주민 요구와 연계되는 건강증진사업을 개발함을 목적으로 한다. 지역사회 통합건강증진사업 비전 및 전략은 〈그림 1-14〉와 같다.

기존 국고보조사업		지역사회 통합건강증진사업
• 사업내용 및 방법 지정 지침	➡	• 사업범위 및 원칙 중심 지침
• 중앙집중식·하향식		• 지방분권식·상향식
• 지역여건에 무방한 사업		• 지역여건과 연계된 사업
• 산출중심의 사업 평가		• 과정, 성과중심의 평가
• 분절적 사업수행으로 비효율		• 보건소 내외 사업 통합·연계 활성화

[그림 1-13] 지역사회 통합건강증진사업의 특성

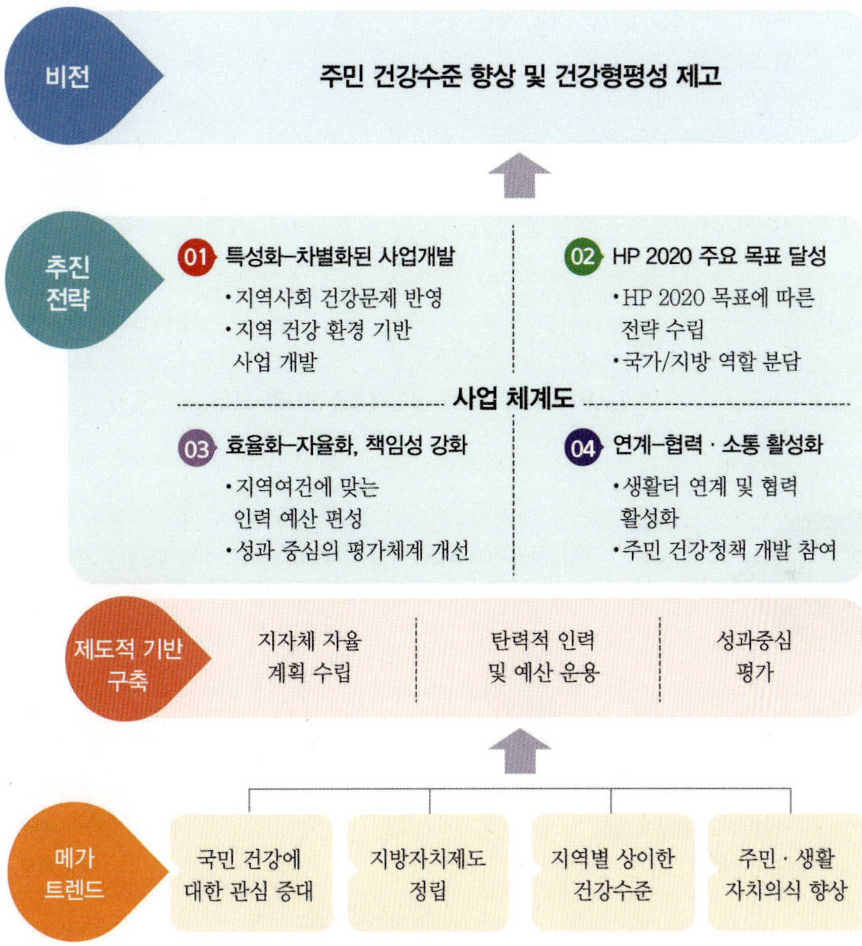
비전
주민 건강수준 향상 및 건강형평성 제고
추진 전략
01 특성화–차별화된 사업개발
•지역사회 건강문제 반영
•지역 건강 환경 기반 사업 개발
02 HP 2020 주요 목표 달성
•HP 2020 목표에 따른 전략 수립
•국가/지방 역할 분담
사업 체계도
03 효율화–자율화, 책임성 강화
•지역여건에 맞는 인력 예산 편성
•성과 중심의 평가체계 개선
04 연계–협력 · 소통 활성화
•생활터 연계 및 협력 활성화
•주민 건강정책 개발 참여
제도적 기반 구축
지자체 자율 계획 수립
탄력적 인력 및 예산 운용
성과중심 평가
메가 트렌드
국민 건강에 대한 관심 증대
지방자치제도 정립
지역별 상이한 건강수준
주민 · 생활 자치의식 향상

[그림 1-14] 지역사회 통합건강증진사업 비전 및 전략

통합건강증진사업 모형

지역사회 통합건강증진사업은 건강문제, 대상군, 수행방법 측면을 고려하여 사업을 구성하고 추진

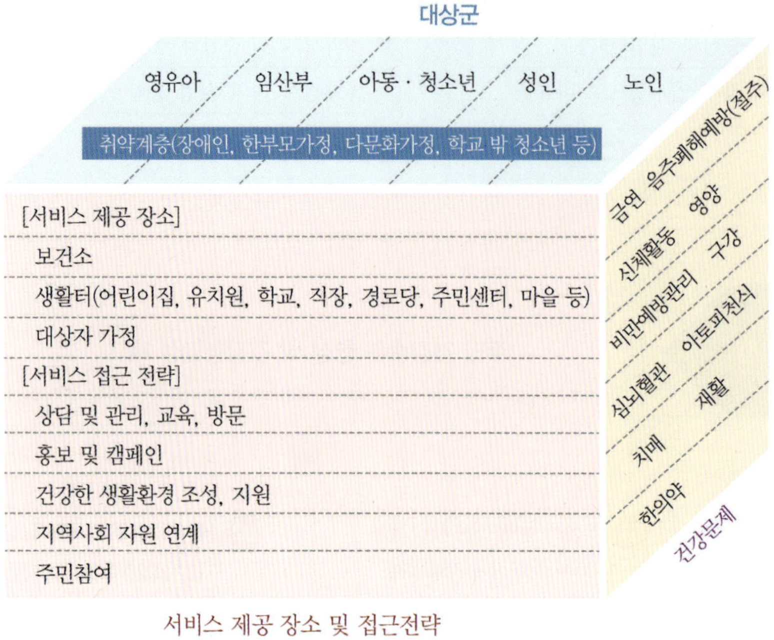

[그림 1-15] 지역사회 통합건강증진사업 모형

통합건강증진사업 구성요소

금연, 음주폐해예방(절주), 신체활동, 영양, 비만예방관리, 구강, 치매, 심뇌혈관질환예방, 아토피 · 천식…

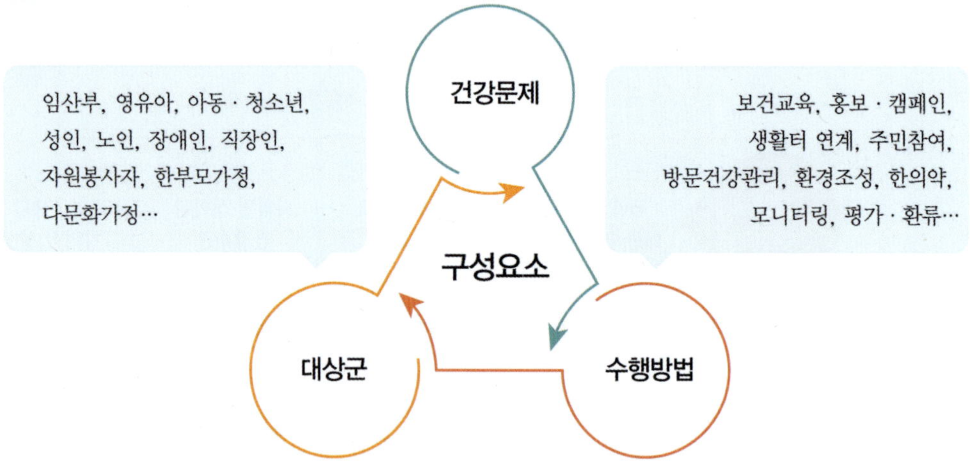

[그림 1-16] 지역사회 통합건강증진사업 구성요소

(3) 사업 기본방향

① 건강증진사업 통합 및 재편성을 통한 사업의 효율성 제고
- 보건소 지역보건의료계획 및 국민건강증진종합계획에 부합하도록 사업구조 재편성
- 사업목표가 달성될 수 있도록 사업을 건강영역별 또는 생애주기별로 통합 구성하여 다양한 전략 활용
- 지역사회 자원과 포괄적 연계·협력을 통한 대상자 중심의 통합서비스를 제공할 수 있도록 여건 조성

② 지자체의 자율성 확대
- 지자체가 재원의 용도 및 세부내역을 자율적으로 설계·집행할 수 있도록 개선
- 지역사회 건강문제 및 특성에 따라 우선순위 사업영역 선정 및 사업량 선택의 자율적 운영

③ 지자체의 책임성 제고
- 사업운영의 자율성을 부여하되 책임성을 담보하기 위해 지자체 스스로 관리·감독 역할 강화
- 사업기획, 운영, 평가과정에서 지자체의 자발적 성과관리가 이루어질 수 있도록 평가관리체계 운영

(4) 사업 범위

지역사회 통합건강증진사업은 각 시·군·구별로 배분한 예산을 기준으로 일정한 사업 범위 내에서 자율적으로 기획하고 설계하는 사업이며, 사업영역은 사업 내 서비스 대상범위를 의미한다. 지역사회 통합건강증진사업 영역은 금연, 음주폐해예방(절주), 신체활동, 영양, 비만 예방관리, 구강보건, 심뇌혈관질환예방관리, 한의약건강증진, 아토피·천식 예방관리, 여성어린이특화, 치매관리, 지역사회중심재활, 방문건강관리 13가지로 구성된다〈그림 1-15, 1-16〉.

3. 보건의료체계

1) 보건의료체계의 개념

보건의료체계는 한 국가에서 국민에게 예방, 치료, 재활서비스 등의 의료서비스를 제공하기 위한 종합적인 체계라고 할 수 있다. 보건의료체계의 목적은 국민의 건강을 향상시키는 것이지만 인구집단의 건강 수준은 개인의 특성, 물리적·사회적 환경 등 다양한 요소로부터 영향을 받기 때문에 건강 수준의 향상을 위한 활동을 모두 보건의료체계에 포함시키는 것은 아니다. 보건의료체계는 의료서비스를 제공하는 활동으로서 이를 통해 건강 수준에 일정한 영향을 주고 있다.

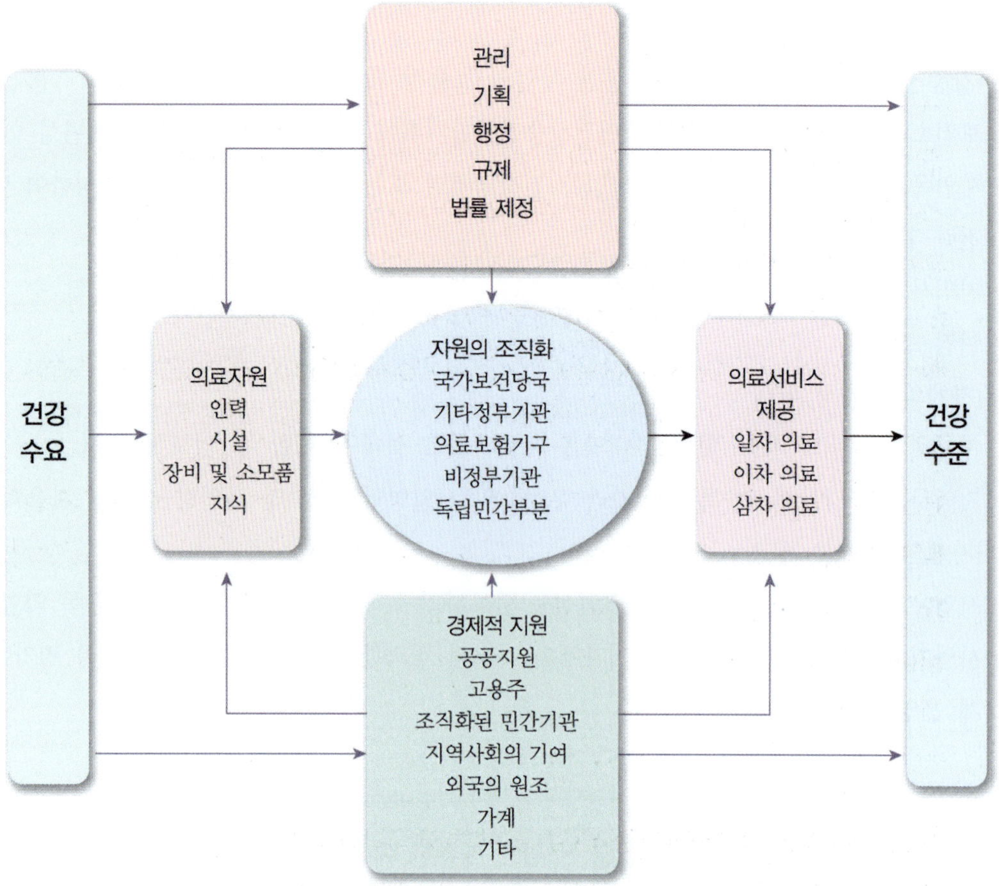

[그림 1-17] 보건의료체계 구성요소

2) 보건의료체계의 구성요소

보건의료체계는 의료자원, 자원의 조직화, 의료서비스의 제공으로 구성되는 3개의 중심 분야와 이 분야를 지원하는 경제적 지원과 관리의 2개 분야로 구성되어 있다〈그림 1-17〉.

(1) 보건의료자원

보건의료자원은 보건의료체계의 운영에 있어서 필수적인 요소이며 일반적으로 인력, 시설, 장비 및 소모품, 지식으로 구분한다.

- 인력: 의사, 간호사, 약사, 의료기사, 영양사, 응급구조사 등
- 시설: 종합병원, 병원, 의원, 약국, 보건기관(보건소(보건의료원), 보건지소, 보건진료소) 등
- 장비 및 소모품: 진단, 치료 등 의료 활동에 소요되는 의료장비와 소모품
- 지식: 질병의 예방, 치료, 재활과 건강증진에 관련된 제반 지식과 기술

(2) 자원의 조직화

여러 가지 자원을 의료 활동으로 전환시키고 기능하게 하려면 사회적인 조직화 과정이 필요하며 이를 통하여 의료자원들이 서로 효과적인 관계를 맺고 주민들이 의료서비스를 받을 수 있도록 한다.

보건의료체계의 운영은 일차적으로 국가의 책임이라고 여겨지고 있으며 대부분의 국가에서 보건당국(보건복지부)이 조직화를 담당하고 있다. 보건당국 이외에도 정부의 다른 부처(교육부, 노동부, 국방부, 행정안전부 등), 의료보험기구(국민건강보험공단, 건강보험심사평가원), 민간기구(비영리 단체, 산업체 등)들도 의료체계와 관련되어 있으며 조직화 역할을 수행하고 있다.

(3) 의료서비스의 제공

보건의료체계 측면에서는 의료서비스를 흔히 복잡성의 정도나 인구집단의 의료 필요의 순차성에 따라 분류하며 이에 따라 의료서비스는 일차, 이차, 삼차 의료로 나눌 수 있다.

- 일차 의료: 가정의를 포함한 포괄적 진료가 가능한 숙련된 의사와 적은 수의 보조 인력이 비교적 간단한 시설과 장비로 제공할 수 있는 의료서비스로 대상 문제의 범위가 넓고 대상자의 수도 많다. 예방접종이나 보건(건강)교육을 비롯하여 감기, 설사, 단순 손상 등의 진료를 하는데 의료 필요의 약 90%는 일차 의료로 해결할 수 있다는 보고도 있으며 주로 의원과 보건소가 담당한다.
- 이차 의료: 일차 의료에 비해 전문적인 인력, 다수의 보조 인력, 복잡한 시설과 장비가 있어야 해결할 수 있는 질병문제들을 대상으로 한다. 일반적으로 단과 전문의와 병원급 의료기관이 담당하는데, 대상 문제의 범위와 대상자의 수가 일차 의료에 비해 제한적이다.
- 삼차 의료: 특정 의료영역을 전공한 분과 전문의와 여러 직종의 인력이 협동체제 하에 특수 시설과 장비를 갖춘 의료기관에서 제공하는 의료서비스를 말한다. 대상자의 수는 적지만, 인적 자원과 물적 자원의 소요가 매우 크며, 첨단 의학기술이 반영된다는 점에서 의료서비스 영역에서 차지하는 비중은 크다.

(4) 경제적 지원

보건의료체계의 운영에는 재원확보를 통한 경제적 지원이 필수적이다. 이러한 재원은 정부재정(조세), 사회보험(의료보험), 영리 및 비영리 민간보험, 자선, 개인부담, 외국원조 등을 통해 조달된다.

(5) 관리

관리는 보건의료체계의 운영을 위한 것으로 기획, 행정, 규제, 법률 제정으로 분류할 수 있다.

- 기획: 중앙이나 지역수준에서 수행할 수 있으며 보건의료체계의 목적 설정, 의료자원 확보, 의료체계의 개발, 특정 서비스의 제공 등을 포함한다.

- 행정: 공적 권한 사용, 자원의 조직, 책임의 위임, 감독, 이해 조정, 평가와 같은 여러 가지 기능을 포함하며 목적은 최대한의 효과성과 효율성을 달성하는 것이다.
- 규제: 의료체계의 기준을 설정하고 주로 시장에서 의료서비스를 통제하고 감시하기 위해 사용하거나 관리 감독을 위한 것이다.
- 법률 제정: 의료체계의 운영을 위하여 다양한 법률을 제정하는 것이다.

4. 인간의 기본 욕구

1) 인간의 기본 욕구

인간은 각기 고유하고 독특한 욕구를 가지고 있는데, 어떤 욕구들은 인간들에게 공통적으로 나타난다. 심리학자 매슬로우(Maslow, 1970)는 인간의 욕구에 관심을 가진 대표적인 이론가였다. 모든 인간은 태어나면서부터 기본적인 욕구를 가지고 있고, 그것은 생존에 필수적인 것부터 인간의 무한한 잠재력을 개발하는데 필요한 것까지 고도의 추상적인 욕구를 포함한다고 하였다. 인간의 기본 욕구에는 다음과 같은 특성이 있다.

- 인간은 유사한 욕구를 지니지만 문화에 따라 각 개인의 욕구는 변화된다.
- 인간은 각자가 정한 우선순위에 따라 자신의 욕구를 충족시킨다.
- 기본 욕구는 반드시 충족되어야 하지만 어떤 욕구는 연기될 수 있다.
- 기본 욕구가 충족되지 못하면 질병에 걸릴 수 있다.
- 어떤 욕구는 내적 또는 외적 자극에 의해 생길 수 있다.
- 한 개인이 어떤 욕구를 지각했을 때 그 욕구충족을 위해 취할 수 있는 반응은 다양하다.
- 몇 가지 기본 욕구들은 상호 연관되어 있으며 관련된 욕구들이 함께 충족되지 않으면 충족될 수 없는 욕구가 있다.

2) 인간의 욕구 단계

매슬로우(Maslow, 1970)는 동기부여에 관해 연구하면서 욕구의 위계적인 성격을 제시하고 인간의 욕구는 단계적으로 볼 수 있으며, 만족된 욕구는 더 이상 행동의 동기 요인이 되지 않는다는 가정을 내세웠다. 매슬로우의 이론은 육체적 욕구에서 사회적 욕구를 거쳐 자아욕구와 자아실현 욕구 등 5단계로 체계화하였으며, 각 욕구는 진화해 가면서 궁극적으로 인간의 잠재능력을 극대화시키는 데 역점을 두고 있다. 인간은 언제나 고차원적 욕구를 향해 나아가며, 한 가지 욕구가 만족되었다

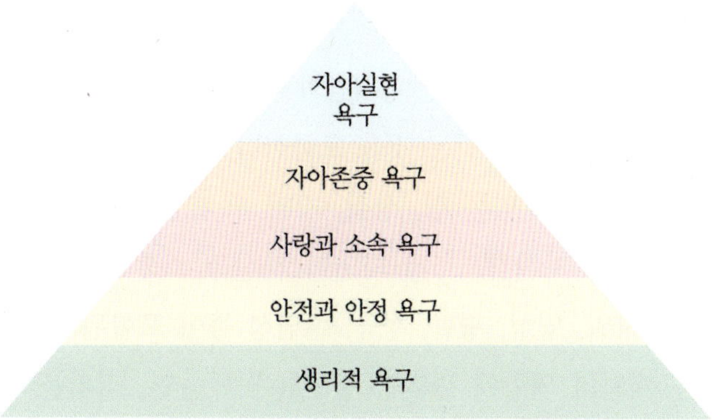

[그림 1-18] 매슬로우의 욕구단계론

해도 더 높은 단계의 욕구가 등장하며, 저차원의 욕구가 만족되지 못하였다 할지라도 환경조건에 따라서 고차원의 욕구가 나타날 수 있다고 하였다. 매슬로우는 인간의 기본욕구 단계를 다음의 5가지 단계로 제시하였다〈그림 1-18〉.

(1) 생리적 욕구

생리적 욕구는 생명유지에 필수적이며 산소, 수분, 영양, 수면, 체온유지, 배설, 신체적 활동, 휴식, 성(sex)으로 구성되어 있다. 이 욕구는 인간의 기본욕구 단계에서 가장 기본적이고 핵심적이다. 이러한 욕구들이 만족되지 않으면 사람들은 아프거나 불안정하고 통증이나 불편을 호소한다. 이런 감정들은 사람들을 자극하여 욕구를 해결하도록 만든다.

(2) 안전과 안정 욕구

안전과 안정 욕구는 생리적 욕구 다음 단계이며 신체적, 심리적 요소 등 모두를 포함한다. 이 욕구는 물리적, 화학적 혹은 세균 등과 같은 유해요인으로부터 신체적 안전을 보호받기를 원한다. 또한, 인간은 대인관계에서도 안정을 원한다. 타인과의 조화, 원만한 의사소통 능력, 자신의 일을 스스로 처리할 수 있는 대처능력 등이 안전과 안정을 유지할 수 있게 하는 요인이다. 만약 이 욕구가 충족되니 않으면 두려움과 고통, 상해 등 건강에 위협을 받게 된다.

(3) 사랑과 소속 욕구

사랑과 소속 욕구는 생리적 욕구와 안전과 안정의 욕구 다음 단계로 이 욕구 단계부터 상위수준의 욕구에 속한다. 사랑과 소속 욕구는 타인에 대한 이해와 수용, 가족, 동료, 친구, 이웃, 지역사회에 대한 소속감을 포함한다. 사랑과 소속의 욕구를 충족하지 못한 인간은 때때로 외로움과 고립감을 느낀다. 이 욕구는 자기 조직화의 성향을 띠며, 단체에 가입하여 그 단체의 특성 또는 가치에 동조하고 소속감을 느끼기 위해 제복을 입는 것과 같은 행동이 포함된다.

(4) 자아존중 욕구

자아존중 욕구는 자신의 업무 완수에 대한 성취감과 자긍심을 느끼는 것 그리고 타인들이 자신의 성취를 알아주고 존경과 인정을 하리라 믿는 것을 포함한다. 하나는 자기가 내부적으로 자신을 높게 생각하는 자존감으로 자기가 가지고 있는 힘, 성취, 지배, 독립심, 자유추구 욕구 등이 포함된다. 다른 하나는 외부적으로 얻어지는 자존감으로서 타인이 자신을 소중하게 대해줌으로써 갖게 되는 자존감을 말하며 명예, 위신, 지위, 명성, 평판, 성공, 존엄성 등이 포함된다. 자존감에 영향을 주는 요소는 다양한데, 자존감은 개인의 역할에 변화가 올 때(예를 들면, 직업을 바꾸거나 배우자의 죽음 등) 개인의 책임과 상호관계가 변화하기 때문에 자존감이 변할 수 있다. 유방절제나 사춘기 동안의 급속한 성장과 같은 변화도 자존감에 영향을 줄 수 있다. 자아존중 욕구가 만족되면 세상과 맞설 수 있는 자신감이나 우월감을 갖게 되지만 그렇지 못한 경우에는 열등감 내지 무력감을 갖게 된다.

(5) 자아실현 욕구

가장 높은 수준의 욕구인 자아실현 욕구는 자신이 갖고 있는 고유의 능력을 개발하여 최대한의 잠재력에 도달하려는 욕구를 말한다. 자아실현 과정은 일생을 통하여 일어난다. 매슬로우는 개인의 잠재력이 성취됨을 나타내는 특징은 다음과 같다고 하였다.

- 있는 그대로 자아와 타인에 대한 수용
- 자신 이외의 주변 문제에 대한 관심
- 객관적이고자 하는 능력
- 타인을 위한 애정과 행복감
- 모든 사람에 대한 존경심
- 선악을 구별할 수 있는 능력
- 문제해결과 관심 추구를 위한 지침과 같은 창조성

5. 가족과 지역사회

1) 가족(family)

가족이란 친족이라는 연계성을 가지고 모여 사는 생물학적, 심리적, 사회적, 문화적인 공동체이며 구성원의 성장발달에 지대한 영향을 미치고 가치관과 신념을 전달하고 발전시키는데 주요 매개체가 되는 사회적 기본 단위이다. 인간이 출생하자마자 소속되는 최초의 사회집단이 가정이며, 가정은 가족으로 형성되는 소집단을 의미한다. 가족이란 전통적으로 혼인관계로 맺어진 남녀, 즉 부부와 그들의 자녀로 결합된 혈연집단이자 일차적 사회집단이며, 이익을 초월한 공동 사회집단인 동시에 그 가족만의 공통 문화를 갖는 문화집단을 말한다.

인간은 일생을 통하여 2개의 가족을 경험하게 된다. 출생을 하여 부모 밑에서 형제자매와 같이 생활하는 가족과 성장 후 결혼과 더불어 새로 형성하여 자녀를 기르며 생활하다가 생의 종말을 마치는 가족이 있다. 자기가 자라온 가족을 방위가족(family of orientation)이라 하고 자기가 새로 형성한 가족을 생식가족(family of procreation)이라고 한다.

일반적으로 가족의 형태는 가족에 포함되는 가족 구성원에 의하여 고려되며 핵가족(전통적인 가족, 부모와 그들의 자녀로만 구성된 가족형태)과 확대가족(핵가족에 조부모, 이모와 고모, 외삼촌과 삼촌 등 친족이 포함된 가족형태)으로 구분되고, 특성에 따라 편부모 가족(한쪽 배우자의 사망, 부부의 별거 및 이혼, 미혼모, 미혼의 남녀가 자녀를 입양한 가족형태), 혼합가족(여러 가족 단위가 새로운 가족을 구성하는 것으로 재구성가족이라고도 함), 동거가족(서로 관계없는 개인이 한 지붕 아래 동거하거나 가족으로 구성된 형태–동거는 두 사람의 애정관계, 재정적인 욕구, 변화하는 가치관 등 다양한 이유로 서로 같이 살기로 결정한 개인이 모여서 이루어짐, 공동가족이라고도 함), 독신가족 등이 있다.

가족의 행동양상, 가족이 살고 있는 환경, 유전인자들로 인해 가족구성원 등은 건강문제 위기에 처할 수 있다. 가족 건강을 변화시키는 위험요인은 〈표 1–3〉과 같다.

[표 1–3] 가족 건강을 변화시키는 위험요인

요인	내용
생활습관 위험요인	• 10대 결혼과 임신처럼 성적 역할과 결혼 역할에 대한 지식 부족 • 영양 변화: 어떤 연령대에서든 신체요구량보다 과다/과소 • 알코올, 약물, 니코틴과 같은 화학물질에 대한 의존성 • 부적절한 구강관리 • 안전하지 않은 가정환경
사회심리적 위험요인	• 맞벌이 부부에서 아동을 돌봐주는 자원의 부족 • 안전한 주거, 식생활, 의복, 건강 돌봄을 제공하는데 필요한 수입의 부족 • 가족구성원들 간 갈등
환경적 위험요인	• 안전하고 깨끗한 생활을 제공하기 위한 지식이나 재정의 부족 • 스트레스를 초래할 수 있는 직업이나 사회적 압력 • 공기오염, 수질오염, 식품오염
발달적 위험요인	• 이용할 수 있는 지지 자원이 부족한 가운데 아이를 출산한 가족 • 혼자 살거나 고정된 수입만 있는 노인 • 인적, 경제적, 교육적 자원이 부족한 결혼하지 않은 청소년 어머니
생물학적 위험요인	• 선천성 기형 • 정신지체 • 심혈관계 질환이나 암을 포함해 어떤 특정 질병에 대한 유전적 경향

[표 1-4] 건강에 영향을 미치는 지역사회 요인들

- 보건의료기관수 및 서비스의 수와 이용 가능성
- 경찰서와 소방서
- 저소득 가정의 영아, 어머니, 학령기 아동 및 노인을 위한 영양서비스
- 주거지역과 산업지역을 분리하는 규제
- 폐기물 처리서비스와 위치
- 공기오염과 수질오염
- 식품위생
- 건강교육 서비스
- 여가활동 기회
- 범죄 혹은 약물남용

2) 지역사회(community)

개인은 가족의 구성원이기도 하며 지역사회의 구성원이기도 하다. 지역사회 환경은 개인의 기본 욕구를 해결할 수 있는 능력에 영향을 미친다. 지역사회는 다양한 방법으로 정의될 수 있지만, 가장 기본적인 정의는 동일한 규제 하에 공통의 가치, 흥미, 욕구를 가지고 비슷한 지역에서 살고 있는 특정집단이다. 지역사회는 사람들, 지역, 사회적 상호작용, 비슷한 가족적, 문화적, 민족적 유산으로 특징지어진다. 지역사회 내에서 사람들끼리 서로 상호작용하고 자원들을 공유한다.

많은 지역사회 요소들이 거주자들의 건강에 영향을 미친다. 건강한 지역사회는 거주자들에게 높은 삶의 질과 생산성을 유지해주는 요인을 제공한다. 건강한 지역사회의 특성은 주민의 건강증진을 위해 질병치료와 활동을 제공해주는 이용 가능한 건강관리서비스를 제공하고, 지역사회 주민들의 욕구를 해결하기 위해 학교, 도로, 놀이터가 있어야 하고, 안전하고 건강한 환경을 제공하고 유지하는 것이다. 건강에 영향을 미치는 지역사회 요인들은 〈표 1-4〉와 같다.

6. 인간의 이해와 발달 단계

1) 인간이해에 대한 관점

(1) 생물학적·사회심리적 인간

인간은 생물학적·사회심리적 존재이다. 생물학적으로는 신경계, 소화기계, 호흡기계, 근·골격계, 순환기계, 내분비계 등의 여러 신체 조직으로 이루어져 있다. 즉, 세포 → 조직 → 기관 → 계통의 체계로 이루어져 있으며, 인간이라는 존재에서 각 계통의 여러 하위체계로 구성되어 있다.

인간은 사회적 존재이므로 동물과 달리 사고하고 언어를 가지고 있으며 서로 상호작용을 한다. 또한, 인간의 마음속에는 절대자가 존재하며 절대자에 대한 반응을 믿음 또는 신앙으로 간주한다. 따라서 완전한 삶은 생물학적, 신체적, 사회심리적 안녕 뿐만 아니라 영적 건강도 포함된다.

(2) 사회 체계의 인간

인간이 속해 있는 가족, 집단, 지역사회 등으로 구성되어 있는 사회 환경은 개인의 지각과 행동에 많은 영향을 미치고 있으며, 이러한 사회 환경에서 서로 더불어 살아가는 것을 배우고 익히게 된다. 이처럼 인간이라는 부분들 간의 상호관계에 의해 형성되는 사회 환경은 체계로서의 속성을 지니고 있다.

체계란 독특한 방식으로 상호작용하고 상호 의존하는 부분들로 구성된 전체를 말한다. 체계는 일정기간 동안 물리적 공간을 공유하면서 맺은 상호 관계를 통하여 조직화되고 서로에게 영향을 미치는 구성요소들의 복합체이다. 이처럼 하나의 총체로서 기능하는 사회체계는 다른 체계의 하위체계인 동시에 또 다른 체계의 상위체계이다. 가족은 하나의 사회체계이면서 동시에 사회의 하위체계이며, 가족구성원의 상위체계인 것이다.

(3) 특수 구성론적 인간과 전체론적 인간

실용주의적 경향과 의학 및 인접학문의 영향을 받은 특수 구성론적 견해는 인간을 각 부분 부분으로 보는 반면에, 현상학적 접근방법과 실존주의 사상의 영향을 받은 전체론적 견해에서는 인간을 각 부분의 통합 그 이상인 통합된 전체로 보고 있다. 특수 구성론적 견해는 인간을 자연적인 치유의 힘이 있는 존재로 보았으며, 환경과 상호작용하고 적응기전을 가지고 환경적 변화에 적응하는 생리적, 심리적, 사회적 존재로 보았다. 이에 반해 전체론적 견해는 인간을 개방체계의 에너지 교환을 통해 환경과 적극적으로 상호작용하고 서로를 변화시키는 존재로 보아 인간을 각 부분의 종합 그 이상인 통합된 전체로 보았다.

2) 성장발달의 개념

성장과 발달은 동시적 과정으로 개인의 신체적 특징에 따라 이루어지며 상호의존적으로 나타난다. 인간은 성장과 발달을 통해 많은 변화를 경험하게 된다. 성장이란 신체적으로 키가 커지거나 몸무게가 늘어나는 양적인 변화를 의미하며, 대부분의 신체성장은 21세 이전에 일어나며 예측적인 순서에 따라 발생한다. 발달은 환경과 관련하여 개인의 신체적, 정신적 행동이 이전보다 더 다양해져서 행동이 능숙해지고, 행동구조 역시 이전보다 더 정밀해지며 정교해져가는 질적인 향상을 의미한다. 발달은 성장과 달리 일생을 통해 끊임없이 계속된다. 성숙은 완전히 성장하고 발달하게 되는 과정이며 개인의 생물학적 차원, 정상적인 기능변화 및 성숙된 행위의 습득 등이 포함된다. 인간은 주위환경과 자극을 주고받음으로써 환경에 적응하며, 개인이 타고난 유전과 환경이 상호작용함으로써 개인의 독특성을 가지게 된다.

인간의 성장과 발달의 기본 원리는 다음과 같다.

- 성장과 발달은 순차적인 방법으로 전형적인 순서에 따라 한쪽 방향으로 진행된다.
- 발달은 일관성 있는 패턴과 시간적인 순서로 일어나며 복잡하지만 예측이 가능하다.
- 성장과 발달은 위에서 아래로, 중심에서 말초부위로 진행한다.
- 성장과 발달은 부분적으로 진행되면서 통합된다.
- 발달은 개인의 유전적인 요인에 따라 독특하며, 각 개인은 발달에 대한 최대 잠재력을 추구하려는 경향이 있다.
- 발달은 갈등과 적응을 통하여 나타나고, 각기 다른 과정이 각기 다른 속도로 발달하며, 이러한 현상이 평형과 불평형의 주기를 만들어낸다.
- 발달과업은 각 발달단계와 성취과업에 따른 다양한 경험과 에너지를 필요로 한다.

3) 성장발달의 특성

인간의 성장발달은 임신이란 수태로부터 출생에 이르기까지 이루어지며 생애주기별 특성은 다음과 같다.

(1) 자궁 내부에서의 발달

자궁 내부에서 이루어지는 태아의 발달을 말하며, 정상적인 경우 9개월(약 280일간, 40주)이 걸리며 발아기(수정란기), 배아기, 태아기로 나누어진다.

① 발아기(수정란기, germinal period) : 수정부터 약 2주까지로 수정란이 자궁벽에 착상된다. 이 시기에는 세포분열, 배아막의 초기형성, 최초의 배엽(germ layer)이 형성되는 시기이다.

② 배아기(embryonic period) : 수정 2주부터 약 8주까지로 길이가 3cm이며 이 시기는 모든 기관과 중요한 외모가 형성되는 시기이다. 빠른 세포분열로 기관이 형성되는 시기이므로 환경요인에 의해 기형을 초래할 수 있다. 배아기 동안 수정란은 외배엽, 중배엽, 내배엽의 세 개의 층으로 분리된다. 외배엽(ectoderm)은 중추신경계(뇌, 척수 등), 말초신경계(뇌신경, 척수신경 등), 감각상피(귀, 코, 눈 등), 표피 및 이에 부속되는 털, 손톱, 발톱, 피부샘, 치아의 사기질(애나멜)을 형성한다. 중배엽(mesoderm)은 뼈, 이, 근육(골격, 평활, 심장), 혈액, 혈관, 진피, 심맥관계, 지라, 비뇨생식기관 등을 형성한다. 내배엽(endoderm)은 소화기관(식도, 위, 창자)의 내피, 내분비기관(갑상샘), 호흡기관 등을 형성한다.

③ 태아기(fetal period) : 수정 9주부터 출생(약 40주)까지이다. 태아기는 구조와 기능이 정립되어 있기 때문에 중추신경계의 기형을 제외하고는 다른 기형을 초래하지 않는다.

(2) 신생아기(출생~1개월)

신생아는 출생 직후부터 생존을 위해 외부환경에 즉각적으로 적응해야 한다. 이 시기의 신체적 발달은 대부분 반사에 의존하며, 자궁 내에서 이루어졌던 영양, 배설, 산소 및 순환과 같은 기본 욕구를 자신의 신체 기관에 의존하여 충족시켜야 한다. 주요 신체기관의 안정화가 주요한 일차 과업이다. 신생아들은 출생 직후 깊은 잠에 빠지게 되며, 12시간 동안 계속 잠을 잘 수도 있다. 첫 수개월 동안 신생아는 수면과 휴식으로 대부분의 시간을 보낸다.

(3) 영아기(1개월~1세)

영아기는 빠르게 신체성장과 변화가 일어나는 시기로 만 1년이 되었을 때 대부분의 영아의 체중이 출생시 체중의 3배가 되고, 키는 1.5배가 된다. 이 시기를 제 1성장 급등기라고 한다. 생후 5~6개월부터 치아가 나기 시작하며, 생후 2개월까지는 자궁 내에서 엄마로부터 받은 면역성이 유지되나 이후에도 계속적인 면역성 유지를 위해서는 예방접종을 시작해야 한다. 특히, 모유에는 항체가 풍부하여 면역성 유지를 위해 모유수유를 하는 것이 좋다. 12개월이 되면 대부분의 영아는 걸음마를 배우고 빠른 영아는 걷기 시작한다.

(4) 유아기(1~3세)

유아기 때는 걸음걸이가 아직 완전히 안정되지 못하였으며, 자기주장이 강해지고, 자아의식을 갖게 됨으로써 좀 더 자율적이고 독립적 존재가 되어가는 시기이다. 이 시기에는 대근육 운동과 인지적인 능력이 강화됨에 따라 독립성이 증가되어 크레파스를 손에 쥐고 낙서를 할 수 있으며, 스스로 옷을 벗을 수도 있다. 새로운 것에 대한 호기심이 많고 무엇이든 부모의 도움 없이 혼자의 힘으로 하려고 하며 위험에 대한 인식이 거의 없는 상태로 화상, 낙상, 질식 등의 사고 위험률이 높은 시기이기도 하다. 신체 기관은 더욱 성숙해지며, 괄약근을 조절할 수 있게 되면서 배변훈련을 시도할 수 있다. 정신기능도 복잡해져 3세가 되면 자신의 생각을 표현하기 위해 복잡한 문장을 구사할 수 있다. 이 시기에 유아의 문제행동에 대해 일관성 있고 확고한 태도가 중요하다.

(5) 학령전기(4~6세)

학령전기의 아동은 신체적 발달이 자리 잡기 시작하여 외형적인 신체 구성 비율이 성인과 비슷하게 되며 정규학습을 시작하기 위한 준비를 한다. 부모와 가족과 많은 시간을 보내던 아동이 유치원에 교육을 받는 등 생활환경이 확대됨으로써 보다 복잡한 사회적 영향을 받게 된다. 특히 또래 집단과의 접촉을 통하여 사회적 기술을 본격적으로 습득하게 되며, 사물에 대한 호기심이 증가하여 직관적 사고 능력이 발달하게 된다. 5세경의 키는 출생 시 약 2배에 달하는 108 cm 정도이며, 매년 5~8 cm씩 사춘기에 도달하기 전까지 성장하게 되고, 체중은 5세경에 출생 시의 5배 정도인 18 kg에 달하게 된다. 이 시기에는 사회활동이 확대됨에 따라 감염성 질환의 발생이 잦으며 사고도 빈번하게 발생한다. 동성의 부모를 동일시하기 시작하며 그 부모를 모방함으로써 사회적 역할을 배우며, 성별에 따른 차이도 인식하게 된다.

(6) 학령기(7~12세)

학령기는 학교 교육을 통하여 사회가 요구하는 기본적 기술을 습득하는 시기이며, 지금까지 경험한 부모와의 관계, 또래 관계를 바탕으로 하여 아직 사회적 의무나 구속이 없는 자유로운 상태에서 자신이 속한 사회에서 생활하는 데 필요한 기본적 기술과 능력을 습득하고 이를 사회에 적용해 볼 수 있는 기회를 갖게 된다. 학령기에는 신체적 성장과 발달이 비교적 완만하게 진행되며, 전체적인 신체의 체계가 안정되는 시기이다. 키는 1년에 약 6 cm 정도씩 커서 약 120~145 cm 정도까지 자라며, 체중은 약 22~38 kg 정도에 이르게 된다. 학교생활을 통해 협동적인 태도와 자기 통제력이 발달된다. 이 시기 동안은 자신의 독립성을 확립하고 사회적 역할을 확인함으로써 정체성이 형성되기 시작한다.

(7) 청소년기(13~18세)

청소년기는 신체적 성숙이 급격하게 이루어지며, 부모로부터의 심리적 이탈이 이루어지며, 자아정체감이 형성되지만 정서적 변화가 급격히 일어나는 질풍노도의 시기 또는 제 2 의 반항기이며, 사회적으로는 아직 주변인에 머물러 있는 특정적인 면을 보이는 시기이다. 신체적 성장비율이 이전보다 2배 정도 빨라지고, 성장급등기간은 약 2.5~3년 동안 지속된다. 이 시기에는 신체 내부기관인 내분비선의 발달이 특징적인데, 성 호르몬의 분비로 남성은 어깨가 벌어지는 외모를 갖게 되고, 여성은 체지방이 증가하고 골반 부위가 발달하고 체형은 허리가 가늘고 어깨 폭이 좁으며 둥근 외모를 지니는 특징이 있다. 이 시기에 또래 친구 관계는 매우 중요하며 청소년들의 모든 생활에 영향을 미친다. 또한, 자신과 자신의 주변에 관심이 많아 모험적인 행위에 가담하며 자기능력의 한계를 시험해 보려고 한다.

(8) 청·장년기(19~39세)

청·장년기가 되면 대부분의 사람들은 신체적, 정신적으로 성숙되어 있으며, 사회에 통합되기 위한 나름의 준비를 하고 있다. 신체적, 심리적으로 미성숙, 미발달을 극복하고, 정서적인 안정감, 성숙된 인성, 지적인 능력을 비롯하여 지식과 태도와 기능에 있어서도 변화를 만들어 놓는 시기이다. 성숙하고 건전한 성인은 무의식적인 힘에 좌우되지 않으며, 인생의 중요한 측면인 희망, 포부, 꿈에 있어서도 계획적이며 의식적인 목표들을 설정하는 시기이다. 이 시기에는 신체적 발달은 거의 완성단계로 정서적 성숙이 이루어지는 단계이다. 부모로부터 경제적인 독립을 하며, 자기의 신념과 가치 그리고 인생의 목표를 함께 나눌 수 있는 상대방을 발견하여 자신의 가정을 꾸리게 된다. 결혼과 출산을 하게 되면 '나'에서 '우리'로 변화되며, 가족부양에 대한 부담감도 갖게 된다.

(9) 중년기(40~64세)

중년기에는 자기가 이룬 가정과 사회적 지위, 경제적 여유 등으로 가장 안정되고 만족스러운 시기이지만 자녀와 노부모에 대한 책임이 있고 사회적으로 중요한 중책을 맡아야 하며 신체적으로는 점차 쇠퇴현상이 나타나므로 감소되어 가는 체력에 적응해야 하는 시기이다. 시간이 영원하지 않다는 것을 깨닫게 되며, 지적으로 알아왔던 것을 정서적으로 많이 깨우치게 되는 시기로 현실성이 강해지며 노력해서 얻을 수 있는 것과 없는 것을 분별할 수 있다. 가능하면 마찰과 충돌을 피하려 하고 시대적 가치에 영향을 받는다.

또한, 40세 전후의 남성에게서 심장마비의 발생률이 높아지며, 중년기 말의 노화에 따르는 신체적 변화는 불가피한 것이다. 갱년기는 대개 40대 초반에 시작되며, 여성에 있어서 이는 일반적으로 폐경 혹은 출산능력의 종말을 의미한다. 남성들은 생식능력을 상실하지 않는다 하여도 테스토스테론(testosterone) 생산의 감소로 인해 극치감(orgasm)에 도달할 수 있는 능력과 수정률이 감소된다.

(10) 노년기(65세 이상)

노년기는 발달의 마지막 단계이며, 이 시기에는 목적에 달성하기보다는 일생동안 이루어낸 결과물에 대하여 스스로가 회상하고 죽음을 맞이하는 시기이다. 노년이 되면 생물학적, 사회심리적, 환경변화에 적절히 적응할 수 있는 조직기능이 감퇴되고, 인체의 기관, 조직, 기능에 쇠퇴현상이 일어나는 시기이며, 생체의 적응 능력이 점차로 결손되고, 조직의 예비 능력이 감퇴하여 적응이 제대로 되지 않는 시기이다.

신체적 기능의 퇴화와 심리적인 변화 및 사회적 역할 기능이 약화되고 있는 노인들의 특성은 첫째, 지위 상실과 개인의 가치에 대한 증가된 불확실성 둘째, 삶에 대해 직면한 무능력감과 관련된 불안정성 셋째, 건강에 대한 불안 넷째, 일상적인 업무로부터 순응되는 어려움 다섯째, 개인적인 희열감을 공급해줄 서비스 방법 찾기에 대한 무능력 여섯째, 사회적 변화에 의해 만들어지는 스트레스로 인한 어려움 일곱째, 사회 참여에 제한된 노인들은 어떤 능력에 유용해지기를 열망한다. 따라서 노년기는 위험한 상황에 대한 반응이 느려지고 반응의 효과도 감소되는 시기이다.

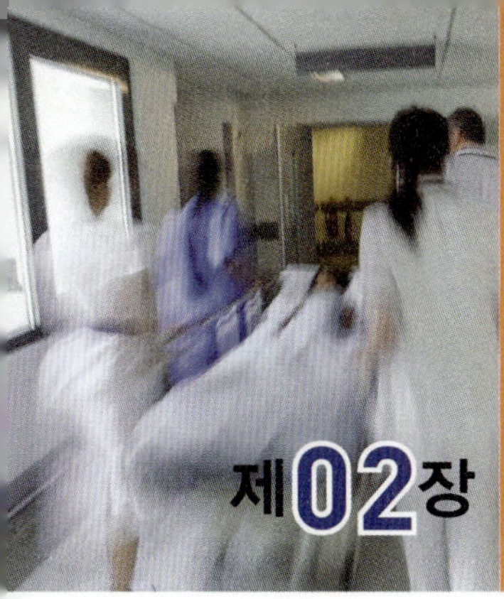

제02장 감염관리

학습목표

이 장을 통하여 다음과 같은 내용을 학습한다.

1. 감염의 개념 및 단계를 설명할 수 있다.
2. 감염회로의 개념과 각 요소를 설명할 수 있다.
3. 감염관리 시 응급구조사의 역할을 설명할 수 있다.
4. 소독 및 멸균 개념을 정의할 수 있다.
5. 소독, 멸균, 정균의 원리를 설명할 수 있다.
6. 소독, 멸균, 정균방법의 선택기준을 설명할 수 있다.
7. 화학적 소독방법의 절차를 설명할 수 있다.
8. 화학적 소독제의 종류별 장단점을 설명할 수 있다.
9. 물리적 소독법의 종류를 설명할 수 있다.
10. 기재의 멸균관리를 설명할 수 있다.
11. 표준주의와 전파경로별 주의 격리지침에 대해 설명할 수 있다.
12. 내과적 무균술의 원리를 설명할 수 있다.
13. 외과적 무균술의 원리를 설명할 수 있다.
14. 멸균기재를 다루는 방법을 설명할 수 있다.
15. 염증의 단계를 설명할 수 있다.
16. 염증의 국소적 징후와 전신적 징후를 설명할 수 있다.
17. 상처가 치유되는 과정을 설명할 수 있다.
18. 드레싱의 목적을 설명할 수 있다.
19. 붕대법의 기본원칙, 종류 및 적용을 설명할 수 있다.

우리 주변 어느 곳에서나 항상 존재하는 미생물은 인체에 감염을 일으키는 병원성 미생물과 인체에 해가 없는 비병원성 미생물로 구별된다. 인체는 질병으로 인하여 감염에 대한 감수성이 증가되거나, 감염성 미생물에 대한 면역성이 저하되기도 하며, 염증이나 감염성 질병을 일으킬 수 있는 미생물의 표적이 될 수 있다. 따라서 감염질환의 관리를 위해 응급구조사는 병원성 미생물의 특성 및 감염경로에 대한 파악과 감염원 및 감염관리 방법을 이해하고, 감염관리의 기본 업무가 무엇인지를 충분히 알고 있어야 한다. 이러한 지식과 기술은 현장에서의 환자 처치 시 치료적 환경을 발전시킬 뿐 아니라 환자에게도 감염통제 방법을 교육시키는데 도움을 준다.

1. 감염(Infection)

1) 감염의 개념 및 감염단계

감염(infection)이란 미생물이 숙주내로 침입하여 증식하는 상태를 말한다. 증상이 없을 경우의 감염을 무증상 감염이라고 하며, 명백한 증상이 나타난 경우의 감염증은 질병이라 한다.

대부분 건강관리시설의 환경은 그 자체가 환자로 하여금 감염의 위험에 노출되게 한다. 건강 서비스를 실시하는 과정에 의해 발생된 감염을 의료관련감염이라 하고, 의료관련감염이란 의료와 관련된 모든 감염이다. 입원 당시에는 증상이나 감염증의 잠복상태가 아니었던 감염증이 입원 후 또는 퇴원 후에 발생하는 감염증을 병원감염(nosocomial infection), 의료기관획득감염(health careacquired infection)이라고 하고, 이미 감염된 상태로 입원한 경우를 지역획득감염(communityacquired infection)이라는 용어를 사용했으나, 최근에는 의료 행위와 관련된 감염이 병원에 국한된 것만이 아니며, 퇴원한 이후 요양시설이나 기타 의료관련 기관, 그리고 지역사회에까지 파급될 수 있기 때문에 보다 포괄적인 의미의 의료관련감염이라는 용어로 그 범위를 확대하였다.

의료관련감염은 병원에 입원하거나 방문하는 환자뿐만 아니라 의료행위를 제공하는 모든 의료제공자가 포함되고, 보건복지부 고시 제2010-125호로 반코마이신내성황색포도알균 감염증 등 6종이 지정되어 있다.

의료관련감염의 주요 부위는 요로감염, 수술부위 감염, 호흡기 감염 등이 있으며, 최근 다제내성균(MDR) 감염 사례가 증가하고 있어 항생체 내성 관리가 주요 과제로 대두되고 있다.

의료관련감염 예방을 위한 건강관리자들의 중요한 업무는 손 위생과 무균법이다.

(1) 감염단계

감염은 단계적으로 진행되므로, 환자가 감염되면 응급구조사는 초기 증상과 징후를 관찰하고, 전파를 막기 위한 중재를 취해야 한다. 감염과정의 단계는 잠복기, 전구기, 질병기, 회복기 단계로 이루어진다.

① 잠복기

잠복기는 생체에 미생물이 침입해서 초기 증상이 나타나는 시기까지를 말한다. 이 시기에 미생물은 개체에 적응하며 증식한다. 미생물에 따라 잠복기간은 다양하며 평균 잠복기는 7~10일이다. 예를 들면, 감기는 1~2일, 유행성감기는 1~3일, 수두는 2~3주, 유행성귀밑샘염(이하선염)은 18일 정도의 잠복기를 갖는다.

② 전구기

전구기는 피로, 권태, 미열 등 비특이적인 증상이 나타나는 단계로, 이 시기 감염성이 가장 높으므로 철저한 감염 예방 조치가 필요하다. 전구기는 일반적으로 몇 시간에서 며칠 정도 걸리게 된다.

③ 발병기

발병기는 감염 진행 증상들이 침범 전 신체 장기나 부위 또는 전신에 전형적인 증상이 나타나는 시기를 말한다. 예를 들면, 감기의 경우 편도가 붓고, 코곁굴(부비동)이 울혈되며 비염의 증상이 생기지만 유행성이하선염(유행성귀밑샘염)의 경우에는 귀가 아프고 열이 높고, 귀밑샘(이하선)이 붓는 증상이 나타난다.

④ 회복기

회복기는 그 증상이 사라지고 건강상태로 돌아올 때까지를 말한다. 회복의 기간은 감염의 심각성과 환자의 일반적 건강상태에 따라 결정된다.

2) 특수병원체의 종류

① **클로스트리듐디피실**(Clostridium Difficile) : 항생제 관련 설사의 주 원인균으로서, 독소-장독소(enterotoxin, toxin A)와 세포독소(cytotoxin, toxin B)를 분비하여 설사를 일으킨다.

② **크로이츠펠트야코프 병**(Creutzfeldt-Jakob Disease) : 프리온(prion)이라 불리는 감염인자에 의하여 발생하는 전염성 혹은 유전성 질환으로 진행성이고 퇴행적인 신경계 증상을 특징으로 하는 질환이다. 전 세계에서 산발적으로 발생하며, 소뇌보다는 대뇌겉질(대뇌피질)에 집중적으로 발병되어 임상증상도 운동실조보다는 치매증세나 간대성근경련증을 주로 나타낸다.

③ **사람면역결핍바이러스**(Human Immunodeficiency Virus, HIV) : 혈액과 체액에 의해 전파되는 감염성 질환으로 주된 전파경로는 성접촉, 오염된 주사기의 공동사용, 혈액이나 혈액제제의 투여 및 수직감염이다. 가장 빈번한 경우는 주사침에 찔리거나 칼에 베이는 경우로서 감염의 위험성은 0.3% 정도이며 B형 간염의 20~30%에 비하면 위험도는 낮다. 피부나 점막에 감염자의 혈액이나 체액이 노출되어 감염된 경우도 있으나, 일반적인 의료행위에서는 감염 가능성이 0.3% 이하로 낮다.

④ **레지오넬라증**(Legionella Disease) : 레지오넬라 뉴모필리아(Legionella pneumophila)가 원인으로 폐렴을 동반하는 레지오넬라증이고, 다른 하나는 레지오넬라(Legionella) 균종에 의해 발병하지만, 폐렴을 동반하지 않고 급성 열성양상을 보이는 자기한정성의 독감형으로 오는 폰티악 열(pontiac fever)이다. 병원내감염에서는 주로 레지오넬라 뉴모필리아(Legionella pneumophila)로 인한 폐렴이 문제가 된다.

⑤ **메치실린 내성 황색포도알 균**(Methicillin Resistant Staphylococcus Aureus, MRSA) : 우리나라에서 발생하는 병원내감염의 주요 원인균이다. 주로 직접 또는 간접 접촉을 통해 전파된다. 그 중에서도 감염원과 접촉한 의료인의 손에 MRSA가 오염되어 다른 환자에게로 전달되는 경우가 가장 흔한 전파양식이다. 기타 공기, 음식을 통한 전파가 가능하다.

⑥ **다제내성그람음성간균**(Multi-Resistant Gram Negative Bacteria) : 현재 사용중인 여러 항균제(보통 3가지 계 이상)에 내성인 그람음성간균을 다제내성 그람음성간균으로 정의하며, 이에는 광범위 베타락탐 분해효소(Extended Spectrum Beta-Lactamase, ESBL) 생성 그람음성간균도 포함된다. 병원 내 입원중인 환자들의 장관이나 입인두, 요도에 집락화되어 있거나 습한 병원환경물(가습기, 인공호흡기, 주사제)에 오염되어 있다가 산발적, 또는 유행성 병원내감염을 일으킨다.

⑦ **결핵균**(Mycobacterium tuberculosis) : 3주 이상 지속되는 기침, 혈담, 야간 발한, 체중감소, 식욕부진, 발열 등의 환자를 의심하여 진단한다. 병력, 진찰소견, 투베르쿨린(Purified Protein Derivative, PPD = Tuberculin) 반응검사, 가슴 X-선, 가래도말 및 배양검사를 이용하여 확진된다.

⑧ **반코마이신 내성 장구균**(Vancomycin-Resistant Enterococci, VRE): VRE의 감염이나 장내 보균은 위험성이 높으므로 주기적으로 대변이나 곧창자(직장) 도말 검사를 실시하여 VRE의 출현 여부를 조사한다.

⑨ **수두대상포진 바이러스**(Varicella-Zoster Virus) : 1차 감염인 수두는 전염성이 매우 높은 급성 질환으로 소아에서 주로 발생한다. 발열, 권태감 및 발진[가려움증을 동반하는 전신성 반점상구진, 물집(수포), 고름물집(농포) 및 딱지(가피)가 동시에 관찰됨]이 나타나며, 4~5일이면 저절로 회복된다. 잠복기는 10~21일로 면역기능이 저하된 사람에서는 짧아지며, 수두대상포진 면역글로블린(Varicella-Zoster Immune Globuline, VZIG)을 투여 받은 사람에서는 28일로 길어질 수 있다. 수두에 대한 면역이 없는 사람이 가족 내 접촉을 하면 수두의 2차 발생률은 70~90%에 이른다. 수포가 시작되기 48시간 전부터 수포가 모두 가피화될 때까지(약 4~5일) 전염성이 있으며, 피부 병변에 직·간접적인 접촉을 통해 전파되고, 간혹 호흡기 분비물을 통한 공기 매개로 전파된다.

⑩ **호흡기세포융합바이러스**(Respiratory Syncytial Virus, RSV) : 단순음성가닥(single negative strand) RNA의 지놈과 외피를 가진 바이러스로서 직경이 150~300 mm이다. 비교적 쉽게 불활성화되고, 섭씨 55~65도에 보관하면 생존이 감소한다. PH 7.5에서 가장 안정되며, PH가 감소하거나 증가하면 감염력이 감소한다. 영아의 하기도 감염의 가장 흔한 원인이다. 영아의 50~70%가 생후 1년 내에 감염되며, 4세까지는 모든 소아가 1회 이상 감염된다.

3) 감염관리 시 응급구조사의 역할

의료기관에서는 감염관리를 위해서 건강검진, 예방접종, 감염노출 예방교육, 감염성 질환에 노출된 직원관리, 혈액 및 체액에 노출된 직원관리 및 직원교육을 감염관리위원회와 감염관리실을 설치해서 필요한 조치를 반드시 해야 한다.

주사바늘 찔림, 혈액이나 체액으로 인해 감염에 노출된 경우 흐르는 물에 비누로 세척을 하고 감염관리실에 반드시 보고를 해야 한다.

발생 가능한 감염성 질환에 대하여 혈액검사를 실시하고 노출 후 6주 후, 3개월 후, 6개월 후, 1년 후 추적검사를 실시한다.

필요 시 예방적 약물을 투여할 수 있고, 감염관리실을 통한 지속적인 감시를 받으면서 관리를 해야 한다.

감염환자와의 접촉 등 감염관리 시 응급구조사는 감염의 발생과 전파를 막고 감염이 일어날 가능성이 있는 부위에 전파될 유기체의 수와 종류를 최소화시켜야 하며, 감염회로가 만들어지지 않도록 하고, 내과적 무균법을 철저히 지키도록 한다. 그리고 감염성 균의 제거와 환자의 방어력을 증강시키는 등 감염관리 감시를 철저히 해야 한다.

2. 감염관리(Infection control)

1) 감염회로

병원성 미생물이 '있다'는 것 자체로는 질병을 일으키지 못하며, 질병을 일으키는데는 감염원의 원천인 원인물체, 감염원이 성장하고 증식하는 숙주(저장소), 병원체의 탈출, 병원균의 전파방법, 새 숙주로의 침입, 감수성 있는 새 숙주의 요소들에 의해 감염이 발생되며 감염예방을 위해서는 감염회로의 고리를 끊어야 한다〈그림 2-1〉.

(1) 감염원(원인물체)

감염원은 특정한 질병을 일으키는 원인물체를 말하는 것으로 바이러스, 세균(박테리아), 리케치아, 곰팡이(진균) 등이 포함된다. 변기나 오염된 드레싱을 만질 때 일시적으로 세균(박테리아)이 피부에 부착될 수 있으며, 미생물은 먼지나 기름 속에 섞여 피부에 느슨하게 부착되거나 손톱 밑에 부착되기도 한다. 그러나 이러한 일시적인 병원균은 철저한 손 씻기로 제거될 수 있다. 또한 발열, 설사, 욕지기(구역), 오한이 있는 사람은 유기체를 전파시킬 우려가 높은 집단이다. 응급실, 수술실, 신생아실, 중환자실, 격리병동, 심장질환 환자가 입원한 병동 등에서는 특히 조심해야 한다.

[표 2-1] 흔한 병원균과 이들이 유발하는 감염이나 질병

미 생 물	저 장 소	감염 혹은 질병
• 세균(Bacteria)		
황색포도알균(황색포도구균, Staphylococcus aureus)	피부, 털, 콧구멍	• 상처감염, 폐렴, 음식물 중독, 연조직염(봉와직염)
그룹 A β-용혈성 사슬알균(그룹 A β-용혈성 연쇄상구균, Group A β-hemolytic Streptococci, Streptococcus pyrogens)	인두, 피부, 항문 주위	• 인후염, 류마티스성열, 성홍열, 고름딱지증(농가진)
그룹 B β-용혈성 사슬알균(그룹 B β-용혈성 연쇄상구균, Group B β-hemolytic Streptococci, Streptococcus agalactiae)	성인의 생식기	• 요로감염, 상처감염, 자궁내막염, 심내막염, 신생아패혈증
대장균(Escherichia coli)	잘록창자(결장)	• 위장염, 요로감염
파상풍(Tetanus)	토양, 잘록창자(결장)	• 파상풍
결핵균(Mycobacterium tuberculosis)	호흡기, 림프절	• 결핵
임균(neisseria gonorrhoeae)	요로생식계, 직장, 구강	• 성매개감염, 골반염, 패혈성관절염, 신생아안염
홍반열 리케치아균(rickettsia rickettsii)	진드기	• 쯔즈가무시병
• 바이러스(Virus)		
단순포진 제 1 형(Herpes simplex-1)	입, 피부, 혈액, 배설물의 병변	• 무균성 수막염, 성적(sexual transmission) 접촉으로 전파되는 질병
A형 간염(hepatitis A)	대변, 혈액, 소변	• 감염성 간염
B형 간염(hepatitis B)	대변, 혈액, 모든 체액 및 배설물	• 혈청성 간염
C형 간염(hepatitis C)	혈액, 특정 체액, 성접촉과 관련된 조직	• C형 간염
사람면역결핍바이러스(human immune deficiency virus, HIV)	혈액, 정액, 성접촉 동안 분배되는 질액	• 후천면역결핍증후군(acquired immunodeficiency syndrome, AIDS)
• 곰팡이(진균, Fungus)		
콕시디오이데스 진균증(Coccidioidomycosis)	아포로 오염된 토양 병원균	• 콕시디오이데스 진균증(Coccidioidomycosis)
칸디다알비칸스(Candida albicans)	입, 피부, 잘록창자(결장), 생식기관	아프타입안염(아구창), 피부염, 인공호흡기를 통한 폐렴
• 원충(Strongylus)		
열대열원충(plasmodium falciparum)	혈액	말라리아 감염

일반적으로 유해하지 않은 피부의 정상 상주균도 수술이나 침습적 처치로 인해 조직의 심부로 이동하거나 환자가 심한 면역부전상태라면 심각한 감염을 유발할 수 있다. 대장균은 장내에서 정상이나 요도내로 이동하면 감염을 일으킬 수 있다.

흔한 병원균과 이들이 유발하는 감염이나 질병은 〈표 2-1〉를 참고한다.

(2) 저장소(감염원이 성장하고 증식하는 숙주)

숙주(저장소)란 병원체가 살면서 성장, 번식하는 생물, 무생물을 말한다. 이러한 감염원이 성장 증식할 수 있는 곳은 인간, 동물, 환경병원소로 나누어 볼 수 있다. 인간 병원소는 감염된 사람 자체를 말하며, 동물 병원소에는 인간과 밀접한 관계가 있는 가축류, 곤충류 등을 들 수 있다. 환경 병원소에는 진균에 대한 병원소 역할을 하는 토양이 여기에 속한다.

(3) 탈출구

유기체는 저장소의 탈출구를 통해 밖으로 나온다. 미생물은 처음의 저장소에서 떨어져 나오지 않는 한 그 영향력을 미칠 수 없다. 보통 각 유형의 미생물은 일차적 탈출구가 있는데 사람에게 흔한 탈출구는 호흡, 위장, 비뇨, 생식 경로와 손상된 피부이다. 혈액과 조직 또한 병원체의 탈출구가 될 수 있다.

(4) 병원균의 전파방법(transmission method)

병원균이 전파되는 경로에는 직접전파와 간접전파가 있다. 직접전파(direct transmission)에는 직접적인 전파와 내적전파 경로가 포함된다. 직접전파란 감염된 사람과 감염성이 있는 숙주 사이에

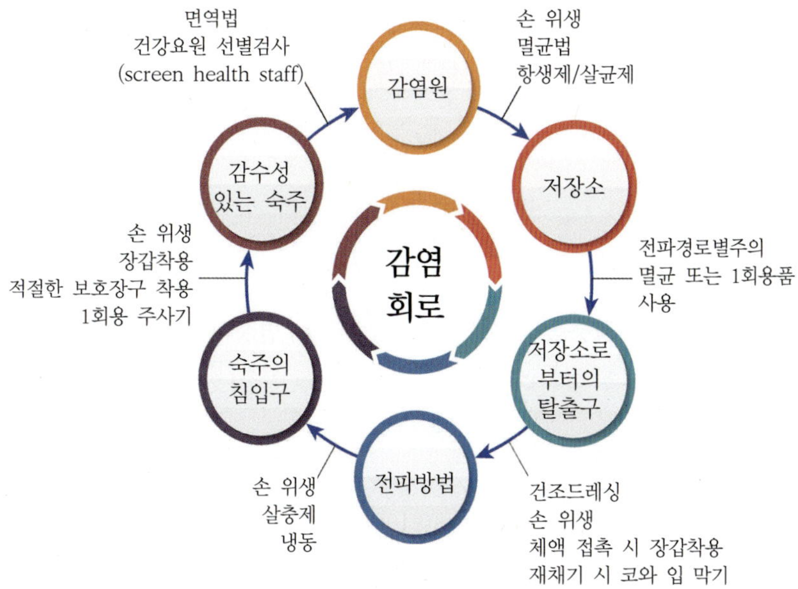

[그림 2-1] 감염회로

서의 직접적인 물리적 이동, 즉 환자의 자세를 변경하거나, 목욕, 감염환자와의 접촉 등에 의한 경우를 말하며, 내적전파란 인체 내 전파를 말하는 것으로 폐의 결핵균이 콩팥(신장)이나 뇌막으로 혈액을 통해 전파되는 경우나, 피부나 점막에 화농성 염증을 일으킨 화농성 유기체가 패혈증(septicemia)을 일으키는 경우 등이 포함된다.

간접전파(indirect transmission)에는 공기, 동물과 기생충, 오염된 기재 및 물, 음식을 통한 전파가 있다. 미생물은 기침이나 재채기, 이야기 할 때 또는 먼지에 부착되어 공기를 통해 전파될 수 있다.

공기로 매개되는 입자는 5 μm보다 작은 반면, 비말로 전파되는 입자는 5 μm보다 크다. 공기매개는 결핵, 홍역, 수두가 있으며 비말매개는 수막염균, 호흡기바이러스, 유행성이하선염 등이 있다. 동물이나 기생충의 경우는 모기, 벼룩, 소, 돼지 등에 의해 전파되는 것으로 간디스토마, 말라리아 등이 이러한 전파방법을 통해 인체에 감염을 일으킬 수 있다. 또한 감수성이 있는 숙주가 오염된 물체(바늘, 정맥내관, 청진기구 및 드레싱)와의 접촉에 의해 감염되는 경우도 가능하며, 콜레라, 살모넬라 등은 부적절하게 취급된 음식물에 의해서도 감염이 일어난다. 또한 이러한 유기체는 산소, 수분, 온도, 산도, 빛 등의 조건이 맞아야 성장 번식할 수 있다.

(5) 숙주의 침입구(새 숙주에게 침입할 수 있는 감염경로)

침입구는 미생물이 새로운 숙주 내로 들어가는 통로를 말한다. 침입구를 찾지 못한 미생물은 사라질 것이다. 새로운 숙주로의 감염경로는 저장소의 탈출구와 같다.

(6) 감수성 있는 숙주

감염은 감수성 있는 개인의 면역 상태와 연관이 있다. 감수성은 개개인이 병원균에 대해 가지고 있는 저항력의 정도를 말하는데 나이, 영양상태, 스트레스, 유전상태, 치료받은 의학적 요법의 종류 등에 따라 차이가 있다.

3. 소독과 멸균

소독과 멸균은 화학적, 유해작용을 가하여 세포단백질을 변성시킴으로써 미생물을 사멸 또는 제거하거나 발육을 저지하는 것을 말한다.

(1) 소독, 멸균, 정균의 개념

① 오염(contamination) : 멸균된 상태가 아니거나 불결해지게 된 것

② 세척(cleaning) : 대상물로부터 모든 이물질(토양, 유기물)을 제거하는 것

③ 소독(disinfection) : 모든 병원성 미생물을 제거하는 것

④ 멸균(sterilization) : 아포(spores)를 포함한 모든 미생물을 완전하게 제거하는 것

⑤ 방부(antiseptic) : 유해한 미생물의 성장, 번식, 전파를 억제하는 것

⑥ 정균(bacteriostasis) : 제균이라고도 하며, 세균의 발육을 억제하는 것

(2) 소독, 멸균, 정균방법의 선택

① 소독과정이 요구되는 경우

가. 전염병 환자의 치료 : 전염병환자 관리 시에는 질병의 원인균을 죽이는 것을 목적으로 하며, 철저한 소독 과정을 통해 병원균이 살아남지 않아 질병이 전염되지 않도록 한다.

나. 개인 및 공중위생 : 개인과 공중위생에 있어서는 전염성 환자의 관리와 같이 철저한 소독이 필요한 것은 아니며, 생활환경에 있음직한 비특정 병원성 세균 및 미생물을 죽이는 것을 목적으로 한다. 예) 음료수와 식기의 소독을 위해 끓이는 것

다. 농업과 공업 : 농업이나 공업 분야에 있어 물리적, 화학적 방법을 동원하여 유해한 미생물을 죽이는 경우에도 소독이 요구된다.

② 멸균과정이 요구되는 경우

가. 외과적 수술시 : 외과적 수술시 무균적인 인체조직과 접촉하는 모든 기재 등은 무균적이어야 하며 이들의 준비과정, 보관과정, 사용과정에서 멸균적 기술이 요구된다.

나. 미생물학 실험실 : 미생물학의 실험용 기기, 자재를 이용할 때 무균적 기술이 요구된다.

다. 고단백 비산성 식품(nonacid high protein food) : 고단백 비산성 식품 통조림 과정에서도 철저한 무균술이 요구된다.

③ 정균과정이 요구되는 경우

가. 멸균이나 살균을 하기 위한 조치가 숙주의 조직을 상하게 할 경우 선택한다.

나. 식품, 섬유의 보존시 멸균 또는 살균 과정에서 특정 식품의 맛이나 영양소를 파괴하고 섬유나 자재의 변질을 가져올 수 있을 때 요구된다.

소독을 실시할 때에는 응급구조사 자신을 보호하기 위해 장갑, 가운, 장화, 보호안경, 마스크의 착용을 필요로 한다. 구급차 내부와 외부에 있는 때와 찌꺼기는 환자를 처치한 후 즉시 청결하게 실시하며, 다음 환자에게 감염원이 되지 않도록 하여야 한다. 사용했던 모든 응급기재와 장비는 소독 및 멸균 수준에 따라 처리하도록 한다〈표 2-2〉.

[표 2-2] 소독 및 멸균 수준

	소독			멸 균
	낮은 수준 (low level disinfection)	중간수준 (intermediate-level disinfection)	높은 수준 (high-level disinfection)	
용도	• 세균, 일부 바이러스와 진균 사멸시킴 • 진균이나 세균의 아포는 제거하지 못한 상태	• 결핵균 및 대부분의 바이러스와 진균 사멸시킴 • 저항력이 있는 세균의 아포는 존재	세균 아포를 제외한 모든 미생물을 사멸시킴 다량의 세균 아포는 남아있는 상태	• 아포를 포함한 모든 형태의 미생물을 사멸시킴.
적용	• 눈에 보이는 체액제거 • 비위험기구	• 마취기구 • 청진기, 부목, 혈압계, 피부에 접촉하는 장비 • 준위험기구	• 기관지내시경, 마질집게(마질겸자), 기도확보 기구 등 점막에 접촉되는 모든 재활용기구 •고위험기구	• 모든 침습적 기구
용량		염소표백제 10~100배까지 희석사용	포름알데히드(formaldehyde) 2% 글루타알데히드(glutaraldehyde)	E.O gas 멸균, 고압증기 멸균
비고	오염물의 양, 유기물의 존재, 접촉시간 등에 따라 용액농도 조절			병원단계에서 주로 사용, 병원 전 단계의 침습용 기구는 일회 사용을 원칙으로 한다.

*의료법 제36조 제8호에 근거: 한 번 사용한 일회용 주사 의료용품은 다시 사용하지 말고 폐기할 것

(3) 소독, 멸균, 정균방법을 결정하는 요인

① 미생물의 종류와 특성

내과적 무균술의 시행은 특정 표적 미생물(specific target microorganism)을 죽여야 할 경우에 선택하며, 외과적 무균술의 시행은 모든 미생물을 죽여야 할 경우에 선택한다. 예를 들면, 결핵간균은 거의 모든 소독액에 강하게 저항하여 살아남을 수 있으나, 임균이나 수막염균은 일반적인 소독법으로 쉽게 죽일 수 있다.

② 미생물의 수

오염된 미생물이 많은 경우 오염된 미생물이 적은 경우보다 멸균시간이 더 오래 걸린다. 특히 응고된 단백질이나 기름기 묻은 경우 많은 멸균시간이 요구된다. 멸균시간은 1분간 멸균인자에 노출될 경우 균의 90%가 사멸되지만 10% 정도는 살아남는다. 멸균시간이 7분 정도 소요된 경우 최초 세균 수의 1개 이하가 남는다.

③ 멸균할 기재의 종류

멸균할 기재의 모양이나 특성에 따라 소독, 멸균방법이 달라지게 된다. 예를 들면, 도뇨관 소독 시, 도뇨관 내면에 소독액이 차 있어야 소독이 되며 칼, 가위, 등 예리한 기구는 소독액에 담그면 날이 무디어지고, 방광경, 생검 겸자나 절단기, 내시경 등은 특수한 방법으로 소독해야 한다.

④ 기재의 용도

멸균방법을 선정하는데 용도는 매우 중요하고, 환자의 안전을 위해 멸균이 필요한 기재는 사용하기 전에 멸균되어져야 한다.

⑤ 시설이나 자재의 보유상태나 경제성

멸균방법을 선택할 때는 시설, 자재의 보유상태나 경제성을 고려한 선택을 해야 한다.

(4) 소독, 멸균, 정균방법

세척과 소독 그리고 멸균은 감염회로를 차단하여 감염을 예방할 수 있는 방법이다. 따라서 적절한 멸균방법과 소독제제의 선택은 환자로부터의 감염을 줄일 수 있을 뿐 아니라 응급구조사의 감염도 차단할 수 있는 중요한 방법이다.

이상적인 소독 및 멸균제제의 조건은 아래와 같다.

- 소독력이 강한 것
- 짧은 시간에 많은 기재를 멸균 및 소독할 수 있는 것
- 구입하기 쉬운 것
- 보관과 관리가 간편한 것
- 소독 또는 멸균의 농도가 일정한 것
- 사용했을 때 부식성이 없는 것
- 인체, 기구, 가구, 옷감에 무해한 것
- 단백질 비누 등에 따라 소독력의 변화나 화학반응이 일어나지 않는 것
- 비용이 저렴할 것

① 화학적 소독과 멸균 절차

가. 물품을 청결하게 한다.

나. 물품의 파손상태를 파악한다.

다. 용액은 물품이 잠기도록 충분한 양으로 준비한다.

라. 살균제 용액이 들어 있는 용기 속에 소독할 물품을 넣는다.

마. 살균제 용액에 따라 정해진 시간동안 용액 속에 담가둔다.

예) 3~5% cresol 20분, 0.5~1% formalin 30분, 0.5% zephanon 30분

바. 소독된 겸자로 물품을 꺼낸다.

사. 살균제 용액 속에서 소독물품이 상하지 않았는지 관찰한다.

아. 살균제에 소독한 물품은 일단 생리식염수에 중화시켜 사용한다.

자. 제조회사에서 정한 유효기간을 지켜야 한다.

② 화학적 소독과 멸균 종류 및 용법

흔히 사용되는 화학적 소독과 멸균 종류 및 용법은 〈표 2-3〉와 같다.

[표 2-3] 소독과 멸균 종류 및 용법

종 류	적 용	용 법	비 고
Ethylene oxide gas (E.O. gas) 멸균	섬세하고 정밀한 수술기구, 각종 플라스틱, 고무제품, 각종카테터와 내시경, 특수섬유카테터, 폴리에틸렌, 앰플 등 열에 약하고 습기에 예민한 기구	40~60%의 습도, 50℃~60℃에서 3~7시간 멸균	고압증기 멸균법에 비해 비용이 많이 드나 유효기간은 포장방법에 따라 6개월에서 2년으로 길다. 공기에 충분히 노출시킨 후 사용하는 것이 안전하다.
과산화수소가스 플라즈마 멸균	열과 습도에 민감한 의료기구들 고온, 고압, 습기에 재질 및 특성이 변할 수 있는 정밀 의료기구를 단시간에 멸균	58%의 과산화수소가 멸균원 50℃이하에서 40~70분 정도 멸균	E.O가스와 달리 잔류독성이 없어서 즉시 사용 가능하다. 종이재질, 파우더, 린넨, 액체, 오일에는 사용할 수 없고, 관이 길거나 좁은 경우는 부적합하다. 특수포장재(포장지, 봉투)가 필요하다.
과초산멸균(peracetic acid)/소독	수술기구, 치과기구, 내시경기구의 화학적 멸균	35% 과초산으로 55℃~56℃에서 12분간 침적 후 멸균 0.26% 과초산은 결핵균을 20~30분 내에 사멸	알루미늄 코팅된 것을 무디게 하고 멸균 후 보관기간이 짧으며 다른 소독제에 비해 고가의 비용이 든다.
글루타르알데히드(glutaraldehyde)/소독	렌즈장착기구, 고무, 플라스틱, 내시경류, 마취장비, 인공호흡기 부속물품, 투석기 등 높은 수준의 소독제	완충제를 첨가한 PH 7.5~8.5의 2% 글루타르알데히드액은 장력이 낮으므로 높은 수준의 소독제	E.O가스 멸균이 불가능할 때, 열에 약한 물건에 높은 수준의 소독제로 사용한다.
과산화수소소수 (hydrogen peroxide, H_2O_2)	세균, 진균, 바이러스, 아포, 결핵균 살균제	3~6% 농도로 콘택트렌즈, 인공호흡기, 린넨, 내시경 등 소독제 6~25% 농도에서 화학멸균제 7.5% 과산화수소에 0.85% 과초산을 혼합하면 멸균제	금속, 광선, 열에 분해되므로 냉소 보관해야 하고, 사용 후 충분히 헹구지 않으면 각막손상, 위막성 결막염이 발생할 수 있다.

[표 2-3] 소독과 멸균 종류 및 용법(계속)

종 류	적 용	용 법	비 고
요오드, 아이오도퍼(Iodine, Iodopher)	수술부위, 감염된 부위, 피부염, 열상, 화상, 창상의 살균제	7.5%~10%는 피부 살균제 0.5~1%는 구강세척과 질점막 살균제	아이오도퍼는 접촉성피부염을 일으킬 수 있고, 임부나 수유부에게는 장기간 사용하지 않는다. 갑상선기능이상 환자, 신부전환자, 신생아에게는 금기이다.
클로르헥시딘 글루코네이트(chlorhexidine gluconate)	피부점막 소독제	저농도는 정균작용 고농도는 살균작용 0.5%~4% 피부점막소독제	1% 이상 농도는 결막염이나 각막손상 우려 있다.
염소/염소화합물(chloride/chlorine compounds)	세균, 바이러스 결핵균, 진균, 세균의 아포에 대한 살균제 청소 및 소독에 유용하여 수치료 욕조, 세탁물, 기계 및 환경 표면의 소독제	650~676 ppm 이상은 높은 수준의 소독제 100ppm이상은 표면의 청소 및 환경소독과 얼룩제거 등 낮은 수준의 소독제	유효염소량에 따라 희석방법이 다르므로 확인 후 사용해야 한다.
4급 암모늄염(quaternary ammonium compounds)	손상되지 않는 피부에 접촉하는 혈압계 커프 같은 의료기구 소독제 의료기관의 바닥, 벽, 가구 청소에 사용되는 소독제	표면장력을 약화시키는 계면활성 소독제 중 양이온 소독제	피부소독제로 사용하지 않는다.
알코올(ethanol)/이소프로필 알코올(isopropyl alcohol)	주사 전 피부소독, 앰플과 바이알 표면, 손소독제	적정농도 60%~90%에서 살균제	농도가 50% 이하이면 살균력이 떨어지고, 휘발성이므로 사용시 주의를 요한다.

③ 물리적 소독 및 멸균 종류

가. 자비법(boiling water)

대기압에서 물은 100℃에서 끓기 때문에 기재를 넣고 끓여 100℃의 습열을 이용한 소독 방법이다. 그러나 어떤 종류의 바이러스나 아포는 100℃에서 사멸되지 않기도 한다. 자비법을 이용하는 경우는 표적 미생물의 종류에 따라 소독시간이 결정되나 약 10~20분간 끓이면 대개의 세균은 죽일 수 있고, 중탄산소다를 넣어 끓이면 기재에 묻어있는 기름기 등을 쉽게 제거하고 물의 표면장력을 높여주기 때문에 보다 짧은 시간에 소독할 수 있다. 특히 유리제품은 처음부터 찬물을 넣어서 소독하고, 녹이 생길 수 있는 기구나 고무제품 등의 소독은 물이 끓은 후에 넣어 소독한다.

나. 증기소독법(free-flowing steam)

증기소독법은 증기가 발생하는 용기 안에 넣어 증기를 쬐어 소독하는 것으로 떡을 찌는 원리와 같다. 증기소독법을 이용할 경우 시간은 자비소독과 같이 약 10~20분이다. 물에 적셔서는 안되는 기재 소독시에 유용하게 사용된다. 증기에 골고루 노출되게 기재를 펴놓아야 하는 단점이 있다.

다. 고압증기멸균법(steam under pressure : autoclave)

고압증기멸균법은 증기를 압축하여 그 습열로 멸균하는 전통적인 방법이며, 아포를 포함한 모든 미생물을 빠른 시간 내에 죽이므로 효과적이고 독성도 없고 경제적이다. 고압증기 멸균기는 120~130℃, 2~3기압의 압력으로 15~20분 정도 멸균하고 20~30분 건조시킨다. 고압증기멸균법을 이용하는 물품은 고온, 고압에 손상되지 않고, 포화증기를 견딜 수 있는 물품이어야 하며 기름이나 가루 종류에는 사용할 수 없다. 대개 수술장에서 사용되는 모든 기계류, 린넨류, 분만장의 기구, 특수검사용 기구에 사용한다. 고압증기멸균기를 조작하는 사람은 멸균과정과 그 기전에 대한 지식이 있어야 한다.

고압증기멸균기 사용상의 유의점

- 멸균통 안에 멸균물품을 너무 꽉 채우거나 배열이 너무 단단히 이루어지지 않도록 한다.
- 멸균물품 다발은 헐겁게 싸고 소독 물품이 든 통이나 병은 뚜껑을 열어 증기가 내용물에 쉽게 투과할 수 있게 한다.
- 증기의 통로나 공기를 배출하는 구멍이 막히지 않게 배려하고 멸균기의 문과 그 내부의 멸균물품 사이에 공간을 남겨둔다.
- 압력계, 온도계, 시간계에 따라 멸균시간을 정확히 지키며, 멸균이 된 후에는 공기 배출구를 열어 압축된 증기를 빼고, 압력계가 '0'이 되면 물품을 꺼낸다.
- 고압증기멸균기에서 멸균된 물품은 보통 14일간 유효하므로, 2주가 지나면 사용하지 않았어도 다시 멸균하도록 한다.

라. 건열멸균법(dry heat sterilizer)

건열멸균법은 멸균할 기재를 뜨거운 공기에 노출시켜 미생물의 원형질을 산화하는 방법이다. 건열은 습열보다 덜 효과적이며 높은 온도가 필요하다. 기구에 습기가 묻어 있으면 부식하게 되며 가열로 인해 더 부식이 촉진될 수 있으므로 기구에 묻은 습기는 닦아낸 후 소독한다. 주로 날이 있는 기구, 예리한 바늘과 주사기, 봉합 바늘, 연고, 광물성 기름, 유지나 분말 등을 멸균 시 사용한다. 기름기가 없는 것은 160~170℃의 열에서 1~2시간 정도, 기름기 묻은 기구나 페트롤라튬(petrolatum)이 배어 있는 거즈는 160℃에서 3시간 동안 멸균한다.

마. 자외선 조사법(ultra-violet ray)

수술실에서 자외선 등을 사용해서 공기 내 미생물 통제하며, 보육기(incubator) 소독에도 사용된다. 햇볕을 이용하여 미생물을 파괴하는 일광소독법은 이에 속한다. 맑은 날 오전 10시에서 오후 3시 사이에 실시하며, 2시간 정도가 적당하다.

바. 엑스선(X-ray) 조사 멸균법 : 물질 침투력이 강하나, 값이 비싸고, 발암작용을 하므로 흔히 사용되지 않는다.

사. 소각법 : 오염된 물건을 불에 태워버리는 방법이다.

(5) 기재의 멸균관리

기재의 멸균관리는 각 부서마다 특성에 맞추어 멸균소독 시설을 갖추고 이용하는 곳도 있고, 한 부서에 집결하여 멸균기재의 준비 및 관리를 표준화하는 경우도 있다. 멸균관리방법은 비용효과면을 고려하여 선택할 수 있다. 중앙공급실(central supply room, CSR) 등이라 호칭하여 모든 소독품이나 멸균해야 될 물품들을 집중적으로 처리하고 있다. 멸균기재를 관리하는 부서의 요원들은 모든 기재를 오염된 것(contaminated), 깨끗한 것(clean), 멸균된 것(aseptic)으로 분류하여 처리한다. 기재의 멸균과정은 청결과정(cleaning)과 포장(packing), 표기(marking), 그리고 보관, 배부과정으로 나뉜다.

청결과정(cleaning)을 통해 멸균할 기재를 깨끗하게 씻어, 기재표면의 미생물 수를 현저하게 줄일 수 있고, 닦은 후에는 반드시 건조시킨다. 기재의 형태 및 용도에 따라 씻는 방법과 씻는데 사용되는 도구는 다양하다. 포장(packing) 단계에서는 고압증기멸균방법을 사용하면 적절한 방법으로 포장하여 멸균상태를 보존할 수 있다. 멸균기재의 포장용으로 쓰이는 자재는 열에 견디는 것, 즉 광목이나 종이가 흔히 사용된다. 기재는 하나씩 포장하기도 하나 대개의 경우에는 특정시술을 위해 한 번에 사용되는 기재는 같이 모아 포장함으로써 멸균관리를 하는데 편리하고 시간도 절약되는데 이를 세트(set)라 한다.

표기(marking) 단계에서는 병원 내에서는 통일되어야 하고 포장을 고정시키기 위해 이용되는 테이프에 멸균일자 또는 유효일자를 쓰는 것이 편리하다. 멸균이 완료되었음을 확인하는 표시에는 볼펜 등으로 '멸균필'을 표시하는 경우와 화학 염색약으로 염색된 테이프를 이용하는 autoclave chemical indicator tape 방법이 있다. Autoclave chemical indicator tape는 멸균과정이 일어나면 검은색으로 색깔이 변하며, 이 테이프는 종이나 광목으로 포장한 멸균 기재를 고정하기 위해 붙이게 된다. 멸균과정의 마지막 단계는 멸균기재의 보관과 배부과정으로 실무자는 멸균된 기재를 어디서, 얼마나, 어떻게, 보관할 것인가 등에 대해 생각해 두어야 한다. 대개 멸균된 기재는 깨끗하고 건조한 장속에 보관하면 1~2주일간은 무균적으로 안전하게 사용할 수 있다.

4. 격리(Isolation)

격리(isolation)란 입원 환자, 병원 직원, 방문자 간의 감염성 질환의 전파를 방지하기 위한 보호조치로서 병원체의 전파를 감소시키는 일반적 격리와 오염된 일반 환경의 병원체로부터 저항력이 약한 대상자를 보호하기 위한 역격리(reverse isolation) 즉 보호적 격리를 말한다. 미국 질병예방통제 센터(Center for Disease Control and Prevention: CDC)의 격리지침은 표준주의(standard precaution)와 전파경로별 주의(tansmission-based precaution)로 나뉘며, 최근 COVID-19 대유행을 계기로 공기전파 감염병과 관련된 보호 조치를 더욱 강화하였다.

1) 표준주의지침(standard precaution)

미국직업안전위생국(Ocupational Safety and Health Administration: OSHA)에 의하면 확인된 바 있거나 미확인 감염원으로부터 현장의 모든 대상자와 의료인(응급의료종사자 포함)들을 보호하는 것으로 혈액, 체액(땀 제외), 손상된 피부와 점막에 적용한다.

① 손 위생: 반지나 보석류 제거하고 비누와 물을 이용해서 최소 15초 동안 손목 위 5~8 cm 가량까지 앞뒤로 비누칠을 하고 흐르는 물에 손을 헹군다. 대상자간 접촉, 장갑 벗은 오염된 물품, 장비, 혈액과 체액 및 분비물 접촉한 후, 환자 이송 후 반드시 세척한다.

② 장갑: 혈액매개질환(B형, C형간염, HIV 등), 나의 혈액, 체액(땀 제외), 분비물 등, 오염된 기구와 접촉할 때 착용하며 사용 후 즉시 벗고 환자가 한명 이상일 경우 반드시 교체를 해야 한다. 장갑이 찢어지거나 오염이 되었다고 판단이 되면 가능한 빨리 벗고 폐기해야 한다.

③ 마스크와 보안경: 공기전파로 인한 감염원이 있거나 혈액, 체액이 묻거나 튈 가능성이 있을 경우에 반드시 착용한다.

④ 가운: 심각한 출혈 및 체액이 튀어 옷이 오염될 가능성이 있으면 가운을 착용한다.

⑤ 일회용 물건 및 소생장비: 한번 사용한 기구나 일회용 물품은 사용 후 적절하게 폐기한다.

⑥ 오염된 세탁물: 방수백이나 생물재해용 폐기물 분리백에 넣고 모든 대상자의 점막이나 피부에 접촉되지 않도록 한다.

⑦ 오염된 기구나 주사바늘: 지정된 용기에 반드시 넣고 사용한 주사바늘은 뚜껑을 씌우지 말고 바늘 모우는 박스에 버린다.

⑧ 1인실 사용: 개인위생 상태가 불량하거나 지키기가 어려워 환경오염을 시킬 경우는 독실을 사용한다.

⑨ 호흡기 위생/기침 에티켓: 호흡기 분비물은 휴지로 닦아 휴지통에 버린 후 손을 깨끗이 씻고, 기침이 지속되면 다른 사람과 약 1 m 정도 떨어져 앉거나 기침과 호흡기 분비물이 지속되면 마스크를 착용해야 한다(특히 결핵 전파를 막기 위해서는 HEPA 마스크와 N-95 마스크 사용).

2) 전파경로별 주의(transmission-based precaution)

(1) 공기주의: 비말핵 크기가 5 microns 이하인 경우(홍역, 수두/파종성 대상포진, 활동성결핵), 처치자는 N-95마스크 사용, 환자는 외과용 마스크 착용, HEPA 필터를 통해 최소한 6~12회

/h 공기교환하고 음압 유지된 1인실 방문은 항상 닫아두어야 한다.

(2) 비말주의: 비말핵 크기가 5 microns 이상인 경우(디프테리아, 풍진, 성홍열, 백일해, 유행성 이하선염, 마이코플라즈마 폐렴, 뇌수막구균 폐렴 및 패혈증 페페스트), 대상자와 1 m 이내에서는 외과용 마스크와 호흡보호구 사용, 1인실 혹은 동일환자 집단 병실 사용, 환자 이동 시 외과용 마스크 착용(가능한 환자 이동 제한)

(3) 접촉주의: 다제내성 균주(VRE, MRSA, RSV, Clostridium Difficile) 등)에 의한 감염, 피부 감염(농가진, 이기생충, 옴 등)을 가진 대상자나 환경과의 접촉, 1인실이나 동일환자 집단 병실 사용, 격리카트(혈압계, 청진기, 체온계, 토니켓) 사용, 환자 이동 제한이 필요하고 이동 시 덧가운이나 시트로 감싸서 접촉을 최소화한다.

* MRSA: Methicllin Resistant Staphylococcus Aureus, VRE: Vancomycin Resistant Enterococci, RSV: Respiratory Syncytial Virus

(4) 보호환경: 동종조혈모세포 이식 환자, 이식 호중구 감소증 등 면역저하 환자의 기회감염 예방을 위해서 보호격리(역격리)가 필요하다. 양압 1인실, HEPA 필터로 12회/h 이상 공기 교환, 호흡기 마스크, 장갑, 가운 사용해야 하고, 직원이나 방문객은 병실 출입 전후에 손세척이 필요하다.

5. 무균술

1) 내과적 무균술(medical asepsis : clean procedure)

내과적 무균술이란 최대한 병원균의 수를 줄이고 전파를 방지할 목적으로 특정 병원성 미생물이 없는 상태를 조정 유지하는 기술을 의미한다.

(1) 내과적 무균술의 기본원칙

① 손을 자주 씻으며, 특히 음식물을 다루기 전, 식사 전, 손수건 사용 후, 화장실 사용 후, 각 환자와의 접촉 전·후에는 반드시 씻는다.

② 더러워진 물품과 기구가 옷에 닿지 않도록 한다.

③ 더럽혀진 홑이불이나 물품들을 바닥에 놓지 않는다.

④ 환자가 직접 다른 사람에게 기침, 재채기 또는 호흡하는 것을 피한다. 만약 환자가 기침을 하는 경우에는 비말에 의한 공기전파를 방지하기 위해 입과 코를 가리도록 교육한다.

⑤ 솔질할 때, 먼지를 털 때, 물건을 세척할 때는 기구를 신체로부터 멀리 놓는다. 오염된 입자들

이 머리, 얼굴, 유니폼에 부착되는 것을 방지하기 위함이다.

⑥ 먼지를 일으키는 것을 피한다. 먼지나 섬유 미립자는 유기체를 이리저리 이동시키는 운반체가 된다.

⑦ 깨끗한 영역이 더러운 영역에 의해 오염되는 것을 막기 위해 가장 적게 더럽혀진 곳을 먼저 깨끗이 하며, 가장 더러워진 영역을 나중에 닦는다.

⑧ 사용한 물품은 즉시 적절한 용기 속에 버린다. 신체 배설물이나 배액에 의해 젖은 물품들은 취급자가 그것들과 접촉되지 않도록 쓰레기통에 버리기 전에 먼저 플라스틱 자루 같은 방수용기에 싼다.

⑨ 목욕물, 양치물 같은 버려야 할 액체는 즉시 하수구에 부어 사람에게 튀는 것을 방지한다.

⑩ 병원체가 있는 것으로 의심되는 물품들은 멸균한다. 멸균 후에는 청결 품목으로 관리한다.

⑪ 미생물 확산을 방지하기 위해 다음 사항을 실천한다.

- 머리를 규칙적으로 감는다.
- 미생물이 머리에 옮겨질 가능성을 제한하기 위해 머리를 짧게 하거나 핀을 꼽는다.
- 손톱을 짧게 한다.
- 미생물이 존재할 수 있는 흠이 있는 반지와 보석을 착용하지 않는다.

(2) 내과적 손 씻기(hand hygiene)

① 목적

전염성 질환자와 접촉 후에 손에서 특정 미생물을 제거하기 위함이다.

② 준비물품

- 비누 또는 세정제
- 흐르는 따뜻한 물
- 타월, 자동 손 건조기 혹은 종이 타월

③ 손 씻는 범위

손목부터 씻으며, 손끝을 아래로 향하게 하여 물이 아래쪽으로 흐르도록 한다.

④ 유의사항

- 비누거품 속에는 때와 함께 균이 있으므로 씻는 동안, 비누거품이 유니폼이나 주위에 닿지 않게 하고, 유니폼이 세면대에 닿지 않도록 한다.
- 수도꼭지를 손으로 직접 만지지 않도록 한다. 타월이나 휴지로 싸서 조절하거나 팔꿈치나 발로 조절하는 시설이 필요하다.

⑤ 손 씻는 법

[표 2-4] 내과적 손 씻기

절 차	이론적 근거
1. 손톱이 짧은지 확인한 후, 시계와 반지 등을 빼고, 소매부분은 팔꿈치 위까지 올린다.	• 균이 서식할 수 있는 모든 것을 제거한다.
2. 세면대와 15 cm 정도 떨어지게 선다.	• 손이나 옷이 세면대에 닿지 않도록 하며, 손을 씻을 때 물이 튀기지 않도록 한다. 세면대를 오염된 것으로 본다.
3. 물이 튀기지 않도록 천천히 수도꼭지를 연다〈그림 2-2A〉.	• 습기가 있는 곳에서는 병원체의 증식이 활발하다. 바닥에 물기가 있으면 미끄러질 위험이 있다.
4. 손목에서 손가락 끝 쪽으로 물이 흐르도록 한다〈그림 2-2B〉.	• 팔이 오염되지 않도록 손이 아래쪽으로 향하게 한다.
5. 비누를 묻혀, 적어도 1분 동안 흐르는 물에서 비누거품을 충분히 낸다. 특히 손가락 사이, 손톱 주위를 주의 깊게 씻으며 손톱으로 긁지 않도록 한다.	• 손목 위 2.5 cm까지 씻는다. • 비누로 거의 모든 단기균을 제거한다. • 손가락 사이, 손톱 주위는 미생물이 성장하기 쉬운 부분이며, 손톱으로 피부가 긁히면 감염의 통로가 된다.
6. 손과 손목을 흐르는 물에 충분히 헹군다〈그림 2-2C〉.	• 흐르는 물로 피부에 붙어 있는 미생물과 비누 거품을 제거한다.
7. 손가락에서 손목 쪽으로 타월을 이용하여 가볍게 닦고 한 번 사용한 종이수건은 버린다〈그림 2-2D〉.	• 피부가 벗겨지거나 거칠어질 수 있으므로 문지르는 것을 피한다.

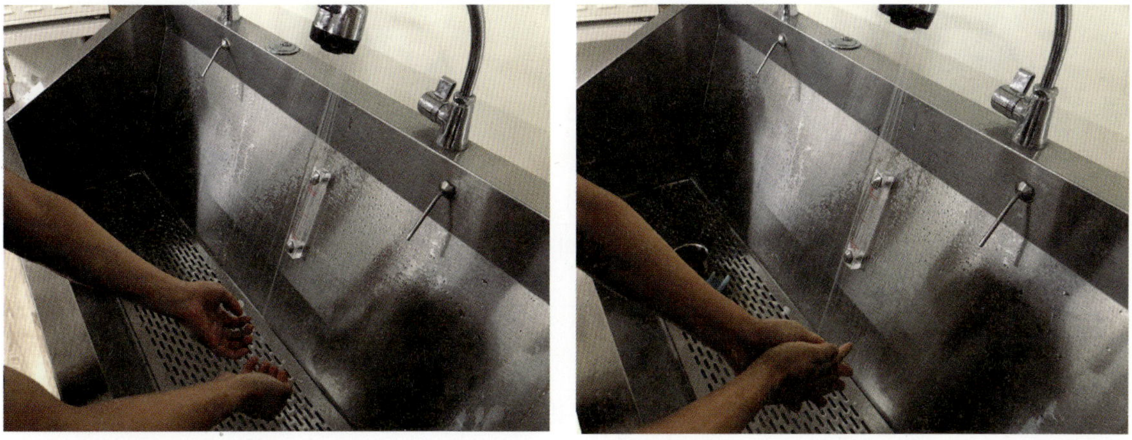

A B

[그림 2-2] 내과적 손 씻기

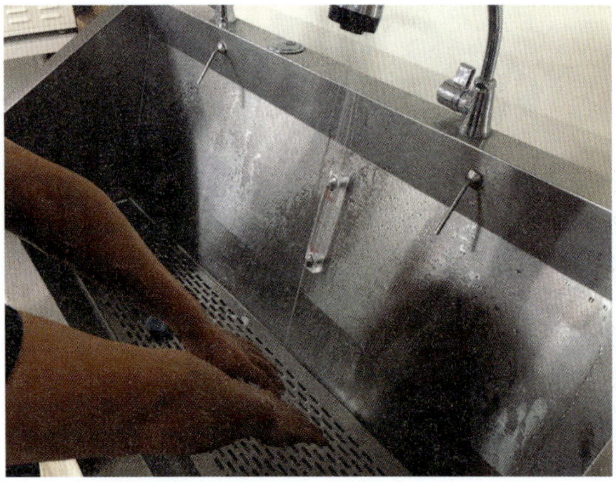
C

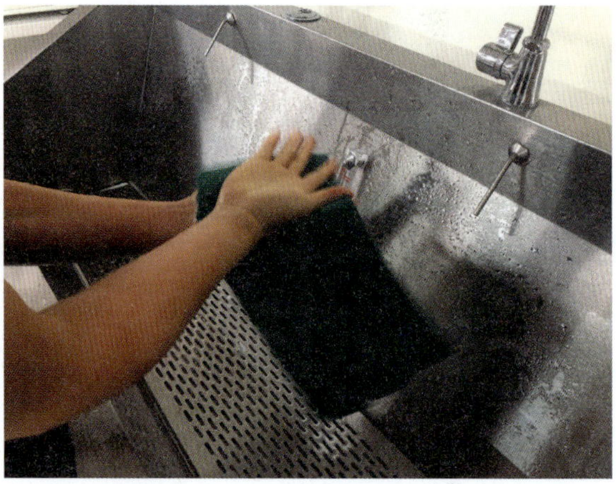
D

[그림 2-2] 내과적 손 씻기(계속)

(3) 장갑 사용법(gloving)

① 목적

- 손을 씻는 것만으로 특정 미생물을 제거하는 것이 의심스러울 때 사용한다.
- 침습적 행위, 외과적 수술 등의 무균술이 적용될 경우 사용한다.

② 준비물품

- 멸균장갑

[표 2-5] 멸균장갑 끼는 법

절 차	이론적 근거
1. 손을 충분히 씻은 후 말린다.	• 손 씻기는 미생물의 전파를 방지한다.
2. 바깥 포장지의 끝부분을 두 손으로 벗긴다. 내부 포장의 바깥 부분만을 만져서 꺼낸다.	• 내부 포장 안에 있는 장갑의 멸균상태를 유지해 준다.
3. 내부 포의 끝을 잡고 멸균장갑의 접힌 커프 부분이 착용하는 사람과 가깝게 되도록 포장을 놓는다.	• 포장의 안쪽 표면은 멸균된 것으로 간주한다.
4. 엄지와 검지를 사용하여 손에 낄 멸균장갑의 접힌 부분의 맨 위 끝을 잡는다.	• 멸균되지 않은 손은 장갑의 안쪽면 만을 만진다. 멸균되지 않은 손으로 접힌 커프를 올리면 멸균 장갑을 오염시키는 결과를 가져올 수 있다.
5. 장갑 안으로 손을 넣어 장갑을 낀 후 손목의 접힌 커프 부분을 편다. 먼저 낀 장갑의 접힌 커프 부분도 편 다음 양손의 장갑을 잘 조절하여 완전히 착용한다.	

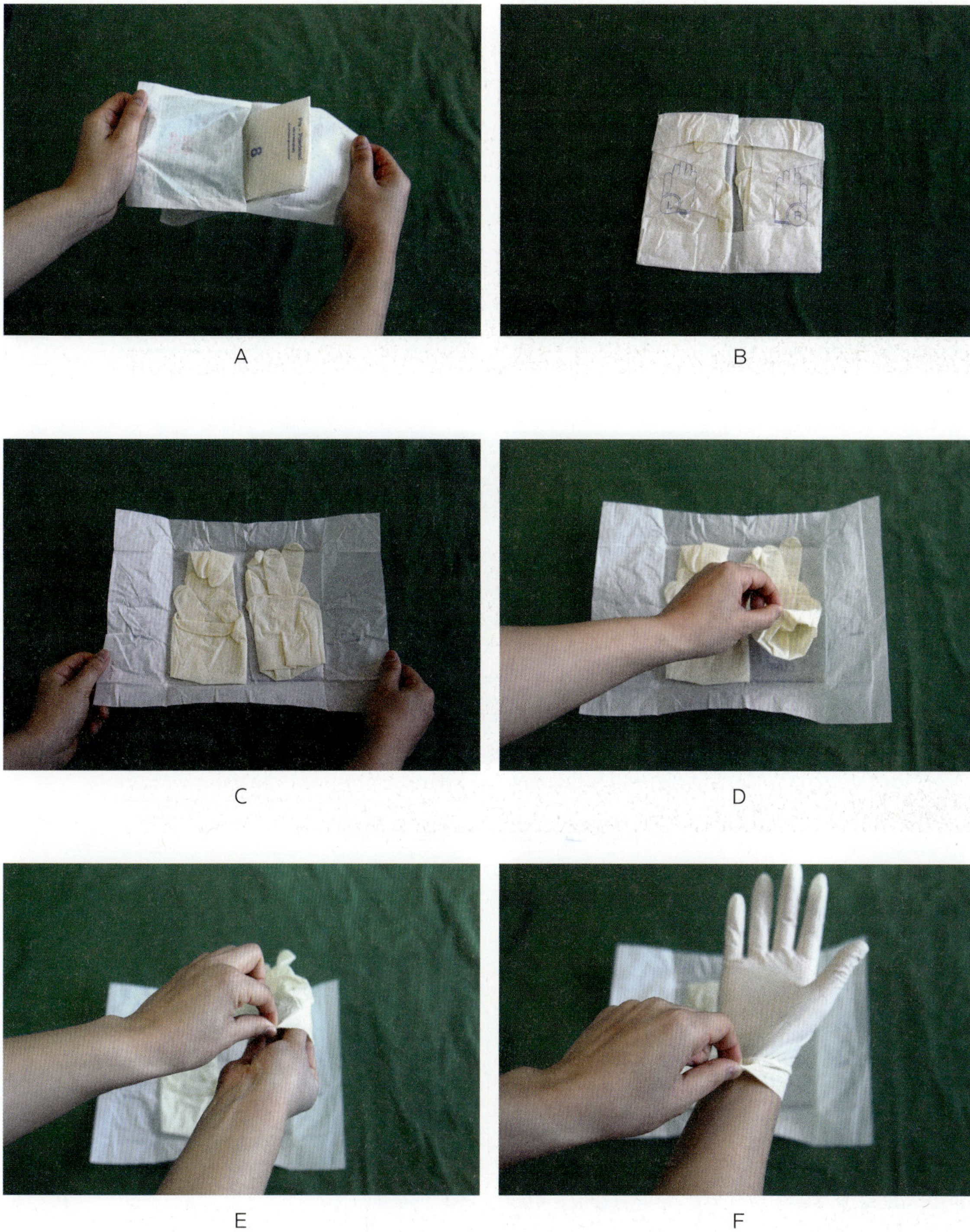

[그림 2-3] 멸균장갑 끼는 법

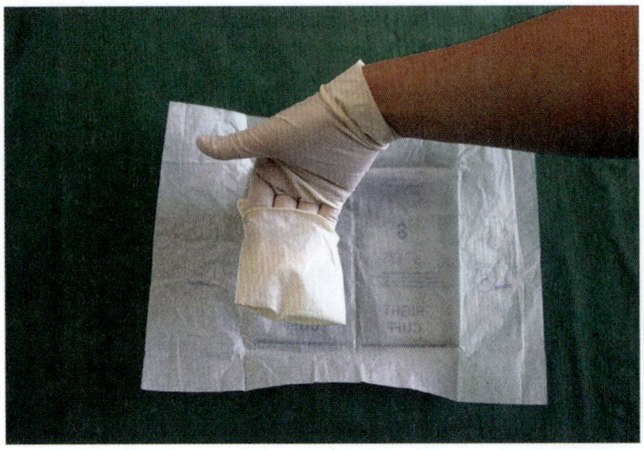

G

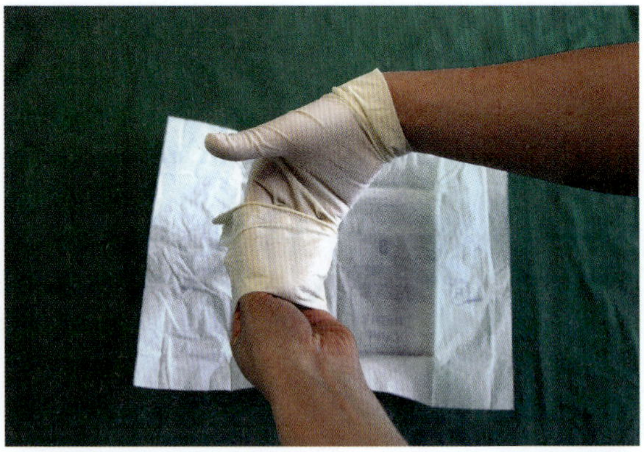

H

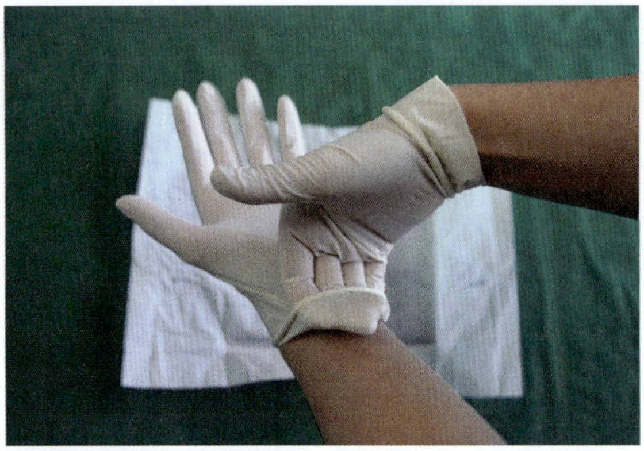

I

[그림 2-3] 멸균장갑 끼는 법(계속)

[표 2-6] 멸균장갑 벗는 법

절 차	이론적 근거
1. 장갑 낀 한 손을 사용하여 다른쪽 장갑의 소매 끝 근처를 잡아 뒤집어 벗어 오염된 부분이 안쪽에 있도록 하여 장갑 낀 손으로 뒤집어진 장갑을 계속 잡고 있는다〈그림 2-4A~C〉.	• 손이나 손목을 오염된 부분으로부터 보호해야 한다.
2. 장갑 벗은 쪽 손가락을 벗지 않은 장갑 안에 미끄러지듯 집어넣어 장갑의 안쪽 면을 잡고 뒤집어서 장갑을 벗는다〈그림 2-4D~H〉.	
3. 장갑을 버리고 손을 씻는다.	• 손 씻기는 미생물의 전파를 줄인다.

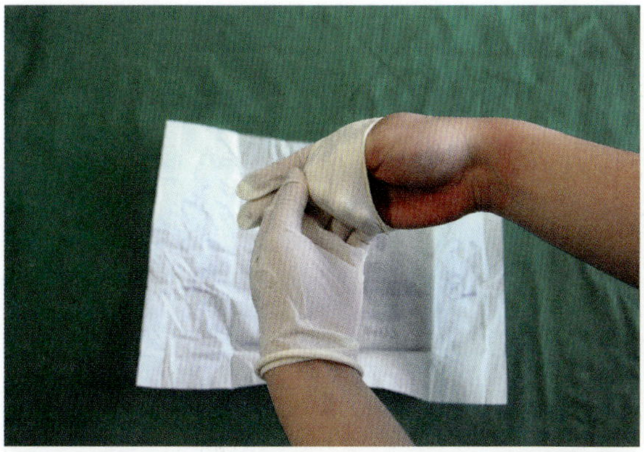

A

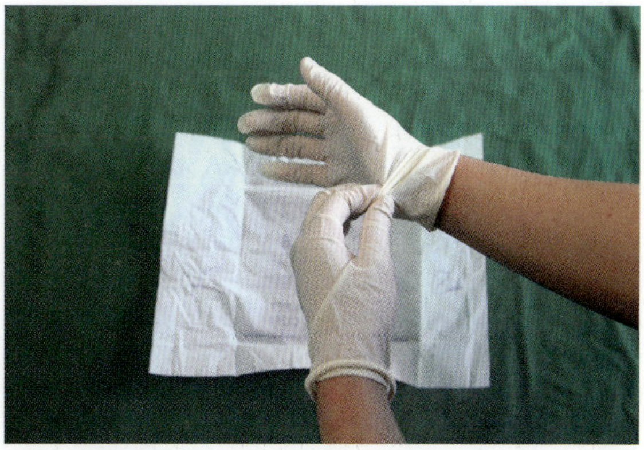

B

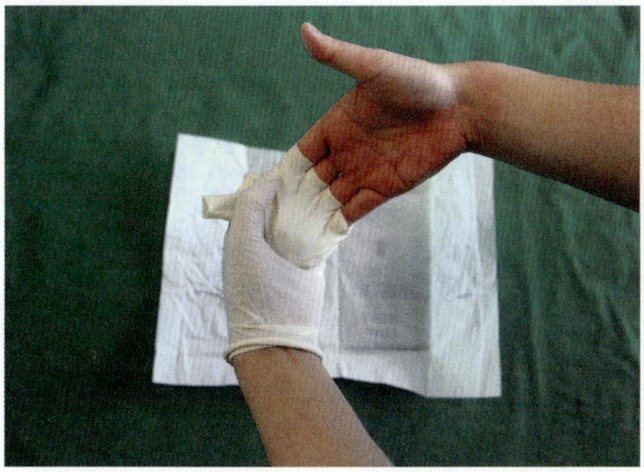

C

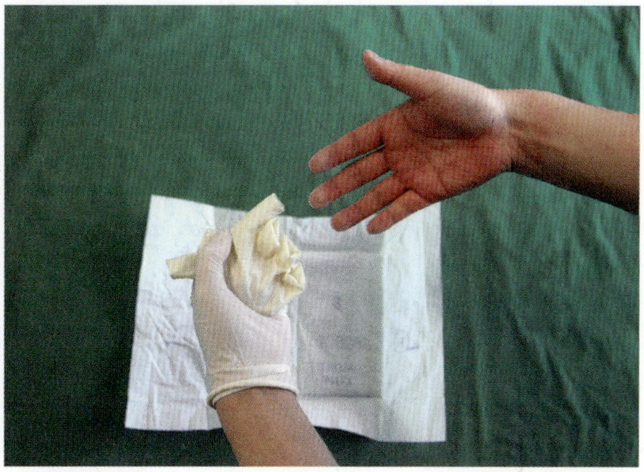

D

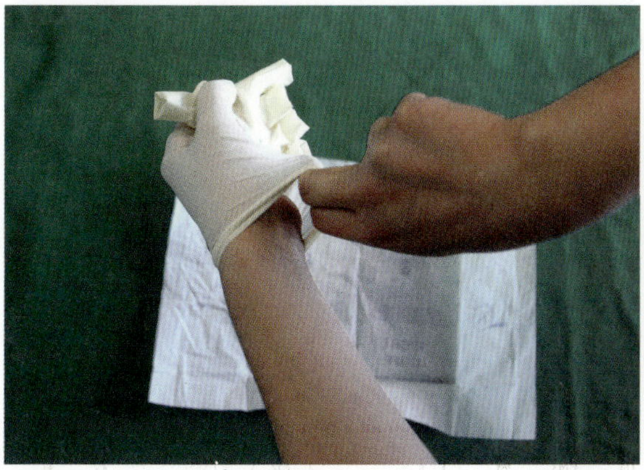

E

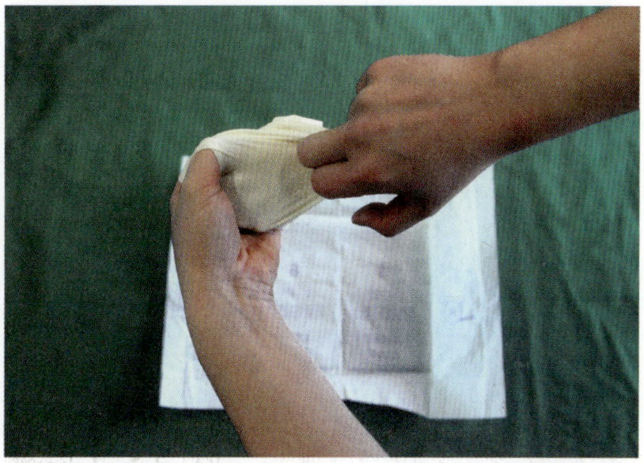

F

[그림 2-4] 멸균장갑 벗는 법

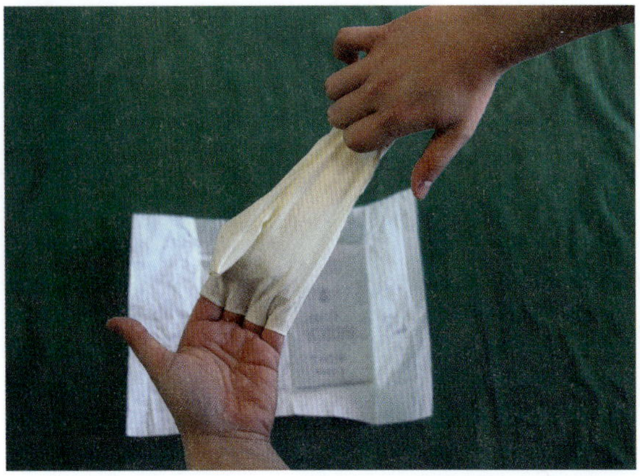

G

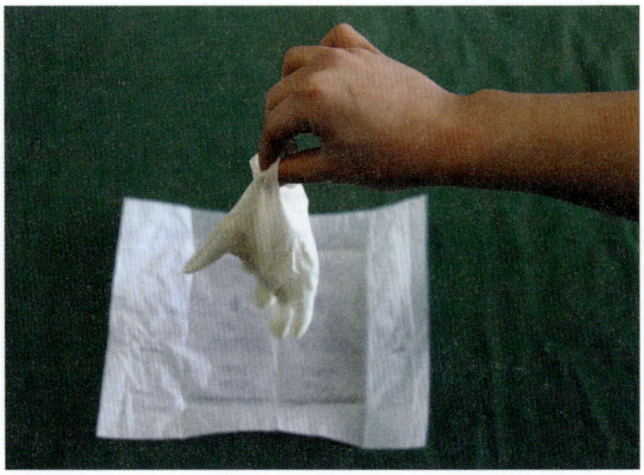

H

[그림 2-4] 멸균장갑 벗는 법(계속)

(4) 마스크(mask) 착용법

① 목적

환자의 병원성 미생물로부터 의료요원을 보호하기 위함이다.

응급구조사의 비말감염으로부터 환자를 보호하기 위함이다.

② 준비물품

외과용 마스크

[표 2-7] 마스크 착용법

절 차	이론적 근거
1. 손을 깨끗이 씻는다.	
2. 코와 입이 완전히 가려지도록 하여 마스크의 위쪽 끈과 아래 끈을 목뒤로 맨다.	• 마스크는 가운을 입기 전에 착용한다. • 마스크는 가운을 벗고 손을 씻은 후 벗는다.
3. 마스크가 젖으면 곧 새 것으로 교환해야 한다.	• 2~3시간 이상 사용하면 마스크에 균증식이 가능하다.
4. 풀 때는 먼저 손을 씻은 후 아래 끈을 먼저 풀고 위의 끈을 푼다.	• 마스크의 바깥쪽은 공기를 통해 균에 오염된 것으로 간주하기 때문에 만지지 않아야 한다.
5. 사용했던 마스크는 의료폐기물 통에 넣는다.	

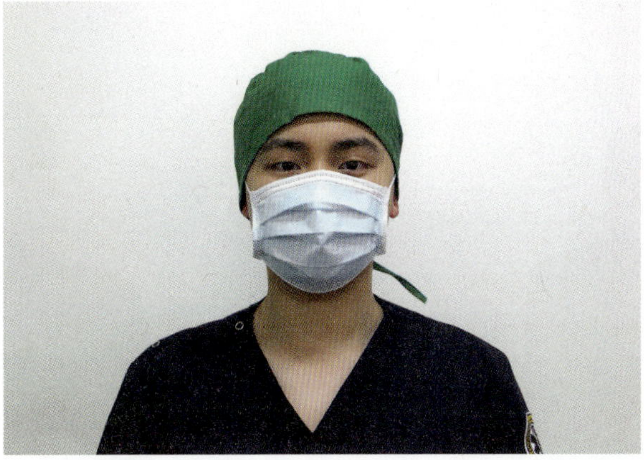

[그림 2-5] 마스크 착용

(5) 가운 착용법(gowning)

① 목적

환자 접촉 시 의료요원의 유니폼이 오염되는 것을 막기 위하여 사용한다.

의료요원의 복장에 의하여 취약자나 수술환자가 오염되는 것을 막기 위하여 신생아실, 회복실에서는 청결한 가운을 착용하여 환자의 환경을 보호한다.

② 격리실 밖에 걸어 놓았을 때

가. 입는 법 〈그림 2-6A~H〉

- 시계와 반지는 모두 빼고 손을 깨끗이 씻는다.
- 필요하다면 마스크를 착용한다.

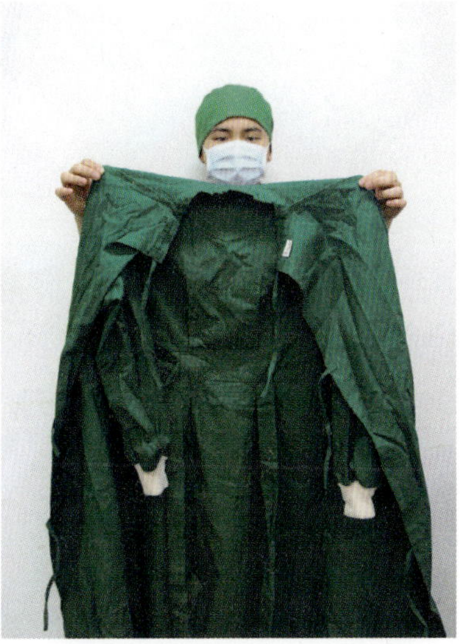

A

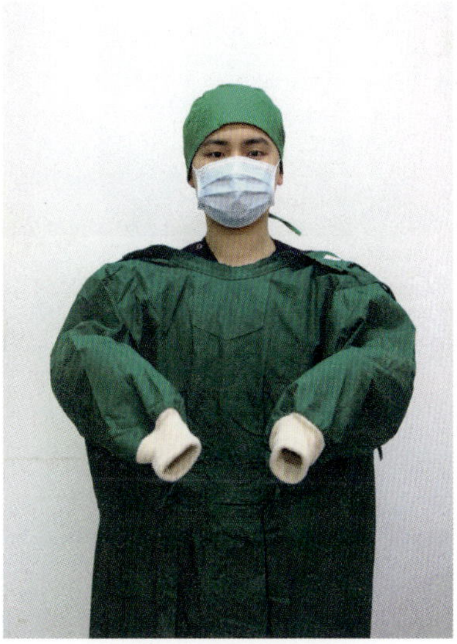

B

[그림 2-6] 가운 착용법

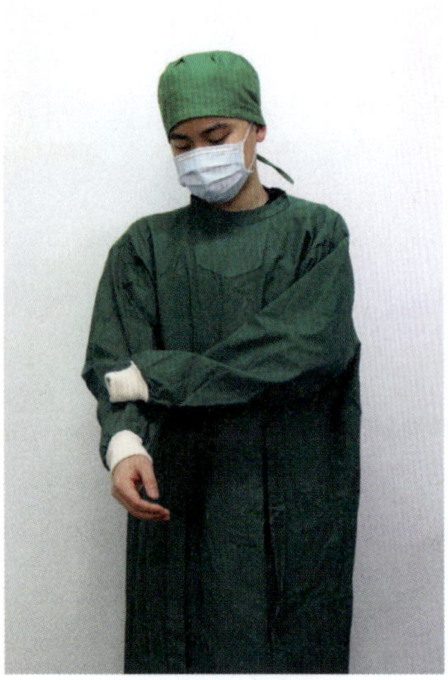

C

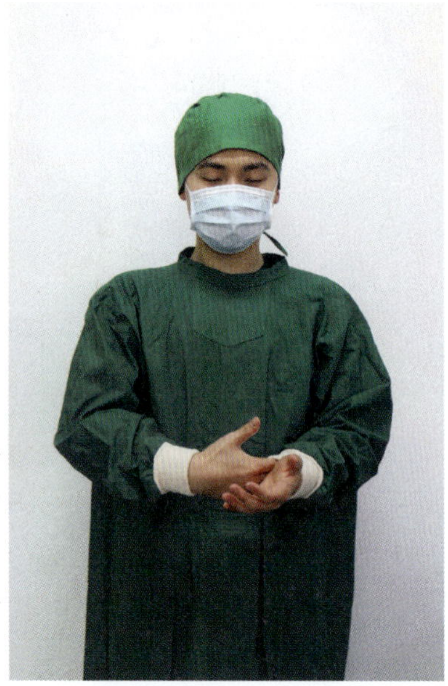

D

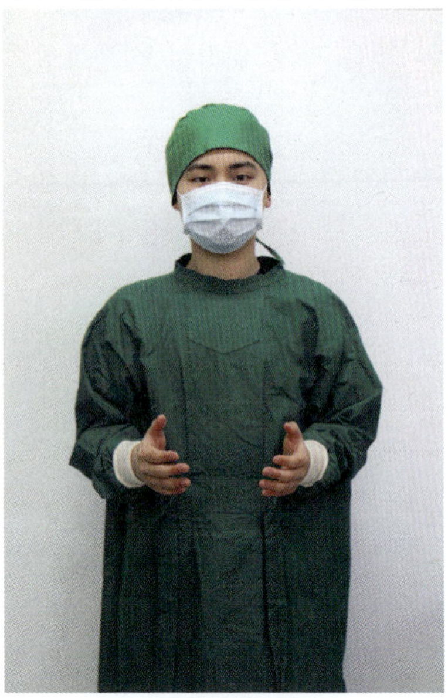

E

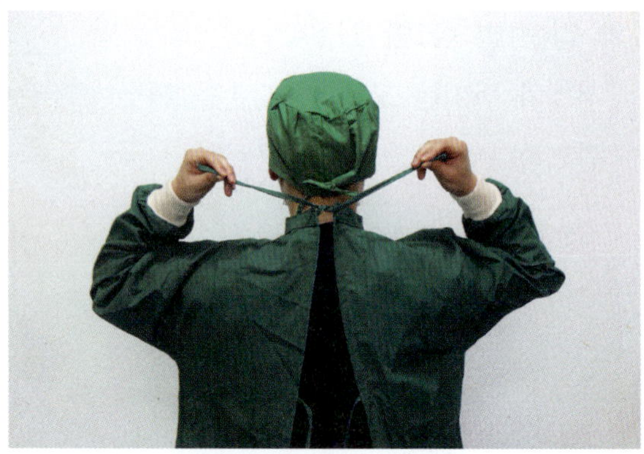

F

[그림 2-6] 가운 착용법(계속)

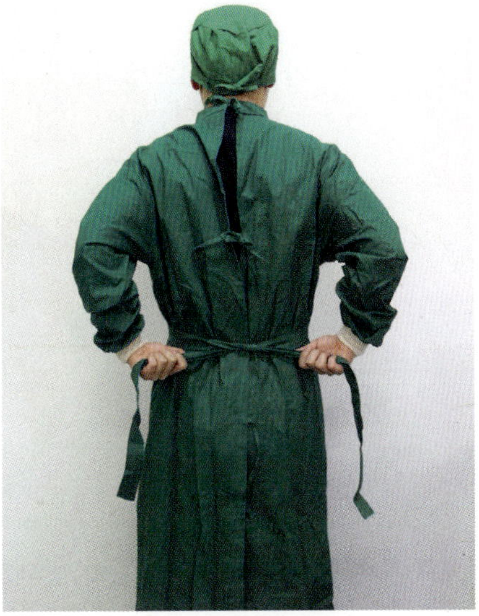

G

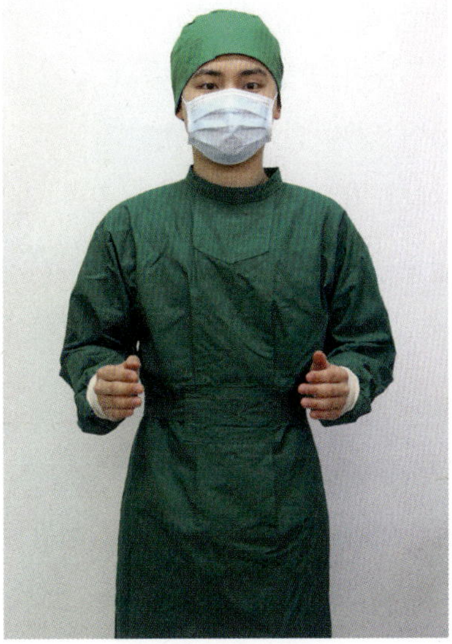

H

[그림 2-6] 가운 착용법(계속)

- 걸대에서 가운을 벗겨낸다(깨끗한 면이 가운의 안쪽이다).
- 가운의 깨끗한 면을 잡고 번쩍 들어올린다(오염된 곳이 닿지 않도록 한다).
- 왼손으로 가운 안쪽의 목 주위를 잡고 가운의 소매 속으로 오른팔을 넣어 오른손이 나오도록 잡아당긴다.
- 오른손으로 가운 안쪽의 왼쪽 어깨선을 잡아 왼팔을 넣어 손이 나오도록 잡아당긴다.
- 양 손으로 목 뒤 끈을 맨다.
- 허리를 약 30° 정도 굽혀 허리끈이 오염되지 않게 집어 올려 끈을 맨다.

나. 벗는 법

- 허리끈을 풀어 놓은 후 병실에서 나온다(허리끈은 이미 오염되어 있으므로 오염된 병실에서 나오기 전에 푼다).
- 손을 씻은 후 목 뒤의 끈을 푼다(목 뒤의 끈은 오염되지 않은 것으로 간주한다).
- 한쪽 손을 반대편 소매 속에 넣어 소매 끝을 잡아 반쯤 잡아당긴다.
- 한쪽 소매는 반쯤 뺀 가운 소매로 덮은 채 잡아당겨 팔을 벗는다(가운 안쪽을 더럽히지 않게 한다).
- 벗은 가운의 안쪽 목 주위를 양 손으로 잡는다.
- 어깨 부위의 가운 내면에 손을 넣어 어깨솔기를 마주 겹쳐든다.
- 어깨솔기를 마주 겹쳐 뒤집어서 포개어 걸대에 건다(환자에게 노출되었던 가운의 바깥쪽이 일반 환경을 오염시키지 않도록 한다).
- 손을 씻는다.

③ 격리실 안에 걸어놓았을 때

가. 입는 법

- 손이나 몸이 병실문의 안쪽과 닿지 않게 병실로 들어간다(병실문의 안쪽은 오염되었으므로 손이나 몸이 닿지 않게 한다).
- 걸대에서 가운을 잡을 때 목끈을 잡는다.
- 양 손을 가운 소매 속에 넣는다.
- 이하는 가운을 격리실 밖에 놓았을 때의 착용법과 같다.

나. 벗는 법

- 허리끈을 푼다.
- 이하는 가운을 격리실 밖에 걸어놓았을 때와 같다.
- 가운의 두 목 끈을 겹쳐 한 손으로 잡고, 다른 한 손으로는 한쪽 어깨의 끝을 잡아 반대편 어깨의 속으로 밀어 걸대에 건다(가운의 안쪽이 병실의 공기나 물건에 직접 노출되지 않아야 한다).

③ 보호복(level D)

가. 착용법 〈그림 2-7〉

- 보호복 상태를 확인한다.
- 손소독을 시행한다.
- 속장갑을 착용한다.
- 보호복을 착용(착용 전 가위로 손가락이 들어갈 구멍을 낸다.)한다.
- 겉장갑을 착용한다.
- 덧신을 착용한다.
- N95마스크를 쓴다(끈은 한쪽은 위로 한쪽은 위아래로 들어가도록 하며 가운데 와이어를 고정한 뒤 올바르게 썼는지 확인한다).
- 후드를 씌고 나온 머리카락이 없도록 정리한다.
- 안면 보호대(face shield)를 착용한다.
- 마지막으로 노출부위가 없는지 동료 응급구조사가 검증해 주거나 전신 거울 앞에서 서서 스스로 확인한다.

나. 탈의법 〈그림 2-8〉

- 겉장갑을 소독한다.
- 탈의전 눈에 보이는 오염을 먼저 제거한다.
- 소독와입스를 꺼내서 안면 보호대(face shield)에 묻은 것을 닦고 눈에 보이는 오염이 있으면 제거한다.

- 겉장갑을 소독한다.
- 탈의하는 모든 과정에 손소독을 실시한다.
- 덧신 끈을 풀고 겉장갑을 소독한다.
- 겉장갑 벗고 속장갑을 손소독한다.
- 허리를 숙이고 눈을 감고 안면 보호대(face shield)를 제거한다.
- 지퍼를 내리고 속장갑을 소독한다.
- 후드를 벗으면서 보호복을 탈의한다.
- 덧신도 함께 제거하면서 폐기한다.
- 속장갑을 소독한 후 속장갑을 벗고 새 장갑으로 교체한다.
- 새장갑으로 교체 후 고개를 숙이고 눈 감고 N95마스크를 벗는다.
- 새장갑을 소독한 후 교환한 새 장갑을 제거한다.
- 손소독한다.

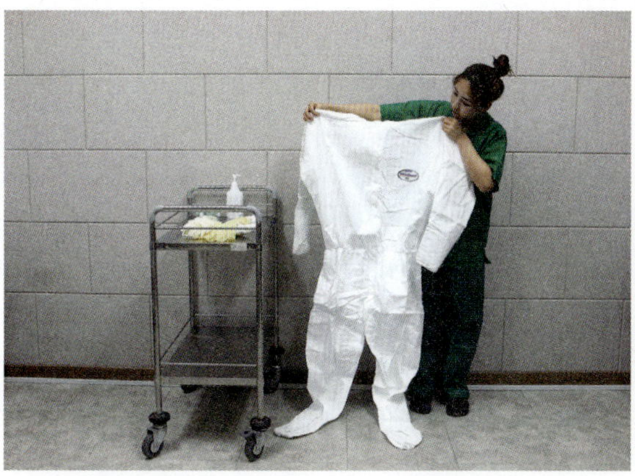

A. 보호복이 손상된 부분이 있는지 점검한다.

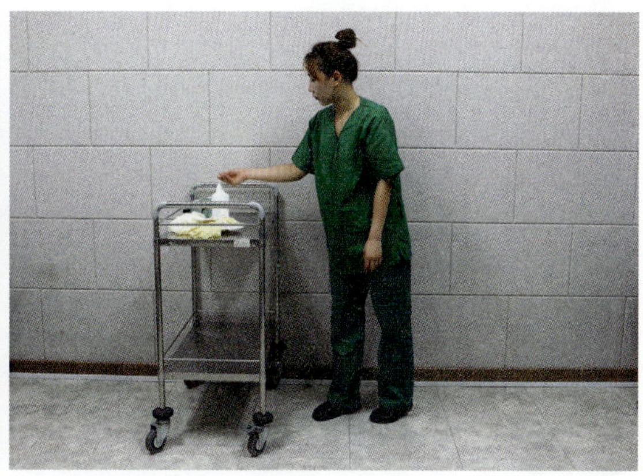

B. 손소독제로 손을 소독한다.

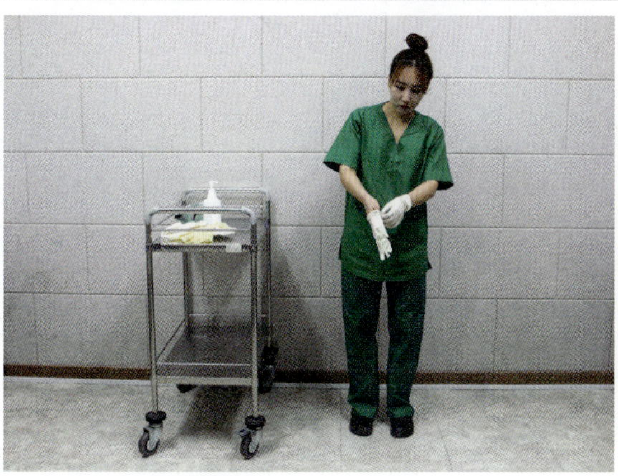

C. 속장갑을 착용한다.

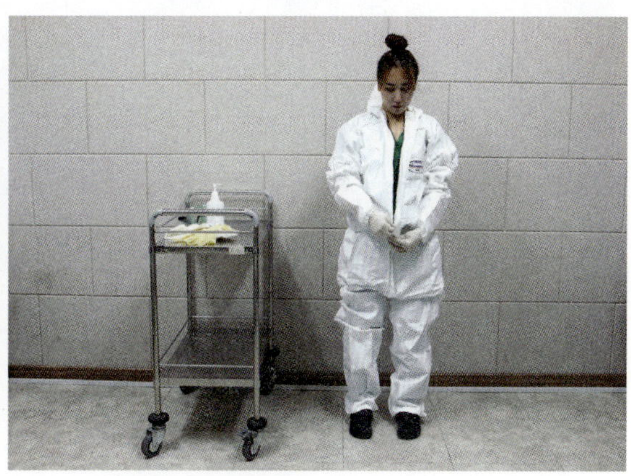

D. 다리 부위를 먼저 삽입하고 두 팔을 삽입한 다음 보호복의 지퍼를 채운다.

[그림 2-7] 레벨 D 보호복 착용

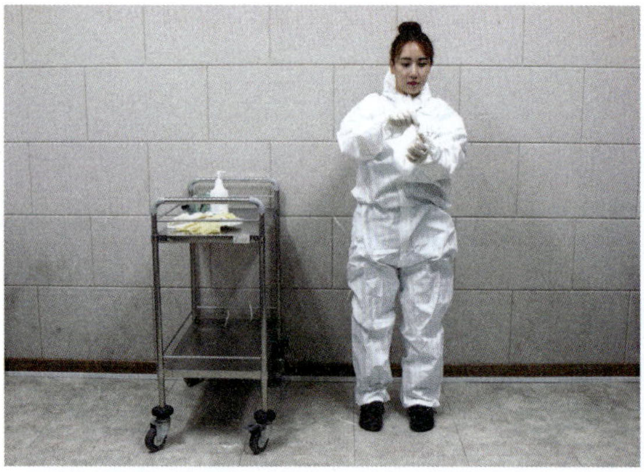

E. 엄지손가락에 고리를 끼운다.

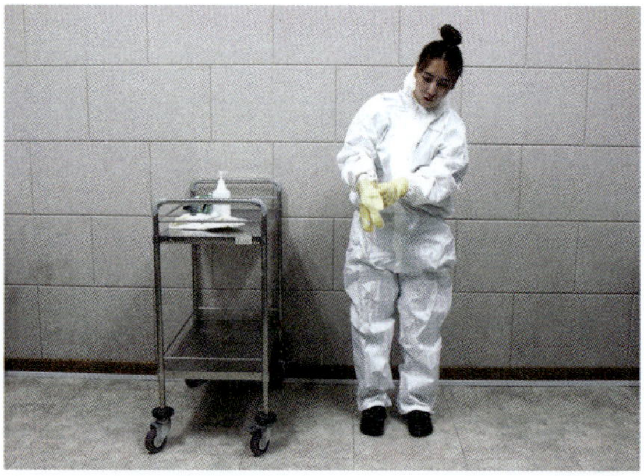

F. 겉장갑을 착용한다.

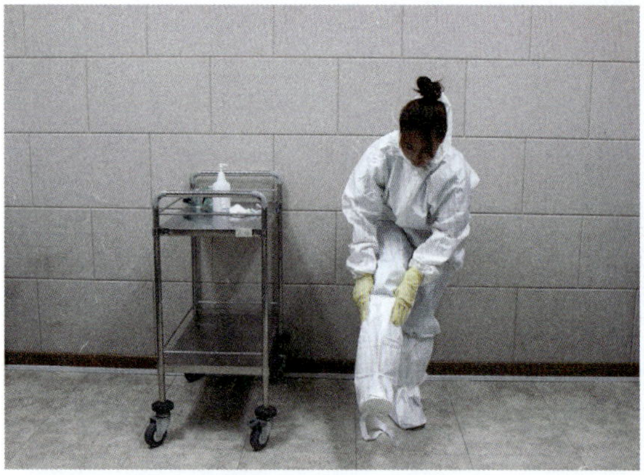

G. 덧신을 착용한다.

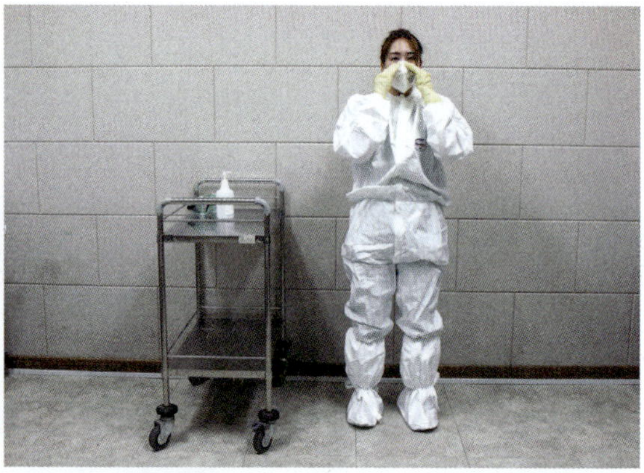

H. N-95 마스크를 착용하고 Fit check 한다.

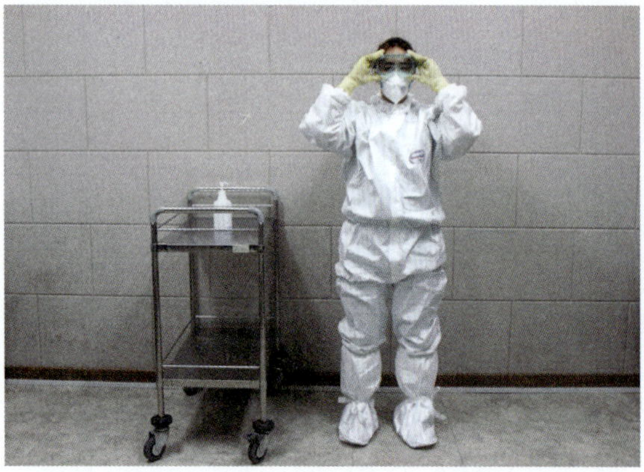

I. 고글을 얼굴에 밀착하여 착용한다.

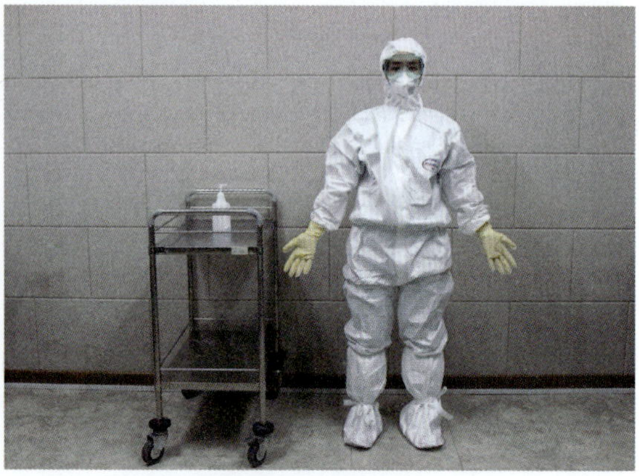

J. 동료가 보호구의 상태를 점검한다.

[그림 2-6] 가운 착용법(계속)

〈보호복 탈의 순서〉

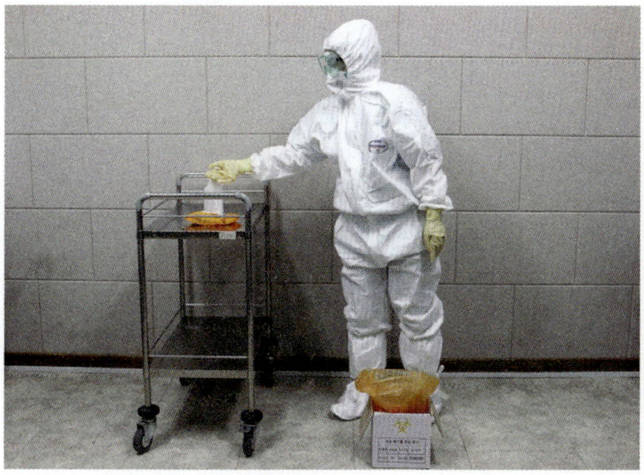

A. 손소독제로 손을 소독한다.

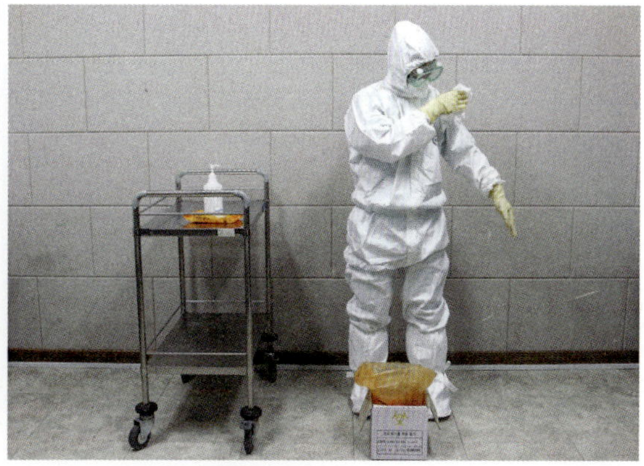

B. 물티슈로 오염원을 제거한다.

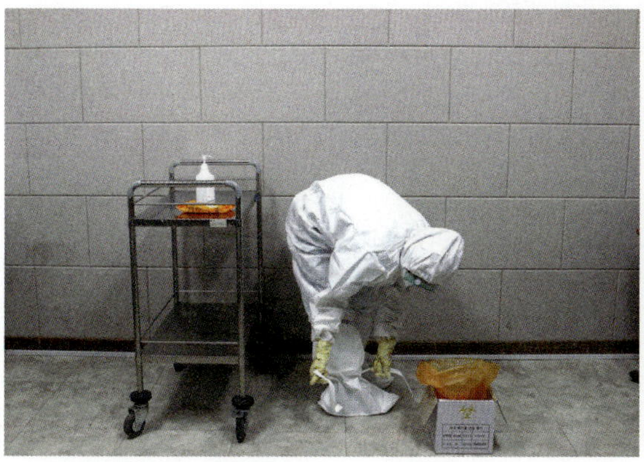

C. 신발끈을 풀어 놓는다.

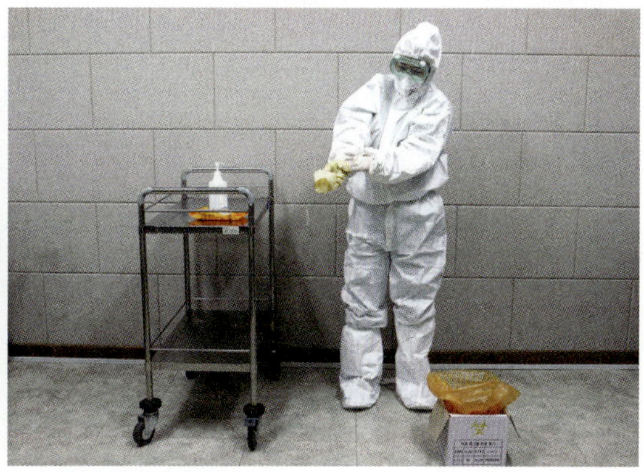

D. 겉장갑을 벗는다.

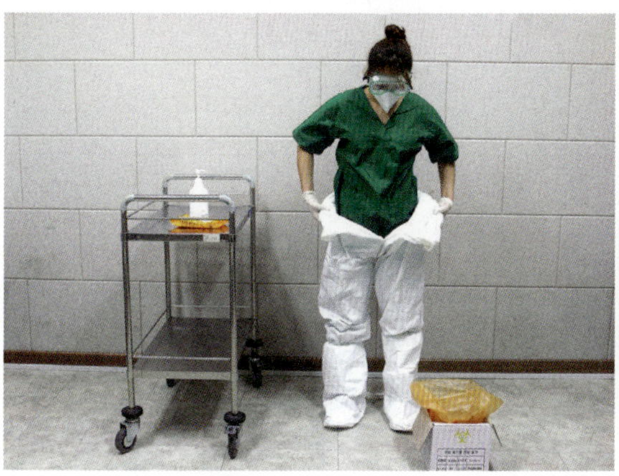

E. 후드를 벗고 보호복을 뒤집어 벗어 돌돌 말며 벗는다.

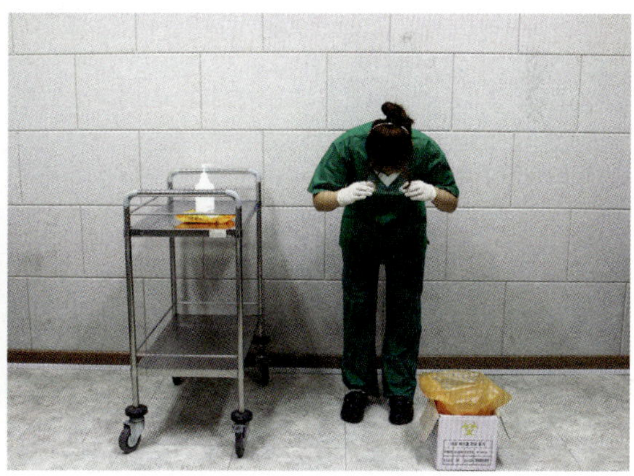

F. 고글을 얼굴에서 최대한 멀리해 벗는다.

[그림 2-8] 레벨 D 보호복 탈의

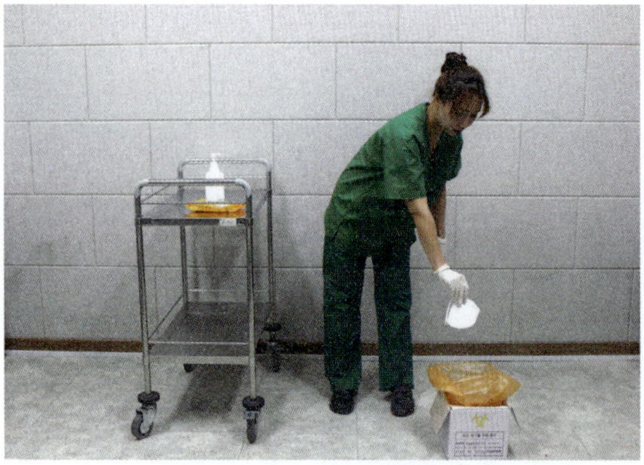

G. N95마스크를 최대한 멀리해 벗어 폐기물 통에 넣는다.

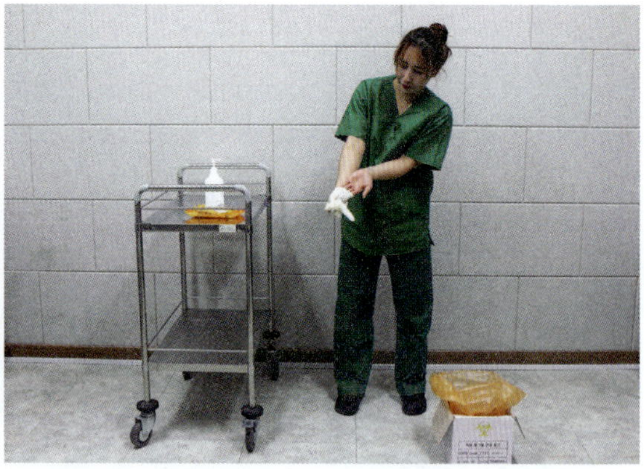

H. 속장갑을 제거한다.

[그림 2-8] 레벨 D 보호복 탈의(계속)

④ 격리실에서 사용한 물품의 정리

가. 목적

격리실에서 나온 물품이 병원 환경을 오염시키는 것을 막기 위함이다.

나. 준비물품

비닐 또는 종이 주머니

[표 2-8] 격리실에서 사용한 물품의 정리

절 차	이론적 근거
1. 격리실에서 사용한 접시, 그릇, 도구, 기구 등을 한 곳으로 모은다.	
2. 남은 음식물이나 음료수 등의 용액을 모두 하수구에 버린다.	• 모두 오염된 것으로 간주한다.
3. 처리할 물품을 찬물에 씻은 뒤 비닐 주머니에 넣는다.	• 오염된 용액이 튀지 않도록 한다.
4. 격리실 문을 열고, 밖에 준비되어 있는 종이 주머니에 오염된 물건이 담겨진 비닐 주머니를 넣는다.	
5. 격리실 밖에 있는 의료요원은 목면자루의 목 부위를 접어 손이 닿지 않게 들고 있다가 포장도 종이주머니를 넣으면 면자루의 접혀진 윗부분을 감싸 쥐고 묶는다.	
6. 목면자루 겉에 오염이라고 써 붙인다.	• 다른 물품과 구별하기 위함이다.
7. 중앙공급실로 보낸다.	

2) 외과적 무균술(surgical asepsis : sterile procedure)

(1) 외과적 무균술의 기본원리

① 오직 멸균된 물품만 다른 멸균된 물품에 닿을 수 있다. 멸균된 물품이 멸균되지 않은 물품에 닿으면 그 물품은 오염된 것이 된다.

② 멸균 꾸러미를 열 때, 포장의 첫 맨 끝을 사용자로부터 먼 쪽으로 펴 멸균된 표면에 멸균되지 않은 천이 닿은 것을 피하도록 한다.

③ 멸균 영역을 만들기 위해 사용되는 천이나 종이에 어떤 용액이든 흘리는 것을 피한다. 습기는 멸균된 천이나 종이를 뚫고 모세관 활동으로 유기체를 옮겨 그 장소를 오염시킨다. 젖은 장소는 바로 밑 표면이 멸균이 아니면 오염된 것으로 간주한다.

④ 멸균 물품은 허리 위로 둔다. 이는 물품을 시야 안에 있게 하여 우연한 오염을 방지하기 위함이다.

⑤ 말을 하거나, 기침, 재채기 또는 멸균 장소나 물품너머로 손을 뻗치지 않도록 한다. 이는 코와 입에서 나오는 비말입자, 또는 사용자의 팔에서 떨어지는 미립자들에 의한 오염을 예방하기 위함이다.

⑥ 멸균된 장소로부터 멀리 가거나 등을 돌리지 않는다. 이는 사용자의 시야가 그 장소를 벗어났을 때 일어날 수 있는 오염을 예방하기 위함이다.

⑦ 손상된 피부와 접촉되는 물품 또는 약물을 몸 안에 주사하기 위하여 사용되는 물품 또는 체강(body cavity)에 주입되기 위해 사용되는 모든 물품은 멸균되어야 한다. 이 물품들은 상처와 절개 부위를 보호하기 위한 드레싱, 주사바늘 그리고 방광으로부터의 소변을 배출시키기 위해 사용되는 도뇨관 등을 포함한다.

⑧ 필요 시 건조한 멸균된 집게(겸자, forceps)를 사용한다. 소독제에 담근 겸자는 멸균으로 간주되지 않는다.

⑨ 액체는 중력의 방향으로 흐르므로 젖은 집게의 끝은 항상 아래로 향하게 들어 집게의 끝이 오염되지 않도록 한다. 같은 원칙이 외과적 손 씻기에도 적용되어 외과적으로 손을 씻을 때는 손을 팔꿈치보다 높게 들어 손과 손가락이 오염되지 않게 한다.

⑩ 멸균지역의 각 가장자리 2.5 cm 안쪽까지에 닿은 것은 오염된 것으로 간주한다.

⑪ 만약 물품의 멸균성에 대해 의심이 가면, 그 물품은 오염되었다고 간주한다.

(2) 멸균적인 기재를 다루는데 유의할 사항

① 조명을 밝게 한다.

② 모든 기재를 다룰 때 멸균영역, 청결영역, 오염영역을 명확하게 구분한다.

③ 사용하기 직전에 포장을 풀어 공기와의 접촉을 적게 한다.

④ 멸균적인 기재를 펴 놓은 위로 손이 가지 않도록 한다.

⑤ 웃음이나 말을 하지 않음으로써 비말에 의한 오염을 방지한다.

외과적 무균술은 병원균은 물론이고 모든 미생물을 멸살시키고 이를 유지하는 기술이다. 외과적 손 씻기(Hand Scrubbing), 멸균기재 다루기와 장갑, 마스크, 가운 사용법을 통해 이루어지며, 외과적 무균술에서의 모든 물품은 멸균상태여야 한다.

(3) 외과적 손 씻기(hand scrubbing)

① 목적

손에 있는 미생물이 환자의 환부나 수술부위를 오염시키는 것을 막기 위함이다.

② 준비물품

가. 소독비누액(betadine soap)

나. 발, 무릎, 팔꿈치로 조절할 수 있는 수도가 있는 세면대(scrub station)

다. 손 닦는 솔

라. 마스크와 모자

마. 멸균된 타월 또는 종이

③ 손 씻는 범위

팔꿈치까지이며 손을 보호하기 위하여 손 부분을 팔꿈치보다 높게 하여 물이 아래쪽으로 흐르지 않도록 한다.

④ 유의사항

가. 손에 있는 상주균까지도 가능한 제거시킬 수 있도록 철저히 닦는다.

나. 소독비누액으로 약 15분 동안 손가락 사이, 손톱 밑, 손바닥 등을 철저히 닦는다.

[표 2-9] 외과적 손 씻기

절 차	이론적 근거
1. 손톱이 짧은지 확인한 후, 시계와 반지 등을 빼고 소매를 팔꿈치 위까지 올린다.	
2. 물이 튀지 않게 세면대와 15 cm 정도 떨어지게 선다〈그림 2-9A〉.	• 균이 완전히 제거되도록 하기 위함이다.
3. 머리에 모자를 쓰고 마스크를 착용한다.	
4. 수도꼭지는 팔꿈치보다 높은 위치로 하고 물이 튀지 않도록 틀어놓고 손을 씻는 동안 계속 흐르도록 한다.	• 손끝을 가장 깨끗이 씻어야 한다.
5. 손끝을 높게 하고 물이 손에서 팔쪽으로 흐르도록 한다.	
6. 소독비누액으로 손과 팔을 씻는다. 솔에 소독비누액을 묻혀서 손가락, 손톱주위 등을 문질러서 비벼 닦는다〈그림 2-9B〉.	• 손끝에 균이 가장 많이 서식한다.
7. 손톱 밑을 손 솔로 잘 문지른다. 손을 손 솔로 닦되 한 면당 45초 정도 문지른다〈그림 2-9C〉.	
8. 손솔로 손톱, 손가락, 손등, 팔과 팔꿈치 순으로 닦는다〈그림 2-9D〉.	• 비누로 10분간 닦아야 충분하다.
9. 흐르는 물에 충분히 행군 후 발을 이용하여 수도꼭지를 잠근다〈그림 2-9H〉. 소독수로 5분 정도 닦는다.	• 수도꼭지의 미생물이 손으로 전파되는 것을 방지한다.
10. 멸균된 타월이나 종이 타월로 손끝에서 팔꿈치 순서로 닦아낸다. 손을 팔꿈치보다 높게 든다.	• 팔꿈치의 미생물이 손으로 옮겨가지 않게 한다.

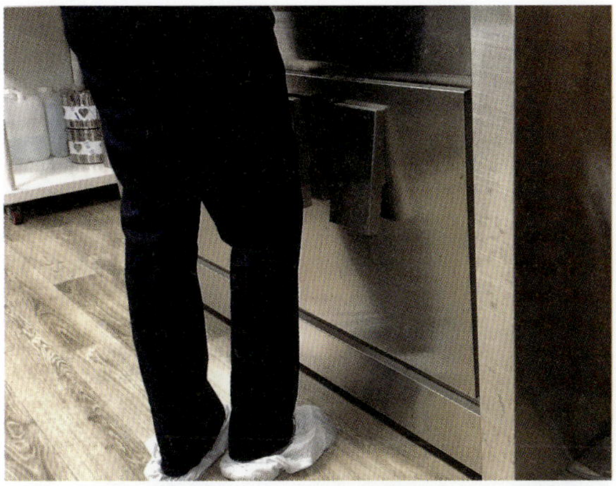

A

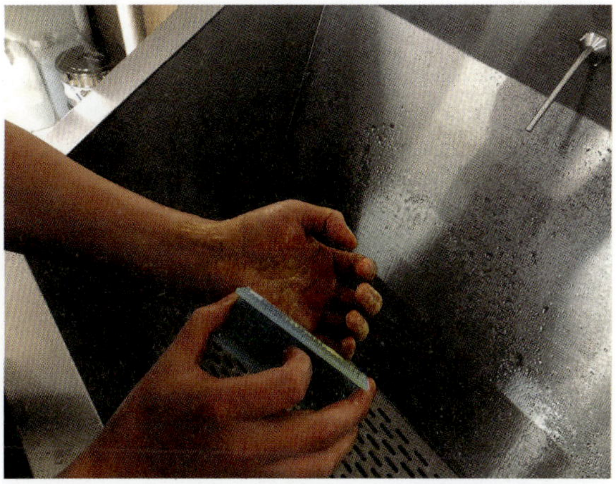

B

[그림 2-9] 외과적 손 씻기

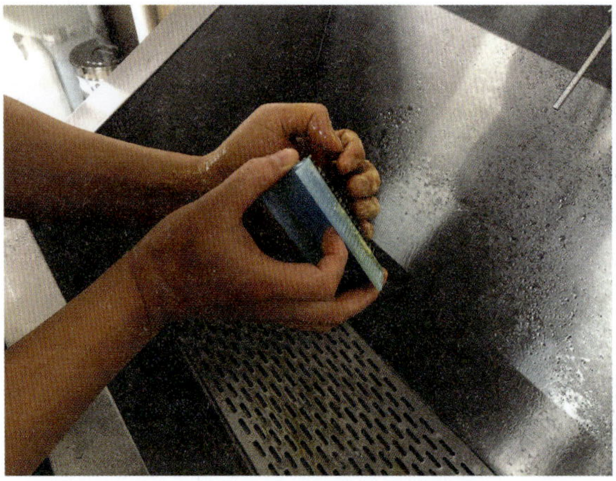

C

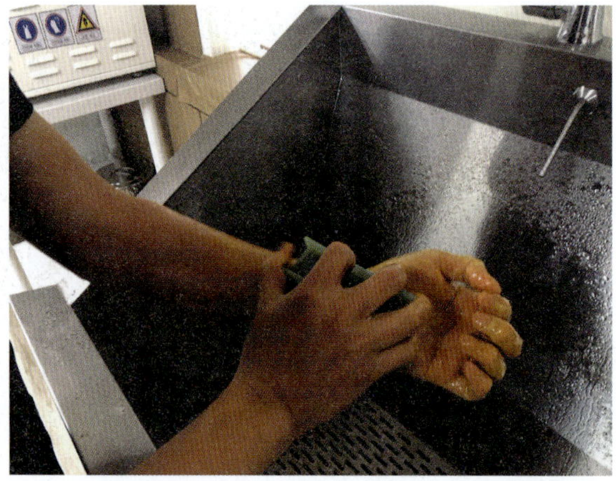

D

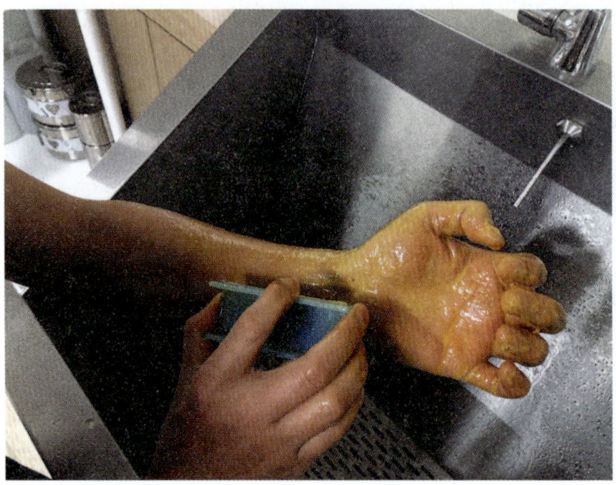

E

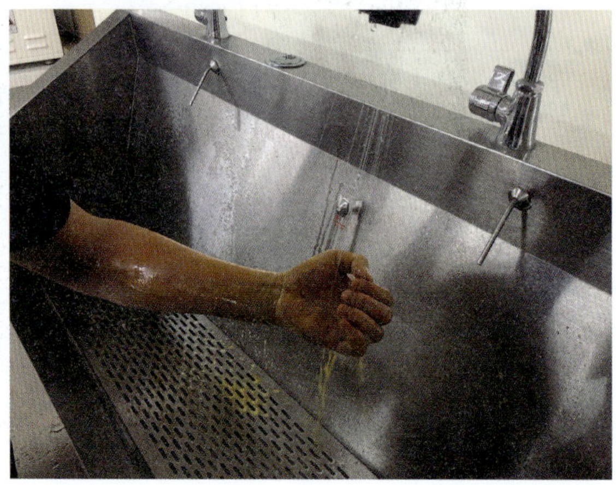

F

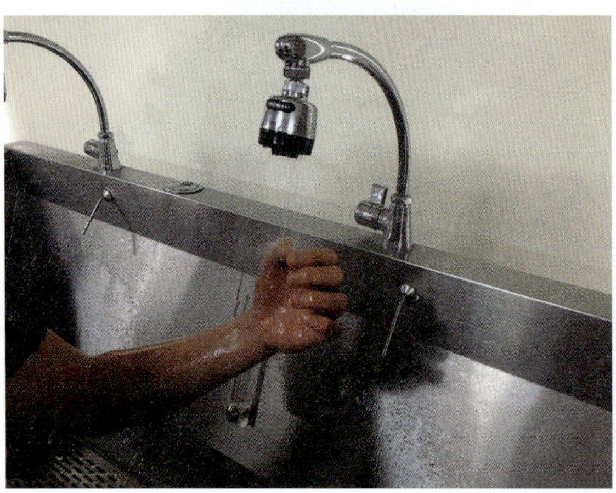

G

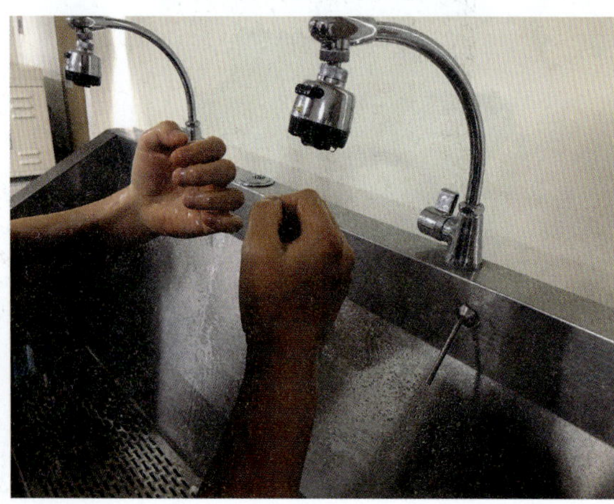

H

[그림 2-9] 외과적 손 씻기(계속)

(4) 멸균기재를 다루는 법

① 멸균통에서 물품 꺼내는 법

[표 2-10] 멸균통에서 물품 꺼내는 법

절 차	이론적 근거
1. 멸균통의 뚜껑은 안쪽이 아래를 향하도록 들고 있거나, 완전히 젖혀서 뚜껑의 안쪽이 위로 가도록 놓는다〈그림 2-10A~B〉.	• 뚜껑의 안쪽이 오염되는 것을 방지한다.
2. 전달집게(전달겸자)로 통의 입구부분이 닿지 않도록 조심스럽게 꺼낸다.	• 집게(겸자)통의 입구 가장자리는 오염된 것으로 간주한다.

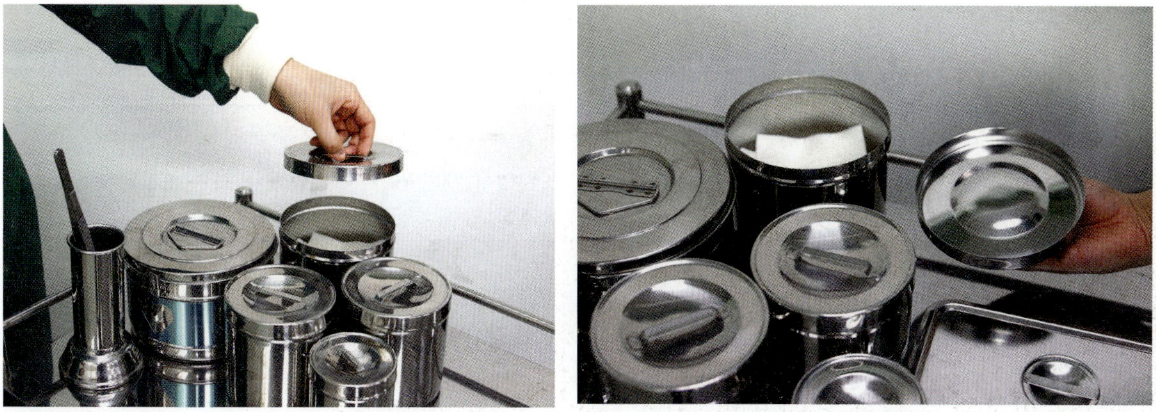

A B

[그림 2-10] 멸균통에서 물품 꺼내는 법

② 멸균물품 건네주는 법

[표 2-11] 멸균물품 건네주는 법

절 차	이론적 근거
1. 전달집게(전달겸자)로 기구나 물품을 잡아서 건네준다.	
2. 상대방이 받기에 용이하도록 한쪽 끝을 안전하게 잡아서 주며 상대방의 집게(겸자)에 닿지 않도록 시야 안에서 건네준다. 액체가 흐르는 물품을 건네줄 때에는 집게(겸게)의 끝이 아래로 향하게 한다〈그림 2-11〉.	• 시야에서 벗어나게 되면 오염된 것으로 간주한다.

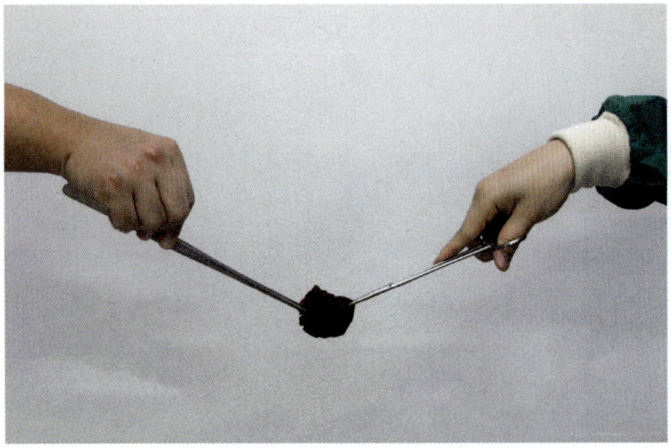

[그림 2-11] 멸균물품 건네주는 법

③ 멸균물품 여는 법

[표 2-12] 멸균물품 여는 법

절 차	이론적 근거
1. 멸균 꾸러미 꺼내어 소독포에 구멍이 있거나 축축하게 젖어있는지 주의 깊게 살핀다.	• 구멍이 생겨있거나 축축하거나 하면 오염된 것으로 간주한다.
2. 멸균 꾸러미를 열 때, 포장의 첫 맨 끝을 사용자의 반대쪽으로 가도록 사용하려는 부위에 평평하게 놓는다〈그림 2-12a〉.	• 멸균 꾸러미를 열 때, 오염의 가능성을 줄이기 위함이며 사용하려는 부위는 허리 높이보다 높아야 한다.
3. 멸균 꾸러미에 있는 멸균 유효날짜를 표시한 테이프나 봉인을 확인한 뒤 제거한다.	• 오래 되었거나 테이프에 멸균 표시가 되어 있지 않으면 오염된 것으로 간주한다.
4. 멸균 꾸러미에 시술자의 옷이나 몸이 접촉되지 않도록 충분한 거리를 둔다.	• 시술자의 몸과 복장은 오염된 것으로 간주한다.
5. 멸균 꾸러미의 맨 위쪽에 덮인 포의 바깥자락을 잡고 사용자의 먼쪽(반대쪽)으로 펼친다〈그림 2-12b〉.	• 팔을 뻗쳐 멸균영역에서 멀리 편다.
6. 포의 오른쪽 측면에 접혀 있는 끝을 손끝으로 살며시 집어서 오른쪽으로 펴놓는다.	
7. 왼쪽의 포 끝을 잡아 왼쪽으로 펴 놓는다. 팔이 멸균부위 위로 넘나들지 않도록 한다〈그림 2-12c~d〉.	
8. 사용자 앞쪽에 접혀있는 포 자락을 잡아 앞쪽으로 펼쳐 평평한 표면에 놓은 다음 손에 쥔 채 열고 내용물이 손에 닿지 않도록 한다〈그림 2-12e〉.	• 멸균물품과 접촉하면 오염된 것으로 간주한다.

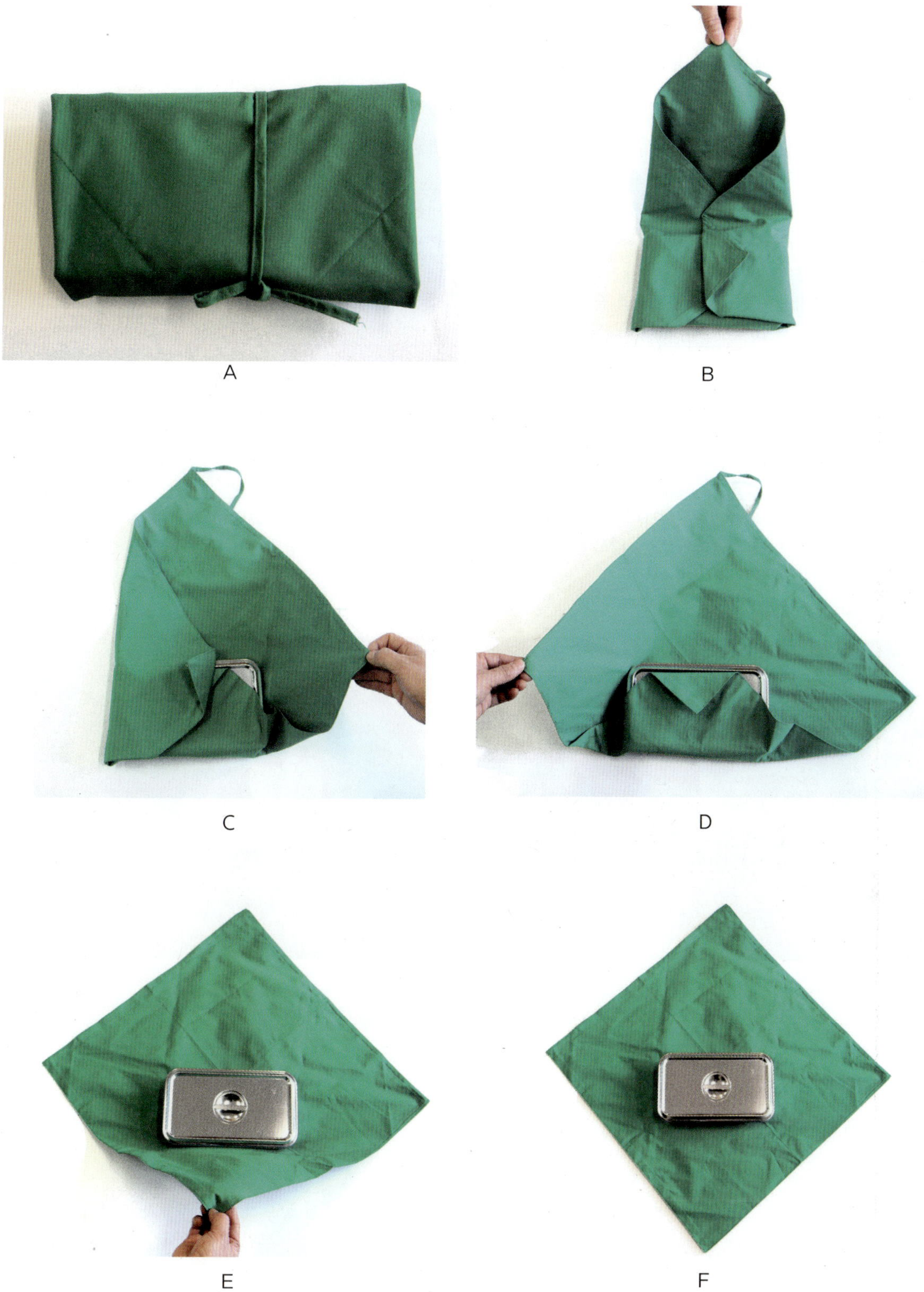

[그림 2-12] 멸균물품 여는 법

④ 멸균영역에 멸균된 물품을 첨가하는 법

[표 2-13] 멸균영역에 멸균된 물품을 첨가하는 법

절 차	이론적 근거
1. 준비되어 있는 멸균물품의 유효날짜를 표시한 테이프나 봉인을 확인한 뒤 제거한다.	• 멸균여부를 확인한다.
2. 멸균된 물품의 소독포와 물건을 한 손으로 고정시키고 다른 손으로 포장을 벗긴다.	• 내용물에 접촉되지 않도록 한다.
3. 소독포나 포장이 길어서 멸균영역에 닿을 염려가 있을 때는 포장을 벗긴 손으로 포장의 끝을 조심스럽게 모아 잡는다〈그림 2-13a〉.	
4. 멸균된 포장의 끝에 힘을 주어 조심스럽게 뒤로 반쯤 벗긴다. 소독포가 펼쳐진 곳에 각도를 숙여 계속해서 뒤로 민다.	
5. 멸균된 포장 속의 내용물이 거의 빠져 나오도록 힘을 가한다.	
6. 양 손 끝이 처음 잡았던 곳을 그대로 쥐고 완전히 펴지도록 한다. 이때 소독포에 닿지 않으면서 멸균영역에 떨어뜨린다〈그림 2-13b〉.	• 멸균 영역에서 약 15~20 cm 가량의 높이가 적당하다. • 가장자리 2.5 cm 경계에는 닿지 않도록 한다.

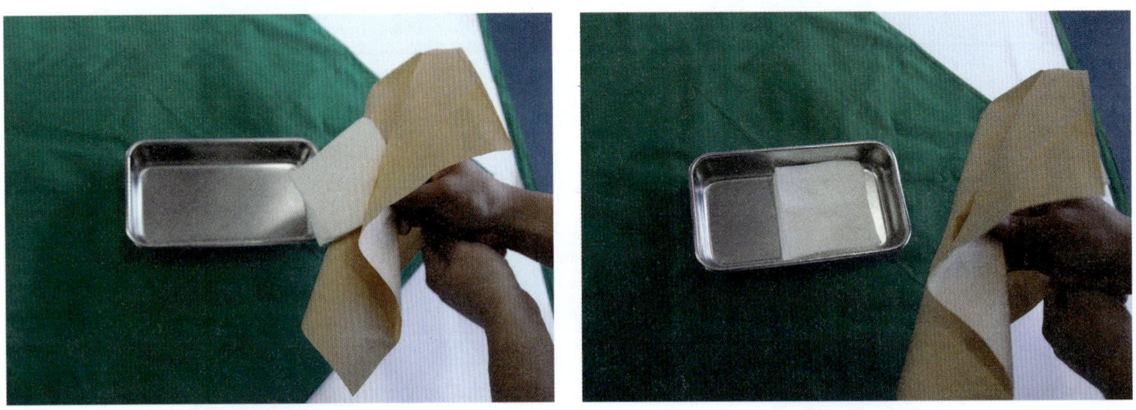

A B

[그림 2-13] 멸균영역에 멸균된 물품을 첨가하는 법

⑤ 멸균용액을 병에서 따르는 법

[표 2-14] 멸균용액을 병에서 따르는 법

절 차	이론적 근거
1. 용액은 사용하기 직전에 따른다.	• 용액을 미리 부어 놓으면 용액 자체가 오염되거나 혹은 엎질러서 다른 소독 부위를 오염시킬 가능성이 높다.
2. 병에 부착된 약 표시(라벨)가 눈에 보이도록 해서 든다.	• 멸균용액을 확인한다.
3. 용액이 들어있는 병의 뚜껑을 연 후 안쪽이 아래로 향하도록 들거나, 완전히 젖혀서 뚜껑의 내면이 위로 가도록 놓는다〈그림 2-14a〉.	• 뚜껑의 안쪽이 오염되는 것을 막는다.

[표 2-14] 멸균용액을 병에서 따르는 법(계속)

절 차	이론적 근거
4. 용액을 용기에 따르기 전에 소량(1~2 mL)을 따라버린다.	• 병의 입구는 오염된 부분으로 취급하므로 깨끗하게 한다.
5. 병을 기울인 상태를 유지하면서 용액이 든 병은 멸균 용기와는 15~20 cm 떨어진 곳에서 용액을 천천히 따른다〈그림 2-14b〉.	• 용액이 튀게 되면 밑에 깔린 멸균영역이나 포를 오염시킨다.
6. 필요량을 따른 뒤 뚜껑을 닫아 제자리에 둔다.	• 용액을 따라서 사용하고 남은 용액은 다시 용액병에 붓지 않는다.

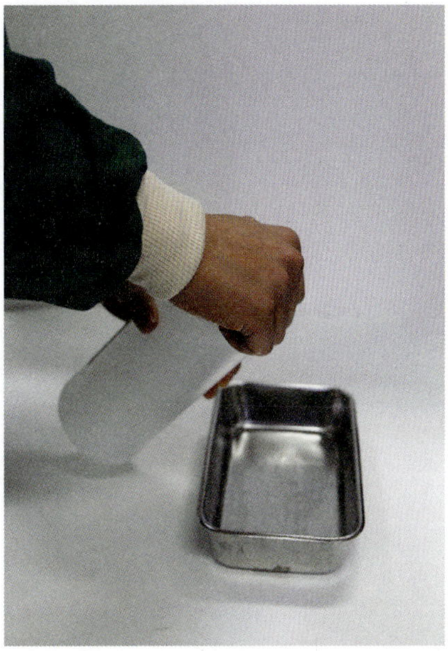

A

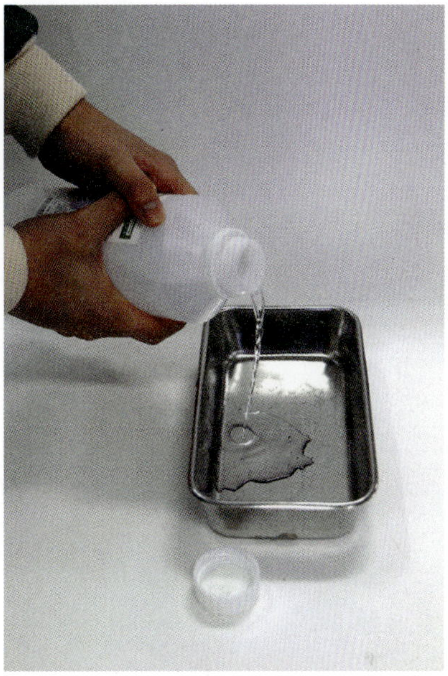

B

[그림 2-14] 멸균영역에 멸균된 물품을 첨가하는 법

⑥ 전달집게(전달겸자, transfer forceps) 사용법

사람의 손은 멸균상태로 될 수가 없기 때문에, 처치과정에서 멸균 기재를 만지거나 조작할 때에는 멸균된 장갑이나 전달집게(전달겸자)를 사용해야 한다. 전달집게(전달겸자)를 사용하는 목적은 오염시키지 않으면서 전달집게(전달겸자)를 사용하기 위함이다.

[표 2-15] 전달집게(전달겸자, transfer forceps) 사용법

절 차	이론적 근거
1. 겸자(집게)통에서 겸자(집게)를 꺼낼 때 겸자(집게)통 입구부위에 겸자(집게)의 끝이 닿지 않도록 수직으로 들어올린다〈그림 2-15〉.	

[표 2-15] 전달집게(전달겸자, transfer forceps) 사용법(계속)

절　　차	이론적 근거
2. 겸자(집게)의 끝 1/3 부분만 멸균상태로 간주한다.	
3. 겸자(집게)의 끝은 항시 아래로 향하도록 한다.	
4. 겸자(집게)의 위치는 항시 사용자의 시야 안에 있어야 한다.	• 시야에서 벗어나게 되면 오염된 것으로 간주한다.

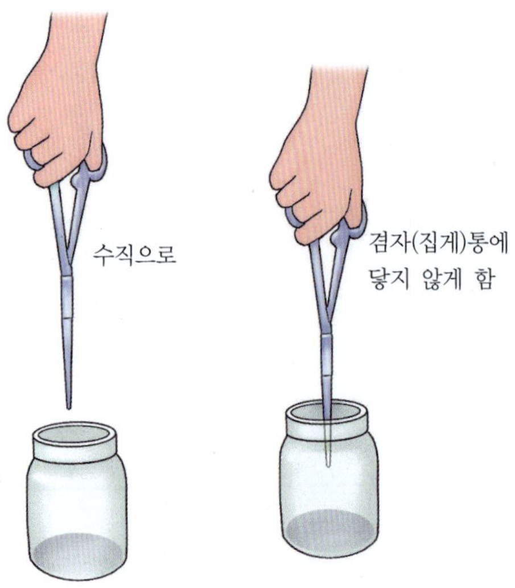

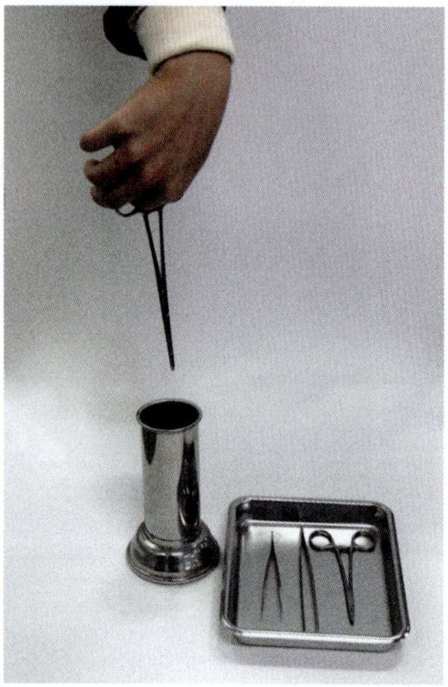

[그림 2-15] 전달집게 사용법

6. 상처 및 염증

1) 상처(wound)

(1) 상처의 개념

상처는 신체조직의 내적 및 외적 연속성이 물리적인 방법에 의하여 피부와 조직층이 파괴된 상태를 말한다.

(2) 상처의 분류

① 원인

가. 의도적 상처(intentional wounds): 외과적 절개, 정맥천자, 요추천자, 흉부천자, 복수천자

등을 위해 고의적인 수단으로 계획된 치료나 결과로 생긴 상처로 무균상태이므로 치료가 잘 된다.

나. 비의도적 상처(unintentional wounds): 칼에 찔리거나 총상, 화상 등에 의한 상처로 상처 가장자리가 들쭉날쭉한 복합외상으로 출혈조절이 잘 안되고 오염된 상태이므로 치료 시간이 길어진다.

② 피부 표면의 파열 유무에 따라

가. 폐쇄성 상처(closed wound)

피부나 점막의 파열이 없는 상태로 둔기로 인한 강타, 충격 또는 추락에 의한 골절, 연조직 파괴, 내부조직의 손상으로 발생하며 손상부위의 기능저하와 출혈이 있을 수 있다.

나. 개방성 상처(open wound)

피부나 점막이 파괴된 경우로서 내부의 조직이 공기 중에 노출되어 세균의 통로가 될 수 있고 출혈, 조직손상, 감염의 위험이 있다.

③ 피부 표면의 모양에 따라

가. 찰과상(abrasion)

의도적(성형술)이거나 비의도적(낙상)으로 피부 표면이 긁히거나 벗겨지는 상처이다.

나. 타박상(contusion)

폐쇄성 상처로 망치와 같은 둔한 기구로 맞아서 압력으로 조직내에 출혈이 발생되고 피부의 파열 없이 생기는 상처이다.

다. 절개상(incision)

의도적 개방성 상처로 날카로운 기구로 수술 시 절개도로 상처의 가장자리가 매끈하고 유합이 잘 된다.

라. 찢김(열상, laceration)

비의도적인 상처로 조직이 찢어져서 톱니꼴로 불규칙한 상태로 상처감염과 합병증 위험이 크다.

마. 관통상(penetration)

비의도적인 상처로 총상과 같이 인체의 깊은 조직 속으로 어떤 물체가 관통되는 상태이다.

바. 찔림(자상, puncture or stab)

의도 혹은 비의도적인 상처로 못이나 철사와 같이 끝이 날카로운 기구에 의하여 생긴 상처로 감염률이 매우 높다.

2) 염증

염증(inflammation)은 손상에 대한 신체의 국소적인 방어반응이다. 염증은 조직손상의 범위를 국한시키고 손상세포를 제거하며 손상된 조직을 재생시키는 역할을 한다. 염증반응은 혈관기(vascular stage), 삼출기(exudative stage), 재생기(reparative stage)의 3단계로 일어난다.

(1) 염증의 단계

① 혈관기(vascular stage)

손상받은 후 그 부위에 즉시 혈관수축이 일어나는 것이 특징이다. 혈관수축 이후에는 그 부위에 혈액공급이 증가되어 충혈(hyperemia) 상태가 되어 붉어지고 더워지게 된다. 액의 여과압력과 모세관의 삼투압 상승으로 인하여 생긴 변화는 혈청, 혈액세포 항체가 간질 내로 이동하며, 백혈구가 이물질과 손상조직을 제거하는 식균작용을 시작한다.

② 삼출기(exudate stage)

액체성 삼출물이 형성되는 시기이다. 삼출액은 수분, 혈액세포, 손상조직과 기타 이물질로 구성되며, 그 양은 손상의 범위에 따라서 다르다. 작은 상처에서는 소량의 삼출액이 생기며 큰 상처에서는 다량이 축적된다. 작은 상처에서는 삼출물이 장액성으로서 혈청과 유사하며 감염이 있으면 화농성의 삼출액이 생긴다. 큰 상처에서는 다량의 섬유소를 포함한 섬유소 삼출물(fibrinous exudate)이 생긴다. 삼출물에 적혈구가 있는 경우를 혈액성 삼출물(sanguineous exudate)이라 한다. 간질 내에 삼출물이 모이면 부종과 국소적인 통증이 오게 된다. 손상된 부위와 범위에 따라서 삼출물의 축적은 그 부위에 기능장애의 원인이 될 수도 있다.

③ 재생기(reparative stage)

이 시기에는 손상조직세포가 새로운 재생조직으로 대치된다. 이를 흔히 상처치유(wound healing)라 부른다.

(2) 염증의 증상과 징후

① 국소적 증상과 징후

감염으로 인해 나타나는 국소증상과 징후로는 발적, 통증, 부종, 열감, 삼출액의 증가 등이 있다. 이러한 국소증상은 감염부위에 따라 특징적인 형태로 나타난다. 예를 들어, 호흡기계 감염의 경우에는 인후통, 기침, 가래의 양이 증가, 청진시 호흡음의 감소나 쌕쌕거림(천명, wheezing), 호흡곤란이 있을 수 있다. 세포 손상이 되면 감염된 부위의 세동맥이 이완되어 국소적 순환으로 더 많은 양의 혈액을 공급하게 되어 국소적 열감(heat sensation)과 발적(redness)이 나타나고, 혈류로부터 필요한 액체와 세포들이 축적되어 그 부위에 삼출액을 형성하고, 피부 표면에는 종창(swelling)이 생기고, 신경말단에 압력을 증가시켜 통증(pain)이나 압통을 야기한다. 히스타민과 같은 신경말단을 자극하는 화학물질이 유리되어 일시적이지만 기능의 상실을 경험하게 된다.

[표 2-16] 국소감염의 증상 및 징후와 기전

증상과 징후	기 전
발 적	모세혈관의 확장
열 감	혈관확장, 신경말단의 자극
부 종	감염부위 식세포의 소화작용 주변조직에서의 효소분비
통 증	감염부위 식세포의 소화작용 주변조직에서의 효소분비 신경말단의 자극
삼출액의 증가	다량의 식세포

② 전신적 증상과 징후

전신증상과 징후로는 발열(체온상승), 백혈구의 증가, 피곤함, 식욕부진, 욕지기(구역), 구토, 빠른 맥(빈맥) 등이 나타날 수 있다. 발열은 감염증상이 있을 때 나타나는 대표적인 증상이지만 감염이 있는 경우 항상 발열증상이 나타나는 것은 아니다. 발열은 감염이나 손상된 부위에서 발열원(pyrogen)이 유리되기 때문에 생기고, 발열물질은 신체의 온도조절장치를 높여 열생산과 열보존을 증가시킴으로써 체온을 상승시킨다. 백혈구는 염증을 일으킨 이물질을 파괴하고, 제거하는 효소와 항미생물성 물질(anti microbial substance)을 유리함으로써 염증부위를 공격하며 골수로부터 증가된다. 림프절의 증대는 림프절로 이동된 감염성 인자들은 거식구라 불리우는 특수 세포들에 의해 죽거나(식균작용) 또는 소화되어 처리되는데 이 과정에서 국소적인 림프절 증대를 초래한다.

3) 상처치유의 과정

(1) 지체기(lag phase)

상처치유의 첫 단계로서 혈액, 즉 혈청과 적혈구가 섬유소망을 형성하는 것으로 시작된다. 섬유소망에 의하여 상처부분이 엉기게 되며, 조직의 재생과정을 통하여 완전히 치유될 때까지 가피를 형성하게 된다. 때로는 그 부위에 혈량이 심히 증가되고 혈류의 속도가 느려지며 백혈구가 혈장의 손상부위에 운반되어 삼출물을 형성한다. 손상조직은 분해되고 백혈구의 축적으로 부종이 생긴다.

(2) 섬유증식기(fibroplasia phase)

이미 형성된 섬유소망에 섬유모세포(fibroblast)가 증식하는 시기이다. 이때 섬유소망이 서서히 흡수되고 섬유모세포와 모세혈관으로 구성된 육아조직이 생겨 손상된 조직을 메꾸게 된다. 육아조직은 매우 유약하고 분홍색을 띠게 되며 그 위로 상피세포가 자라기 시작하고 상처의 크기에 따라 육아조직보다 강한 결체조직 세포가 흉터(scar)를 형성할 수도 있다.

(3) 수축기(contraction phase)

새로운 조직의 모세혈관이 없어지고 흉터가 수축되는 시기를 말하는 것으로 손상이나 수술에 의한 큰 상처는 수축 시기에 유합이 어렵다. 상처의 말단부위에 있는 상피조직은 어느 정도 성장하다가 멈추어 버리게 되므로 치유과정 중에서 만성궤양이나 치유되지 않은 부위는 표면에 노출된다. 이 부위에서 흔히 감염이 생기며 괴사된 조직이 축적되는데 이런 조직을 여러 가지 방법으로 제거하는 것을 죽은조직제거(데브리망, debridement)라 한다. 죽은조직제거는 주로 괴사된 조직과 이물질을 제거하며 배액을 촉진시켜 상처치유를 돕기 위한 것으로 죽은조직제거 후에도 상처가 치유되지 않으면 피부이식(skin graft)을 해야 한다.

4) 상처치유에 영향을 미치는 요소

(1) 손상 범위

손상조직이 광범위할 때, 치유나 재생의 과정은 자연히 길어진다.

(2) 영양상태

단백질, 탄수화물, 비타민 A, C, 무기질(철, 아연, 구리 등) 등이 치유과정에 영향을 준다. 단백질은 상처난 근육을 치유하는데 사용되며, 단백질 결핍은 신생혈관 생성, 림프액 형성, 섬유아세포 증식, 교원질합성 등의 과정을 방해한다. 혈중 알부민 수치가 낮아지면 부종이 발생된다. 비타민 A는 거식세포의 이동, 표피재생, 교원질 합성에 작용하고, 비타민 C는 모세혈관의 강도를 유지하고, 치유의 후기 단계에서 섬유조직의 성숙을 촉진시킨다. 탄수화물은 에너지로 작용하고, 철분은 적혈구 생산과 교원질합성에 필요하며 아연은 상처치유, 수분은 세포기능을 위한 필수영양소이다.

(3) 연령

노인보다 소아에서 치유가 더 빠르다. 노인은 상처치유를 방해하는 한두 가지 이상의 만성질환을 앓고 있고, 순환계 장애 특히 체표면에서의 장애와 영양상태 불량이 상처치유를 지연시킨다.

(4) 혈액순환과 산소공급

조직 내 혈액공급이 부족하면 동맥 내 산소분압이 감소하므로 상피세포의 형성과 교원질합성이 변화하여 상처치유 속도가 지연된다. 빈혈은 헤모글로빈의 감소나 혹은 적혈구의 과잉 파괴 등으로 발생할 수 있는데 혈색소(Hemoglobin, Hb) 수치가 10 g/dL 이하거나 적혈구용적률(Hematocrit,

Hct)이 33% 이하로 떨어지면 상처치유가 지연된다. 예를 들어 비만과 흡연, 당뇨병도 혈관질환을 유발하므로 조직 내 저산소증으로 인해서 상처 감염률이 높고, 부종, 동맥의 손상, 붕대에 의한 압박은 상처부위를 통과하는 혈액순환을 방해하여 치유과정을 지연시킨다.

(5) 약물과 스트레스

부신겉질(부신피질) 호르몬을 다량 투여하면 모세혈관의 형성, 섬유아세포의 증식을 방해하고 단백질합성과 상피세포의 성장을 감소시켜 상처치유가 지연된다. 예를 들어, 코티손(cortisone)은 아교질(collagen) 형성을 감소시키고, 항생제의 장기간 사용은 상주균에 의한 감염가능성을 높이고, 신체적·심리적 스트레스는 카테콜아민 분비를 증가시켜 혈액순환을 감소시키므로 상처치유가 지연된다.

(6) 면역세포의 기능 저하

화학요법을 받는 암환자와 장기이식 후 거부반응을 예방하기 위해 투여하는 면역억제재는 자연방어력을 저하시키므로 상처치유가 지연된다.

(7) 상처상태

상처범위, 깊이, 부위, 감염 유무, 부종, 이물질은 치유나 재생 기능에 영향을 미치고, 특히 상처가 크거나 깊고, 감염이 있으면 상처치유가 지연된다.

(8) 방사선 조사

방사선은 골수(bone marrow)의 기능과 백혈구수를 감소시키므로 감염의 위험이 증가하고, 방사선에 노출된 피부는 섬유소와 혈관조직에 반흔이 생겨 세포직들이 손상받기 쉬우므로 상처치유가 지연된다.

5) 상처조직의 관리

(1) 드레싱(dressing)

드레싱이란 소독된 거즈를 수술 또는 상처부위에 덮어 상처를 보호하는 것을 말한다.

① 드레싱의 목적

가. 상처 치유를 증진하고 보호하기 위함이다.
나. 상처의 배액을 흡수하고 오염을 예방하기 위함이다.
다. 압박드레싱은 지혈, 출혈예방, 상처 가장자리 접합을 돕고 이차적 손상을 예방하기 위함이다.
라. 부목을 대주거나 상처를 고정시켜 치유를 촉진하고 상처를 보호하기 위함이다.

마. 신체적, 정신적, 심미적 안위를 돕기 위함이다.

② 일반적인 드레싱 방법

가. 드레싱 전 환자에게 설명을 하고 최대한 프라이버시를 유지한다.
나. 드레싱 전 후 반드시 손을 씻고 내과적·외과적 무균법을 적절하게 사용한다.
다. 드레싱 동안 상처분비물로 인한 전염원을 예방하기 위한 무균법을 사용한다.
라. 상처부위를 노출할 때는 소독포를 씌우고, 소독 시는 오염이 적은 곳에서 심한 부위 쪽, 위에서 아래, 중심에서 가장자리로 닦는다.
마. 배액관은 절개선을 닦은 후 배액관 주위를 안에서 밖으로 원을 그리듯 닦으며 사용한 솜을 재사용하지 않는다.
바. 상처 주변의 청결한 피부에 보호용 연고제를 발라두면 상처배액으로 인한 피부 가려움이나 껍질이 벗겨지는 것을 막을 수 있다. 보호용 연고제 제거 시는 부드럽게 닦아낸다.
사. 젖어있는 드레싱 재료는 섭자(forcep)나 겸자(clamp)를 이용해서 들어올리고, 폐기 시에는 방수백에 넣어 이중포장 후 일반/위해의료폐기물 전용용기에 넣어 처리한다.
아. 수술 후 첫 드레싱은 대개 24~48시간 내에 하고 감염이 의심되면 배액표본을 채취해서 세균배양검사를 한다.

③ 화상환자의 드레싱 방법

가. 경증 열화상은 국소적인 냉각법, 중등부터 중증인 경우는 건조한 무균드레싱을 덮고 담요로 주변 환경을 따뜻하게 유지한다.
나. 화학화상인 경우는 고글과 마스크, 장갑, 일회용 가운 등 적절한 보호용구 착용 후 오염물질의 접촉으로부터 최대한 자신을 보호한 상태에서 물질의 종류에 따른 올바른 처치를 해야 한다.
다. 방사능 화상인 경우는 고글과 마스크, 장갑, 일회용 가운 등 적절한 보호용구 착용 후 환자의 의복을 조심스럽게 제거하고 다량의 물로 씻어내고 부드러운 솔로 닦고 다시 물로 세척한다. 화상상처는 멸균 드레싱으로 덮고 환자의 체온을 유지한다.

④ 욕창환자의 드레싱

RYB의 3가지 상처 색깔 분류로 상처를 평가할 수 있다.

가. R(Red): 보호(protect), 정상적인 육아조직의 색깔로 상처치유가 급격한 증식단계에 있음으로 조심스럽게 상처를 씻고 습한 드레싱을 하며, 투명 혹은 하이드로콜로이드(hydrocolloids) 드레싱을 한다. 하이드로콜로이드(hydrocolloids)은 삼출물을 흡수하고, 상처치유를 촉진하는 흡수성 반 폐쇄 드레싱으로 7일 정도 부착할 수 있다(삼출물이 많은 상처는 금기).
나. Y(Yellow): 세척(cleanse), 화농성으로 분비물이 나오므로 세척 후 습한 드레싱, 하이드로젤

(hydrogels) 혹은 기타 흡수성 드레싱을 한다. 하이드로겔(hydrogels)은 글리세린이나 과립, 젤 형태이며 필름으로 덮여 있어 습한 환경을 유지할 수 있고, 괴사조직이나 부육물을 용해시키며, 재수화(rehydrate) 시키고 사강(dead space)을 채워주나 드레싱을 자주 교체해야 하는 단점이 있다(단 이차 드레싱 필요).

다. B(Blue): 괴사조직 제거(debride), 두꺼운 가피로 덮여 있는 상처로 괴사조직은 칼이나 날카로운 기구를 사용하여 제거하거나, 습한 드레싱을 이용한 물리적 제거, 효소를 이용한 화학적 제거를 하고, 괴사조직이 제거된 후에는 노란색 상처처럼 치료하고, 다음 붉은 색으로 치유과정으로 치료한다.

(2) 상처부위의 지지와 고정

① 붕대법

붕대법은 거즈 또는 다른 재료로 어떤 부분을 싸매거나 묶거나 또는 받치거나 하여 고정하는 것이다.

가. 붕대의 목적

- 상처의 움직임을 제한한다.
- 보온(류마티스성 관절염 환자)
- 드레싱을 고정한다.
- 부목을 고정한다.
- 출혈을 억제한다.
- 체액의 흡수를 증진시킨다.
- 체액소실을 예방한다.

나. 붕대법의 기본 원칙

- 개방된 상처에 붕대를 사용할 때는 미리 멸균된 드레싱을 한 후에 사용한다.
- 붕대를 할 때 피부의 표면은 건조하고 깨끗해야 한다. 붕대는 정기적으로 갈아주고 붕대를 감았던 피부표면을 닦고 건조시켜야 한다.
- 마찰은 표피층에 기계적 손상의 원인이 된다. 따라서 뼈의 돌출부위에는 붕대를 감기 전에 패드를 대어서 붕대에 의한 마찰로 상처에 손상을 받지 않도록 한다.
- 근육의 긴장을 피하기 위하여 자연스러운 해부학적 자세를 유지시키며 관절부위는 약간 굽힌다.
- 붕대를 감을 때에는 신체의 선열을 유지하고 근육의 신장을 피하여 피로와 긴장을 예방한다.
- 붕대는 신체의 말단부위에서 중심부위 쪽으로 감아서 심장에 돌아오는 정맥혈의 순환을 돕는다.
- 붕대는 순환을 억제하지 않도록 감아야 한다. 붕대를 감은 부위에 혈액 공급의 장애가 없는가를 자주 확인해야 한다.

[표 2-17] 붕대법의 유형 및 적용부위

유 형	적용부위
환행대	신체의 둥근 부위를 감을 때, 붕대법의 시작과 맺음을 할 때 이용
나선대	위팔(상박) 또는 다리와 같이 굵기가 고른 부위
나선 절전대	아래팔(전박) 또는 다리의 하부와 같이 굵기가 다른 부위
8자대	관절부위에 이용 팔/다리 붕대의 전체에 사용되지는 않음
회귀붕대	손끝이나 발끝과 같은 신체의 말단부위

- 신체표면의 과다한 압박은 혈액순환을 방해하고 그 부위의 영양공급을 억제한다. 꼭 필요한 부위에만 붕대를 감고 가능하면 붕대를 한 팔다리의 말단부위를 노출시켜서 순환장애 징후와 증상을 관찰하도록 한다.
- 젖은 드레싱 위에 붕대를 사용할 때에는 마르는 과정에서 붕대가 줄어들 것을 예상하여야 한다.

③ 붕대법의 유형 및 적용부위

가. 환행대

- 환행대란 덧감는 방법으로서 시작과 끝맺음을 할 때는 두 번 덧 감는다.
- 편안감을 주기 위하여 시작과 끝맺음은 대개 상처 바로 위에서 하지 않는다.

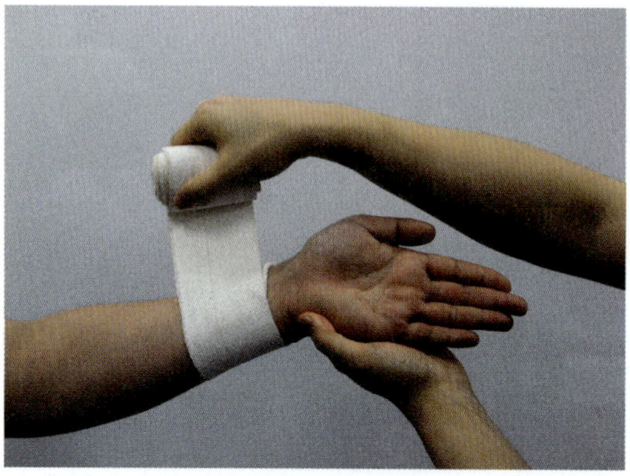

[그림 2-16] 환행대

나. 나선대

- 붕대는 약간 위쪽으로 비스듬히 감아 나가며 매회 바로 전 것의 1/3~3/4을 겹쳐 평행되게 감는다.

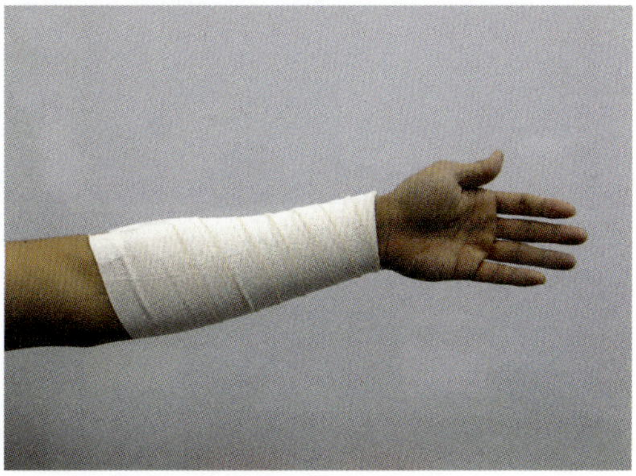

[그림 2-17] 나선대

다. 나선 절전대

- 나선으로 감되 한쪽은 감을 때마다 뒤집어 감아 붕대가 흘러내리지 않도록 2/3~3/4이 서로 겹치도록 감는다. 뒤집은 부위는 같은 위치에 놓이게 하여 일직선을 이루도록 한다.

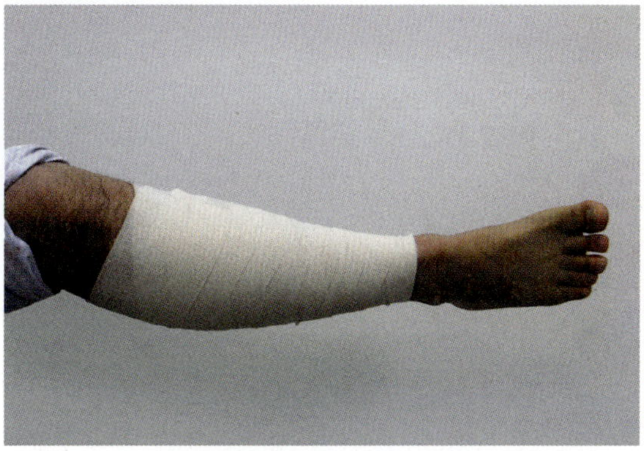

[그림 2-18] 나선 절전대

라. 8자대

- 관절을 중심으로 위와 아래쪽으로 사선으로 반복해서 8자 모양으로 감는다.
- 시작부위를 환행대로 관절의 중심부위에서 감은 후에 관절 위 윗쪽을 감으며 2/3~3/4 정도 겹치게 감는다.

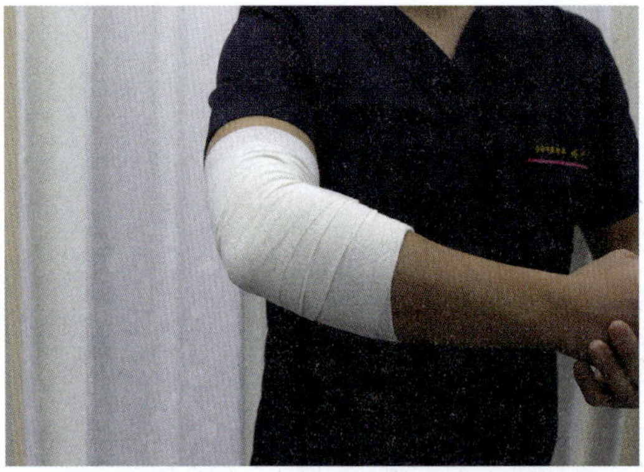

[그림 2-19] 8자대

마. 회귀붕대

- 환행대로 붕대를 고정시킨 후에 붕대를 중심부에 직접 가로 질러서 덮는다.
- 안쪽을 고정하고 반대로 돌려서 오른쪽을 먼저 돌리고 다음에 왼쪽으로 돌려서 원래의 붕대를 매번 위 아래로 돌려서 끝을 덮는다. 매번 붕대 넓이는 2/3를 겹친다.

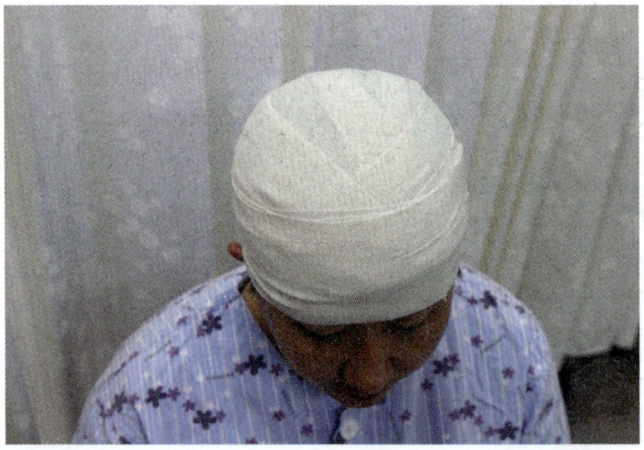

[그림 2-20] 회귀붕대

④ 붕대법의 기본 절차

- 붕대를 감는 사람과 마주한다.
- 한쪽 손으로 붕대를 잡고 다른 한쪽 손으로는 붕대의 끝을 잡는다.
- 말단부위에서 중심부위로 붕대를 하며 안쪽에서 바깥쪽으로 감는다.
- 붕대의 시작이나 끝맺음은 직접 상처 위에서나 허벅지의 후면과 같이 환자가 압박을 받는 부위에서는 하지 않는다.
- 붕대는 단단하게 하며 바로 앞 붕대 넓이의 2/3~3/4를 겹친다.
- 붕대의 재료는 붕대의 목적에 가장 적합한 것을 사용한다.

- 드레싱을 덮을 때에는 전후방 5 cm에서 시작한다.
- 뼈의 돌출부위나 함몰 부위에는 패드를 넣어 피부에 과도한 압박이나 마찰을 주지 않도록 하며 붕대로 인한 압박이 고르게 한다.
- 붕대를 끝낼 때는 환행대로 하거나 말단의 길이가 길 때는 나선절전대를 하여 끝을 맺는다.
- 일반적으로 손, 팔, 다리에는 환행대, 나선대, 나선절전대를 이용하며, 관절부위의 붕대는 8자대를 이용하고, 신체의 말단부위는 회귀붕대를 한다.

⑤ 바인더

가. 바인더의 목적

드레싱을 보호하거나 압박을 가하거나 신체의 일부를 지지하거나 편안감을 주기 위하여 사용한 바인더(binder)는 일반적으로 두터운 깃광목 또는 목면, 플란넬로 만들어져 습기를 흡수하고 편안감을 준다.

나. 바인더 사용의 기본 원칙

- 바인더는 신체 특정부위에 압박을 주기 위하여 사용되며 지지할 때에는 정상적인 해부학적 자세로서 관절은 약간 굽힌 상태로 착용시킨다. 이때 바인더가 마찰의 원인이 되거나 피부나 점막을 자극하지 않도록 유의하여야 한다.
- 바인더는 신체의 넓은 부위에 많이 사용되고 피부표면에 직접 부착시키는 것이 아니므로 제 위치에서 밀려나오기 쉽다. 바인더가 사용목적에 따라 그 기능을 유지하도록 하려면 자주 관찰하여 고쳐 매야 한다. 바인더가 더러워지면 자극과 감염의 원천이 되므로 교환하여야 한다.
- 바인더는 단단하게 고정되어야 하나 정상적인 신체기능을 방해하지 않도록 유의해야 한다. 예를 들어, 복대나 유방대를 너무 단단하게 감으면 가슴부위의 운동을 제한하여 호흡기능을 저해한다.

다. 바인더의 유형 및 적용부위

[T 바인더]

- 2개의 목면이 T자 모양으로 연결되어 있다.
- T자의 상부는 밴드로서 환자의 허리를 매도록 되어 있고 T자의 끝은 환자의 두 다리 사이를 거쳐서 다리 허리끈의 앞쪽에 부착시킨다.
- T자대 중에서 환자의 다리 사이에 들어가는 쪽 끝이 둘로 갈라져서 약 22.5 cm의 두 개의 끝이 있는 것을 복 T자대(double T binder)라 한다. 이러한 꼬리는 회음부위를 더 넓게 지지해 주며 특히 남자 환자에게 편안감을 준다.

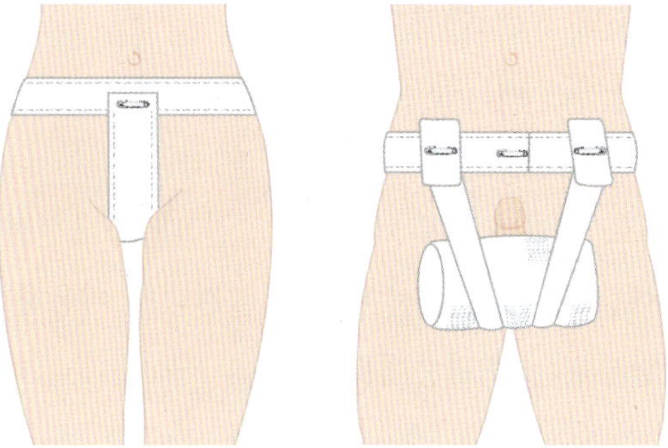

[그림 2-21] T-binder 적용

[Many-Tailed 바인더]

Scultetus 바인더라고도 하며 복부 또는 가슴부위를 지지하는데 사용하며 바인더의 아래쪽 끝이 엉덩이 아래에 위치하되, 너무 낮으면 변기사용이나 보행 시 불편을 초래할 수 있다.

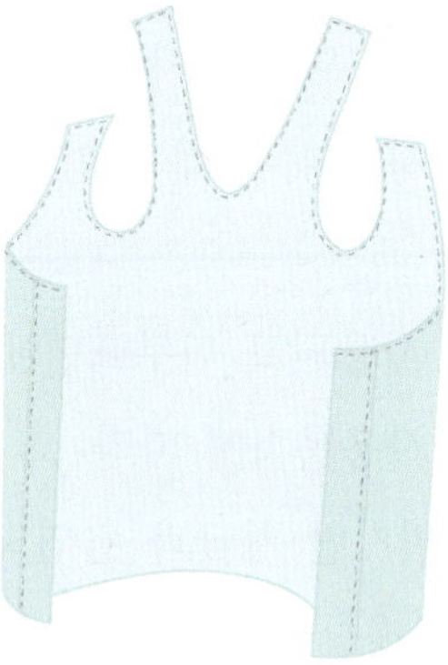

[그림 2-22] Many-Tailed 바인더

[삼각건]

- 얇은 목면으로 만들며 삼각형 모양으로 양면의 길이가 약 1 m이다.
- 삼각형으로 흔히 사용되나 가정용으로는 큰 천조각을 접어서 사용하고, 건강관련 기관에서 시판용인 sleeve sling을 하기도 한다.
- 삼각형으로 팔을 지지하는데 쓰이고 접어서 넓은 붕대로 만들어 손목이나 손을 지지하는데 쓰이기도 한다. 뿐만 아니라 신체 어느 부위에나 쉽게 활용할 수 있다.

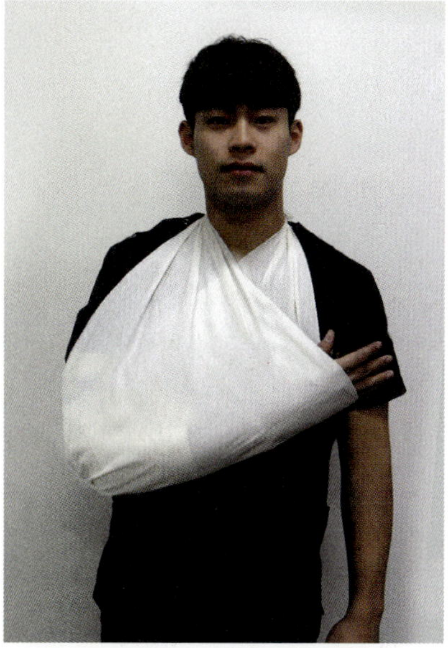

[그림 2-23] 삼각건

[표 2-18] 바인더의 유형 및 적용부위

유　형	적용부위
T 바인더	드레싱 고정 / 샅(회음), 서혜부 지지
Many-Tailed 바인더	드레싱 고정 / 배(복부) 또는 가슴부위 지지
삼각건	드레싱 고정 / 팔 지지

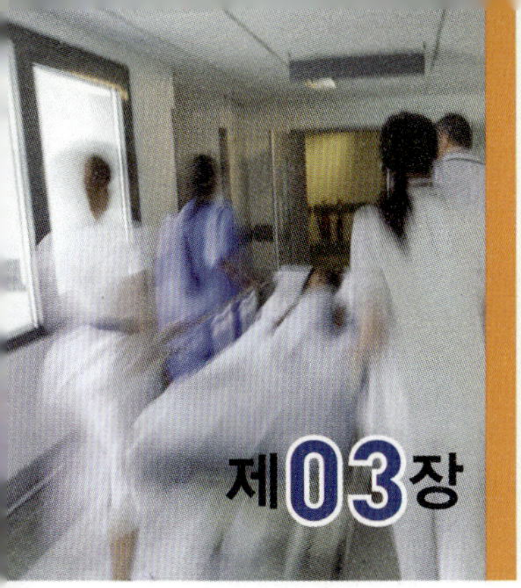

제03장 활력징후 및 기본검사

학습목표

이 장을 통하여 다음과 같은 내용을 학습한다.

1. 활력징후의 정의를 설명할 수 있다.
2. 혈압의 정의, 조절요인, 측정법을 설명할 수 있다.
3. 맥박의 정의, 측정부위, 측정법을 설명할 수 있다.
4. 호흡의 정의, 이상호흡, 영향요인, 측정법을 설명할 수 있다.
5. 체온의 정의, 측정부위, 영향요인, 측정법을 설명할 수 있다.
6. 활력징후 측정 결과를 해석할 수 있다.
7. 기본검사에 대해 설명할 수 있다.
8. 혈액배양검사와 기본혈액검사에 대해 설명할 수 있다.

신체기능의 변화는 체온, 맥박, 호흡과 혈압에서 나타난다. 이러한 변화의 기전은 매우 민감하게 나타나므로 이를 활력징후(vital signs) 혹은 주요증상(cardinal symptoms)이라 한다. 활력징후가 정상범위에서 벗어날 때 환자의 세밀한 관찰이 필요하며, 이는 직접적으로 사람의 생명과 관계가 되므로 정확하게 측정하여야 한다.

1. 활력징후의 정의 및 해석

1) 활력징후의 정의

인체의 생명기능의 변화에 따라 민감하게 나타나는 징후로서 체온, 맥박, 호흡, 혈압의 4가지가 있다. 이를 활력징후(Vital signs) 혹은 주요증상(Cardinal symptoms)이라 한다. 활력징후가 정상범위에서 벗어날 때 환자의 세밀한 관찰이 필요하다. 이는 직접적으로 사람의 생명과 관계가 되므로 정확하게 측정하여야 한다. 대상자의 신체 상태를 파악하기 위해서는 주기적으로 활력징후를 조사해야 하며 활력징후 결과에 대한 해석은 대상자의 기본(Baseline) 수치와 의학적 진단명, 병력, 약물력, 임상적 검사 결과 등을 반영하여 이루어져야 한다. 만약 활력징후 결과가 정상범위나 대상자의 기본 수치에서 벗어났다면 부가적인 평가를 할 것인지 아니면 적절한 중재를 할 것인지를 결정해야 한다.

2) 활력징후의 해석

활력징후의 정상범위는 연령군에 따라 다르며, 그 수치는 〈표 3-1〉에 제시되어 있다. 만약 활력징후 수치가 정상범위에서 벗어나 있다면 다음과 같은 지침에 의해 평가해야 한다. 첫째, 대상자 자신의 기준치에 근거하여 정상으로부터 얼마나 벗어난 지를 판단한다. 예를 들어, 90/60 mmHg이라는 혈압의 수치에서 수축기 혈압은 공인된 표준수치에서는 정상범위에서 벗어나 있기는 하지만 그 수치가 대상자의 일상적인 혈압이라면 그 대상자에게 있어 90 mmHg라는 수축기 혈압은 정상으로 간주해야 한다. 둘째, 대상자의 전반적인 신체 상태에 근거하여 정상으로부터 얼마나 벗어나 있는지를 판단한다. 예를 들어, 90/60 mmHg라는 혈압이면서 차고 축축한 피부, 빠른 심박동, 의식상태의 저하 등의 징후가 동반되었다면 이 혈압은 '쇼크' 상태를 의미한다. 이런 경우 대상자는 생명에 위협적인 상황에 처해 있는 것이므로, 즉각적인 처치와 추후 평가를 해야 한다.

만약 현재 측정된 혈압, 맥박, 호흡 수치가 정상범위에서 벗어나 있을 뿐만 아니라 대상자의 기준치에서도 벗어나 있다면 추후평가는 심혈관계, 호흡기계, 신경계와 같은 신체 체계의 상태에 초점을 두고 이루어져야 한다. 활력징후의 변화는 이러한 체계가 생명에 위협적인 병리적 상태에 빠져있다는 것을 알려주는 첫 번째 지표일 수 있다. 체온의 변화는 임상적으로 의미가 있고 잠재적으로 생명에 위협적이기는 하지만 통상 즉각적인 처치가 필요한 위기 상태를 나타내는 것은 아니다. 그러나 열의 원인을 파악하기 위해 부가적인 평가를 해야 한다.

[표 3-1] 연령에 따른 정상 활력징후의 변화

나이	휴식시 맥박 (맥박수/분)	호흡 (호흡수/분)	혈 압		체 온
			수축기 (mmHg)	확장기 (mmHg)	
신생아	120~160 평균 : 145	30~50	80±16	40±16	35.9℃ 겨드랑
1세	80~160 평균 : 120	20~40	96±30	66±25	36.2℃~37.8℃ 직장
3세	80~130 평균 : 106	20~30	100±25	67±23	37.2℃ 직장
6세	75~115	16~22	100±15	56±8	37.2℃ 입
8세	70~110	16~22	105±16	57±9	37.2℃ 입
10세	70~110	16~20	111±17	58±10	36.7℃ 입
16세	60~100	14~20	118±20	65±10	36.7℃ 입
성인	60~100	12~20	100~140	60~90	36.7℃ 입
노인	60~100	12~20	최고 160	60~90	36.0℃ 입

2. 혈압(Blood pressure, BP)

혈압은 기본적이면서도 매우 중요한 술기이다. 혈압은 심장장애, 두부손상, 스트레스, 고혈압 위기, 열중증 등 심각한 손상의 평가에 유용하다.

1) 혈압의 생리적 기전

혈압은 혈액이 동맥벽에 부딪혀 힘을 받을 때 혈액의 압력을 측정한 값이다. 좌심실이 수축하여 박출된 혈액은 대동맥활(궁), 대동맥, 소동맥, 세동맥, 모세혈관으로 흐르는데 대동맥활(궁)에서의 압력이 가장 높으며 모세혈관으로 갈수록 낮아져서 정맥을 거쳐 우심방에 도달할 때에 압력이 거의 소실된다. 활력징후로서는 동맥압을 측정한다. 혈압(Blood Pressure, BP)은 심박출량(Cardiac Output, CO)과 말초혈관저항(Peripheral vascular Resistance, PVR)의 곱으로 계산된다. 심박출량은 심박동(Heart Rate, HR)과 1회 박출량(Stroke Volume, SV)의 산술치를 나타낸다.

혈압(BP) = 심박출량(CO) × 말초혈관저항(PVR)

심박출량(CO) = 심박동(HR) × 1회 박출량(SV)

수축기는 심장이 수축할 때 심방과 심실의 피를 밀어내는 단계를 심장 수축((systole)이라 하며, 확장기는 심장이 재충전을 위해 잠시 쉬는 동안 동맥압이 떨어지는 단계를 심장 확장(Diastole)이라 한다. 결과적으로 좌심실의 수축 시 형성되는 압력이 가장 높은데 이 점을 수축기압(systolic pressure)이라 하며, 동맥벽을 향하여 생기는 최소 압력을 확장기압(diastolic pressure)이라 한다.

수축기압과 확장기압의 차이를 맥박압(맥압, pulse pressure)이라 한다. 혈압이 일반 성인의 120/80인 경우 120과 80의 차이는 40 mmHg이다. 맥박압의 정상범위는 30~50 mmHg이다. 일반적으로 맥박압은 수축기 값의 1/3을 넘지 않아야 한다. 맥박압은 동맥의 탄력성에 대한 심박출 효과를 반영해 준다. 어느 정도까지는 맥박압이 벌어지면 순환기계 기능이 좋다는 의미이다. 맥박압이 좁아지는 것은 심장눌림증, 긴장성 공기가슴증(긴장성 기흉), 쇼크의 초기징후로 간주된다. 평균압은 수축기압과 이완기압의 합을 둘로 나눈 값이며, 혈압이 120/80 mmHg이면 평균압은 100 mmHg이다.

혈압 범위의 차이는 개인별 차이가 있으므로 개인의 정상혈압을 알아두는 것이 중요하다. 평상시의 정상혈압에서 20~30 mmHg 이상의 변화는 의미 있는 것이다. 혈압은 신생아기부터 사춘기까지 서서히 높아지며 이후에 갑자기 상승된다. 17~18세에 성인 수준이 되는데 20세 정도에서 정상 혈압은 120 /80 mmHg이다.

여성은 폐경기까지는 남성보다 약간 낮다. 그러나 사람에 따라 120 mmHg가 고혈압일 수 있고,

때로는 저혈압이 되기도 한다. 건강한 사람에서 연령이 많아짐에 따라 혈압은 점차 상승된다. 청년층에서 수축기압이 140 mmHg은 높은 혈압이지만 60세 노인에서는 높은 혈압이 아니다.

혈압은 새벽에 가장 낮으며 늦은 오후 시간에 5~10 mmHg가 상승되고, 수면하는 동안에 다시 서서히 하강한다. 휴식상태에서 심장은 1분에 4~6 L의 혈액을 방출하며, 이 양은 운동 시에는 약 5배 이상 증가한다. 정상적으로 심실의 1회 수축 시 약 60~70 mL의 혈액을 박출한다.

2) 혈압을 조절하는 요인

(1) 말초혈관상태

세동맥이 수축하면 모세혈관에 미치는 혈액량이 감소하며 이러한 수축상태를 혈관수축(Vaso-constriction)이라 하고, 반면, 세동맥에 도달하는 혈액량이 증가하며 이러한 이완된 상태를 혈관확장(Vasodilatation)이라 한다. 정상 상태에서는 세동맥이 부분적으로 수축과 이완이 이루어진다. 정상 이상으로 세동맥이 수축하면 혈압이 높아지고, 반면, 수축이 약해지면 혈압이 낮아진다.

한편, 세동맥의 수축상태는 확장기압의 주요 결정요인이 되며, 계속되는 확장기 혈압의 상승은 심각한 혈압장애이다.

(2) 심장의 박출력

심장에서 박출되는 혈액량이 증가하면 혈압은 상승한다. 반대로 혈액의 박출량이 감소되면 혈압이 하강한다.

(3) 순환혈량

출혈 등으로 혈량이 감소되는 경우에 혈압은 하강하며, 혈량이 증가하면 혈압이 상승된다.

(4) 혈액의 점도

혈액의 점도(Viscosity)는 적혈구와 혈장내 단백질 함유량에 따라 결정된다. 혈액의 점도가 높아지면 혈압도 상승한다. 이는 혈액이 이동하는데 필요한 압력이 높아지기 때문이다.

(5) 혈관의 탄력성

동맥은 상당량의 탄력조직으로 구성되어 있어서 심장의 확장기에도 모세혈관이나 정맥으로 계속적인 혈류가 흐르게 된다. 그러므로 혈관의 탄력성이 낮아지면 혈압이 높아지고 혈관벽의 탄력성이 높을 때에 혈압은 정상 폭을 유지하며 심한 운동 시에도 견딜 수 있다. 사람의 혈압은 시간마다 조금씩 변화한다. 수면시간 동안은 혈압이 하강하며 분노, 두려움과 같은 강한 정서적 상태나 운동에 의하여 상승하고, 누워 있을 때에는 앉거나 서있을 때보다 혈압이 낮으며 양팔의 혈압이 다를 수 있다.

[표 3-2] 혈압변화에 영향을 미치는 요인

요인	혈압측정 결과
연령	연령증가 시 상승
성별	남성 〉 여성
하루의 리듬	저녁 〉 아침
음식섭취 후	상승
신체활동	운동 시 〉 휴식 시
비만	상승
감정변화	스트레스, 분노, 흥분, 두려움 〉 안정
통증	상승
자세	바로 누운 자세가 혈압이 낮아짐
약물	약물에 따라 혈압을 낮추기도 하고 올리기도 함

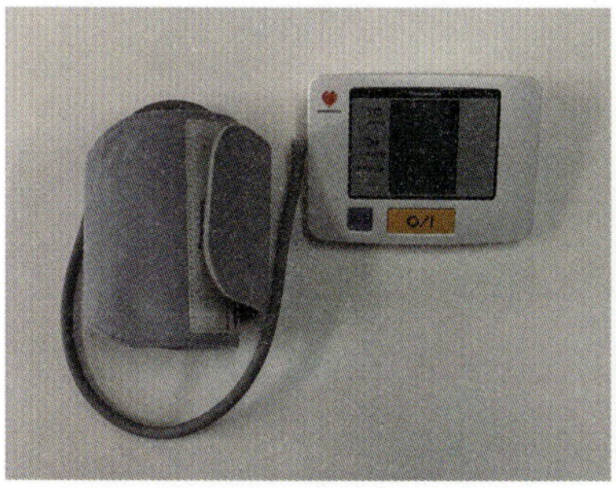

전자혈압계

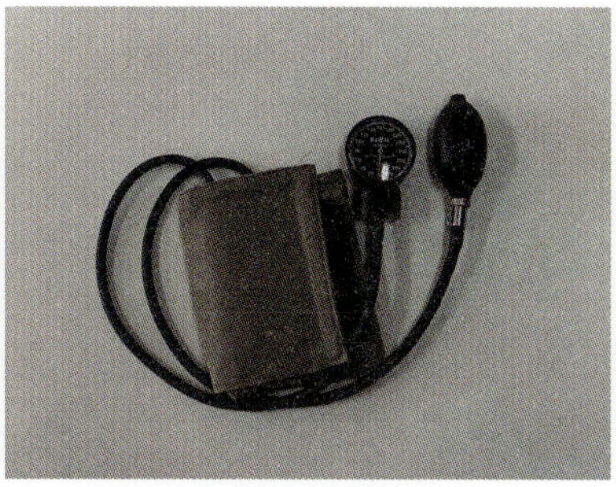

아네로이드혈압계

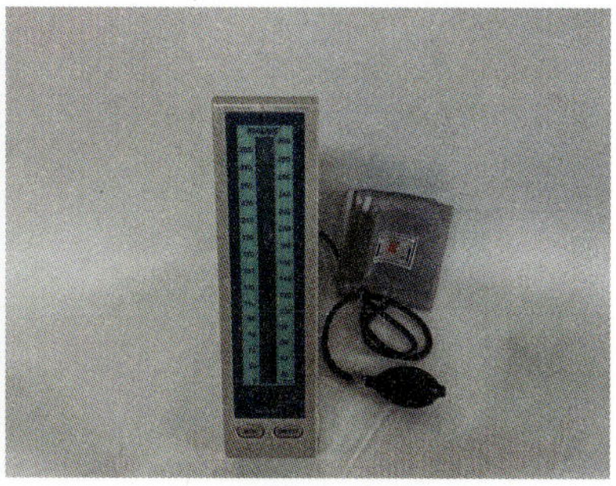

무수은 혈압계

[그림 3-1] 혈압계의 종류

3) 혈압 변화에 영향을 미치는 요인

대상자의 혈압 변화는 건강의 지표를 암시한다. 일반적으로 정상 혈압의 범위에 있는 경우에도 변화의 폭이 20~30 mmHg 이상이 되면 중요한 지침이 된다. 다음의 사항들은 혈압 변화에 영향을 미치는 요인들이다〈표 3-2〉.

4) 혈압 측정방법의 종류

혈압측정에 사용되는 혈압계는 전자혈압계가 있다. 원형 다이얼이 있는 아네로이드 혈압계와 무수은 혈압계가 있다. 아네로이드 혈압계와 무수은 혈압계는 눈금이 매겨져 있고, mmHg로 혈압을 측정한다〈그림 3-1〉.

고무관은 압박대에 부착되어 밸브나사가 달린 수동펌프로 연결되어 있다. 수동펌프를 사용해서 압박대의 고무주머니 속에 공기를 넣는다. 밸브 나사를 시계방향으로 돌리고 수동펌프를 여러 번 누르면 환자의 팔에 두른 압박대의 고무주머니가 팽창한다. 고무주머니가 팽창하면서 동맥에 가하는 압력 때문에 혈액이 혈관을 따라 흐르는 것을 방해한다. 밸브나사를 반시계 방향으로 돌리면서 천천히 열면 혈압이 측정된다. 청진기를 동맥에 댄 상태에서 주의 깊게 들어보면 혈액이 혈관을 통해 흐르는 소리가 들린다.

(1) 청진

커프에서 공기가 점차 빠지면서 청진기로 맥박을 들을 수 있게 되는데, 그 점을 계기에서 읽는다. 위팔을 이용할 때에는 위팔(상완) 동맥을 촉진하고, 넙다리(대퇴)로 혈압을 측정할 때에는 오금(슬와)동맥을 촉진한다.

동맥압박의 목적은 동맥의 혈류를 차단하는 것이므로 충분히 압박하도록 한다. 커프 내 압력은 수축기압을 초과하여 동맥의 맥박이 촉진되지 않는 지점으로부터 20~30 mmHg 압력을 더 상승시킨다.

커프는 지혈대의 작용을 하므로 혈압은 너무 오랜 시간 측정하지 않도록 한다. 정맥울혈상태는 측정치에 영향을 미치게 된다. 만약, 반복적으로 혈압을 측정해야 할 사람에게 계속적으로 커프를 감아둘 때에는 꼭 커프에서 공기를 빼서 두도록 하며, 커프를 감은 위치가 변경되지 않도록 한다.

러시아 외과전문의 니콜라이 코르트코프(Nikolai Korotkov; Korotkoff)가 혈압 청진 중 들리는 코르트코프음(korotkoff sound)을 5단계로 구분하였다. 수축기압은 처음 선명하게 들리는 지점(korotkoff phase I)이다. 이후 소리가 갑자기 변하는 지점(muffling sound, korotkoff phase IV)을 확장기압이라 한다. 음이 마지막으로 사라지는 지점(korotkoff phase V)을 확장기압으로 간주되기도 하며, 경우에 따라서는 확장기압을 두 가지로 표시하기도 한다〈그림 3-2〉.

소아에서는 코르트코프음이 사라지는 지점이 없고 혈압계의 0 mmHg에 도달할 때 까지 들릴 때

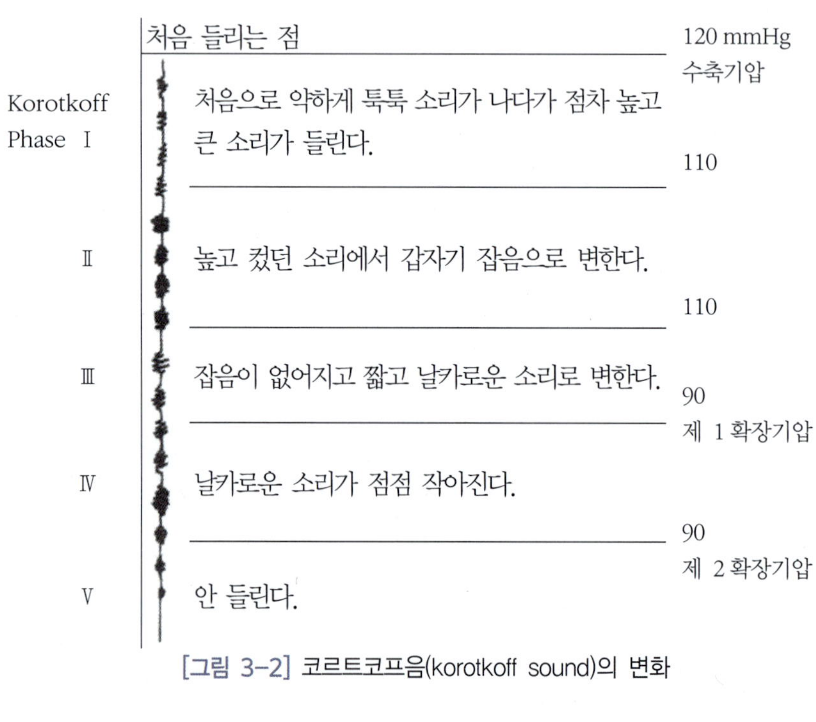

[그림 3-2] 코르트코프음(korotkoff sound)의 변화

가 있다. 이러한 경우는 Korotkoff phase IV의 약해지는 음을 소아의 이완기압으로 사용한다.

팔을 다치거나 상처가 있는 경우, 혹은 팔의 측정치와 비교하기 위하여 다리에서 혈압을 측정하기도 한다. 넙다리나 발목에 커프를 감고 오금(슬와)동맥과 발등(족배)동맥에서 청진하는데 이때 수축기압이 팔보다 10~40 mmHg 정도 높은 것으로 알려져 있다.

(2) 촉진

촉진방법은 코르트코프음을 청진하기에는 동맥의 박동이 너무 약한 경우에 사용한다. 커프를 정상적인 방법으로 팔에 감고 노(요골)동맥을 촉진하면서 부풀린다. 이후, 커프의 압력을 서서히 빼면서 이때 노(요골) 맥박이 다시 느껴지는 지점이 수축기압이 된다. 확장기압은 촉진으로 확인하기는 어려운데, 일반적으로 아주 약한 진동으로 감각적 변화가 있는 곳이다.

한편, 경우에 따라 촉진법은 청진법과 같이 사용된다. 고혈압환자에 있어 커프의 압이 높을 때 음이 보통 위팔동맥에서 청진되며, 압이 떨어지면 사라졌다가 낮은 수준에서 다시 나타난다. 이처럼, 청진상 음이 잠시 사라지는 것을 청진상 괴리(Auscultatory gap)라 하며, 첫 번째와 두 번째 코르트코프음 사이에서 생긴다. 이때 수축기압은 낮게 읽고 확장기 압은 높게 읽게 된다. 따라서, 검사자는 수축기압을 청진하기 위하여 커프의 압을 충분히 올려야 한다.

촉진 방법은 청진 방법과 같이 신뢰할 수는 없으나, 심박출량이 들을 수 있는 소리를 낼 정도로 충분하지 않은 상황에서 이용될 수 있다. 촉진 상 수축기압은 청진보다 10 mmHg 낮다.

5) 혈압측정 시 발생하는 오류

혈압 평가 시 여러 가지 이유로 잘못 측정될 가능성이 발생하게 된다. 혈압측정의 정확성이 중요하다는 사실은 아무리 강조해도 지나치지 않는다.

(1) 정상보다 높게 측정되는 경우

① 팔다리보다 커프 폭이 너무 좁은 경우
② 커프를 너무 느슨하게 맨 경우
③ 커프의 공기를 초당 약 2~3 mmHg의 속도보다 느리게 뺄 경우(정맥울혈로 확장기압이 높게 측정)
④ 무수은 혈압계(기계적 다이얼)에서 관찰자의 눈 위치가 측정면과 일치하지 않아서 높게 측정되는 경우
⑤ 식사 후 30분 이내나 격렬한 운동 직후
⑥ 정서적 불안으로 인해 심박출량이 증가했을 때

(2) 정상보다 낮게 측정되는 경우

① 팔이 심장 높이보다 높게 위치하거나 지지되지 않은 경우

② 팔다리에 비해 커프 폭이 너무 넓은 경우
③ 무수은 혈압계(기계적 다이얼)에서 관찰자의 눈 위치가 측정면과 일치하지 않아서 낮게 측정되는 경우
④ 커프 압력을 충분히 올리지 않거나 빠르게 낮춘 경우(수축기압이 낮게 측정됨)

6) 비정상적인 혈압

대한고혈압학회(2004) 및 미국고혈압합동위원회 7차보고서(2003)에서 제시한 성인의 혈압분류는 〈표 3-3〉에서 제시하고 있다.

(1) 고혈압(hypertension)

고혈압은 건강 문제 중 가장 흔한 형태이다. 이는 동맥벽을 두껍게 하고, 동맥의 탄력을 감소시켜 말초혈관의 저항을 증가시킨다. 고혈압은 지속적으로 140/90 mmHg을 넘는 것을 말하며 흔히 증상이 없다.

원인은 본태성 고혈압이 전체 고혈압 환자의 90% 이상을 차지하며, 연령이 증가할수록 많아진다. 본태성 고혈압의 관련 요인은 유전, 흡연, 콜레스테롤치 상승, 카페인 및 알코올 섭취, 스트레스 등이다. 고혈압을 조절하지 않고 그대로 두면 심장기능상실, 콩팥기능상실, 뇌출혈 등이 발생할 수 있다. 혈압평가 시 다른 대상자와 비교하기보다는 환자 자신의 정상 범위를 기준으로 중재하도록 한다.

(2) 저혈압(hypotension)

저혈압은 혈압이 정상보다 낮은 것으로, 성인의 경우 일반적으로 90/60 mmHg 이하인 경우를 말한다.

(3) 기립저혈압(orthostatic hypotension)

기립저혈압은 바로누운자세에서 서있는 자세로 움직일 때 어지럼(현기증), 현훈(vertigo), 두통, 무기력증 등의 증상이 나타나는 것으로, 이는 다리에 혈액이 몰리게 되는 자율신경의 반사적 보상기전으로 맥박, 심근 수축력, 혈관 수축이 증가되어 혈압을 유지하게 된다. 자세 변경 시 정상보상기

[표 3-3] 성인의 혈압 분류

혈압 분류	수축기혈압		확장기혈압
정상	120 미만	그리고	80 미만
고혈압 전단계	120~139	또는	80~89
제1기 고혈압	140~159	또는	90~99
제2기 고혈압	160 이상	또는	100 이상

전에서도 수축기압이 약간 내려가고, 심박동수는 증가한다.

측정방법은 바로누운자세에서 2분 정도 있은 후 측정하고, 커프는 그대로 둔 채 대상자를 앉게 하고 2분 후 측정하고, 다시 기립상태에서 2분 후 측정하여 비교한다. 이때, 현기증, 현훈, 두통, 무기력증 등의 증상유무를 살핀다. 수축기압이 20 mmHg, 확장기압이 10 mmHg 보다 더 떨어지면서 분당 15회 이상의 맥박수 증가가 있으면 기립저혈압이라고 한다. 원인은 심장기능저하, 출혈, 대사성 질환(부신기능 이상, 심한 칼륨부족), 노인, 정맥울혈, 약물(혈압강하제, 이뇨제, 혈관확장제, 안정제) 복용 시, 당뇨병 등이다.

3. 맥박(Pulse)

1) 맥박의 정의

매번 심장 수축 시에 좌심실이 수축되면서 혈액을 박출시키며, 이 압력에 의하여 동맥벽이 팽창된다. 신체부위 표면 밑이나 뼈에 인접한 동맥을 누를 수 있는 지점에서 동맥의 팽창과 이완을 감지할 수 있다. 대동맥활(대동맥궁, aortic arch)의 팽창이 동맥혈관을 따라 전해져서 촉지 되는 것을 맥박(pulse)이라하고, 이 지점을 맥박점이라 한다.

심장은 중요한 기관으로서 계속적으로 박동하게 되며 매분 약 5 L의 혈액을 전신으로 순환시킨다. 1분 동안에 심장에서 나가는 혈액량을 심박출량이라 하며, 심박동수가 분당 70회라면 1회 박출량이 약 70 mL라고 가정하면 심박출량은 약 4900 mL가 된다.

맥박수와 맥박의 질은 신체평가의 한 부분으로 순환기계 기능 상태를 반영한다. 맥박수 증가는 저혈량 발생 시 나타나는 보상반응으로 쇼크의 초기 징후가 된다. 바로누운자세에서 앉은 자세로 움직일 때 15회 이상 증가되는 경우는 500 mL 정도 실혈상태와 관련될 수 있다. 저혈량이 심각해지면 어떠한 자세에서나 맥박이 빠르고 약해진다.

2) 맥박을 측정하는 목적

심장의 박동수를 평가하는 한 수단으로서 맥박수, 리듬, 강도를 측정하는 것이며, 사지와 같은 국소부위의 동맥혈류가 적당한지를 평가하는 것이다.

맥박수는 1분간 심장이 박동하는 수이다. 맥박을 촉진하면서 30초 동안 심박동수를 세고 난 후 그 수에 2를 곱하면 1분간의 심박동수가 나온다. 환자 중 맥박이 규칙적이면 30초 곱하기 2, 불규칙적이면 1분간 측정한다. 건강한 성인의 경우 평균 맥박수는 분당 60~100회이다. 빠른맥은 비정상적으로 상승된 심박동수이며 분당 100회 이상의 맥박을 말한다. 느린맥은 비정상적으로 감소된 심박동수이며 분당 60회 이하의 맥박을 말한다.

리듬은 심박동수 사이의 간격이나 박동 패턴을 말한다. 심박동은 보통 규칙적인 간격으로 일어난다. 불규칙적인 맥박을 부정맥이라 한다. 간헐맥박(Intermittent pulse)은 규칙적인 맥박과 불규칙적인 맥박이 교대로 계속되는 상태를 말한다. 그리고 맥박이 이중으로 촉지되는 경우가 있는데, 이를 이중맥박(중복맥박, Dicrotic pulse)이라 한다.

강도는 정상상태에서 매 박동의 강도는 비슷하며, 촉지에 의해서 쉽게 느껴진다. 정상맥박은 충만하고 쉽게 촉지되며 손가락의 압력으로 쉽게 없어지지 않는다. 약한 맥박은 촉지하기 힘들며, 촉지하는 동안 잃어버리기 쉽다. 강도를 표현할 때 약하다와 강하다 등으로 표현할 수 있다. 약한 맥박은 가늘고 빠른편이다. 강한 맥박과 약한 맥박이 교차하는 상태를 교대맥박(교호맥, Alternating pulse)이라 한다.

느리고 강한 맥박은 두부손상이나 열중증(heat illness)과 관련되며, 빠르고 강한 맥박은 흥분이나 교감신경계가 자극되는 경우에 발생된다. 불규칙적인 맥박은 심장 기능장애와 약물 등에 의해 과잉 자극되는 경우에 발생된다. 맥박도 다른 활력징후와 같이 자주 측정하여 환자의 상태를 주기적으로 평가해야 한다.

3) 맥박에 영향을 미치는 요인

맥박에 영향을 미치는 요인으로는 연령, 성별, 일과 중 시간, 체형과 체구, 운동, 스트레스 및 감정, 열, 약물, 혈액량 등이며, 〈표 3-4〉와 같다.

[표 3-4] 맥박수에 영향을 미치는 요인

요 인	결 과
연 령	영아가 성인보다 심박동수가 높음
성 별	여성이 남성보다 맥박수가 약간 높음
일과 중 시간	이른 아침이 대체적으로 맥박수가 낮음
체형과 체구	키 크고 마른 사람이 키 작고 튼튼한 사람보다 맥박수가 낮음
운동	활동은 맥박수를 증가시키나 운동선수는 정상보다 느림 이는 심장의 크기, 힘, 효율성이 일반인보다 크기 때문임 심박출량이 증가할 필요가 있으면 심박동이 증가
스트레스 및 감정	스트레스, 화, 두려움, 흥분은 맥박수 높임. 우울은 맥박수 낮춤
열	열 도수 1℃당 분당 10회 정도 맥박수 증가함
약물	약물효과로 맥박수가 증가하거나 감소함
혈액량	출혈 및 탈수로 인해 혈액량이 줄어들면 세포가 신진대사를 많이 해야 하고, 그 필요를 채우려고 심박출량이 증가함

4) 맥박 측정 방법

큰 동맥이 지나가는 표피에 덮여진 신체부위에서 측정하며 맥박수는 맥박 부위의 촉진과 심장이나 큰동맥의 청진, 초음파 장치 등으로 측정한다. 그것은 또한 심장 감시 장치나 심전도 상에 나타나기도 한다.

(1) 맥박 측정 부위

① 관자맥박(temporal pulse) : 귀 앞쪽의 관자(측두)동맥이 지나가는 부위
② 목맥박(carotid pulse) : 목의 좌우 양측으로 목동맥(경동맥)이 지나가는 부위
③ 심장끝 맥박(apical pulse) : 청진기로 직접 심장에서 들을 수 있는데 왼쪽 빗장뼈(쇄골) 중심선의 5번째 갈비사이 위에서 듣는다. 영아, 소아의 맥박측정에 이용한다.
④ 위팔맥박(brachial pulse) : 양팔의 위팔(상완)동맥에서 촉지되는 부위
⑤ 노맥박(radial pulse) : 손목의 노(요골)동맥에서 촉지되는 가장 보편적인 측정부위
⑥ 넙다리맥박(femoral pulse): 샅굴부위(서혜부) 중간지점에 넙다리(대퇴)동맥이 지나는 부위
⑦ 오금맥박(popliteal pulse) : 무릎관절의 뒤로 오금(슬와)동맥이 지나가는 부위
⑧ 뒤정강맥박(posterior tibial pulse) : 발목의 내측면 부위로 뒤정강(후경골)동맥이 지나가는 부위
⑨ 발등맥박(dorsalis pedis pulse) : 발목의 전면 중앙 부위로 발등(족배)동맥이 지나가는 부위
⑪ 심장끝-노맥박(심첨-요골맥박)(apical-radial pulse) : 심맥관계에 장애가 있는 환자에서 심장끝, 노맥박 측정이 필요하다. 정상인에서는 심장끝맥박과 노맥박의 수가 같으나 심장끝맥박이 노맥박보다 많은 경우는 심장으로부터 혈액의 유출이 너무 약해서 혈액의 파동이 제대로 전달이 안되는 경우와 혈관질환으로 전기적 충격이 잘 전달되지 않는 경우이다.

노맥박이 심장끝맥박보다 많은 경우는 없다. 심장끝맥박과 노맥박의 차이를 맥박결손(pulse deficit)이라 한다. 차이가 10회 이상이면 심장수축의 약화상태를 반영한다. 측정방법은 2명의 검진자가 한 명은 청진기로 심장끝맥박을 나머지 한 명은 노맥박을 동시에 측정하는 것이다. 심장끝 - 노맥박(심첨 - 요골맥박)은 반드시 1분간 측정해야 한다. 심장끝맥박은 청진기로 심장에서 듣는 것이며 분당 박동수로 표현한다.

노(요골)맥박 부위는 맥박평가 시 가장 자주 이용되는 부위이다. 그러나 외상환자 일차평가 시 노(요골)맥박과 목(경동)맥박을 비교하며, 심정지 환자평가 시 목(경동)맥박을 촉지 하는 것이 자주 이용되고 있다.

맥박수는 시간을 재면서 동맥계를 통하여 전달되는 압력의 파동은 맥박부위에 놓여진 2번째와 3번째, 4번째 손가락에 의해 촉진된다. 엄지손가락은 큰 동맥이 있어 잘못 측정될 수 있어 맥박측정 시 이용하지 않는다.

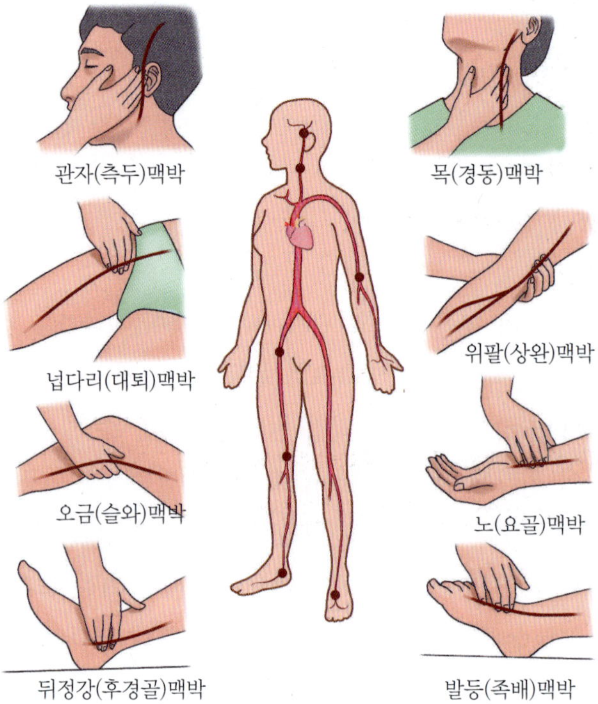

[그림 3-3] 맥박 측정부위

(2) 노(요골)맥박 측정 방법

맥박을 측정하려는 목적은 심장의 박동 활동을 평가하는 것으로 맥박수, 리듬, 강도를 측정하기 위함이다. 팔다리와 같은 국소부위의 동맥혈류가 적당한 지를 평가하기 위함이다. 노(요골)맥박 측정법 절차는 〈표 3-5〉와 같다.

[표 3-5] 노(요골)맥박 측정 방법 절차

절 차	이론적 근거
1. 측정하기 전 적어도 5분 정도 안정을 취한 후 절차를 설명한다.	• 활동이 일시적으로 맥박수를 증가시키므로 정확한 측정을 위함이다.
2. 환자에게 편안한 자세를 취하도록 한다. 누운 자세와 앉은 자세의 팔의 위치를 편안하게 유지한다.	• 누운 자세 : 손바닥을 밑으로 하여 아래팔을 90°로 굴절시켜 가슴 위에 놓는다. • 앉은 자세 : 손바닥이 밑이나 안쪽으로 향하게 하여 넙다리 위에 올려놓는다.
3. 둘째, 셋째, 넷째 손가락으로 노동맥을 확인하여 가볍게 누른다.	• 첫째 손가락은 큰 동맥이 지나가므로 측정자 자신의 맥박과 혼돈될 수 있다.
4. 맥박이 규칙적이면 30초 동안 측정하여 2배를 하고, 불규칙적이면 1분간 측정한다.	• 맥박이 불규칙할 경우에 필요 시 반복 측정한다.

[표 3-5] 노(요골)맥박 측정 방법 절차(계속)

절 차	이론적 근거
5. 맥박 측정 시 맥박의 리듬, 강도도 같이 평가한다.	• 출혈이 있는 쇼크 환자에게는 일차평가 시 맥박으로 수축기 혈압을 예측하기도 한다. • 노동맥 촉지 시 수축기 혈압은 적어도 80 mmHg, 넙다리동맥 촉지 시 적어도 70 mmHg, 목동맥 촉지시 60 mmHg임을 예측할 수 있다.
6. 맥박을 측정하는 동안 말을 시키지 않는다.	• 대화의 내용에 따라 환자가 흥분하면 두근거림(심계항진)을 가져와 정확한 맥박수를 측정할 수 없다.
7. 의무기록지 또는 구급일지에 기록한다.	• 창백한 피부와 체온저하 시, 맥박수가 정상보다 많거나 적을 때, 맥박강도의 변화 시, 불규칙한 맥박 시, 맥박이 촉지되지 않을 때는 보고하거나 응급 정도를 파악 후 신속히 응급처치 한다. • 정상 맥박수 : 성인 – 60~100회/분, 소아 – 120~140회/분, 신생아 – 120~160회

(3) 심장끝(심첨)맥박 측정 방법

심장끝(심첨) 맥박을 측정하려는 목적은 노(요골)맥박이 약하거나 불규칙할 때 확인하기 위함이다. 어린이나 다른 부위에서 맥박 측정을 할 수 없을 때 맥박을 측정하기 위함이다. 심장끝(심첨)맥박 측정법 절차는 〈표 3-6〉과 같다.

[표 3-6] 심장끝(심첨)맥박 측정 방법 절차

절 차	이론적 근거
1. 환자에게 심장끝맥박의 측정목적과 방법을 설명한다.	• 활동이 일시적으로 맥박수를 증가시키므로 정확한 측정을 하기 위함이다.
2. 입술, 손톱의 청색증, 피부창백, 호흡곤란, 불안정상태 및 정서적 상태 등을 평가한다.	• 순환기계의 문제를 평가하기 위함이며, 불안 등 정서 상태는 심박동에 영향을 줄 수 있다.
3. 편안한 자세를 취하고, 불필요한 부위를 노출하지 않고 환자의 프라이버시를 유지한다.	• 앉거나 눕는 자세를 취하고 가슴을 노출하며 어린이가 울거나 불안정한 경우는 노리개나 인형으로 아이를 안정시킨다.
4. 왼쪽 가슴의 5~6번째 갈비사이에 중앙 빗장뼈(쇄골)선상에 청진기를 대고 심장끝맥박을 찾는다.	
5. 심박동을 청진한다.	• 가슴에 대기 전에 청진기를 따뜻하게 한다. • 심장음의 수를 측정한다. (불규칙하거나 유·소아의 경우 1분 측정).
6. 심박동의 리듬과 강도를 평가한 후 기록지에 맥박측정 부위와 숫자, 리듬 및 강도를 기록한다.	• 심장끝 부위는 "A"로 표시한다.

4. 호흡(Respiration)

1) 호흡의 정의

신체가 산소(O_2)를 섭취하고 이산화탄소(CO_2)를 배출하는 것을 호흡이라 한다. 호흡은 뇌의 숨뇌(연수, Medulla oblongata)에 있는 호흡중추와 폐의 정상적 기능에 의해 조절된다.

호흡은 ① 외부와 허파 사이의 공기 이동 기전인 환기(Ventilation), ② 허파의 기도를 통해 공기를 움직이게 하는 전도(Conduction), ③ 허파와 혈액세포 사이의 O_2와 CO_2의 움직임인 확산(Diffusion), ④ 허파와 모세혈관을 통해 혈액을 배포하는 관류(Perfusion), ⑤ 조직세포의 O_2와 CO_2의 생산 과정을 포함한다. 첫 4가지 과정은 바깥(외)호흡(External respiration)으로 허파꽈리와 모세혈관 사이에서 일어나는 가스교환을 말한다. 마지막 과정을 속(내)호흡(Internal respiration)으로 조직세포와 모세혈관 사이에서 일어나는 가스교환을 말한다.

호흡은 공기를 허파 속으로 유입하는 들숨(흡기)(inspiration)과 내보내는 날숨(호기)(expiration)이 있고 날숨과 들숨의 방법에 따라 가슴(흉식)호흡과 배(복식)호흡으로 분류한다. 가슴(흉식)호흡은 주로 갈비사이근(늑간근) 수축에 의한 호흡으로 가로막(횡격막)이 가슴 내 압력변화에 의해 피동적으로 움직인다. 배(복식)호흡은 가로막(횡경막)의 강력한 수축에 의한 호흡운동이다.

응급구조사는 병원 전 일차평가 과정에서 호흡상태를 간략하게 평가한 후 호흡수, 관련된 일회 호흡량, 호흡곤란 징후를 세밀하게 재평가한다. 들숨(흡기)과 날숨(호기)상태를 환자의 가슴에 손을 올려놓은 상태에서 30초 이상 평가한다. 분당 호흡수를 세고 규칙적이고 충분하고 잡음이 없는지 평가한다.

인간은 의식하지 않아도 호흡을 하고 있어 허파꽈리 내 산소분압, 이산화탄소 분압이 적절한 수준으로 유지된다. 산소 및 이산화탄소 변화는 호흡에 영향을 미치는 중대변수이다. 호흡의 깊이와 수는 어느 정도 임의로 조절이 가능하므로 호흡을 측정할 때에는 맥박을 재면서 동시에 혹은 즉시 연속적으로 호흡을 측정하여 환자가 알아차리지 않도록 해야 한다.

2) 호흡평가

(1) 호흡수(률)

성인의 정상적인 호흡수는 1분에 12~20회이다. 운동, 체온상승, 흡연 등은 호흡수(률)를 증가시키고, 뇌줄기(뇌간)에 장애가 발생할 경우에는 호흡을 억제한다. 호흡수가 증가하면 빠른호흡(빈호흡, tachypnea)이라 하며, 감소하면 느린호흡(호흡완만. bradypnea)이라 부른다. 정상호흡(eupnea)은 규칙적이고 잡음이 없다.

(2) 깊이

심호흡은 많은 양의 공기를 내쉬고 들이쉬는 것이며 허파(폐)가 가장 많이 팽창된다. 얕은 호흡은 적은 양의 공기가 교환되고 최소의 허파(폐)조직이 사용된다. 정상적으로 1회 호흡동안 성인의 허파(폐)로 들어가는 공기량은 약 500 mL이며 이것을 일회 호흡량(tidal volume)이라 한다. 가로막(횡격막)은 약 1 cm 정도 움직이고, 갈비뼈(늑골)는 중심선에서 1.2~2.5 cm 정도 상승한다.

(3) 리듬

호흡리듬은 들숨(흡기)과 날숨(호기)의 규칙성을 의미한다. 호흡리듬은 규칙적 또는 불규칙적으로 표현할 수 있고 정상호흡은 간격이 일정하게 유지되는 규칙적인 호흡이다.

체인스톡(Cheyne-Stoke's) 호흡은 무호흡(apnea)과 과다호흡(hyperpnea)이 교대로 있는 불규칙한 호흡상태이다. 이 호흡은 환기리듬이 심각하게 변화된 상태로 뇌의 호흡중추손상으로 발생되는데 대개 임종 직전에 발생한다. 빠르고 깊은 호흡을 쿠스마울(Kussmaul) 호흡이라 하며, 당뇨병케톤산증(ketoacidosis)이나 콩팥기능상실(신부전) 환자에게 흔히 발생한다.

(4) 질

정상적인 호흡은 노력을 요하지 않는다. 호흡의 질을 평가하는 데는 호흡을 위한 노력의 정도와 호흡시의 잡음 등이 있다. 호흡의 질 평가를 위한 3가지 객관적인 성질인 호흡수(률), 깊이, 리듬을 사정하면서 호흡의 질을 평가한다.

3) 이상호흡

이상호흡 양상으로는 빠른호흡, 호흡완만, 과다호흡, 체인스톡 호흡. 비오씨 호흡, 쿠스마울 호흡 등이 있다. 이상호흡의 종류는 〈표 3-7〉과 같다.

4) 호흡에 영향을 미치는 요인

응급구조사는 호흡수(률), 깊이, 리듬에 영향을 주는 요인들을 알고 있어야 한다. 호흡에 영향을 주는 요인들로는 연령, 운동, 스트레스, 환경, 열, 자세, 약물, 흡연 등이 있다. 호흡에 영향을 미치는 요인은 〈표 3-8〉과 같다.

[표 3-7] 이상호흡

	종 류	호흡의 특성	원 인
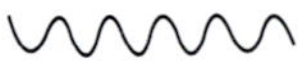	정상호흡(Eupnea)	정상 호흡수(률)와 양상	
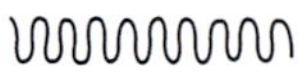	빠른호흡(Tachypnea)	증가된 호흡수(률)	열, 불안, 운동, 쇼크
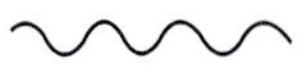	호흡완만(Bradypnea)	감소된 호흡수(률)	수면, 약물남용, 대사장애, 두부손상, 뇌졸중(뇌중풍)
	무호흡(Apnea)	호흡이 없음	의식이 감소된 환자, 두부손상, 뇌졸중(뇌중풍)
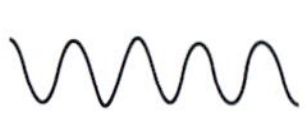	과다호흡(Hyperpnea)	정상 호흡이나 깊게 호흡함	정서적 스트레스, 당뇨병케톤산증
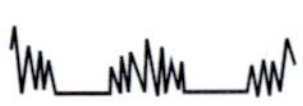	체인스톡호흡(Cheyne-Stokes respiration)	무호흡 기간이 점점 증가되고 감소되는 호흡(무호흡과 과다호흡이 교대)	두개 내압상승, 뇌줄기(뇌간)상승, 임종직전, 뇌졸중(뇌중풍), 뇌종양, 요독증, 심장기능상실(심부전), 마약 또는 수면제복용시
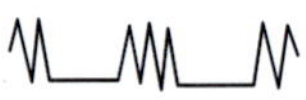	비오씨호흡(Biot's respiration)	호흡주기 사이에 짧은 휴식기가 있는 빠르고 깊은 호흡(가쁜호흡)	많은 중추신경계 원인, 두부손상
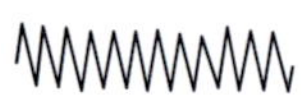	쿠스마울호흡(Kussmaul respiration)	빠르고 깊은 호흡	콩팥기능상실(신부전), 대사성산증, 당뇨병성케톤산증
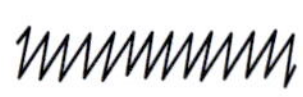	지속성흡식 호흡	짧은 날숨(호기)과 지속적인 들숨(흡기)	뇌줄기(뇌간)의 병변

[표 3-8] 호흡에 영향을 미치는 요인

요 인	결 과
연 령	연령증가 시 호흡수(률) 감소, 노인의 경우 환기력 감소로 호흡수(률) 증가
운 동	신진대사 증가로 호흡수(률) 증가
스트레스	교감신경자극으로 호흡수(률), 깊이 모두 증가
환 경	대기온도 상승시 호흡수(률) 증가
열	조직의 대사율이 증가되어 호흡을 통해 방출시키므로 호흡수(률) 증가 0.6℃ 상승시 4회 상승
자 세	서있는 자세에서 환기량 증가로 호흡수(률) 감소, 구부린 자세에서는 호흡수(률), 깊이 감소
약 물	마약성 진통제, 진정제 등은 호흡운동을 억제시켜 호흡수(률)와 깊이 감소, 암페타민(Amphetamine), 코카인(Cocaine) 등은 환기량을 증가시켜 호흡수(률)와 깊이 증가
흡 연	기도변화로 호흡수(률) 증가
뇌 손 상	뇌줄기(뇌간)장애는 호흡 중추 억제
고도상승	산소농도 저하로 호흡수(률)와 깊이 증가

5) 호흡 측정 방법

호흡 측정 방법의 목적은 호흡수(률), 리듬, 깊이, 질을 평가하기 위함이다. 호흡 측정 방법의 절차는 〈표 3-9〉와 같다.

[표 3-9] 호흡 측정 방법 절차

절　　차	이론적 근거
1. 맥박을 측정 한 후 환자가 눈치 채지 못하게 그 자세로 측정한다.	• 호흡은 임의로 조절이 가능하기 때문이다.
2. 환자의 상태를 평가한다.	• 피부의 색깔 변화, 호흡시 자세, 저산소증 증상 관찰(불안정, 졸림, 안절부절, 무의식 등), 호흡기계 질환의 증상여부 관찰하여 호흡의 변화를 주지 않는 적절한 시간에 측정한다.
3. 가슴의 움직임을 본다.	• 들숨(흡기)과 날숨(호기)을 합쳐서 1회로 본다.
4. 규칙적일 때는 30초간 측정하여 2배를 하고 불규칙적일 때는 1분간 측정한다. 유·소아는 1분간 측정한다.	• 정상 성인 호흡수 : 12~20회/분, • 소아 : 22~28회/분
5. 호흡 시 가슴 움직임의 깊이, 대칭성, 호흡음, 피부색, 리듬, 간격, 호흡 시 어려움의 특성 등을 관찰한다.	
6. 호흡수, 깊이와 리듬을 기록한다.	

5. 체온(Body temperature, BT)

1) 체온의 정의

체온은 신체가 생산한 열과 소실 사이의 균형을 나타낸다. 열 생산은 신진대사라는 일반적인 체내 물리적·화학적 과정에서 열이 발생하고, 열 소실은 호흡, 배설, 피부를 통한 열전도 등의 과정을 통해 열을 잃는다. 대체로 신체는 체내 온도를 섭씨 약 36.5~37℃ 정도로 유지한다.

심부온도가 33℃ 미만으로 하강하거나 41℃ 이상으로 상승하면 신체조절 능력에 과중한 부담을 주게 된다. 특히 신생아나 노인에서는 조절력이 약화되어 있으므로 환경온도 변화에 의해 영향을 받게 된다. 세포의 생존과 기능유지에 필수적인 화학반응은 37℃ 전후에서 최적의 상태를 나타낸다.

체온은 뇌의 시상하부에 의해 조절되며, 실제적으로 이 구조는 체온을 감시하는 온도조절장치 작용을 한다. 체온을 시상하부로 입력시키는 곳인 말초체온 수용체는 피부와 점막에 있고, 중추체온 수용체는 시상하부이다.

체온의 조절은 혈류조절, 땀흘림(발한), 떨림 등을 통하여 일어난다. 체온이 너무 낮으면 열을 보존하려는 혈관수축과 열을 더 발산하려는 떨림 작용을 통해 중심체온을 정상적으로 유지한다. 근육의 떨림은 큰 골격근의 격렬한 활동을 일으키기 때문에 열을 생산한다. 더운 환경에 신체가 노출될 때 시상하부는 피부의 혈관을 넓게 확장시키며 많은 혈액이 흘러 열이 소실되며, 또한 땀샘을 자극하여 땀이 나오도록 하여 열 소실이 이루어진다.

생존 가능한 체온범위는 30~44℃로 30℃ 이하 또는 44℃ 이상일 경우는 체온기전의 소실로 사망한다. 체온이 오르면 뇌의 대사과정을 위협하게 된다. 38℃ 이상 상승되면 대사는 증가되며 39℃ 이상이 되면 신경원이 손상된다. 실제로 체온이 41℃ 이상이 되면 뇌세포가 파괴되며 경련이 발생하게 된다. 42.2℃ 이상이 되는 경우 세포단백질이 변성되고 조직이 손상되기 때문에 결국 효소 변성으로 인한 비가역적인 뇌손상으로 사망하기 쉽다.

극심한 저온환경 또한 체온에 영향을 미친다. 말초혈관 수축과 오한 발생기전은 열생산과 열소실 균형을 잃게 되고 34℃ 정도면 정상 체온유지 기전이 감소된다. 중심체온이 31℃ 이하가 되면 심장음이 감소되고 심장장애가 발생된다. 22℃ 이하면 환자는 사망한 환자의 외형을 보이며 비가역적인 무수축 상태가 발생된다. 대부분의 체온계는 35℃ 이하는 측정이 되지 않으며 특별한 평가도구를 구급차 내에 갖추어야 한다.

체온은 병원 전에 자주 측정하지는 않으나 저체온증이 의심되는 환자나 감염 등으로 체온이 상승한 환자에게 반드시 측정하여야 한다. 또한 정상 체온이 아닌 경우, 즉 너무 저온이거나 고온인 경우는 겨드랑 및 입(경구)체온을 측정하는 것보다 중심체온을 측정하여야 한다. 입(경구)체온 측정시 온도범위는 〈표 3-10〉과 같다.

[표 3-10] 입(경구)체온 측정시 온도범위

	℃	℉
사망 이상고열(Hyperpyrexia)	44	111.2
	43	109.4
	42	107.6
	41	105.8
발열(Pyrexia)	40	104.0
	39	102.2
	38	100.4
정상체온(Average) 정상범위	37	98.6
	36	96.8
저체온(Hypothermia) 사망	35	95.0
	34	93.2

2) 체온 측정치의 전환법

화씨(Fahrenheit)를 섭씨(Celsius)로 전환하는 경우와 그 반대의 경우는 다음과 같다.

$$℉ = (℃ \times 9 / 5) + 32$$
$$℃ = (℉ - 32℃) \times 5 / 9$$

3) 체온측정부위

내부체온을 측정할 수 있는 중요한 부위는 입(경구), 곧창자(직장), 겨드랑, 고막 등이 있다. 정상적인 입(경구) 체온을 대략 37℃라 하면, 곧창자(직장) 체온은 대략 0.6℃가 입(경구)체온 보다 높으며, 겨드랑(액와) 체온은 약 0.6℃가 입(경구)체온 보다 더 낮다.

(1) 입(경구)

입(경구)체온 측정은 입을 다물고 혀 밑에 체온계를 유지할 수 있는 사람에게만 가능하다. 그러므로 성인이나 협조적이고 성숙한 아이에게 적합하다. 반면, 의식이 없는 환자, 혼돈 상태, 입(경구) 수술한 환자, 코위관을 삽입한 사람, 코로 산소가 주입되는 환자에게는 적합하지 않다. 또한, 뜨겁거나 찬 음식을 먹거나 마신 사람, 또는 흡연한 후 즉시 측정해서는 안 되며 적어도 30분 후에 측정하도록 권장된다. 측정시간은 약 3~5분이다.

(2) 곧창자(직장)

곧창자(직장)는 입(경구)이나 겨드랑이 체온 측정보다 정확하다. 하지만, 치질절제술, 샅(회음)절제술 등 항문 수술을 한 환자, 항문 질환, 설사 환자 등에는 부적절하다. 또한, 심장에 문제가 있는 환자는 체온계가 미주신경(vagus nerve)을 자극할 수 있고, 심장활동에 영향을 미칠 수 있기 때문에 부적절하다. 소아, 무의식 환자, 이성이 없는 환자에게 곧창자 체온이 이용된다. 특별히 신생아를 곧창자 체온측정을 할 때는 체온계로 곧창자를 관통시킬 수 있으므로 조심해야 한다. 측정시간은 약 2~4분이다.

(3) 겨드랑

겨드랑은 체온측정으로 가장 안전한 부위이나 가장 부정확하고 신빙성이 적다. 겨드랑이는 팔에 가깝게 위치하고 주위환경의 영향을 많이 받으므로 심부온도를 정확히 반영하기가 어렵다. 하지만, 다른 체온 측정에 비해 안전하고 접근이 용이하여 심리적인 불편감이 덜하다. 이에, 겨드랑은 측정이 쉽고 항문 천공의 가능성이 없기 때문에 신생아들의 체온을 측정하기 위해 우선적인 선택 부위가 된다. 겨드랑의 체온측정 방법은 비이성적인 사람, 혼미한 사람, 혼수상태의 환자 또는 경련을 일으키기 쉬운 환자, 얼굴에 외상이나 수술을 한 환자, 코위관을 삽입한 환자들에게 이용된다. 이러한 환자들은 곧창자(직장) 체온측정도 가능하다. 측정시간은 약 5~10분이다.

(4) 고막

고막 및 이도는 체온조절중추가 있는 시상하부와 동일한 동맥으로부터 혈액공급을 받고 있어 심부온도 측정을 위한 가장 좋은 부위로 여겨지고 있다. 체온계에서 적외선 감지기는 신체로부터 나오는 적외선을 감지하여 체온을 측정한다. 귓속의 1차적 열 원천은 고막이다. 체온계는 고막과는 접촉하지 않아야 한다. 측정이 편리하고, 측정시간이 짧고, 호흡, 흡연, 음식섭취 등의 영향을 받지 않아 효과적이다. 그러나 대기온도에 의해 영향을 받을 수 있고, 대상자의 귀 상태에 따른 영향을 받을 수 있다는 단점이 있다.

4) 체온에 영향을 미치는 요인

체온조절에 영향을 주는 요인으로는 연령, 일주기성 변동, 운동, 호르몬, 스트레스, 환경 등이 있다. 체온에 영향을 미치는 요인은 〈표 3-11〉과 같다.

[표 3-11] 체온에 영향을 미치는 요인

요 인	결 과
연 령	• 영아 : 환경온도에 영향을 크게 받고, 신장 주변에 위치한 갈색지방을 연소시켜 열을 생산하므로 극심한 온도 변화로부터 보호해야 함. • 노인 : 75세 이상의 노인들은 부적절한 식이, 피하지방 소실, 활동부족, 열 조절 기능의 효율성 감소 등으로 저체온의 위험이 있음.
일주기성 변동	• 일주기성 변동/하루 리듬(diurnal variation, circulation rhythm) : 정상적으로 체온은 하룻 동안 이른 아침부터 늦은 오후까지 약 1.0℃ 변화함. 체온이 최고로 높아질 때는 오후 4~6시이며, 새벽 4~6시 사이는 가장 낮아짐.
운동	• 운동 : 힘든 작업이나 격렬한 운동은 근육 활동을 통해 열 생산을 증가시켜 직장 체온을 약 38.3~40℃까지 상승시킬 수 있음.
호르몬	• 여성의 경우 배란기에 프로게스테론 분비로 기초체온이 약 0.3~0.6℃ 상승함.
스트레스	• 교감신경계 자극은 에피네프린과 노르에피네프린의 분비를 증가시켜 대사율과 열 생산을 상승시킴. 극도의 스트레스를 경험하거나 불안해한다면 체온상승을 예측할 수 있어야 함.
환경	• 극단적인 환경온도는 대상자의 온도조절체계에 영향을 미칠 수 있음.

5) 체온계의 종류

체온계는 유리 수은체온계, 전자체온계, 고막체온계, 일회용체온계 등 여러 가지가 있으나, 유리 체온계는 파손으로 인한 수은 노출의 위험성 때문에 현장에서 거의 사용되지 않는다.

① 전자체온계는 유리 수은체온계의 불편함을 해소하기 위하여 만들어졌다. 유리 수은체온계의 단점으로는 인체에 해를 가하는 수은을 사용하고, 깨지기 쉽고, 측정시간이 오래 걸린다는 것이다. 전자체온계는 온도 센서로 온도에 따라 전기 저항이 변하는 서미스터(Thermometer)를 이용하여 측정한다.

② 고막체온계는 전자체온계의 일종으로 체온계 끝이 귀에 들어가는 형태이고, 일회용 덮개가 붙어 있다. 체온계 끝을 귀에 넣은 상태에서 버튼을 누르면 적외선이 고막에 닿는다. 정확히 위치를 잡은 체온계 센서는 고막의 혈액 온도를 감지한다. 측정값은 체온계의 디지털 스크린에 2초내에 표시된다.

③ 일회용 체온계는 꽤 정확하지만 유리 수은체온계, 전자체온계, 고막체온계만큼 신뢰하지 않는다. 일회용 체온계의 띠에 나타나는 색깔변화를 보고 바로 체온을 확인할 수 있다.

④ 측두동맥 체온계는 이마를 지나는 측두동맥 온도와 방안의 온도를 비교하고 폐동맥을 흐르는 혈액의 심부온도에 가까운 열균형을 계산하는 적외선 체온계를 이용하여 열을 측정한다.

⑤ 비접촉식 체온계는 신체 노출 부위에 직접 닿지 않게 체온계를 접근하면 센서기가 체온을 감지하여 온도를 측정한다.

6) 체온 측정 방법

체온 측정은 입, 겨드랑이, 직장, 고막, 피부 등이 있다. 이 중 고막 체온 측정법 절차는 〈표 3-12〉와 같다.

[표 3-12] 고막 체온 측정법 절차

절 차	이론적 근거
1. 대상자에게 절차를 설명한다.	
2. 물품을 준비한다.	
3. 손을 씻는다.	• 감염으로부터 예방하기 위함이다.
4. 측정부위로 고막부위를 선택한다.	
5. 고막체온 측정 시 체온계에 고막탐지 커버(probe cover)를 부착한다.	• 고막체온계는 자동버튼을 누르면 약 10초 뒤 화면상에 ready가 표시된다.
6. S자로 구부러져 있는 외이도를 곧게 형성시킨다.	• 3세 이상의 경우: 귓바퀴를 후 상방으로 당긴다. • 3세 이하의 경우: 귓바퀴를 후 하방으로 당긴다.
7. 부드럽게 탐지 커버를 귀속에 넣고 버튼을 누른다.	
8. 귓속으로 삽입되면 약 2초 이내 디지털 계기판에 숫자가 표시된다.	
9. 측정완료 후 디지털계기판에 표시된 숫자를 읽고 탐지 커버를 벗긴다.	
10. 의무기록지 또는 구급일지에 기록한다.	

6. 기본검사

활력징후 측정 이외에도 다음 평가기술을 통해 환자의 다른 측면을 조사할 수 있다.

1) 심전도(electrocardiogram, EKG)

심전도는 손상 및 내과환자의 평가에 필수적이다. 심전도 평가를 통해 심장의 문제를 파악해줄 뿐만 아니라 머리외상, 가슴외상, 뇌졸중(뇌중풍), 약물, 호흡 및 대사장애로 인한 부정맥(arrhythmia)을 진단할 수 있다.

심전도 기록 시 환자가 안정상태가 되도록 하며, 피부와 유도와의 접촉이 잘 되도록 한다. 유도부위가 정확한지 확인한다. 흔히 좌우가 바뀌는 경우가 있다. 흉부유도의 경우 유도 부위가 조금만 틀려도 파형이 변하므로 매번 같은 부위에 전극이 부착되도록 주의한다.

심전도 기록에는 12유도 심전도를 찍는 방법과 심전도 감시 장치로 심전도를 지속적으로 감시하는 방법이 있다. 12유도 심전도 방법은 가슴통증이 있는 모든 환자에게서 병원 전에 찍어 이송할 병원으로 전송하여 심근경색증 유무를 구분하고 빠른 치료를 시작하는데 도움이 될 수 있도록 하여야 한다.

심전도 감시장치로 지속적으로 감시하는 경우는 부정맥이 있는 경우 감시를 위한 방법이다. 대개 심전도 감시를 하려면 응급 시 사용하는 3유도, 즉 오른쪽 빗장뼈(쇄골) 부위, 왼쪽 빗장뼈(쇄골) 부위 및 왼쪽 가슴근(흉근) 하부(심장끝 하부)에 유도를 부착한다. 이 위치만으로도 심전도 유도인 유도 Ⅰ, Ⅱ, Ⅲ을 모두 감시할 수 있으며 제세동 전극을 부착하는 부위를 피하여 부착하는 것이 좋다.

심정지 환자의 심폐소생술 중에는 제세동기의 제세동 전극(quick paddle)을 사용하여 심전도 전극을 붙이는 시간을 절약할 수 있을 뿐 아니라 심실세동이 관찰될 때 즉시 제세동을 할 수 있는 이점을 가지고 있다. 최근에는 체표에 부착하는 전극을 통하여 심전도 감시 뿐 아니라 제세동 및 경피인공박동조율이 가능한 장비들이 개발되어 있다.

2) 맥박산소 측정기(pulse oximetry)

저산소증이 조금이라도 의심 될 때는 환자의 산소포화도를 측정하는 것을 필수적이다. 맥박산소 측정은 환자의 헤모글로빈의 산소포화도를 관찰하는 비침습적 방법이다. 맥박산소 측정기에는 탐색자(Probe) 센서와 디지털 데이터 송신기가 달린 모니터링 장치가 있다. 센서는 조직을 지나는 혈류가 충분할 때만 정확하게 산소포화도를 측정할 수 있다.

측정부위로는 보편적으로 손가락 끝이지만 귓불, 발가락 끝, 코, 이마 등에 가능하다. 맥박산소 측정기는 신속·정확하게 객관적으로 환자의 산소화 상태를 반영하는 도구로 산소치료, 투약, 흡인(suction), 호흡기능 보조 등의 중재 효과를 파악해준다. 맥박산소측정은 종종 제5의 활력징후로 언급되기도 한다. 이는 신체검진을 대체하는 것이 아닌 보조하기 위해 고안된 것이다.

효과적으로 호흡하는 환자는 96~100% 산소포화도를 나타낸다. 호흡이 곤란하면 약간 산소포화도가 떨어진다. 산소포화도가 90% 이하인 환자는 즉각적이고 효과적인 산소치료가 요구되며 가능하면 양압환기를 실시한다. COVID-19 환자의 경우 92% 이하로 떨어지면 즉각적인 산소 치료가 필요하다.

부정확한 결과를 가져올 수 있는 조건들은 저체온, 관류저하, 탈수, 혈관 수축제 투여 등이 부정확한 결과를 유발한다. 또한, 적혈구 수의 감소(빈혈)는 산소포화도가 높게 측정되는 오류를 유발하고, 부정확한 센서 부착, 지나친 굳은살, 움직임 또한 잘못된 결과를 유발한다. 이러한 환자의 활력징후를 세심히 측정하고 측정기 결과와 무관하게 산소를 공급해 주어야 한다.

3) 혈당측정기(Glucometer)

혈당측정기(Glucometer)는 병원전 치료에 괄목할 만한 영향을 주고 있으며, 병원전 치료에 사용되는 혈당 측정기는 대부분 전혈(whole blood)에서 포도당을 측정한다. 혈당측정기는 혈당검사용 스틱(stick)에 약간의 혈액을 묻힌 후 몇 초간 지난 후 화면의 숫자를 보고 혈당 수준을 판정한다.

미국당뇨학회와 WHO에서는 당뇨 진단기준을 제시하였다. 첫째 전형적인 증상(다뇨, 다음, 설명되지 않는 체중감소)이 있고 혈당이 200 mg/dl 이상일 때, 둘째 8시간 이상 공복혈당이 126 mg/dl 이상일 때, 셋째 포도당 75 g을 경구 당부하검사(포도당내성검사, glucose tolerance test) 2시간째 측정한 혈당이 200 mg/dl 이상일 때, 넷째 당화헤모글로빈(당화혈색소) 검사 결과가 6.5% 이상인 경우 당뇨병으로 진단한다.

정상 혈당수준 범위는 80~140 mg/dl이다. 이는, 공복에서 혈당은 대개 80~100 mg/dl 정상이며, 식후 2시간 혈당은 약 120~140 mg/dl까지를 정상수준으로 보고 있다.

평균치보다 낮은 혈당(80 mg/dl 이하일 때)을 저혈당이라 한다. 60 mg/dl 미만이면 생리식염수로 정맥 주입을 시작하며 50% 포도당 50~100 mL를 정맥으로 투여한다. 환자가 의식이 있고 삼킬 수 있으면 사탕, 캐러멜, 오렌지 주스, 설탕물, 상품으로 나온 포도당 젤리를 먹게 한다.

평균치보다 높은 혈당(140 mg/dl 이상일 때)을 고혈당이라 한다. 고혈당인 경우에는 생리식염수로 정맥 주입을 시작하며, 인슐린을 정맥 또는 피하 투여한다.

최신 혈당측정기는 피부의 사이질액(간질액, interstitial fluid)에서 추출되는 포도당을 측정할 수 있으며, 통증이 덜한 검사를 의미한다. 많은 당뇨환자들은 정해진 시간 간격으로 혈당을 측정하는 지속적 모니터링을 한다.

(1) 혈당 측정 절차

혈당 측정 절차는 〈표 3-13〉, 〈그림 3-3〉과 같다. 준비물품으로는 혈당측정기(blood glucose meter), 채혈기(penlet), 채혈침(lancet), 소독솜, 혈당검사지(blood glucose reagent strip), 검사지 보관통, 장갑(필요시), 손 소독제, 손상성 폐기물 전용용기, 일반의료폐기물 전용용기, 처치 기록지 등이다.

[표 3-13] 혈당 측정 절차

절차	이론적 근거
1. 손위생을 한다.	• 미생물의 전파를 막기 위함이다.
2. 간이혈당측정에 필요한 물품을 준비한다.	
3. 준비한 물품을 가지고 환자에게 가지고 가서 검사대상자를 확인한다.	
4. 검사 대상자에게 혈당측정의 목적과 절차에 대해 설명한다.	• 마지막 음식 섭취에 대한 양과 시간 등을 확인함으로써 결과해석에 참고하기 위함이다.
5. 손 소독제로 손 위생을 실시한다.	
6. 대상자의 손가락 끝을 부드럽게 촉진하여 채혈을 하기가 적합한지 확인한 다음, 천자할 부위를 소독솜으로 닦아 말린다.	• 반복 채혈 시에는 천자할 부위를(천자할 손가락 끝의 옆면이나 신생아일 경우 뒤꿈치) 비누와 따뜻한 물로 닦은 뒤 건조시킨다. • 알코올은 피부를 건조시키므로 반복 채혈 시는 알코올 대신에 비누와 물을 사용하여 손을 씻는다.
7. 채혈기에 채혈침을 끼워 대상자의 피부상태에 맞도록 삽입 깊이를 조절한다.	
8. (장갑을 끼고) 혈당측정기의 전원을 켜고 검사지 보관통에 있는 혈당검사지를 꺼내 혈당측정기에 삽입한다. 〈그림 3-4A〉	
9. 채혈기를 손가락 끝부분의 측면에 놓고 채혈침이 피부를 순간적으로 천자하도록 버튼을 누른다. 〈그림 3-4B〉	• 손가락의 옆쪽 면이 통증에 덜 예민하다.
10. 천자부위에서 힘주어 혈액을 짜내지 말고 혈액이 자연스럽게 흘러나오게 한다. 〈그림 3-4C〉	• 천자부위를 짜거나 압력을 가해서 혈액이 나오도록 하면 검사결과에 영향을 미칠 수 있다. • 마사지를 하면 손가락 끝으로 혈류가 증가된다.
11. 혈액을 검사지에 묻히고 천자부위는 소독솜으로 눌러준다. 〈그림 3-4D〉	천자부위의 지혈을 위함이다.
12. 혈당측정기의 모니터에 나타나는 수치를 확인하고 기록지에 기록한다. 〈그림 3-4E〉	

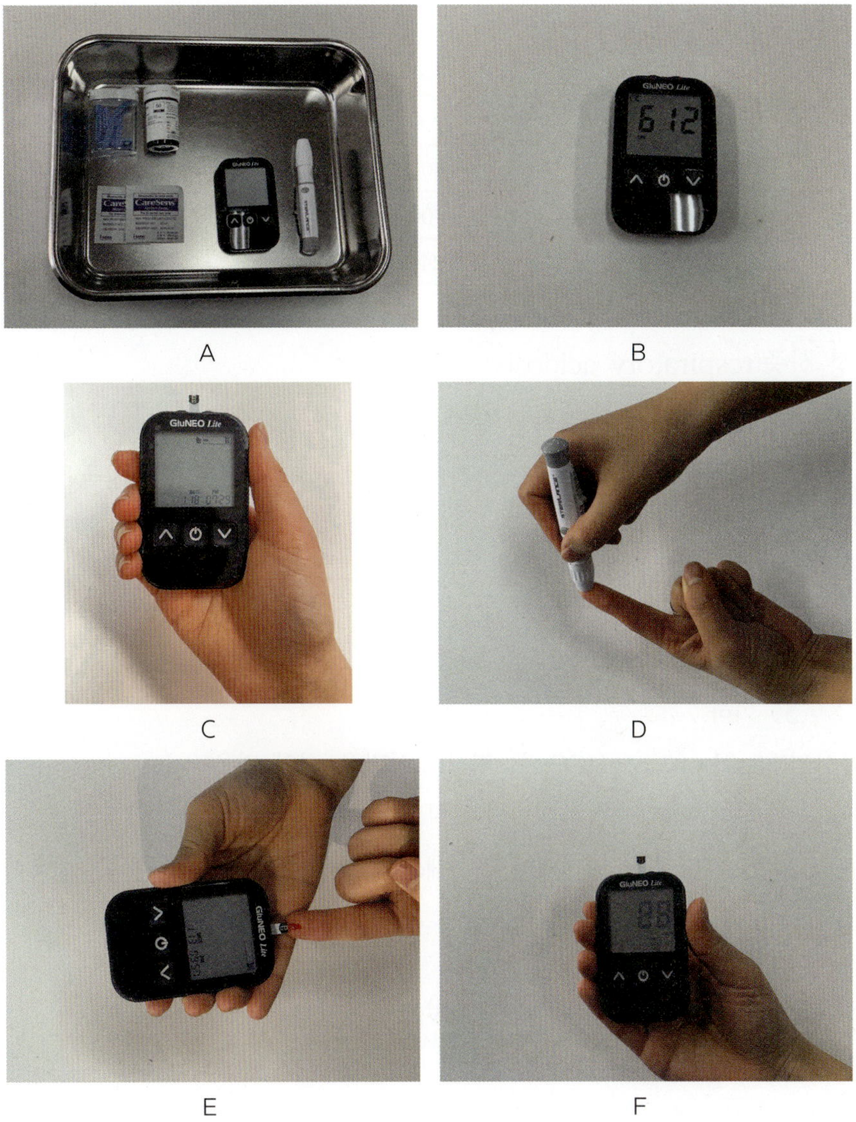

〈그림 3-4〉 혈당 측정 과정

4) 동맥혈 가스 분석(Arterial blood gas analysis, ABGA)

동맥혈 가스 분석(arterial blood gas analysis, ABGA)이란 PaO_2(혈액 중 산소의 분압)를 측정하여 허파의 환기, 확산, 산화, 동맥혈의 pH에 의한 산-알카리 평형 상태를 알아보는 검사 방법을 말한다. 동맥혈 가스 분석의 목적은 호흡과 대사성 이상을 가진 환자의 관리를 하는데 도움을 주는 중요한 정보를 제공하기 위함이다. 동맥혈은 신체에서 잘 만져지는 부위라면 어디서나 채취 가능하고, 노(요골)동맥을 주로 사용한다. 동맥혈 가스 분석 검사의 정상치는 〈표 3-14〉와 같다.

[표 3-14] 동맥혈 가스 분석 결과 정상치

구성요소	동맥혈	정맥혈
pH	7.40(7.35~7.45)	7.36(7.31~7.41)
$PaCO_2$	40(35~45)	35~40
PaO_2	100(80~100)	41~51
Bicarbonate(HCO_3^-, 중탄산염)	24(22~26)	22~28

(1) 호흡성 산증(respiratory acidosis)

허파꽈리의 환기 저하로 인하여 증가한 탄산으로부터 수소이온이 과다하게 생성된 상태를 말한다. 호흡성 산증의 원인은 크게 호흡성 자극 자체가 감소된 상태와 호흡성 자극은 있으나 호흡기능이 결여된 경우로 크게 나눌 수 있다.

① 기준
- $PaCO_2$: 45 mmHg 이상
- pH : 7.35 이하
- 중탄산염(bicarbonate, HCO_3^-): 정상(보상반응 전인 경우)

② 원인 : 허파꽈리(폐포)의 저환기로 이산화탄소의 저류, 폐렴, 급성호흡곤란증후군, 허파(폐)부종, 이물질흡인, 기도폐쇄, 최면제나 진정제의 과량투여, 가슴손상, 천식, 섬유성낭종, 폐공기증(폐기종, emphysema), 길랑－바레증후군(Guillain-Barré syndrome)

(2) 호흡성 알칼리증(respiratory alkalosis)

호흡성 알칼리증은 환기증가로 인하여 감소된 탄산으로부터 생성되는 수소이온이 부족한 상태로 어떤 원인에 의해 저산소혈증, 저혈압 등의 말초화학수용체의 자극, 중추성 호흡자극 등에 의하여 유발된다.

① 기준
- $PaCO_2$: 35 mmHg 이하
- pH : 7.45 이상
- 중탄산염(bicarbonate, HCO_3^-) : 정상(보상반응 전인 경우)

② 원인 : 불안, 공포, 빈혈, 과대사상태, 중추신경계 외상(두부손상, 감염), 약물(아스피린 과량투여), 발열, 저산소증, 기계환기로 인한 과다호흡 등

(3) 대사성 산증(metabolic acidosis)

대사성 산증은 어떠한 원인에 의하여 H^-이온이 증가된 상태이거나, 중탄산염(bicarbonate)이 감

소된 상태를 의미하며, 호흡성 알칼리증에 의하여 보상될 수 있다.

① 기준
- $PaCO_2$: 정상범위
- pH : 7.35 이하(보상반응 전인 경우)
- 중탄산염(bicarbonate, HCO_3^-) : 22 mEq/L 이하

② 원인: 기아, 탈수, 당뇨병케톤산증, 설사, 콩팥기능상실(신부전) 등

(4) 대사성 알칼리증(metabolic alkalosis)

대사성 알칼리증은 체내에 H^-이온이 감소하고, HCO_3^-가 증가하는 것으로 HCO_3^-의 증가는 HCO_3가 새로 증가하거나 세포외액 용적이 감소하므로 생기는 경우와 콩팥의 혈장에서 HCO_3^-를 증가시키는 기전에 의하여 생기는 것이다.

① 기준
- $PaCO_2$: 정상범위
- pH : 7.45 이상(보상반응 전인 경우)
- 중탄산염(bicarbonate, HCO_3^-) : 26 mEq/L 이상

② 원인 : 구토, 위흡인, 칼륨소실 이뇨제 과잉사용, 과알도스테론혈증, 부신겉질항진증(부신피질항진증, 쿠싱증후군), 중탄산염 과잉상태 등

(5) 동맥 천자 절차

동맥혈 가스 분석은 전반적인 산-알카리 균형 상태 뿐만 아니라 환자의 환기 및 관류 상태에 관한 정보도 제공한다. 직접적인 동맥천자로 동맥혈을 채취하며, 흔히 노동맥이나 기존 동맥 카테터에서 채취한다. 동맥 천자 절차는 〈표 3-15〉와 같다.

[표 3-15] 동맥 천자 절차

절 차	이론적 근거
1. 환자가 바로누운자세나 반 앉은 자세를 취한 상태를 유지하며, 동맥을 찾는다.	• 환자의 손목을 45° 펴고, 손목의 노(요골)동맥을 맥박촉진에 의해 찾는다.
2. 채취할 부위는 베타딘이나 알코올로 소독한다.	• 천자부위 감염으로부터 예방하기 위함이다.
3. 노(요골)동맥을 만지고, 20~22 gage 1 inch 바늘이 꽂인 1,000 unit/mL 헤파린이 코팅된 5 mL 주사기를 45°~90° 각도가 유지되게 동맥에 바늘을 접근시킨다.	
4. 박동 시 바늘 내경이 작아 잘 나타나지 않지만 정맥이 아니라 동맥압에 의해 주사기 내관이 뒤로 밀린다.	

[표 3-15] 동맥 천자 절차(계속)

절 차	이론적 근거
5. 3~5 mL 혈액을 뽑은 후 주사기를 빼고 즉시 거즈로 압박을 가한다.	• 혈종이 생기지 않게 3~5분 동안 누른다.
5. 주사기를 수직으로 놓아 공기를 빼내고 바늘을 제거한다.	• 그 자리를 고무마개로 막아 혈액이 공기에 노출되는 것을 방지한다.
7. 주사기 안의 검체는 즉시 얼음 속에 넣고 검사실로 보낸다.	

7. 혈액검사

1) 기본혈액검사

혈액분석은 질병에 걸리거나 부상당한 환자에 관한 귀중한 정보를 제공할 수 있다. 이에, 혈액검사는 질병을 비롯해 영양 상태, 장기 기능 등 생화학적 및 생리학적 상태를 검사하기 위해 이용된다. 혈액 내 혈구(적혈구, 백혈구, 혈소판)에 대한 정보를 제공할 수 있다.

(1) 기본혈액검사 목적

혈액검사(Blood test)는 질환의 진단을 비롯해 치료 및 예후의 판정을 목적으로 시행하는 검사하는 것이다. 따라서, 혈액에서 의학적 정보를 얻기 위함이다.

(2) 채혈관 종류

혈액학적 검사를 하기 위해서는 혈액에 항응고제를 섞어 응고를 막아서 유형성분의 변화를 방지해야 한다. 혈액검사를 위해 진공채혈관의 종류를 살펴보면 Plain tube, Sodium Citrate tube, SST(Serum separator tube), PST(Plasmaseparator tube with Heparin), Heparin tube, EDTA(Ethylene Diamine Tetraacetic Acid), Antiglycolytic tube 등이 있다.

(3) 채혈관 종류에 따른 검사 항목

Plain tube의 주요 검사로는 화학 및 혈청분리검사, Sodium Citrate tube는 혈액응고검사, SST(Serum separator tube)는 화학 및 혈청분리검사, PST(Plasmaseparator tube with Heparin)는 화학 검사를 위한 혈장 분리검사, Heparin tube는 화학 검사를 위한 혈장 분리검사, EDTA(Ethylene Diamine Tetraacetic Acid)는 CBC 및 RBC검사, Antiglycolytic tube는 혈당측정검사 등이 이루어진다. 진공채혈관 종류에 따른 특징은 〈표 3-16〉과 같다.

[표 3-16] 진공채혈관 종류에 따른 특징

시험관명	색	용도	첨가제	채혈 순서	혼합
Blood culture bottles	하늘색 (Aerobic), 보라색 (Anaerobic)	• 세균배양 • 오염방지를 위해 최우선 채혈	Thioglycollate broth(혐기성) Trypticase soy broth(호기성)	1	8~10회
Plain tube	붉은색	• 화학, 면역 및 혈액은행 검사를 위한 혈청분리용	–	2	0회
Sodium Citrate tube	하늘색	• 혈액응고 및 혈소판기능 검사를 위한 혈장 분리용	Sodium Citrate(3.2%혹 3.8%)	3	3~4회
SST(Serum separator tube)	황색	• 화학, 면역 및 혈액은행 검사를 위한 혈청분리용	Clot activator 및 gel	4	5회
PST(Plasma separator tube with Heparin)	연초록색	• 화학 검사를 위한 혈장 분리용 • Heparin은 다른 tube에 혼합 되더라도 혈액응고 검사외에 큰 영향 없음	Lithium heparin 및 gel	5	8~10회
Heparin tube	초록색	• 화학 검사를 위한 혈장 분리용 • Heparin은 다른 tube에 혼합되더라도 혈액응고 검사 외에 큰 영향 없음	Lithium heparin 혹 Sodium heparin	6	8~10회
EDTA(Ethylene Diamine Tetraacetic Acid)	보라색	• CBC 등 혈액학 검사용	Spray dried K2 EDTA 혹 Liquid K3 EDTA	7	8~10회
Antiglycolytic tube	회색	• 혈당 측정용	Sodium fluoride, Potassium oxalate	8	8~10회

(4) 혈액검사 채혈 시 주의 사항

① 세균배양용 혈액은 세균 오염을 방지하기 위해 제일 먼저 채혈한다.

② 첨가제가 들어있는 다른 tube로부터 첨가제에 혼입을 방지하기 위해 Plain tube를 먼저 채혈한다.

③ 혈액응고검사에 영향을 줄 수 있는 첨가제의 혼입을 방지하기 위해 첨가제가 들어있는 tube 중에서 citrate tube를 먼저 채혈한다.

④ Heparin은 다른 tube에 혼입되더라도 혈액응고 검사 외에는 큰 영향을 주지 않는다.

⑤ EDTA(Ethylene Diamine Tetraacetic Acid)는 다른 tube에 혼입되면 검사결과에 큰 영향을 주기에 마지막에 채혈한다.

(5) 혈액검사 절차

채혈은 아침 공복 채혈이 원칙이나, 불가피한 경우에는 식후 2~3시간 후에 채혈한다. 혈액검사 절차 〈표 3-17〉와 같다.

준비물품으로는 주사기 사용 시에는 지혈대, 70% 알코올 솜, 멸균장갑, 5~10 mL 주사기(20~21G, 혈액검사용 용기) 등의 물품이 필요하다. 진공채혈관 사용 시에는 위의 물품 외에 진공시험관 홀더(Vacuum tube holder와 진공채혈관용 바늘 손상성 폐기물 전용용기, 일반 의료폐기물 전용용기 등이 필요하다.

[표 3-17] 혈액검사 절차

절차	이론적 근거
1. 손위생을 한다.	• 미생물의 전파를 막기 위함이다.
2. 대상자에게 자신을 소개하고, 대상자의 이름을 개방형으로 질문하여 대상자를 확인하고, 환자 팔찌와 환자리스트(처방지 또는 컴퓨터 출력물)를 대조하여 대상자(이름, 등록번호)를 확인한다.	• 정확한 검사를 위한 대상자 확인절차 시행한다.
3. 처방 및 혈액검사의 종류를 확인한 후 대상자에게 설명한다.	• 해당 검사에 필요한 양의 혈액을 채혈하고 대상자의 불안 감소한다.
4. 주사기를 준비하고, 시험관이나 혈액검사 용기에는 대상자의 성명, 연령, 등록번호 등을 적어서 라벨을 붙인다.	
5. 적절한 채혈부위를 선정한다.	• 채혈을 위해서는 팔의 노쪽피부정맥, 자쪽피부정맥, 정중정맥 중 잘 보이고 잘 만져지는 정맥을 선택한다.
6. 필요시 장갑을 낀다.	• 매독, HIV(human immunodfi-ciency virus), B형 및 C형 간염 등 혈액에 의한 감염을 막기 위함이다.
7. 채혈부위를 점검하고 선정된 부위보다 12~15 cm 위쪽에 지혈대를 묶는다.	• 시진과 촉진으로 혈관의 위치와 길이, 방향, 형태 및 특성을 확인한다. • 지혈대는 정맥혈류의 귀환은 차단하면서도 동맥혈류는 차단하지 않을 정도의 압력을 가해서 묶는다.
8. 채혈부위를 70% 알코올 솜이나 1% 포비돈 솜으로 천자할 부위를 잘 닦는다.	• 천자부위에 있는 피부의 미생물 수가 줄어들어 감염을 막을 수 있다.
9. 정맥천자를 시행한다.	• 피부에 남아 있는 피부소독제가 정맥 내에 들어가면 혈관이 수축되어 정맥의 직경이 줄어든다.
A. 주사기를 이용할 경우	
1) 주사기를 잡지 않은 쪽의 엄지손가락으로 채혈부위로부터 2.5~5cm 정도 아랫부분에 대고 피부를 아래로 팽팽히 잡아당긴다.	• 피부를 팽팽히 하면 혈관이 고정되어 움직이지 않으므로 천자 시 통증을 감소시킬 수 있다.
2) 20~21 G 주사바늘 사면이 위로 향하도록 한 후 15~30° 각도로 주사기를 잡은 다음에 혈류 방향으로 천자부위를 재빨리 찌른다.	• 주사바늘이 크면 통증이 커지고 작으면 채혈 시 용혈될 수 있음. 주사바늘이 정맥 내에 삽입되는 각도는 15~30°가 적절하다. • 사면이 위로 향하도록 한 다음에 삽입하면 조직손상을

[표 3-17] 혈액검사 절차(계속)

절차	이론적 근거
	적게 할 수 있으며, 주사바늘의 재빠른 삽입으로 불편감을 감소시킬 수 있다.
3) 주사바늘이 피부에 삽입되면 주사기의 각도를 피부에 평행되도록 낮추어 정맥을 찾아 혈관을 찌른다. 이때 주사바늘이 혈관에 제대로 삽입되어야 채혈과정이 원활해져 주사기 내로 혈액이 유입된다.	• 주사기의 삽입각도를 낮추면 주사바늘이 혈관벽을 천공할 가능성이 줄어든다.
4) 주사기의 밀대를 잡아당겨 필요한 양의 정맥혈을 주사기로 빼낸다.	• 주사바늘이 혈관에 제대로 들어갔는지 확인하기 위함이다.
5) 필요한 양의 혈액이 주사기 내로 모아지면 지혈대를 먼저 푼 다음에 주사기를 뺀다.	• 지혈대를 오래 감아두면 정맥울혈과 불편감이 초대됨. 또한 지혈대를 풀기 전에 주사기를 빼면 천자부위로 출혈이 될 수 있다.
6) 채혈한 검사물은 해당 채혈용기에 넣어 즉시 검사실로 보낸다.	• 채혈한 지 오래된 혈액은 검사결과에 영향을 줄 수 있다.
B. 진공채혈관(Vacutainer)을 이용하여 채혈할 경우	
1) 대상자의 혈관상태에 맞는 채혈용 바늘을 선택한다.	• 채혈용 바늘의 크기는 용기의 색깔로 구분되어 있다.
2) 채혈용 바늘이 들어 있는 용기 가운데에 라벨이 붙어 있는 부분을 돌려서 반투명한 플라스틱으로 된 용기의 한쪽 부분을 벗겨낸다.	• 반투명한 부분을 벗겨내면 플라스틱 용기로 싸여진 부분은 채혈용 바늘이 들어 있는 부분이고, 반대쪽에는 나사 모양으로 된 가는 tip과 연결된 얇은 고무로 싸여진 바늘이 나오는데 이 부분이 진공채혈관의 연결부위이다.
3) 고무로 싸여진 연결부위를 주사기의 외관 모양을 한 진공 채혈관 holder 안으로 넣은 다음 holder의 끝부분과 채혈용 바늘의 나사부분을 돌려서 고정한다.	• 채혈바늘과 holder가 완전히 연결된다.
4) 검사목적에 맞는 진공채혈관을 선택한다.	• 검사의 종류에 따라 시약 함유 여부 및 시약의 양과 종류, 채혈량이 달라지므로 용도에 맞는 진공채혈관을 선택한다.
5) 천자부위의 피부를 소독한 후 천자하려는 부위의 1인치 아랫부분을 팽팽히 잘 잡아당긴 후 바늘은 15°로 하여 1 cm의 깊이로 정맥을 천자한다.	• holder는 주사바늘 연결부위가 중앙에 위치하고 있어 주사바늘 삽입각도를 15°로 낮춘 다음 1cm 정도의 깊이로 찔러야 바늘이 혈관내로 삽입되며, 1cm보다 더 깊이 찌르면 혈관벽이 천공될 위험이 있다.
6) 검사목적에 맞는 진공채혈관을 holder 안으로 밀어 넣어서 천자한 바늘을 통해 진공채혈관으로 혈액이 유입되도록 한다.	• 진공채혈관은 검사에 필요한 양의 혈액만을 흡인한다.
7) 정맥천자 후 한 손의 집게손가락을 바늘의 중심부(hub)에 대고 나머지 손가락은 holder를 잡는다.	• 혈관 내에 삽입된 바늘의 위치를 고정하기 위함이다.
8) 채혈이 완료되면 지혈대를 풀고 채혈관을 빼낸 다음 바늘을 제거하며, 천자부위가 지혈되도록 마른 거즈나 알코올 솜으로 5~10분간 꼭 누르도록 한다.	• 완전히 지혈될 때까지 3~5분 이상 문지르지 말고 압박하도록 한다.
9) 천자부위는 가능한 한 심장부위보다 높여준다.	
10) 채혈한 검사물은 시약이 골고루 섞이도록 위 아래로 위치를 8번 정도 이동한다.	• 너무 세게 흔들면 혈액이 용혈(he-molysis)되어 검사결과가 부정확해진다.

2) 혈액배양검사

혈액배양은 혈액에서 세균과 진균을 검출하고 동정(감별)하기 위해 시행된다. 혈관 내 감염은 세균에 의해 가장 흔히 이루어지고, 또한 진균, 바이러스에 의해 일어날 수 있다. 아급성 세균성 심내막염(Subacute bacterial endocarditis), 장티푸스, 살모넬라증 의심환자, 원인 불명의 열이 수일 이상 계속되어 균혈증(Bacteremia)이나 패혈증(Septicemia)이 의심될 때 시행된다. 균혈증(Bacteremia, Septicemia)은 혈액의 감염을 뜻하고, 반면 패혈증(Sepsis)은 신체의 심각하고 중대한 때로는 생명을 위협하는 감염에 대한 반응을 말한다. 더불어, 뇌수막염이 의심될 때 세균성인지 바이러스성인지 판단하기 위해 이 검사를 사용하고 있다. 따라서 혈액배양은 환자의 진단적 가치, 예후, 치료에 중요하게 작용하게 된다.

(1) 검사의 목적

혈액내의 미생물을 배양하여 혈액 감염여부를 확인하는 검사를 말한다. 전신 감염의 존재를 확인하기 위해 혈액에서 미생물을 발견하고 동정하기 위한 검사이다.

(2) 검사가 필요한 경우

세균, 진균 또는 부산물로 인한 독성이 신체에 해를 끼치고 있는 것을 지칭하는 패혈증의 증상 또는 징후를 가지고 있을 때 검사를 시행한다. 오한, 피로, 발열, 심박동 증가, 빈발호흡, 혼동, 소변량 감소, 백혈구수의 상승 등의 징후 및 증상을 가지고 있을 때와 아급성 세균성 심내막염(Subacute bacterial endocarditis), 장티푸스, 살모넬라증 의심환자, 원인 불명의 열이 수일 이상 계속되는 등의 균혈증이나 패혈증이 의심될 때 시행된다.

(3) 감염의 원인

세균을 제거해주는 주 기관으로는 망상내피계(Reticulo Endothelial System, RES)는 간과 비장(spleen)이며, 혈관 내는 호중구(Neutrophils)이다. 이러한 기관의 기능이 미약할 경우 균혈증이나 패혈증으로 인하여 감염의 원인이 된다. 건강인의 경우에는 30~45분 안에 혈류에 들어온 세균을 제거할 수 있다.

또한, 감염의 원인으로 신체내의 어떠한 특정 부위라 할 수 있다. 예를 들어 사람의 면역계가 요로감염에서 방광 또는 신장과 같은 원인 부위에서 감염을 막지 못하면 감염은 혈류를 따라 확산되고 전신으로 퍼질 수 있고 다른 장기를 감염시키고, 심각한 경우는 생명을 위협하는 전신 감염을 일으킬 수 있다.

세균과 진균은 정맥 내 약물 사용, 정맥 내 카테터, 외과적 배출관을 통해 직접 혈류로 들어갈 수 있다. 한편, 흔히 분리되는 세균은 〈표 3-18〉과 같다.

[표 3-18] 흔히 분리되는 세균

구분		종류
흔히 분리되는 세균	장내 세균과(Enterobacteriaceae)	Salmonella Typhi, Escheriachia, Staphylococcus aureus, Vibrio vulnificus
	오염균(Contaminant)	CNS(coagulase-negative Staphylococcus) Propionibacterium acnes, Corynebacterium, Bacillus subtillis
세균 분리가 잘 안되는 질환		Tetanus, Diphtheria, Shigellosis), Tuberculosis

(4) 분석대상 검체 및 채혈 시기

원칙적으로 말초정맥에서 혈액을 채취한다. 하지만, 피부질환이 있는 부위와 서혜부는 피한다. 시간 간격을 두고 채혈한 정맥혈액 또는 분리된 정맥천자 위치에서 채혈한 2개 또는 그 이상의 혈액 검체를 사용한다. 채혈 부위로는 팔의 정맥에서 채혈한다.

병소에서 혈액으로 미생물이 들어가는 경우 1시간 후에 열이 발생하게 되는데, 발열이 있기 1시간 전에 혈액배양검사를 시행하는 것이 적절한 시기이나 현실적으로 불가능하다. 혈액배양검사 채혈 시기는 〈표 3-19〉와 같다.

[표 3-19] 혈액배양검사 채혈 시기

횟수	검출률
일정한 시기마다 열이 날 때	열나기 직전에 채혈
발열시기 예측할 수 없을 때	열이 날 때 채혈
심내막염일 때	세균이 계속해서 혈류로 들어가기에 아무 때나 채혈
항균제 치료일 때	항균제 치료 전에 채혈. 만약, 항균제를 투약하였으면 3일간 투약 중지 후 채혈하여 배양하는 것이 원칙

(5) 혈액 채취량

채혈자는 약 20 mL의 혈액을 채취하고 산소성과 무산소성 미생물 증식을 위한 배지가 들어있는 두 개의 배양병에 각 10 mL로 나누어 넣는다. 두 병은 하나의 배양세트를 형성한다. 즉, 혈액검체는 산소를 선호하는(산소성 세균) 또는 환원된 환경을 선호하는(무산소성 세균)미생물을 증식시키고 검출 할 수 있는 병에 채혈해서 넣는다.

혈액은 혐기균 배양병에 먼저 넣는다. 이는, 나중에 넣으면 주사기 안에 남아있는 공기가 빨려 들어가기 때문이다. 핵심은 혐기균 배양병에 공기가 들어가면 안 된다는 것이다. 배양병의 눈금을 보고 있다가 적정량이 차면 주사기를 뺀다. 주사기로 배양병에 혈액을 주입 할 때 주사기 바늘을 바꾸지 않는다. 채혈량은 〈표 3-20〉과 같다.

[표 3-20] 혈액배양검사 채혈량

구분	채혈량
성인	10 mL~20 mL(1회 최소량)
소아	1~5 mL

(6) 혈액배양 검사의 횟수

일반적으로 30분에서 1시간 간격을 두고 2~3쌍을 시행하거나, 시간차를 두지 않고 동시에 다른 부위에서 혈액을 채취하여 2~3쌍 이상 혈액배양을 시행할 수 있다. 감염성 심내막염이나 카테터 연관성 균혈증과 같은 지속적 균혈증인 경우는 30분~1시간 간격을 두고 혈액을 채혈해야 된다. 소아는 다수의 검체를 채혈할 수 있지만 각각 채혈량은 신체 크기에 적합하게 소량 채취한다.

혈액배양은 며칠간 배양한다. 많은 검사실에서 이 과정은 자동화 검사기기로 균의 성장을 지속적으로 감시하여, 검체 내에 존재하는 세균 또는 진균을 더 신속하게 검출하게 한다. 까다롭게 자라는 레지오넬라(Legionella), 브루셀라(Brucella), 노카르디아(Nocardia) 같은 세균이 의심되는 경우에는 배양 기간을 늘릴 필요가 있다.

심내막염 환자 이외에 1회 혈액배양은 약 80% 양성, 2회 혈액배양은 약 90% 양성, 3회 혈액배양 시 약 99% 양성이며, 어른은 2~3회 혈액 배양해야 한다. 혈액배양 횟수 〈표 3-21〉과 같다.

[표 3-21] 혈액배양 횟수

횟수	검출률
1회	1회 배양에서 검출률: 약 80%
2회	2회 배양에서 검출률: 약 90%
3회	3회 배양에서 검출률: 약 99%

(7) 혈액배양 검사 절차

혈액배양검사를 위한 혈액 채취 절차는 〈표 3-22〉와 같다. 준비물로는 멸균장갑, 지혈대, 드레싱세트(dressing set), 포비돈 면봉, 알코올 면봉, 멸균거즈, 20 cc 주사기, 혈액 배양병 1세트, 폐기물 전용용기, 일반 의료폐기물 전용용기 등이다.

[표 3-22] 혈액배양검사를 위한 혈액 채취 절차

절　차	이론적 근거
1. 손위생을 한다.	• 미생물의 전파를 막기 위함이다.
2. 대상자의 확인 후 혈액 배양 검사 설명을 한다.	• 정확한 검사를 위한 대상자 확인절차 시행한다.

[표 3-22] 혈액배양검사를 위한 혈액 채취 절차(계속)

절 차	이론적 근거
3. 채혈하고자 하는 부위에 지혈대를 묶고 채혈할 정맥을 찾는다.	• 채혈을 위해서는 팔의 노쪽피부정맥, 자쪽피부정맥, 정중정맥 중 잘 보이고 잘 만져지는 정맥을 선택한다.
4. 지혈대를 풀고 채혈부위를 먼저 70% alcohol ball로 30초 이상 문지르며 철저히 소독하고 마를 때까지 기다린다.	• 알코올은 대부분의 세균을 죽이고 피부의 오염 물질을 제거한다.
5. 포비돈 면봉으로 중심에서 동심원을 그리며 60초 이상 소독학고 닦은 후 2분 정도 마를 때까지 기다린다.	• 소독제가 효과적으로 균을 죽이려면 최소한의 시간을 줘야 하고 완전히 마를 때까지 기다려야 한다.
6. 혈액배양병의 고무마개 위에 씌운 뚜껑을 제거하고 고무마개를 70% 알코올 또는 베타딘으로 닦는다.	
7. 지혈대를 다시 묶고 정맥천자를 시행하여 채혈한다.	
8. 원하는 양을 채혈한 후 지혈대를 풀고 채혈 부위를 거즈로 덮고 압박한다.	• 완전히 지혈될 때까지 3~5분 이상 문지르지 말고 압박하도록 한다.
9. 혐기성(anaerobic) 배양병에 먼저 옮긴 후 호기성 배양병에 옮긴다. 이때 진공의 힘으로만 빨려 들어가게 하고 syringe의 눈금을 보며 적정량이 들어가면 주사침을 뺀다.	• 피스톤을 손으로 밀어 세게 밀어 넣으면 용혈이 일어난다. 용혈이 일어난 경우에는 주사침을 뺄 때 비말(aerosol)이 생길 수 있으니 조심해야 한다.
10. 채혈이 완료되면 배양병을 8~10회 부드럽게 뒤집으며 혼합한다.	• 혈액이 응고되지 않도록 부드럽게 흔들어준다.
11. 채혈 부위의 묻은 포비돈을 알코올 솜으로 닦아 준다.	• 포비돈이 묻은 것을 방치하면 알러지를 일으킬 수 있고 요오드(iodine)에 의해 갑상선 또는 간에 영향을 줄 수 있기 때문이다.
12. 혈액배양 병에 채취 날짜, 시각, 부위를 기록한다.	
13. 사용한 주사기는 바늘의 마개를 다시 씌우지 않고, 주사침 분리수거 통에 버린다.	• 두 손을 이용하여 주사기 바늘의 마개를 씌우는 방법은 위험하다.

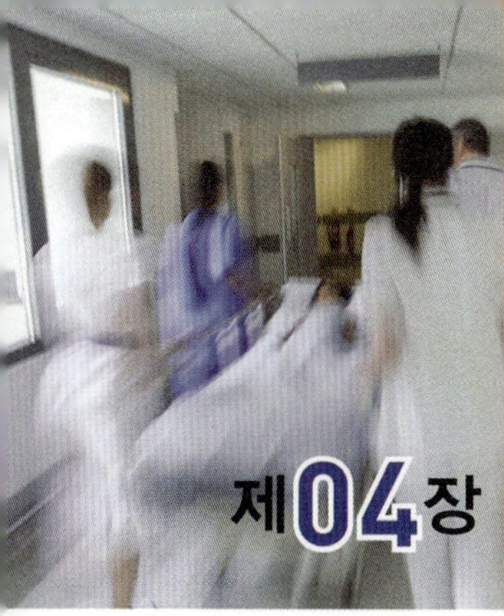

제04장 호흡관리

학습목표

이 장을 통하여 다음과 같은 내용을 학습한다.

1. 호흡기계의 해부와 생리를 설명할 수 있다.
2. 호흡문제를 가진 환자를 평가할 수 있다.
3. 호흡기능의 장애를 설명할 수 있다.
4. 호흡곤란 환자의 증상과 징후를 설명할 수 있다.
5. 호흡관리에 필요한 장비 및 기구를 사용할 수 있다.
6. 호흡문제를 가진 환자의 일반적인 처치 원칙을 설명할 수 있다.

호흡은 활력징후 중의 하나이며, 정상 호흡은 조용하고 힘들이지 않고 숨을 쉬는 상태를 말한다. 호흡관리는 감염에서부터 생명의 위협을 초래하는 호흡기능상실까지의 관리를 포함한다. 호흡기능상실은 신체적으로 산화나 환기의 차단으로 발생하며 적절한 산화나 환기가 이루어지지 않는다면 몇 분 이내에 생명을 잃게 된다. 사람은 하루에 약 8,000리터의 공기를 마셔야 호흡 생리 기능에 필요한 물리적인 가스교환이 정상적으로 이루어질 수 있다. 응급구조사는 호흡기계의 해부와 생리를 이해하고, 호흡문제를 가진 환자의 평가, 호흡기능 장애 시의 일반적인 처치 원칙을 알아야 한다.

1. 호흡기계의 해부

호흡의 주요기관인 허파(폐)는 가슴안(흉강, thoracic cavity) 내에 위치한다. 오른 허파(폐)는 3엽, 왼 허파(폐)는 2엽으로 나뉘어져 있고, 각 엽은 다시 분절(segment)과 소엽으로 나뉘어져 오른 허파는 10개, 왼허파는 8개의 허파(폐)기관 분절을 갖고 있다. 허파(폐)의 위치는 허파바닥(폐저부)이 가로막(횡격막) 위에 있고 허파(폐)엽은 첫 번째 갈비뼈(늑골) 부위에 있다. 허파(폐)는 수축과 팽창이 가능한 탄력성 조직으로 이루어져 있다. 〈그림 4-1〉.

가슴막(흉막, pleura)은 두 개의 막으로 되어 있으며 내장쪽가슴막(visceral pleura)은 허파(폐)를 덮고 있고 벽쪽가슴막(parietal pleura)은 가슴안(흉강, thoracid cavity)을 감싸고 있다. 이 두 막은 서로 연결되어져 하나의 주머니를 형성한다. 막 사이의 가슴막(흉막)액은 윤활유의 역할을 하고 가슴막안(흉막강, pleura cavity) 내의 압력은 항상 대기압보다 낮아서 정상적인 환기를 위해 중요한 역할을 한다. 심장은 오른쪽과 왼쪽 허파(폐) 사이에 위치한다.

상부기도는 입과 코에서부터 후두 그리고 후두덮개로 이루어져 있다. 주 기능은 흡입된 공기를 가온, 가습, 여과시키는 것이다. 하부기도는 기관, 으뜸 기관지(main bronchus), 구역 기관지

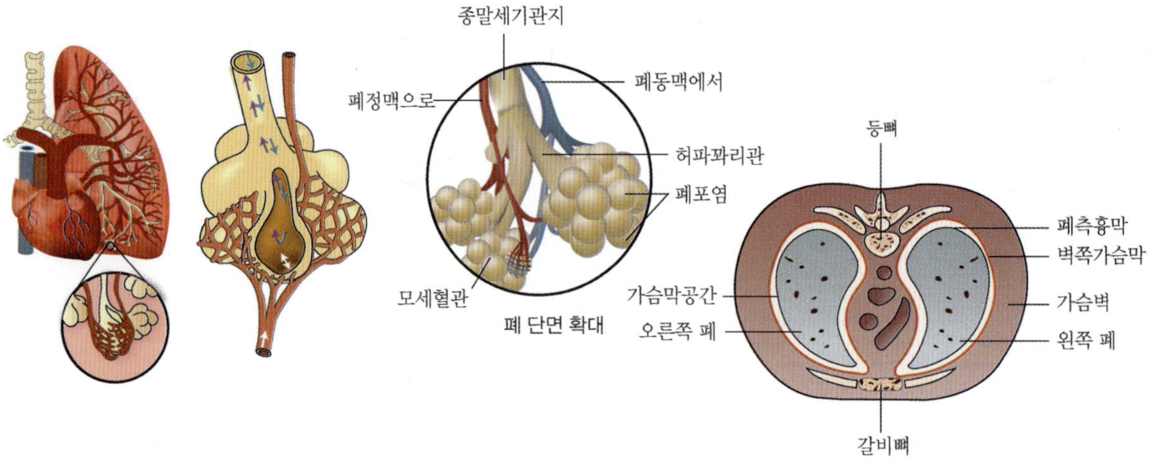

[그림 4-1] 호흡기계의 해부

(segmental bronchi), 그리고 말단 세기관지(bronchiole)로 이루어진다. 주 기능은 공기전도, 점막의 섬모운동에 의한 기도청결 그리고 허파계면활성제(pulmonary surfactant)의 생산이다. 현미경상으로 머리카락 같은 섬모는 점액이 제거되도록 하기 위해 상기도 쪽으로 점액을 밀어낸다. 인지질과 같은 허파계면활성제는 허파꽈리(폐포)를 둘러싼 액체의 표면장력을 감소시키는데 이런 허파계면활성제가 부족하게 되면 딱딱해지고 허파꽈리(폐포)의 허탈이 일어난다.

허파(폐)는 허파꽈리(폐포)로 구성되어 있다. 허파꽈리(폐포)는 말단 세기관지의 끝에 있는 작은 공기주머니로, 가스교환이 이루어지는 장소이며 성인의 경우 약 3억 개 이상의 허파꽈리를 가지고 있으며 총 표면적은 약 $70m^2$(제곱미터단위)이다.

가스의 교환은 외부 환경의 공기와 혈액 사이에서 발생한다. 산소화의 과정에는 환기, 관류, 그리고 확산의 세 단계가 있으며 가스의 교환이 이루어지기 위해서는 호흡기관, 신경 그리고 호흡근육이 정상상태여야 하고 중추신경계가 들숨(흡기, inspiration)과 날숨(호기, expiration)의 순환을 잘 조절할 수 있어야 한다.

2. 호흡의 생리

호흡은 인체와 환경 간의 가스교환 과정이다. 이 과정은 크게 대기와 허파꽈리(폐포) 간의 환기(ventilation), 허파꽈리(폐포)와 허파(폐)모세혈관 간의 산소와 탄산가스의 확산(diffusion), 혈액에서 조직세포로의 산소와 탄산가스 이동 과정을 포함한 세 가지 단계로 나뉜다.

1) 환기(ventilation)

대기와 허파꽈리(폐포) 간의 환기(ventilation), 즉 허파(폐)환기는 호흡활동을 통해 이루어진다. 허파(폐)환기 동안 가슴은 정상호흡 시 최소로 확장되어지나 격렬한 활동 시에는 최대의 크기로 확장된다. 들숨(흡기) 시에는 배(복부)근육과 바깥갈비사이근(외늑간근, external intercostal muscle)의 수축으로 가슴이 넓어지고 갈비뼈 밑쪽 끝(늑골연)이 상승되며, 날숨(호기) 시에는 배(복부)근육 긴장과 가로막(횡격막)과 바깥갈비사이근(외늑간근)의 이완으로 갈비뼈 밑쪽 끝(늑골연)은 하강한다.

(1) 허파(폐)용적(lung capacity)

환기 동안 허파(폐)확장 용적은 호흡의 정상유무 또는 들숨(흡기)과 날숨(호기)이 최대로 이루어졌는지에 따라 다르다. 환기기능 검사(ventilation test)는 폐활량계(spirometer)에 의한 검사이다.

안정 시 무의식적으로 정상적인 호흡을 하고 있을 때 일회 호흡량(tidal volume , TV)은 보통 약 500 mL이다. 보통으로 숨을 들이마신 상태 보다 더 숨을 들이 마실 수 있는 공기양은 약 3,300 mL이며, 이것을 들숨예비량(예비흡기량, inspiration reserve volume, IRV)이라고 한다. 또한 보통으로 숨을 내쉰 상태 보다 더 숨을 내쉴 수 있는 공기량은 약 1,200 mL이며, 이것을 날숨예비량(예비호기량, expiration reserve volume, ERV)이라고 한다. 여기에서 최대한 숨을 들이마신 후 최대한으로 숨을 내쉴 때 내뱉을 수 있는 공기의 양이 약 5,000 mL로서 이를 폐활량(vital lung capacity, VC)이라고 하며 1회 호흡량(TV), 들숨(흡기)예비량(IRV), 날숨(호기)예비량(ERV)의 합이 된다. 그리고 최대한 숨을 내쉬어도 아직 허파(폐)나 기도 속에 남아 있는 공기량을 잔기량(residual volume, RV)이라고 하는데 이것은 약 1,000 mL 정도이다. 따라서 총폐용량(온허파용량, total lung capacity, TLC)은 1회 호흡량(TV), 들숨(흡기)예비량(IRV), 날숨(호기)예비량(ERV), 잔기량(RV) 등을 모두 합한 용적으로 약 6,000 mL이다.

개인의 폐활량은 해부학적 모양, 자세, 호흡근의 강도, 허파(폐)와 가슴부의 확장능력, 연령에 따라 다양하다. 키가 크고 날씬한 사람은 비만한 사람보다 폐활량이 크고 서 있는 자세는 누워 있는 경우보다 폐활량이 더 크게 된다. 이유는 누워 있으면 복부기관이 가로막(횡격막)을 위쪽으로 미는 경향이 있어서 허파(폐)로 가는 혈액 공급량이 증가되어 허파(폐) 공간과 허파(폐)로 들어오는 공기량이 감소하기 때문이다. 호흡근의 약화나 마비, 폐부종(plumonary edema), 폐암(lung cancer)과 같은 허파(폐)확장이 곤란한 질병에서도 폐활량이 감소된다.

(2) 허파(폐)내압력

호흡은 허파(폐)내압력과 허파(폐) 사이 압력에 변화를 가져온다. 이러한 압력변화는 용적변화를 일으키고, 보일의 법칙에 의하면 같은 온도 하에서 가스용적은 압력에 반비례한다. 들숨(흡기) 시 허파(폐)용적은 증가하고 순간적으로 허파(폐)내 압력이 감소함으로써 대기의 공기가 허파(폐) 내로 들어옴으로써 압력은 다시 높아진다. 반대로 날숨(호기) 시 허파(폐)용적은 줄어들고 허파(폐)내압력은 증가하는데 이것으로 허파(폐)내압력이 대기보다 높아져 공기가 대기로 나가게 된다. 아주 작은 압력 변화로도 공기는 허파(폐) 안에서 밖으로 이동하게 된다. 들숨(흡기) 시 허파(폐)압력은 대기보다 1 mmHg 이하로 떨어지며 날숨(호기) 시에는 대기압보다 1 mmHg 이상 높아진다. 건강한 남자에게서 최대 날숨(호기)노력은 허파(폐)내압을 140 mmHg 이상으로 증가시킬 수 있고, 최대 들숨(흡기)노력은 허파(폐)내압력을 −100 mmHg 이하로 떨어뜨릴 수 있다.

가슴부가 외상을 받거나 개방되어 있지 않는 한 가슴막(흉막) 내는 항상 음압이다. 이 음압은 가슴확장과 수축 시 가슴막(흉막)이 함께 움직여 호흡시의 흡인력을 형성한다. 허파(폐)의 수축과 팽창능력도 이 음압에 의해 조절된다.

기침 반사와 재채기 반사는 기도 청결기전이다. 기침 반사는 자극물이 미주신경을 통해 숨뇌(연수)에 전달되어 일어나며 후두, 기관, 기관지에 있는 이물질도 기침 반사를 유발시킬 수 있다. 재채기 반사는 코에 이물질이 있으면 삼차신경(5번 뇌신경)을 통하여 자극이 숨뇌(연수)로 전달되어 일어나게 된다. 재채기는 기침반사와 비슷한 반응으로 입뿐 아니라 코를 통해 많은 공기를 빨리 내보내도록 목젖이 하강하여 일어나고 기도를 청결하게 한다.

2) 확산(diffusion)

호흡과정의 두 번째 단계는 허파꽈리(폐포)와 허파(폐)모세혈관 간의 산소와 탄산가스의 가스 확산(diffusion)이다. 공기가 있는 허파꽈리(폐포)는 폐포벽을 경계로 해서 혈액과 나눠져 있는데 공기 중의 산소가 혈액 중으로 이행되기 위해서는 이 폐포벽을 거쳐 허파(폐)모세혈관을 통하여 다시 적혈구 속으로 들어가 헤모글로빈과 결합해야 한다. 이 과정은 혈액이 허파꽈리(폐포)를 통과하는 사이에 이뤄져야 한다. 이 때 산소를 이동하는 힘은 단순한 분압차에 따른 확산작용이다. 확산은 높은 압력이나 농도를 가진 부분에서 낮은 압력이나 농도 쪽으로 가스나 다른 입자들이 이동하는 것을 말한다.

허파꽈리벽은 매우 얇고 모세혈관이 그물처럼 서로 밀접하게 엉켜 있는데 이 막을 호흡막(respiratory membrane)이라 한다. 호흡막과 관련하여 가스 확산율에 영향을 주는 요인들은 호흡막의 두께, 호흡막의 표면 넓이, 확산계수, 호흡막 양쪽의 압력 차이 등이다. 호흡막의 두께는 폐부종이나 다른 허파(폐)질환을 지닌 환자에게서 증가하는데 만약 두께가 증가되면 가스확산은 심각하게 감소된다. 호흡막의 표면 넓이의 변화도 확산율에 영향을 주며 허파공기증(폐기종)이나 허파엽(폐엽) 절제술과 같이 표면적 넓이가 감소된다면 가스 교환을 방해한다. 휴식 시에는 표면적의 감소가 큰 영향을 주지는 않지만 운동 또는 질병이 있을 때에 허파(폐)의 산소 요구는 더욱 증가하므로 25% 이상의 표면적이 감소되면 심각한 가스교환 장애를 초래한다. 호흡막 양쪽의 가스의 압력 차이 또한 확산에 영향을 주어서 허파꽈리(폐포) 내의 산소분압이 혈액보다 높을 때 산소는 혈액 내로 확산된다.

3) 산소와 탄산가스 이동

호흡 과정의 세 번째 부분은 호흡가스의 이동이다. 산소는 허파(폐)에서 조직으로 이동되어지고 탄산가스는 조직에서 허파(폐)로 이동된다. 정상적으로 대부분(97%)의 산소는 적혈구에 있는 헤모글로빈과 결합하여 산화헤모글로빈의 형태로 조직에 운반되고 나머지 산소는 혈장과 세포 내에서 용해되어 이동된다.

산소가 혈액과 결합하는 양은 혈액 100 mL당 20 mL(20 vol%) 정도이고 조직에 산소를 보낸 후 혈색소는 환원혈색소로 된다. 정상적으로 혈액 100 mL당 산소 25%(5 mL)만이 조직에 확산된다. 그러나 이 비율은 스트레스나 운동 시 75%까지 증가되며 세포는 더 많은 산소를 요구하게 된다. 조직에서 과도한 산소 부족은 혈류를 느리게 하거나 대사율 증가의 원인이 되며 조직은 혈액으로부터 100%의 산소를 이용하게 된다.

허파(폐)에서 조직으로의 산소이동은 심박출량, 적혈구 수, 운동, 적혈구 용적률에 의해 영향을 받는다.

정상 심박출량은 1분에 약 5 L 정도이다. 심장의 손상, 혈액 손실이나 말초혈관에 혈액정체와 같은 병리학적인 상태는 심박출량을 감소시켜 조직에 전달되는 산소량이 감소된다. 일반적으로 심박출량이 부적절하면 박동수를 증가시킴으로써 심장은 보상작용을 한다. 정상적으로 심박출량의 보상은 산소 이동을 5배로 증가시킬 수 있으나 질병이 있으면 이것도 불가능하다.

정상 적혈구 수는 성인 남자에서 혈액 1 mm^3당 400~600만 개, 여자는 350~450만 개 정도이다. 빈혈이 있으면 적혈구 수가 감소한다. 잘 훈련된 운동선수에서 산소 이동은 정상보다 20배 정도 증가할 수 있으며 이는 심박출량의 증가와 세포 내 산소 소모량의 증가에 의해 일어난다.

적혈구 용적률(헤마토크리트)은 전혈에서 적혈구가 차지하는 용적을 백분율로 나타낸 것으로써 성인 남자는 약 40~54%이고 여자는 37~47%이다. 적혈구 용적률의 과도한 증가는 혈액점도를 높이고 심박출량을 감소시켜 산소이동이 저하된다. 빈혈과 같이 적혈구 용적률의 과도한 감소도 산소이동을 감소시킨다. 높은 지대에서 생활하는 사람은 높은 적혈구 용적률을 보여도 산소 이동에 거의 문제가 없는 것은 말초혈관 수나 크기가 증가되어 있기 때문이다.

4) 호흡조절

정확한 체내 가스의 농도를 유지하기 위한 생체의 필수기능으로서 호흡조절은 체내 산소, 탄산가스, 수소이온의 신경적 조절과 화학적 조절에 따른다. 첫째 신경적 조절은 호흡중추인 숨뇌(연수)와 다리뇌(교뇌)가 산소분압과 탄산가스분압을 서로 일정하게 유지하려는 신체 요구를 충족시키기 위해 허파꽈리(폐포) 내 환기율을 조정하는 것이다. 둘째 화학적 조절은 화학 감수체에 의한 조절로서 중추화학감수체와 말초화학감수체에 의한다. 중추화학감수체는 숨뇌(연수)에 있으며 혈액 내 탄산가스와 수소이온이 증가하는 것에 매우 민감하며 들숨(흡기)중추의 활동과 호흡수, 들숨(흡기)횟수와 깊이를 증가시킨다. 특히 동맥 내 산소농도가 저하되면(PaO_2 < 60 mmHg) 대동맥활(궁)과 목(경)동맥 소체에 있는 말초화학감수체 자극으로 호흡중추를 자극하여 환기를 증가시킨다.

허파공기증(폐기종)과 같은 만성폐쇄폐질환(COPD) 환자의 경우에는 산소분압이 호흡을 조절하는 주요 역할을 한다. 이와 같은 환자에게 있어 저하된 산소농도가 호흡을 자극하는 주 원인이기 때문에 산소농도가 증가하면 호흡기능의 저하가 오므로 저농도의 산소를 투여해야 한다.

3. 호흡기계 평가

환자에게 호흡문제가 있다고 의심되면 호흡기계에 초점을 두고 집중된 병력과 신체검진을 실시한다. 우선 기도, 호흡, 순환 등 환자 생명을 위협하는 상태를 빨리 파악하고 교정하는 일차평가를 실시한다. 일차평가 후 반응이 있는 내과환자 평가 시 병력청취 후 내과적 징후를 확인하는 신체검진을 실시하는 반면 외상환자 평가 시에는 손상 징후를 확인할 목적으로 신체검진 후 병력청취를 한다.

1) 일차평가

일차평가에서 환자의 의식상태, 척추 손상의 가능성, 기도·호흡·순환 상태를 확인한다. 응급환자에게 최선의 처치를 위해 우선순위를 두어 일차평가의 구성요소를 ABCDE로 한다. A(airway)는 기도처치와 목뼈고정, B(breathing)는 호흡, C(circulation)는 순환과 출혈유무, D(disability)는 장애, E(exposure)는 노출의 순서로 기억한다.

호흡기계 환자의 기도에 대한 평가 원칙은 다음과 같다.

① 기도 개방 여부를 신속히 검사한다. 특히, 외상 환자의 경우 척추 손상 배제 전까지는 목뼈 손상의 가능성을 항상 고려하여 기도개방을 한다.

② 무호흡 등 환자가 호흡을 하지 않는 경우, 평가를 지속하기 전 백-밸브 마스크로 산소를 투여하며 보조환기를 시작한다.

③ 자발호흡이 지속되지 않는다면 기도 개방 후 입인두기도기, 코인두기도기, 기관 내 삽관 등 기도 유지 장비를 사용하여 보조 환기를 지속한다.

④ 환기 속도와 깊이의 적절성은 산소포화도 측정을 통해 평가한다. 효과적 환기가 되고 있는 환자는 95~100%의 산소포화도가 측정된다.

2) 병력청취

주호소, 현재 병력, 과거 병력, 현재 건강상태 등에 대한 병력을 조사한다. 만약 환자의 주호소가 호흡곤란(dyspnea)이라면 다음과 같은 질문을 한다.

① 호흡곤란이 얼마나 오랫동안 있었는가?
② 호흡곤란이 갑자기 발생되었는가? 아니면 점진적으로 시작되었는가?
③ 호흡곤란이 자세에 따라 호전되거나 악화되는가? 체위성 호흡곤란이 있는가?
④ 기침이 있는가? 기침을 한다면 가래가 있는가? 가래의 특성과 색깔은? 객혈이 있는가?
⑤ 호흡곤란과 관련된 통증이 있는가? 통증이 있는 경우 통증부위는 어느 곳인가? 통증이 천천히 시작되었는가? 아니면 갑자기 시작되었는가? 통증 지속 시간은?
⑥ 통증이 신체의 다른 부위로 방사되는가?
⑦ 숨 쉬는데 따라 통증이 심해지는가?
⑧ 호흡곤란과 관련된 과거 병력이 있는가?
⑨ 환자가 투여받고 있는 약물이 있는가? (산소치료, 기관지이완제, 코르티코스테로이드, 항생제 사용 등)
⑩ 알레르기가 있는가?

위 질문 이외에도 흡연상태, 알코올 섭취여부, 가족력, 의료인식표 등으로 다양한 정보를 얻으면서 진단적 실마리를 확인한다. 반응이 없는 내과환자를 평가할 때는 일차평가, 머리부터 발끝까지 평가(신속한 이차평가) 후 가족이나 친구들로부터 간단한 병력을 확인한다. 가능한 주호소, 현재 병력, 과거 병력, 현재 건강상태를 포함한다.

3) 신체검진

병력청취에서 얻은 정보를 기초하여 표준화된 단계, 즉 시진, 촉진, 타진, 청진의 순서로 신체검진을 한다. 환자에게서 코벌렁임(비익확장, nasal flaring), 갈비사이근(늑간근, intercostal muscle) 퇴축(퇴화), 호흡보조근육의 사용, 청색증(cyanosis), 입술을 오므린 호흡, 기관편위 등 명백한 호흡곤란 문제의 특징적 징후가 있는지를 확인한다.

우선 환자의 전반적 인상을 통해서 다음과 같은 증상을 확인한다.

① 불안, 불편감 혹은 스트레스가 있는지? 이는 저산소증(hypoxia)의 가능성이 있다.
② 호흡곤란 때문에 말하기 어려운지?
③ 현존하는 증상 때문에 질문에 집중하기 어려운지?
④ 명료한 언어반응을 보이는지? 아니면 혼란한지?
⑤ 환자의 자세는 어떠한지?
⑥ 비만으로 인한 저환기 초래인지?

호흡기계에 대한 신체검진은 머리눈귀코인후(HEENT), 목부위, 가슴부위, 심혈관계, 복부 등에 대해서 실시한다. 머리눈귀코인후(HEENT)에서는 입술 청색증, 구강내 점막 창백 여부, 거품있는 분홍색 객담 등 여부를 확인한다. 또한 목부위에서는 호흡 부속근 사용, 기관편위, 목(경)정맥 팽만 등을 확인한다.

가슴부위(흉부, thorax)에 대해서 신체검진을 한다. 가슴 전면부를 시진하고 그 동일성을 평가하며 그 다음 측면으로부터 가슴을 관찰한 후 가슴 후면부인 등을 시진하면서 촉진한다. 환자의 등에 혈액이 있다면 장갑낀 손으로 혈액을 제거하면서 시진한다. 가슴벽(흉벽)의 어떠한 비대칭성 형태가 있다는 것은 외상을 의미하고 역행성 움직임은 동요가슴(연가양 흉곽, flail chest)을 나타낸다. 가슴의 전후경의 증가가 있다면 만성폐쇄폐질환(COPD)을 의심한다. 가슴의 흉터와 병변, 상처, 변형, 압통도 살펴본다. 또한 가슴을 촉진하여 이상여부를 찾고 압통, 비빔소리(마찰음, crepitus), 피부밑공기증(피하기종, subcutaneous emphysema), 공기누출이 있는지 확인한다. 환자의 촉각진동감(촉각진탕음, tactile fremitus) 유무도 평가해야 하는데 평가할 때는 오른쪽과 왼쪽 가슴을 동시에 비교한다. 기관을 촉진하면서 긴장성 공기가슴증(기흉, pneumothorax)을 나타내는 기관 편위가 있는지 확인한다.

촉진한 후에 필요하다면 가슴을 타진한다. 공기가슴증(기흉, pneumothorax)과 폐부종이 의심되는 경우에만 타진한다. 타진 시 빈통을 두드리는 듯한 소리가 나면 공기가슴증(기흉, pneumothorax)이나 허파공기증(폐기종, emphysema)을 의미하고 반대로 둔탁한 소리가 나면 폐부종이나 혈액가슴(혈흉, hemothorax), 폐렴(pneumonia)을 의미한다.

마지막으로 가슴을 청진한다. 먼저 청진기 없이 환자와 거리를 두고 환자의 호흡음을 들어본다. 커다란 그렁거림(협착음, stridor), 거품소리(수포음, rale), 기침소리가 나는지 들어본다. 가능하다면 환자를 앉게 하여 가슴의 대칭적인 양상을 들어본다. 환자가 앉지 못하면 가슴의 앞면과 옆면을 청진한다. 각 위치에서 호흡의 한 주기를 완전히 들어본다. 환자가 입으로 평상시 보다 깊고 천천히 호흡을 하는 동안 이상한 호흡음이 들리는지 확인하고 그 위치도 확인한다.

호흡기계와 관련한 복부검진은 하부기도막힘 징후인 날숨(호기) 동안 과장되게 배(복부)근육을 사용하는지를 관찰하는데 이는 천식과 허파공기증(폐기종)에서 볼 수 있는 징후이다.

마지막으로 환자의 활력징후를 측정한다. 특히 호흡수와 호흡의 깊이를 평가하면서 비정상적인 호흡양상이 있는지 확인하고 모순맥박(기이맥박, paradoxic pulse) 여부를 평가한다. 모순맥박은 숨을 들이쉴 때 맥박이 현전하게 약해지는 부정맥의 일종으로 숨을 들이 쉴 때와 내쉴 때의 혈압차는 정상인 경우 10 mmHg 이내이지만 모순맥박은 수십 mmHg에 이른다. 이는 유착성 심막염 및 심장눌림증(심낭압전, cardiac tamponade)과 관련이 있다. 다만 현장에서 중요한 것은 모순맥박 유무를 알기 위해서 시간을 지체하면 안된다.

4) 호흡기능을 평가하기 위한 일반적 방법

(1) 맥박산소 측정

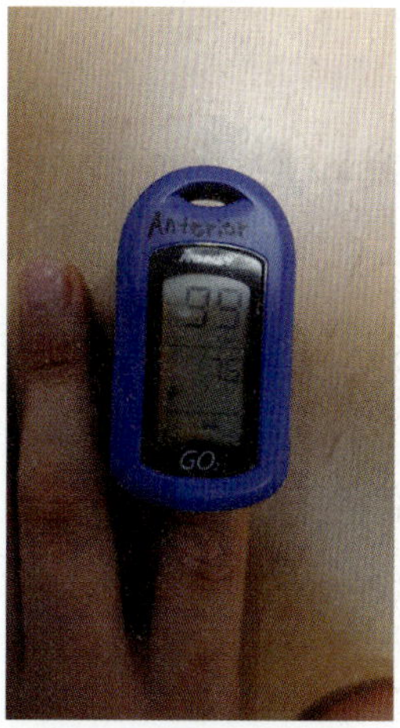
[그림 4-2] 맥박산소 측정기

맥박산소 측정기〈그림 4-2〉는 환자의 손가락, 발가락, 코, 귓불 또는 이마에 부착한 감지기에 의해 환자의 동맥혈산소 포화도를 측정하는 비침습적인 장치이다. 정상 산소포화도는 95~100%이며, 94% 이하에서는 산소 투여가 권장된다. 산소포화도가 90% 미만일 경우 심각한 저산소증으로 간주되며 즉각적인 치료가 필요하다. 맥박산소 측정기는 산소를 사용하고 있는 사람, 저산소증의 위험이 있는 사람, 수술 후 환자에게 유용하며 효과적으로 산소포화도의 흐름을 기록한다. 이 검사는 동맥혈 가스 분석을 대체하지는 못하지만 선택적으로 사용되어질 수 있다.

(2) 세포학적 검사

세포학적 검사는 가래와 가래에 섞여 있는 세포검사를 의미한다.

가래는 허파(폐), 기관지, 기도로부터 나온 점액분비물로 검사 목적은 다음과 같다.

① 호흡기계에 침범한 균의 배양과 항생제 민감도 검사

② 세포검사 : 폐의 종양을 식별하고 세포유형 식별

③ 결핵균검사 : 3일 동안 연속해서 가래를 채취하여 결핵유무를 검사

④ 치료의 효과를 평가

가래는 주로 아침에 채취하게 되는데 밤 동안 농축된 가래를 받을 수 있기 때문이다. 때로 체위배액으로 수집되기도 하고 환자 스스로 가래를 뱉기 어려운 경우에는 검체를 얻기 위해서 흡인을 하기도 한다.

(3) 혈액검사

혈액검사에는 혈색소(헤모글로빈), 적혈구 용적률(헤마토크리트), 적혈구, 백혈구 및 백혈구 감별계수가 있다.

적혈구는 골수에 의해 생산이 조절된다. 적혈구의 생성률은 정상적으로 계속 일정하게 유지되나 저산소증이나 적혈구 형성이 자극을 받으면 증가된다. 적혈구 총수는 전혈 1 mm^3 내의 적혈구의 수를 나타내고, 정상치는 성인 남자 400~600만 개, 여자는 350~ 450만 개 정도이다.

백혈구 총수는 혈액 1 mm^3 안에 순환하는 백혈구의 수이며 정상치(5,000~10,000개) 이상의 백혈구의 수치는 골수에서 백혈구의 생산이 증가됨을 나타내고, 체내에 박테리아가 존재함을 의미한다.

반대로 백혈구 수치의 감소는 체내에 바이러스나 유해물질로 인한 백혈구 생산 감소를 나타낸다.

(4) 동맥혈 가스 분석

허파(폐)와 조직의 산소화 능력 및 상태, 허파(폐)의 환기능력 및 상태, 산-알칼리상태 등을 분석할 목적으로 실시하는 검사이다. 혈액표본은 동맥혈이며 정상범위는 PaO_2 80~100 mmHg, $PaCO_2$ 35~45 mmHg, pH 7.35~7.45, HCO_3^-(bicarbonate) 22~26 mEq/L이다(제3장의 동맥혈 가스분석 참조).

(5) 폐기능 검사

폐활량계(spirometer)를 이용한 환기기능 검사(ventilation test)이다. 마우스피스(mouth piece)를 입에 대고 숨을 쉬어 폐활량을 검사하는 것이다. 허파(폐)용량, 허파(폐)용적, 그리고 유량을 측정한다. 폐활량 측정은 허파(폐)의 상태와 치료의 효율성을 평가하는데 도움을 준다.

(6) 가슴(흉강)천자

가슴(흉강)천자는 가슴막안(흉강내)의 액체나 공기를 흡인해 내는 과정으로 진단과 치료적 목적으로 시행한다. 진단적 검사를 위해서는 가슴막삼출액(pleural fluid)액이나 조직생검을 위한 조직표본을 얻기 위해 시행된다. 또한 치료적 목적으로는 허파(폐)의 압박과 호흡곤란을 완화하기 위해 시행된다.

(7) 시각적 절차

시각적 절차는 호흡기의 구조나 기능을 볼 수 있는 검사로 방사선 검사, 형광투시경, 허파(폐)스캔, 내시경검사 등이 있다. 허파(폐)와 가슴의 방사선 검사는 질병의 진단과 질병의 진전을 평가하기 위해 시행된다. 방사선 검사를 위해서 환자는 장신구나 내의를 벗어야 한다.

허파(폐)스캔은 정맥으로 물질을 주입하여 그것이 허파(폐)를 통해 순환할 때 생기는 방사선 파를 기록하는 것이고 여기에는 관류스캔과 환기스캔이 있다. 관류스캔은 혈관구조와 비정상적인 혈류를 평가하는 것이고, 환기스캔은 관류스캔 이후에 하게 되며 환기장애를 찾는 것으로 특히 허파공기증(폐기종)과 같은 것을 알아낼 수 있다. 이 스캔을 위해 환자는 방사선 가스를 마스크를 통해 마신 다음 내쉬게 되는데 이 때 환자에게 방사성 물질은 분해되는 것이고 8시간 내에 순환계에서 배설된다는 것을 알려주어야 한다.

후두 검사와 기관지 검사는 각각 후두경이나 기관지경을 사용하는 무균적인 과정이다. 검사 전에 전신마취나 부분마취가 시행되며 조직표본은 생검(biopsy)으로 얻어진다. 만일 전신마취가 시행되었다면 일반적인 수술과 같이 처치해야 한다. 부분마취라면 구토를 예방하기 위해 환자의 인두에 스프레이를 뿌리거나 마취액을 인두에 닿도록 물고 있도록 한 뒤 삼키게 하여 기관지경을 후두나 기관지에 삽입하는 것이며 이 과정은 모두 동의서가 필요하다.

만약, 생검한 환자가 있다면 출혈유무 확인을 위해 활력징후와 배출되는 가래에 피가 섞여 있는지를 확인한다. 검사 후 구강 섭취는 구토반사를 확인한 후 결정한다.

4. 호흡기능의 장애

호흡기능의 장애는 허파(폐)환기, 허파꽈리(폐포)와 허파(폐) 모세혈관 사이의 가스 확산, 혈액을 통해 조직세포로 가는 가스이동의 세 가지 영역에서 장애가 일어난다. 호흡기능의 장애에는 저산소증, 비정상 호흡양상, 비정상 호흡음, 기도막힘 등이 있다.

1) 저산소증

조직세포의 산소분압이 비정상적으로 낮은 경우를 저산소증(hypoxia)이라고 한다. 반면 일반적으로 대기 중에서 동맥혈액의 산소분압이 60 mmHg 이하인 경우를 저산소혈증(hypoxemia)이라고 부르며, 저산소혈증시 공기 중에서 세포내 미토콘드리아에 이르기까지의 경로에서 생각할 수 있는 4가지 사항은 허파꽈리(폐포) 저환기, 확산장애, 환기혈류비 불균형 분포, 지름길(션트)이다.

호흡기 질환에서 저산소증이 자주 문제가 된다. 저산소증은 허파꽈리(폐포) 저환기, 즉 1회 호흡량의 저하로 인한 부적절한 허파꽈리(폐포) 내 환기로서 일어나면 혈액 내에 탄산가스가 축적되고 이러한 상태는 고탄산가스혈증을 초래한다. 또한 저산소증은 동맥혈에서 산소 확산 능력이 저하되거나 폐부종이나 조직으로 산소공급에 장애가 있을 때도 나타난다.

저산소증은 일반적으로 빠른맥(빈맥), 얕은 호흡, 호흡곤란 등의 증상을 통반하나, 청색증은 혈액 100 mL당 산화되지 않은 혈 색소가 5g 이상으로 증가되어 표면 말초혈관이 확장되었을 때 나타난다. 또한 무증상 저산소증이 관찰될 수 있으므로 산소포화도 측정이 중요하다.

급성 저산소증의 증상은 욕지기(구역), 구토, 소변감소(핍뇨, oliguria), 무뇨(anuria), 무감각, 어지러움(현기증, dizziness), 안절부절 못함, 기억력 감퇴 등이며 환자는 불안하고 피로해 보인다. 이런 사람은 대개 앉아 있거나 앞으로 기대어 앉는다. 호흡 시 통증이 나타나기도 하는데 이것은 허파(폐) 조직에는 통증감수체가 없지만 가슴막(흉막)이나 가슴벽(흉벽), 상기도로부터 통증이 올 수 있기 때문이다. 만성 저산소증인 환자는 피로해 보이고 무기력해지며 산소부족에 적응하기 위해 허파(폐) 내 환기의 증가, 혈색소 농도 증가 및 곤봉 모양의 손가락이 나타난다.

2) 비정상 호흡

호흡양상이란 호흡수, 호흡깊이, 호흡의 규칙성 및 호흡 시의 노력을 말한다. 정상적인 호흡은 노력없이 이루어지며 매 호흡 시 호흡량이 같으며 깊이도 일정하다. 호흡이 힘들거나 어려운 경우를 호흡곤란이라 하며, 앉아숨쉬기(좌위호흡)가 나타날 수 있다. 종종 숨이 차다고 호소하며 불안해 보이고 코구멍이 커지기도 하는데 이는 들숨(흡기)노력이 증가했기 때문이다.

(1) 불규칙적인 호흡양상

① 체인스톡(Cheyne-Stoke's) 호흡 : 무호흡 기간이 점점 증가되고 감소되는 호흡(무호흡과 과다호흡이 교체) 양상으로 두개 내압상승, 뇌줄기(뇌간)상승, 임종직전, 뇌중풍(뇌졸중), 뇌종양, 요독증, 심장기능상실(심부전), 마약 또는 수면제 복용 시 나타난다.

② 쿠스마울(Kussmaul) 호흡 : 빠르고 깊은 호흡양상으로 콩팥기능상실(신부전), 대사성 산증, 당뇨병성 케톤산증 시 나타난다.

③ 지속성흡식 호흡 : 짧은 날숨(호기)와 지속적인 들숨(흡기)의 호흡양상으로 뇌줄기(뇌간)의 병변 시 나타난다.

④ 비오씨(Biot's) 호흡 : 호흡주기 사이에 짧은 휴식기가 있는 빠르고 깊은 호흡(가쁜 호흡)으로 많은 중추신경계원인, 두부손상 시 나타난다.

호흡수가 정상보다 빠른호흡은 열, 불안, 통증, 쇼크, 고탄산혈증이나 무산소증 시에 나타난다. 반면 느린호흡은 호흡수가 정상보다 느린 것을 말하며 모르핀과 같은 약물을 복용하거나 대사장애, 두부손상, 뇌중풍(뇌졸중) 환자의 경우에 나타난다.

호흡양상이 허파꽈리(폐포) 환기에 영향을 준다. 빠르고 얕은 호흡은 불충분한 허파꽈리(폐포)환기가 되어 결국 저산소증과 과탄산혈증을 초래하게 된다. 정상인에서 허파꽈리(폐포) 환기가 적절한 경우에는 $PaCO_2$ 35~45 mmHg 수준으로 유지되며 $PaCO_2$ 35 mmHg 이하로 감소되는 경우가 과환기 또는 저탄산혈증이라고 한다. 이는 체내 대사요구량보다 허파꽈리(폐포) 내 공기가 과다하므로 허파꽈리(폐포) 내 과환기라고 부르기도 하는데 생성된 탄산가스보다 더 많은 양의 탄산가스가 날숨(호기)으로 나간다. 과환기의 형태는 호흡수나 깊이가 증가하는데 대사성 산증에서의 쿠스마울 호흡이며 이는 몸속의 탄산가스를 빠른호흡을 해서 배출하기 위한 보상기전이라 볼 수 있다. 과환기는 약물로 인한 대사율의 증가 때문에 나타나는 현상으로 암페타민의 복용 후에도 나타날 수 있다. $PaCO_2$ 45 mmHg 이상으로 증가되는 경우를 저환기 또는 과탄산혈증이라고 한다. 저환기는 부적절한 허파꽈리(폐포)내 환기로서 신체의 산소요구량을 충족시키지 못한 경우를 말하고 그 결과적으로 탄산가스가 체내에 축적하게 된다. 저환기는 허파꽈리(폐포) 허탈로 인해 나타날 수 있으며 신체 요구량에 비해 허파꽈리(폐포) 내 기능이 저하되었을 때나 기도막힘, 약물의 부작용으로 일어날 수 있다.

(2) 비정상 호흡음

호흡기계 상부와 하부기도를 통해 공기 흐름으로 생성된 정상 호흡음과 비교해서 비정상음은 거품소리(수포음, rale), 쌕쌕거림(천명, wheezing), 그렁거림(협착음, stridor), 가슴막(흉막)마찰음(pleural friction rub)이다.

① 거품소리(수포음, rale) : 거품소리(수포음)는 보통 들숨(흡기)시 들리는데 가벼운 딱딱소리가 나고, 펑 터지는 비음악적 소리이다. 조기들숨(흡기)성 거품소리(수포음)는 만성기관지염, 심장기능상실(심부전)과 관련되며, 들숨(흡기)시작 후 짧게 시작한 후 곧바로 멈춘다. 거친 거품소리로 크고, 낮은 음조이며 길고 물 끓이는 음과 비슷하다. 후기 들숨(흡기)성 거품소리(수포음)는 심장기능상실(심부전), 사이질폐질환(간질성폐질환, intestitial lung disease)과 관련되며, 들숨(흡기)의 초반 부분에서 시작해서 들숨 후반부까지 이어진다. 미세한 거품소리로 부드럽고, 높은 음조이며 매우 짤막한 음조이다.

② 쌕쌕거림(천명, wheezing) : 쌕쌕거림은 날숨(호기) 때 발생되는 길고 높은 휘파람 부는 듯한 소리로 공기가 부분적으로 좁아진 기도를 통과할 때 발생한다. 원인은 기관지협착이나 천식, 이물질 등과 관련된다.

③ 그렁거림(협착음, stridor) : 그렁거림(협착음)은 청진기 없이 들을 수 있으며 들숨(흡기) 시 고음조의 소리이고, 후두 또는 기관의 부분적 폐쇄를 암시한다.

④ 가슴막(흉막)마찰음(pleural friction rub) : 가슴막(흉막)표면의 염증에 의해 생기며 서로 삐걱거리는 건조한 소리로 가죽표면을 마찰할 때 나는 소리와 비슷하다. 이 음은 대개 들숨(흡기)과 날숨(호기) 때에 들리는데 기침에 의해 변화되지 않으며 폐렴과 가슴막염(흉막염, pleurisy)에서 나타난다.

특히 청진할 때 호흡음이 안 들리거나 감소하는 것은 무호흡이나 청진기 사용을 잘못했거나 공기가슴증(기흉), 심한 허파공기증(폐기종), 심한 천식, 심한 비만, 가슴막(흉막) 비후 등에서도 경험할 수 있다.

(3) 기도막힘(기도폐쇄)

완전 또는 부분적인 기도막힘(기도폐쇄)은 상하부 기도 어디에서나 일어날 수 있다. 상기도 막힘(즉 코, 인두, 후두, 기관)은 음식과 같은 이물질이나 무의식 환자의 경우 혀근육의 이완으로 인해 혀가 인두를 막는 경우와 기도 내 분비물이 있을 때 일어날 수 있다. 하기도 막힘은 기관지나 허파(폐)의 또는 완전 막힘을 말한다.

상기도의 부분 막힘의 경우, 들숨(흡기) 시에 낮은 코고는 소리가 들린다. 완전 막힘 시에는 전혀 가슴의 움직임이 보이지 않고 노력성 호흡 시에 복장뼈(흉골, sternum)와 갈비사이근(늑간근)의 퇴축(퇴화)이 나타난다. 하기도 막힘은 동맥혈 가스 분압이 변하고 안절부절 못하며 호흡곤란과 비정상 호흡음이 나타난다.

5. 일반적인 처치 원칙

급성 호흡기능상실(호흡부전) 환자에 대한 일반적인 응급처치 원칙은 응급구조사가 숙지해야 할 요소들이다. 첫째, 기도유지는 항상 최우선 순위를 두어야 한다. 목뼈(경추) 손상이 있는 외상환자는 목 부위를 고정한 채 기도를 유지해야 한다. 둘째, 호흡장애가 있는 환자는 산소를 투여해야 한다. 단, 과호흡 증후군의 경우는 종이봉지 호흡을 실시한다. 셋째, 저산소증의 가능성을 시사하는 질병이나 손상을 입은 환자는 산소를 투여해야 한다. 넷째, 만성폐쇄폐질환 환자는 저산소성 자극에 의한 호흡을 유지하므로 주의한다.

1) 호흡양상

정상적으로 적절한 환기는 잦은 자세변경, 걷기와 운동에 의해 유지된다. 수술이나 외과적 치료로 인한 부동이나 너무 오랫동안 한 자세로 누워 있으면 압박을 받아 가슴팽창이 제한되어 환기가 억제된다. 배(복부)통증이나 가슴통증이 있으면 통증을 없애기 위해 가슴움직임을 의도적으로 제한하여 얕은 호흡을 하게 된다. 얕은 호흡은 가로막(횡격막)의 움직임과 허파(폐) 확장을 억제시키고, 결과적으로 분비물이 축적되어 감염이 발생된다.

정상 호흡을 유지하기 위한 일반적 처치는 다음과 같다.

① 반앉은자세(반좌위)나 앉은자세(좌위)와 같이 가슴 팽창을 최대화하는 자세를 취해준다.
② 자세변경을 자주 한다.
③ 걷기를 실시한다.
④ 진통제로 안위를 증진시킨다.

앉아숨쉬기(좌위호흡) 증상이 있는 환자는 침대 위 탁자에 베개를 놓고 엎드리게 하거나 기대게 하여 복부 장기들이 가로막(횡격막)을 압박하지 않고 날숨(호기)을 돕는다.

2) 심호흡과 기침

호흡기능이 용이하도록 심호흡과 기침을 유도함으로써 분비물을 제거한다. 호흡운동은 가슴팽창이 제한된 환자, 즉 만성 폐쇄 폐질환이나 가슴부 수술 환자에게 있어 자주 사용된다. 일반적인 호흡운동에는 배(복식)호흡, 입을 오므리고 호흡하기, 허파꼭대기(폐꼭대기, 폐첨부) 확장, 폐저부 확장 훈련이 있다. 배(복식)호흡은 적은 노력으로 깊은 호흡을 할 수 있게 한다.

허파꼭대기(폐꼭대기, 폐첨부) 또는 폐저부 호흡훈련은 심한 호흡기계 질환, 가슴 수술, 상복부 수술로 인한 통증 때문에 가슴 운동이 제한된 환자에게 사용된다. 허파꼭대기(폐꼭대기, 폐첨부) 확장훈련을 받는 환자를 돕기 위해서는 환자의 빗장뼈(쇄골) 아래에 손가락을 놓고 보통 정도의 압력을 준다. 같은 방법으로 오른쪽 왼쪽을 교대로 시행한다. 손으로 허파꼭대기(폐꼭대기, 폐첨부)에서 호흡 깊이를 평가한다. 환자가 들숨(흡기) 시 상부 가슴이 전후로 확장하도록 집중하게 하여 상부 허파꼭대기(폐꼭대기, 폐첨부)에 산소가 공급되도록 해준다. 허파꽈리(폐포) 환기를 증진하기 위해서 환자는 코와 입을 통해서 숨을 내쉬기 전 몇 초간 숨을 들이쉰 상태를 유지한다. 하루에 여러 번 수행하여 허파(폐)조직의 재확장을 돕고 효과적으로 분비물을 배출하도록 하여 허파(폐)의 허탈을 최소화한다.

폐저부 확장훈련을 받는 환자를 돕기 위해서는 겨드랑 중앙선을 따라 갈비뼈 아래에 손바닥을 대고 중간 정도의 압박을 가한다. 같은 방법으로 환자도 교대로 시행한다. 손 위치는 양측 폐저부의 날숨(호기) 시 깊이를 비교, 평가할 수 있다. 들숨(흡기) 시 하부 가슴부가 밖으로 움직이도록 집중하게 하고 천천히 수동적으로 숨을 내쉬도록 한다. 만약 환자가 숨을 내쉬기 어려워하거나 날숨(호기) 시 상부 가슴(흉부, thorax)이 내려오면 환자에게 입을 오므리고 숨을 내쉬도록 하여 외부의 공기의 흐름에 저항이 생기도록 한다. 휘파람을 부는 것처럼 천천히 부드럽게 입을 모아 내쉬면서 배(복근)근육을 긴장하면 좀더 효과적으로 숨을 내쉴 수 있다.

3) 안위증진

(1) 자세

호흡이 불가능한 환자를 돕는 것은 가로막(횡격막)의 움직임을 자유롭게 하고 가슴벽(흉벽)의 팽창을 증진시키는 자세를 취해 주는 것이다. 예를 들면, 움크린 자세로 앉아 있는 것은 복부 내 장기들이 가로막을 밀어 올리도록 하기 때문에 결과적으로 들숨(흡기) 동안 허파(폐)의 팽창을 감소시킨다. 호흡곤란과 앉아숨쉬기(좌위호흡)를 하는 사람은 대체로 앉은 자세가 편한데 이는 보조 근육들이 호흡을 증진시키도록 하기 때문이다. 누워 있는 환자에게 매 2시간마다 옆으로 돌아 눕게 하는 것이 산소화의 증진에 항상 도움이 되는 것은 아니지만, 한쪽 허파(폐)질환(one side lung disease)의 형태를 갖는 대부분의 환자는 앉은자세와 병변이 없는 허파(폐)를 밑으로 하고 옆으로 눕는 자세를 60~90분 간격으로 바꾸었을 때 동맥내 산소가 증가된 보고도 있다. 손상되지 않은 허파(폐)의 최적의 가스교환을 위해 적절한 자세가 제공되어야 한다.

(2) 적절한 수분섭취의 유지

환자가 하루에 수분을 1.9~2.9 L 마신다면 묽은 분비물을 유지할 수 있다. 수분섭취량은 허락된 범위 내에서 최대한으로 섭취하여야 한다. 발열이 있는 환자, 입으로 호흡하는 환자, 기침을 하거나, 과도한 신체의 수분을 상실하고 있는 환자들은 수분 섭취량을 증가시키지만 심장기능상실(심부전)이 있다면 수분섭취량은 하루에 1.4 L 이하로 제한해야 한다. 물, 사과주스, 과일빙수, 젤라틴 등은 맑은 수분에 포함되지만 우유 가공품들은 오히려 분비물을 더욱 짙게 한다.

(3) 습화된 공기의 제공

습도가 낮을 때 흡입되는 공기를 가습화시킬 필요가 있다. 건조한 공기의 흡입은 호흡통로의 정상 수분을 제거하여 자극과 감염으로부터 방어능력을 저하시킨다. 실내 가습기가 도움이 되는 데 스팀이나 초음파가습기 등을 사용할 수 있다. 차가운 연무형태, 즉 초음파 가습기는 열이나 뜨거운 물을 만들어내지 않기 때문에 화상의 위험은 없으나 적절하게 청소하지 않으면 병원균의 성장 매개체가 될 수 있다.

(4) 타진법

타진법은 분비물을 더욱 쉽게 뱉어낼 수 있도록 허파(폐)분비물을 묽게 하기 위해 허파(폐) 부위를 손으로 두드리는 것이다. 바로누운자세(앙와위)나 엎드린자세(복와위)의 환자에게 시행하는 타진법은 다음과 같이 실시한다〈그림 4-3〉.

① 손에 딱딱한 물건을 잡고 있는 것과 같이 둥근 형태로 컵 모양의 손을 만든다.

② 손목, 팔꿈치, 어깨부위를 이완하여 허파(폐)엽의 모든 부위를 리듬감 있게 두드린다. 등에서는 손을 컵 모양으로 만들어서 환자의 갈비뼈 아래부위에서부터 시작하여 어깨까지 두드리고, 앞에서는 갈비뼈 아래서부터 가슴 부위의 끝까지 손으로 두드린다.

③ 두드리는 동안 속이 텅 빈소리가 들려야 하고 통증이 없어야 한다. 속이 텅 빈소리가 들리지 않으면 제대로 실시되지 않고, 피부를 손바닥으로 때리고 있는 것일 수 있어서 환자가 통증을

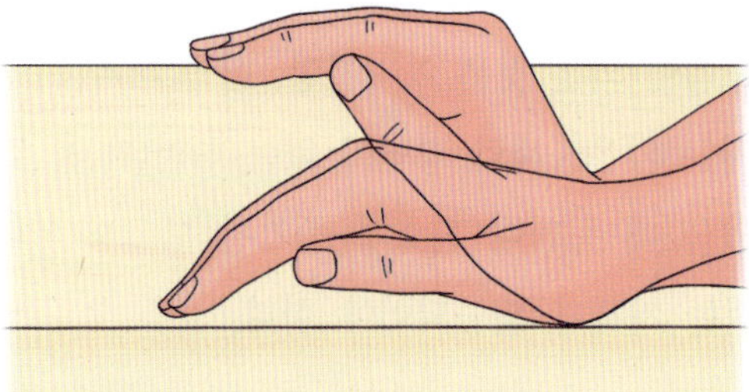

[그림 4-3] 타진법

느낄 수도 있다.

④ 노출된 피부에 직접 두드리지 않고 옷 위에서 실시한다.

⑤ 조직손상의 위험 때문에 갈비뼈 아래, 척추 위 또는 유방은 두드리지 않는다.

⑥ 한 부위를 하루에 여러 번 시행하되 30~60초 정도 두드리며 점도가 높은 분비물이 있는 환자의 경우에는 3~5분 정도 두드린다.

이러한 방법을 수시로 할 수 있도록 환자와 가족에게 타진법을 교육하는 것이 바람직하다.

(5) 진동법

진동법은 환자의 가슴에 손을 평평하게 유지하여 팔과 어깨 근육의 율동적인 수축과 이완운동으로 이루어지게 된다. 분비물이 쉽게 배출될 수 있도록 호흡성 분비물을 묽게 하는데 도움을 주는 목적이 있다. 진동법은 다음과 같이 실시한다〈그림 4-4〉.

① 손가락을 펼쳐서 함께 나란히 두 손을 환자의 가슴벽(흉벽)에 평평하게 놓는다.
한 손을 다른 손등 위에 위치하도록 할 수도 있다.

② 환자에게 깊게 숨을 들이 마시도록 하고 곧바로 천천히 숨을 내쉬도록 한다.

③ 환자가 날숨(호기)하는 동안 응급구조사는 팔과 어깨근육을 리듬있고 빠르게 수축과 이완을 시켜 가슴벽(흉벽)을 진동시킨다.

④ 환자가 들숨(흡기)하는 동안에는 진동을 멈춘다.

⑤ 환자의 유방, 척추, 복장뼈(흉골, sternum), 그리고 갈비뼈 부위는 진동시키지 않는다.

⑥ 하루에 여러 번 수분 동안 실시한다.

⑦ 분당 약 200번 가량의 횟수로 실시하도록 계획한다.

이러한 방법을 수시로 할 수 있도록 가족들에게 가슴부위 진동법을 교육한다. 또한 기계적 장치가 사용될 수 있다.

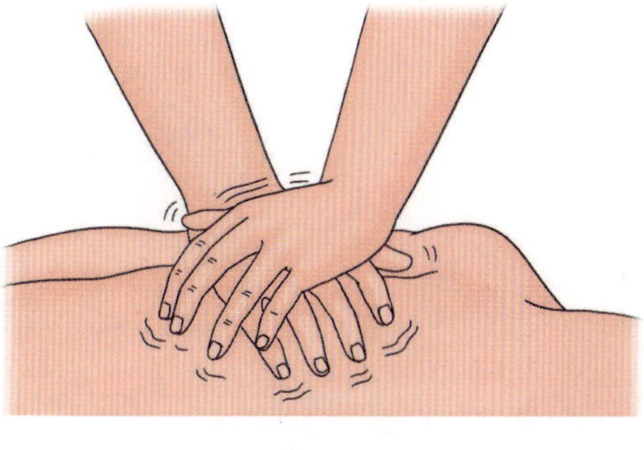

[그림 4-4] 진동법

(6) 체위배액

허파(폐)의 분비물을 제거하는데 중력을 이용하는 방법을 체위배액이라 한다. 환자들은 세기관지에서부터 큰 기관지에 이르기까지 분비물의 배액을 증진하기 위한 방법으로 체위를 취하게 된다. 체위배액은 다음과 같이 수행된다.

① 기침과 분비물을 뱉어낼 때 환자가 쉽게 사용할 수 있도록 환자손이 닿는 위치에 휴지와 곡반(농반, pus pan)을 준비한다.

② 허파(폐)엽으로부터 배액을 증진하기 위해 환자가 적당한 자세를 취하도록 한다〈그림 4-5〉.

- 허파(폐)의 상엽 허파꼭대기(폐꼭대기, 폐첨부)를 배액하기 위해 높은앉은자세(고좌위)를 이용한다(a).
- 허파(폐)의 상엽 후면을 배액하기 위해 환자가 누운 자세를 취하게 하고 오른쪽과 왼쪽으로 번갈아 눕는다. 이때 누운 자세는 반은 복부를 대고 반은 옆으로 누운 자세를 취한다(b).
- 허파(폐)의 우엽을 배액하기 위해 가슴벽(흉벽)을 아래로 하고 베개를 베고 왼쪽으로 눕는다(c).
- 허파(폐)의 하엽을 배액하기 위해 트렌델렌부르크 자세를 취한다(d).

③ 하루에 2~4번 정도로 1회에 20~30분 동안 체위배액을 시행한다. 환자가 피로하거나 어지러움(현기증)을 느끼기 시작하면 배액을 중지한다.

④ 식사 후 1~2시간 동안은 구토를 방지하기 위해 체위배액을 하지 않는다.

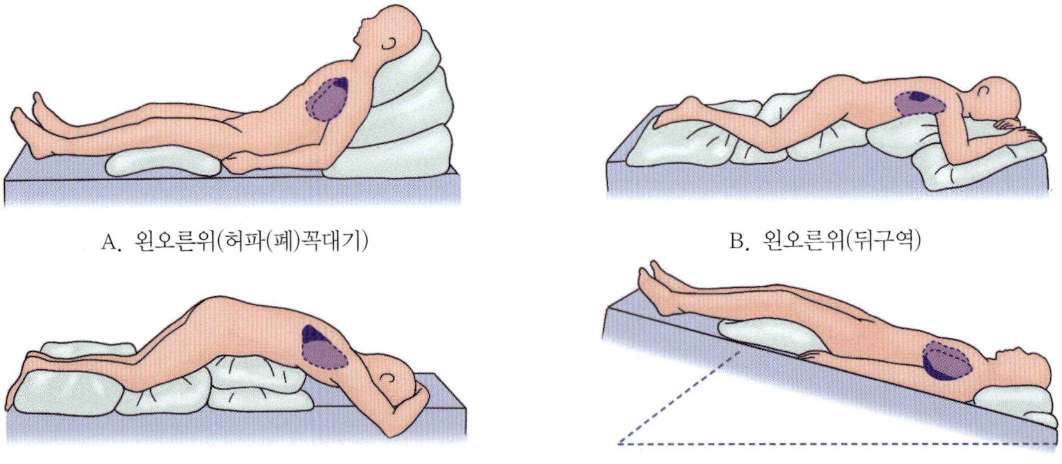

A. 왼오른위(허파(폐)꼭대기)

B. 왼오른위(뒤구역)

C. 왼오른위(뒤아래구역)

D. 왼오른(폐저부 부위)

[그림 4-5] 체위배액자세

(7) 좋은 영양소의 유지

호흡곤란 환자의 영양상태는 환자관리에 중요하다. 영양상태의 평가는 환자의 키, 체중, 위팔의 직경, 혈청단백 수준, 그리고 질소의 균형을 측정하여 평가할 수 있다. 단백질, 비타민, 그리고 미네랄의 적절한 섭취를 위한 특별한 계획이 필요하다. 호흡곤란이 있는 환자는 미음조차 먹기 힘들어 하는 경우도 있으므로 하루 동안 보통 3회의 식사 대신 6회로 나누어서 식사한다. 식사는 호흡기계의 치료와 운동이 실시된 후 1~2시간 후에 하도록 한다.

(8) 청결한 환경유지

환자는 호흡기능을 손상시키는 요인이 있는 환경을 평가하고 조정해야 한다. 오염원에 노출되는 것을 방지하기 위해 적극적인 계획을 세워야 하는데 여기에는 직업을 바꾸거나 보호장비를 사용하는 것 등이 필요할 수 있다. 사무실과 집의 청소는 일주일에 적어도 두 번은 실시해야 하고 작업 시 마스크를 착용하여 호흡기 질병을 예방하도록 한다. 산업적 또는 직업적 위험물에 노출되지 않도록 한다.

꽃가루가 호흡기능의 변화를 초래한다면 외출시간을 줄이고 실내에 있도록 하며 공기조절기, 전기 공기청정기 혹은 공기여과기를 사용하도록 한다.

흡연은 호흡기 질병의 가장 위험한 요인이다. 담배연기의 흡입은 기도저항을 증가시키고, 섬모운동을 감소시켜 허파꽈리(폐포)-모세혈관막을 두껍게 하고 세기관지벽도 두꺼워져 탄력성을 잃게 한다. 이러한 효과는 흡연자뿐만 아니라 흡연자와 함께 살고 있는 비흡연자에게서도 발견된다. 습관성 흡연자는 담배를 끊거나 줄이는데 큰 어려움이 있으므로 담배를 끊거나 줄이도록 많은 격려를 해주어야 한다. 흡연의 해로운 효과에 대해 정확한 정보를 제공하고, 금연을 결심하도록 지지하고 다시 흡연을 하지 않도록 도와주어야 한다.

4) 약물

약물은 허파(폐) 내의 많은 분비물을 제거하는데 도움이 된다. 허파(폐)에 분비물이 있는 경우 울혈(충혈, congestion)되었다고 한다. 분비물 없이 기침할 때 비생산성 기침이라 하고 분비물을 생산하는 기침을 생산성 기침이라 한다. 진하고 잘 배출되지 않는 호흡분비물을 가래라고 한다.

두 가지 유형의 약물이 일반적으로 처방되는데 기침억제제와 거담제이다. 기침억제제는 기침반사를 억제하거나 없애는 약물이다. 코데인은 이러한 약물의 공통적인 구성성분이다. 거담제는 분비물의 점성을 낮추어 쉽게 배출되게 하는 약으로 비생산성 기침을 생산성으로 바꿀 수 있다.

기침에 자주 쓰이는 다른 종류의 약물은 함당정제이며 이것은 녹는 동안 입안에 물고 있는 알약이다. 어떤 함당정제는 부분마취제를 포함하고 있어 목구멍(인두, throat)의 감각신경 말단에 작용하여 기침으로 인한 자극을 완화시킨다. 약물은 스프레이로 투여될 수도 있다.

기침약의 사용 시 유의할 사항은 다음과 같다.

① 부작용이 있으므로 많은 양을 복용하지 않는다.
② 당뇨병이 있다면 설탕이나 알코올이 들어 있는 시럽 형태의 기침약은 피한다. 이것은 대사작용을 방해한다.
③ 기침약이 기대된 효과만큼 작용하지 않으면 의사와 상의한다.
④ 부작용을 주의한다.

5) 산소투여

인체는 세포대사 기능과 생명유지를 위해서 적절히 산소를 공급받아야 하는데 만약 부적당한 세포 산화과정의 결과로서 환기가 부적절하면 풍부한 산소를 가진 공기가 필요하다. 이에 치료적 목적으로 보조적 산소투여를 통해 환자의 들숨(흡기) 시 산소의 양을 증가시킬 수 있다.

산소를 투여받고 있는 환자는 불안해한다. 따라서 산소투여의 방법과 목적에 대해 설명하고 불안을 표현하도록 기회를 주는 것이 필요하다. 응급상황에서도 환자에게 산소 투여함과 동시에 적절한 설명을 해야 한다.

산소는 열을 발생하는 화학적 물질로서 산소 투여를 받고 있는 환자 방에는 불꽃이 없어야 하므로 눈에 띄는 곳에 금연 표시판을 걸어둔다. 또한 병실에서 사용할 수 있는 전기면도기, 라디오, 흡인기구와 같은 전기기구는 잘 작동되고 있는지, 전기스파크를 일으키지는 않는지 확인하며 정전기를 예방하기 위해 합성 섬유의 사용과 착용을 금한다. 기름은 산소가 존재하는 곳에서 자연히 발화할 수 있으므로 사용을 금한다.

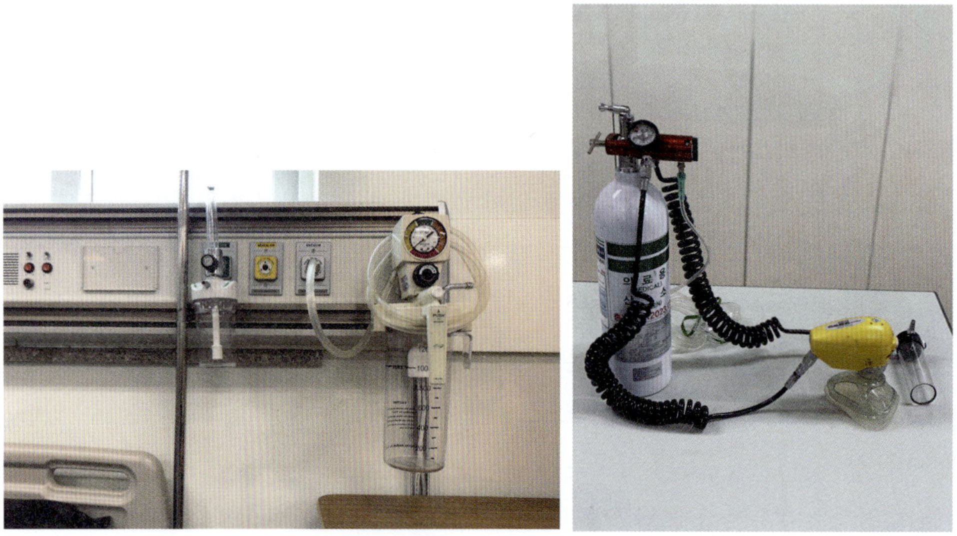

[그림 4-6] 고정식과 이동식 산소 공급 장치

(1) 산소 공급장치

산소탱크는 고정식이나 이동식 실린더 방법 〈그림 4-6〉으로 산소를 공급한다. 고정식의 산소공급은 신속하게 사용되도록 준비되어져 있어서 도관을 통해 중앙공급 방식으로 산소가 공급되며 대개 50~60 Lbs/inch^{2}의 압력을 갖고 있다. 특별히 유속계가 부착되어 있어서 밸브로 산소의 흐름을 조절할 수 있다. 이동식의 경우 산소는 강철로 만들어진 산소탱크에 고압 저장되어 있으므로 충격을 주지 않도록 하고, 산소탱크는 통의 출구에 보호 안전핀이 부착되어 있다. 대형의 표준산소통에는 산소가 2,000 Lbs/inch^{2}의 압력으로 압축되어 들어 있다. 작은 산소통은 응급상황에서, 이동 중에, 그리고 가정에서 사용할 수 있다.

또한 산소를 안전하게 그리고 적당한 속도로 방출하기 위해서는 게이지와 유량계가 달린 조절기를 사용한다. 조절기에는 2개의 게이지가 있는데 하나는 산소통 내의 압력 혹은 산소의 양을 나타내는 것이고, 다른 하나는 방출되고 있는 산소의 흐름을 분당 L로 나타낸다. 환자에게 투여되는 산소유량은 분당산소유량(L/분)라 하고, 환자가 흡입하는 산소 농도는 FiO_2라 하며 '대기 중 산소는 21% 또는 $FiO_2 = 0.21$'로 표시한다. 환자의 상태, 산소공급 기구 및 산소투여 방법 등에 다양하게 산소 유량을 적용한다. 산소유량이 실제적으로 환자가 흡입한 산소농도를 반영하는 것은 아닌데 그 이유는 산소가 대기 중의 공기와 섞이거나 누출이 되기 때문이다. 비교적 정확한 양을 측정하는 방법은 대개 흡입된 산소의 비율에 의해 추정될 수 있다.

산소탱크와 조절기는 조심스럽게 다루면서 운반해야 하고 출구가 깨지거나 떨어지지 않도록 바퀴 달린 운반기계에 고정시키는 것이 좋으며 안전한 장소에 보관해야 한다.

(2) 산소 공급기구

산소 공급기구는 코안(비강) 캐뉼러, 코안(비강) 카테터, 단순 안면 마스크, 부분 재호흡 마스크, 비 재호흡 마스크, 벤튜리 마스크, 그리고 산소텐트 등이 있다.

또한 산소공급기구로 환자에게 산소를 공급하기 전에 산소를 가습화하는 것이 유익한가 아닌가에 대한 의견이 분분하다. 종설로는 산소를 습화시키지 않으면 호흡기도의 점막층을 과도하게 건조시키는 것으로 가습화가 절대적이었으나 최근의 보고에 의하면 낮은 농도의 산소를 코안(비강) 캐뉼러로 공급할 때는 가습화가 필요하지 않다는 주장도 있다.

① 코안(비강) 캐뉼러

코안(비강) 캐뉼러는 내과적인 문제로 인한 호흡장애를 개선하기 위해 가장 흔히 사용되는 방법이다. 캐뉼러는 일회용이며 비공(콧구멍)에 삽입하기 위해 2개의 앞으로 튀어나온 구멍이 있는 플라스틱 장치이다. 코안(비강) 캐뉼러를 통해서 산소를 분당 1 L 속도로 공급할 경우 흡입공기중의 산소농도는 대략 24% 정도되며, 분당 1 L씩 산소의 유량을 증가시킬 때마다 산소농도는 4% 정도씩 증가한다. 1~6 L/분의 속도로 24~44%의 산소를 공급할 수 있다. 코안(비강)캐뉼러로 6 L 이상의 산소를 공급해도 FiO_2는 증가되지 않는다. 캐뉼러는 식사하거나 대화 중에도 사용 가능한 것이 장점이다〈그림 4-7〉.

② 코안(비강) 카테터

코안(비강) 또는 입(구)인두 카테터도 간편하고 호흡저항이 적은 산소공급 보조장치이다. 코안(비강) 캐뉼러보다 높은 농도의 산소를 투여할 수 있다. 끝에 2~3 cm되는 곳에 몇 개의 구멍이 뚫린 카테터를 한쪽 비공(콧구멍)을 통해 인두부위까지 삽입하며 산소를 분당 6 L로 공급할 경우 흡입공기 중 산소농도는 대략 44%가 되나 의식이 있는 환자에게는 불쾌감을 주는 단점이 있다. 또한 매 8시간마다 다른 쪽 비공(콧구멍)으로 카테터 위치를 바꾸어 주어야 하고, 산소가 위로 잘못 들어 갈 수 있기 때문에 흔히 위팽만이 발생되며 또한 후두궤양이 발생하기도 한다〈그림 4-8〉.

③ 안면 산소 마스크

안면 산소 마스크는 환자에게 투여하는 산소 유량을 더 많이 줄 수 있으므로, 코안(비강) 캐뉼러보다 FiO_2를 높일 수 있다. 일회용 혹은 재사용할 수 있는 안면 산소 마스크는 플라스틱과 고무를

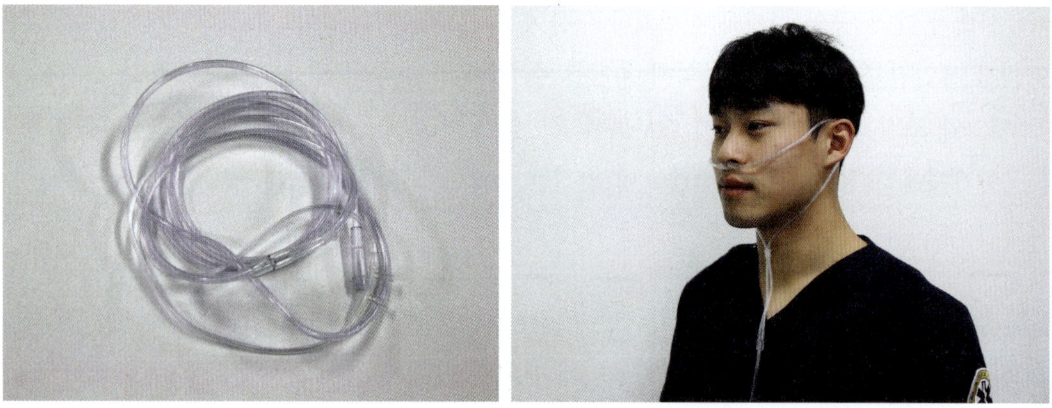

[그림 4-7] 코안(비강) 캐뉼러

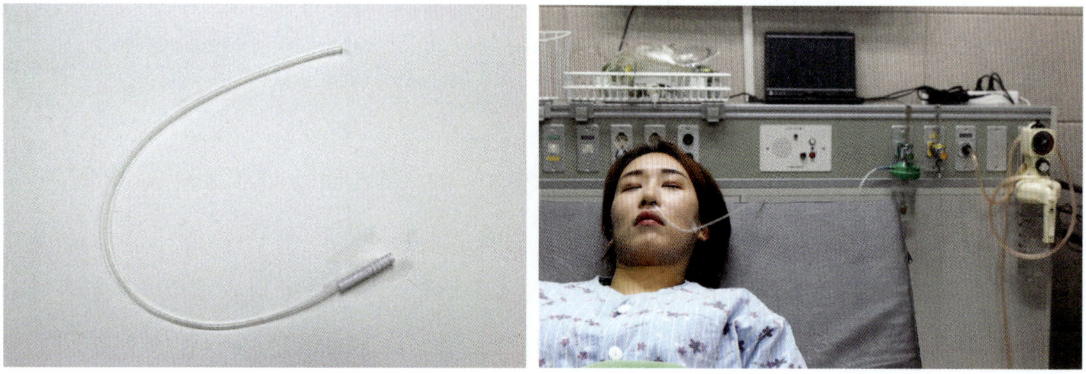

[그림 4-8] 코안(비강) 카테터

사용한다. 마스크는 산소의 누출을 피하기 위해 환자의 얼굴에 잘 고정되어야 하고 환자가 편안하도록 너무 조이지 않아야 한다. 그리고 많이 사용하는 안면 산소 마스크의 형태는 단순 안면 산소 마스크, 부분 재호흡 마스크, 비 재호흡 마스크, 벤튜리 마스크 등이 있다.

가. 안면 산소 마스크

안면 산소 마스크는 날숨(호기)이 밖으로 배출되게 하기 위해 코 부분 좌우에 구멍이 있고 아래쪽에 산소유입구가 있다. 마스크로 산소 투여 시 분당 5 L 이상의 산소를 투여해야 환자 호기의 재호흡을 방지할 수 있으므로 6~10 L/분 산소투여 시 흡입산소는 40~60 % 정도이다. 마스크는 환자의 코와 입을 모두 덮어야 한다〈그림 4-9A〉.

나. 부분 재호흡 마스크

가벼운 플라스틱 산소저장기가 달려있는 부분 재호흡 마스크는 6 L/분 속도로 60%의 산소를 공

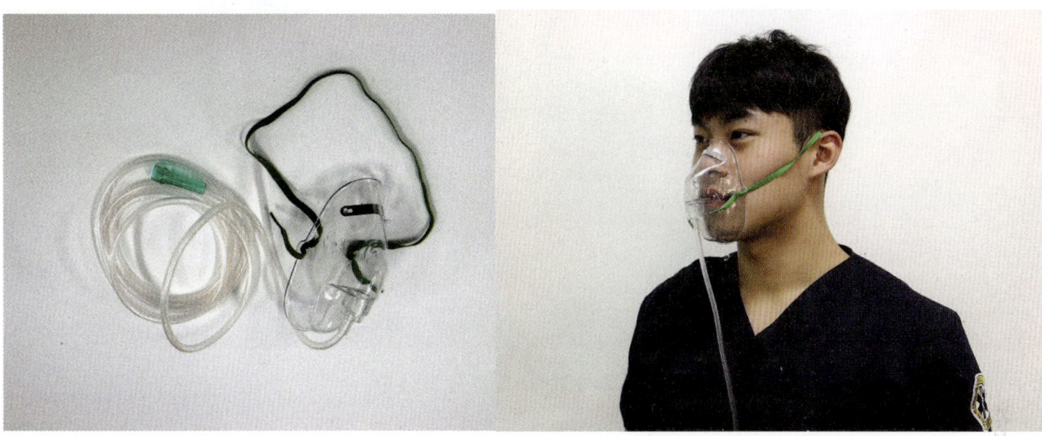

[그림 4-9A] 안면 산소 마스크

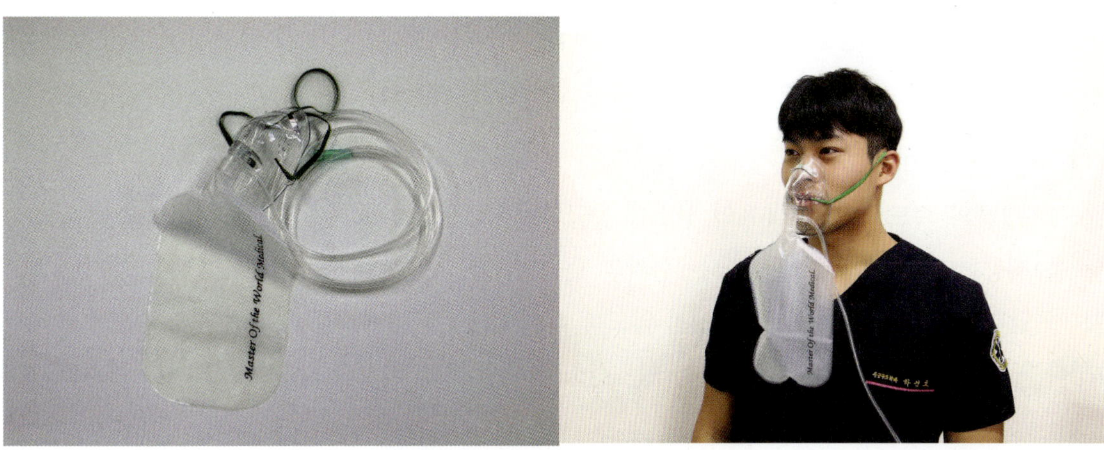

[그림 4-9B] 부분 재호흡 마스크

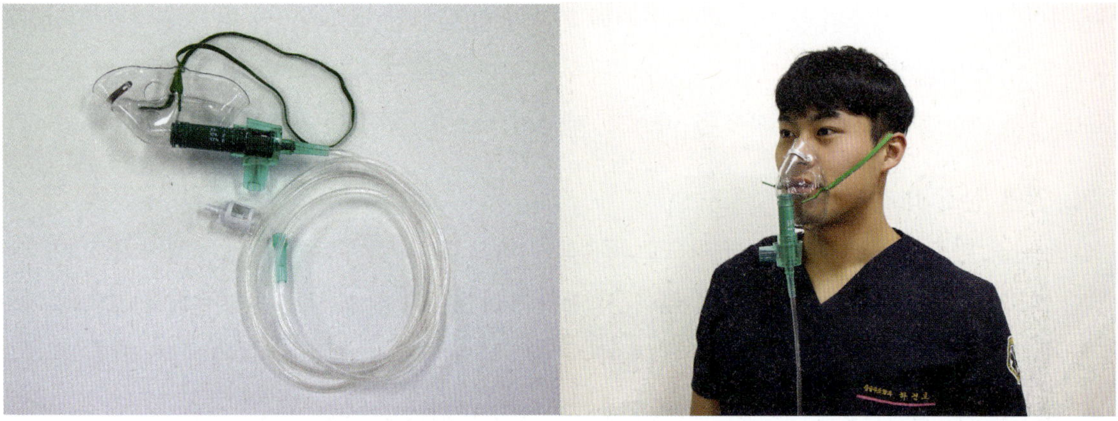

[그림 4-9C] 벤튜리 마스크

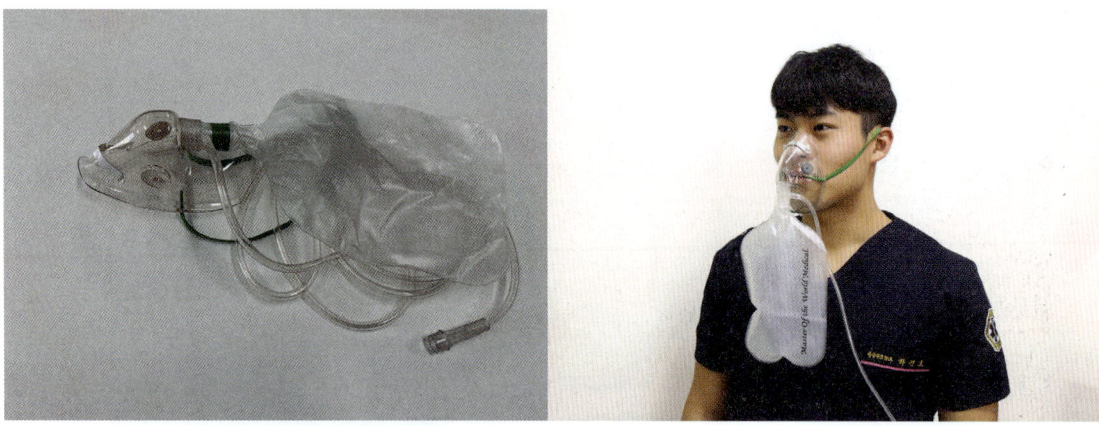

[그림 4-10] 비 재호흡 마스크

급한다. 산소는 마스크 내부와 저장주머니로 유입되나 환자의 날숨(호기) 중 일부가 저장주머니로 유입되어 100% 산소와 혼합된다. 부분 재호흡 마스크 적용 시 valve를 막고 저장주머니(reservoir bag)에 산소를 채워 부풀린 후 환자에게 사용한다. 주머니는 들숨(흡기) 시 약간 수축하는데 이것이 완전히 수축되면 산소 공급 속도를 증가시켜야 한다〈그림 4-9B〉.

다. 비 재호흡 마스크

6~15 L/분의 속도로 85~100%의 산소를 공급하며 스스로 호흡하는 환자에게 가장 높은 농도의 산소를 제공한다. 비 재호흡 마스크는 환자의 들숨(흡기)을 완전히 배출되도록 하는 2개의 일방향 밸브가 달려 있어서 공기가 서로 섞이지 않도록 되어 있는 것을 제외하면 부분 재호흡 마스크와 비슷하다. 들숨(흡기) 사이에 저장주머니 내는 산소로 채워지고, 환자의 날숨(호기) 시는 마스크 옆의 구멍을 통해 배출된다〈그림 4-10〉.

라. 벤튜리 마스크

가장 정확한 산소농도를 투여하는 방법으로 만성폐쇄폐질환(COPD) 환자에게 사용된다. 벤츄리의 원리를 이용한 밴튜리 마스크는 입구에 커다란 관이 있고 양측 면에는 공기구멍들이 있어서 결국 산소와 실내공기가 혼합된다. 벤튜리 마스크로 투여되는 흡입 산소농도는 24%, 28%, 35%, 40%, 53%이다. 구멍이 항상 열려 있는지 확인해야 한다. 구멍이 홑이불, 옷 등에 의해 막히게 되면 정확한 농도의 산소를 공급할 수 없게 된다〈그림 4-9C〉.

허파공기증(폐기종)과 같은 만성폐쇄폐질환(COPD) 환자의 경우에는 산소 투여 시 매우 조심하여야 한다. 정상적으로는 혈액 내 탄산가스의 과잉이 호흡을 자극하지만 만성폐쇄폐질환(COPD) 환자의 경우에 화학감수체는 탄산가스에 민감하지 못하여 저산소증 상태에 의해 호흡을 유지하게 된다. 과도하게 산소가 공급되면 호흡자극이 제거되어 환자는 완전히 호흡을 멈출 수도 있다. 만성폐쇄폐질환(COPD)인 환자에게는 벤튜리 마스크나 코안(비강) 캐뉼러로 2 L/분의 산소를 투여할 수 있으며 동맥혈 가스 분석을 자주 확인해야 한다.

가. 코안(비강) 캐뉼러, 안면마스크, 산소텐트의 산소투여

가) 산소를 투여하기 전에 다음을 확인해야 한다.

- 만성폐쇄폐질환(COPD) 환자
- 환자의 동맥혈 산소 분압과 이산화탄소 분압
- 산소에 대한 지시, 투여장치와 분당 유입량 또는 산소의 농도(%)

나) 목적

〈코안(비강) 캐뉼러〉

- 최소의 산소유지가 필요할 때 연관된 낮은 농도의 산소를 공급함.
- 환자가 음식이나 수분을 섭취하는 동안 산소공급을 계속하기 위함.

〈안면 마스크〉

- 중간 정도의 산소를 공급하고 캐뉼러보다 많은 습도와 고농도의 산소를 제공함.

〈산소 텐트〉

- 높은 습도를 제공함.
- 마스크를 사용하기 힘들 때 산소를 제공함.

다) 평가의 초점

활력징후, 동맥혈 가스분압, 저산소증의 증상(두근거림, 심계항진, palpitation), 빠른호흡, 호흡곤란). 고탄산가스혈증(안전부절 못함, 고혈압, 두통), 허파(폐)음, 코안(비강)의 개방성(코안(비강) 캐뉼러를 사용 시), 정신상태, 산소중독의 증상(기관의 자극, 기침, 허파(폐)환기의 감소)

라) 준비물

〈코안(비강) 캐뉼러〉

- 속도계가 부착된 산소, 필요 시 멸균수나 미온수를 넣은 가습기, 코안(비강) 캐뉼러와 튜브, 반창고, 거즈

〈안면 마스크〉

- 속도계가 부착된 산소, 멸균수나 미온수를 넣은 가습기, 적당한 크기의 마스크, 고무줄

〈산소텐트〉

- 속도계가 부착된 산소, 멸균수나 미온수를 넣은 가습기, 적당한 크기의 안면텐트

마) 절차

[표 4-1] 산소공급

절 차	이론적 근거
1. 산소처치의 필요성과 처치를 위한 지시를 확인한다. • 산소처치가 필요한지를 결정하기 위한 기초자료로 호흡을 평가한다.	
2. 환자를 준비하고 지지한다. • 가능하다면 반앉은자세(반좌위)를 취하게 한다. • 산소는 안전 수칙을 지키면 위험하지 않으며, 호흡곤란을 줄여준다는 것을 설명한다. 환자와 보호자에게 산소 사용의 안전수칙에 대한 정보를 준다.	• 이 자세는 기침과 호흡을 용이하게 한다.
3. 산소장치와 가습기를 설치한다.	
4. 처방된 속도로 산소를 조절하고 적절하게 기능하는지 확인한다. • 튜브를 통해 산소가 잘 흐르는지 확인한다. 관이 꼬이지 않고 연결부위가 꽉 조여져야 한다. 산소가 물을 통과하므로 가습기에 공기방울이 올라오는지, 캐뉼러에서 산소가 새는지 확인한다. • 지시된 유입속도로 산소를 튼다.	
5. 적당한 산소 캐뉼러 장치를 적용한다. 〈코안(비강) 캐뉼러〉 • 캐뉼러를 환자의 얼굴 위에 놓고 갈라진 끝부분의 출구를 코안(비강)에 위치하고 턱 아래에 조절하기 위한 끈으로 알맞게 조여준다. • 만일 캐뉼러가 제자리에 있지 않다면 반창고로 얼굴에 고정시킨다. • 필요 시 거즈를 얼굴 위에 위치한 튜브 아래에 대어 피부자극을 예방한다. 〈산소 마스크〉 • 환자의 얼굴을 향해 마스크를 씌운다. • 환자의 얼굴 윤곽에 맞게 마스크를 고정한다.	• 소량의 산소가 눈이나 뺨, 턱 주위로 빠져나가기 때문에 마스크는 얼굴에 맞게 고정해야 한다.

[표 4-1] 산소공급(계속)

절 차	이론적 근거
• 마스크를 편안하면서 넉넉하도록 환자의 머리 주위로 고무줄로 고정한다. • 귀 뒤쪽과 뼈 돌출부위에는 고무줄 안에 패드를 댄다. 〈산소 텐트〉 • 산소 위에 텐트를 설치하고 머리 주위의 끈을 확인한다. • 처방된 유입속도로 산소를 튼다. 〈부분재호흡마스크〉 • 부분 재호흡 마스크 적용 시 valve를 막고 저장주머니(reservoir bag)에 산소를 채워 부풀린 후 환자에게 사용한다. • 마스크가 환자의 코와 입을 덮도록 한다. • 마스크를 잘 고정하기 위해 탄력 있는 끈으로 마스크를 조절한다. • 환자의 귀와 두피자극 감소를 위해 끈 안에 거즈패드를 사용한다.	• 패드는 마스크로 인한 피부자극을 완화한다. • 환자는 내쉰 공기의 약 3분의 1 정도를 100% 산소와 주머니 속에서 섞여진 후 재호흡 하게 되며, 효율적인 산소 공급을 위해 흡기 시 저장주머니에서 공기가 완전히 빠지면 안 된다.
6. 환자를 규칙적으로 평가한다. • 환자의 불안수준, 피부색, 호흡이 순조로운지를 평가하고 환자가 캐뉼러에 적응하도록 지지한다. • 환자의 상태에 따라 15~30분 간격으로 평가하고 이후에도 규칙적으로 평가한다. 활력징후, 피부색, 호흡양상, 가슴운동을 평가한다. • 규칙적으로 환자가 저산소증의 임상증상, 두근거림(심계항진), 혼돈, 호흡곤란, 안절부절 못함, 청색증이 있는지 평가한다. 필요하다면 동맥혈 가스 분석을 한다. 〈코안(비강) 캐뉼러〉 • 환자의 코구멍에 딱지나 자극이 있는지 평가한다. 점막을 진정시키기 위해 필요하다면 수용성 윤활제를 사용한다.	
7. 정기적으로 도구를 자주 확인한다. • 산소유입량과 가습기의 물의 양을 30분마다 점검한다. • 가습기의 물의 양을 적정선으로 유지한다. • 안전수칙을 확인하고 시행한다.	
8. 관련된 자료를 기록한다. • 처치의 시작과 모든 평가결과를 기록한다.	

④ 산소텐트

산소텐트는 투명한 플라스틱으로 이동 가능한 구조로 만들어지며 모터 운전장치가 부착되어 있다. 이 모터는 텐트 내의 공기를 환기시키며, 공기를 냉각시킬 때는 전기냉장고와 같은 원리로 기능하고 온도조절장치가 있어서 가장 쾌적한 온도를 유지하게 한다. 텐트를 환자의 머리와 가슴부가 텐

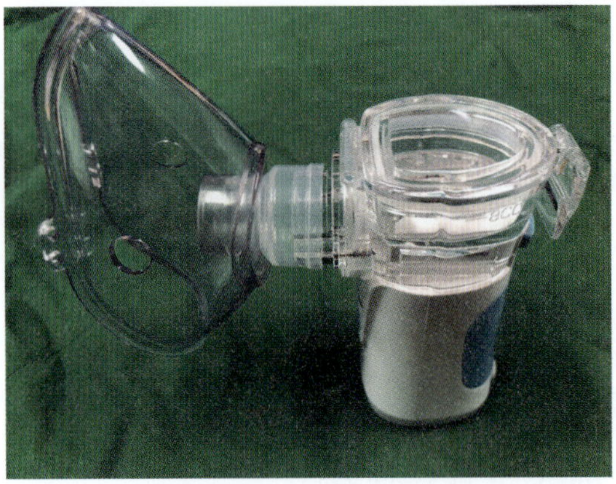

[그림 4-11] 네블라이저

트 안에 위치하도록 침대의 가장 높은 부분에 고정한다. 측면에 구멍이 나 있어서 처치 시 이용된다. 주로 소아환자나 얼굴을 포함한 전신 화상환자 등 코안(비강) 캐뉼러 등으로 산소공급이 어려울 때 주로 사용되나 정확한 산소농도의 유지가 어렵다는 단점이 있다.

6) 네블라이저(Nebulizer)

기관지 천식 및 급·만성질환자에게 투여되는 약액을 미세하고 균등한 입자 상태로 흡입하는 것을 말한다〈그림 4-11〉. 천식은 기도과민증과 가역적인 기도폐쇄의 특징을 보이는 만성 기도 염증질환으로 기도의 염증과 부종, 수축을 야기하고 더 많은 점액이 방출되게 한다. 치료는 저산소증을 교정하고, 기관지 경련 회복 및 질환과 관련된 염증성 변화를 치료하는 것이다. 초기 치료는 기도 폐쇄의 증상을 수분 내에 완화시켜 천식 발작을 멈추게 하는 것으로 살부타몰(salbutamol) 또는 알부테롤(albuterol)은 빠르게 반응하는 교감신경 β2수용체 작용제이며 천식과 만성 폐쇄성 폐질환과 같은 기관지 경련을 가라앉히는 데에 쓰인다. 벤톨린(Ventolin), 아트로벤트(Atrovent) 등이 대표적인 기관지 수축 완화 약물로 사용될 수 있다.

7) 가슴관 삽입술(Tube thoracostomy)

흉부외상으로 인한 공기가슴증(기흉)이나 혈액가슴증(혈흉) 등으로 허파(폐)의 허탈(Collapse)을 방지하고, 공기, 혈액 등 비정상적인 물질을 제거하여 폐의 재팽창을 도모하기 위한 치료법이다. 가슴관 삽입술 방법은 먼저 가슴관 삽입을 위하여 대상자의 삽입 부위를 보통 chest X-ray로 확인한다. 공기가슴증인 경우 삽관 부위는 일반적으로 4번째 또는 5번째 갈비뼈 사이 공간과 앞 또는 가운데 겨드랑선(anterior or mid axillary line)이 만나는 지점이다. 삽관 위치가 결정된 후에는 가슴관의 삽입 길이를 측정한 후 삽입부위의 피부를 국소마취하여 삽입부위 갈비뼈의 피부 및 피하조직을 절개한다. 이후 가슴관 삽입 끝부분을 물개(Kelly)로 물린 후 삽입한다. 가슴관을 절개한 피부의 한쪽에 체류 봉합(Stay suture) 후 관 삽입 피부 주위를 페쇄드레싱 한다. 가슴관의 배액장치의 기본 요소는 한쪽 방향성 판막(One-way valve)과 흡인 장치(Suction mechanism)로서 흉관배액병을 준비해야 한다. 흉관배액병의 종류는 여러가지가 있으나 가장 중요한 것은 환자에게 삽입된 가슴관에 바로 연결된 배액병의 연결 상태를 확인하는 것이다. 이때 배액병의 대롱이 수면 아래로 잠겨 있어야 하며, 공기가슴증으로 가슴관 삽입한 직후에는 물거품이 생기는 것을 확인할 수 있다. 그리고 가슴관의 배액장치가 제대로 작동하고 있는지는 환자의 들숨과 날숨 시 배액병의 물기둥의 움직임으로 확인할 수 있다. 또한, 배액병에 연결된 흡인기가 있다면 흡인기의 작동여부도 확인해야 한다.

가슴관은 배액량이 하루에 200 mL 이하인 경우나 적어도 24시간 동안 공기가 새어 나오지 않을 경우 chest X-ray 검사 후 제거 여부를 결정한다.

8) 기도관리 및 처치

기도관리와 호흡은 급성 내과적 혹은 외과적 응급환자에게는 최우선 순위가 된다. 인공기도기는 기도막힘나 기도막힘 가능성이 있는 환자의 기도유지를 위해 삽입한다. 기도유지기는 공기가 허파(폐)로 들어가게 하는 장치이며 여기에는 보통 입(구)인두 기도유지기, 코(비)인두 기도유지기, 기관내 삽관, 기관절개관의 네 가지 종류가 있다.

(1) 입(구)인두 기도기

입인두 기도기의 삽관은 혀의 근육이완으로 기도막힘이 발생하기 쉬운 전신마취 환자나 무의식 환자 또는 인두 흡인을 해야 할 경우에 삽입된다. 의식이 있는 환자에게는 삽관 자체가 구토반사를 자극하여 결과적으로 위 내용물의 역류와 흡인이 일어날 수 있으므로 잘 삽입하지 않는다.

입인두 기도기는 S자 모양이며 보통 플라스틱으로 되어 있고 성인, 어린이, 유아용 등 다양한 크기가 있으며 환자에 따라 적당한 크기를 선택한다〈그림 4-12〉.

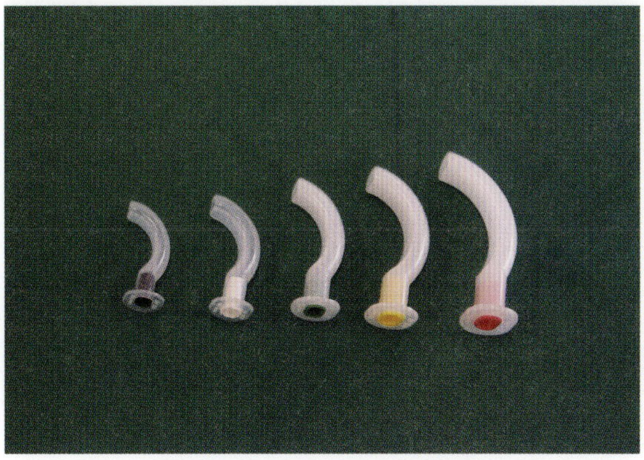

[그림 4-12] 입인두 기도기

가장 널리 사용되는 삽관방법은 혀-턱을 드는 것으로 아래쪽에서 입천장 쪽으로 향하게 하며 혀 위에 적당히 삽입하는 것이다. 먼저 일회용 장갑을 끼고 의치가 있으면 제거한다. 환자는 반드시 바로누운자세(양와위)를 취하고 목을 과신전시키거나 어깨 밑에 베개를 대어 혀가 뒤로 넘어가 후두를 막지 않도록 하지만 목뼈(경추)손상이 의심되는 환자에게는 이 자세를 취하지 않는다. 첫째, 기도기의 크기와 적당한 길이를 환자에게 측정한다(입가장자리~귓볼까지). 둘째, 혀-턱 들기를 한다. 한 손의 엄지손가락으로 환자의 입안에 넣어서 혀를 잡고, 동시에 두번째와 세번째 손가락으로 턱을 올리고 입을 넓게 벌리게 잡는다. 셋째, 한 손으로 혀-턱을 들고 있으면서 다른 한손으로는 기도기를 잡고 입인두의 원위부의 끝이 뒤쪽을 향하도록 수평으로 잡고 그 끝을 환자의 입속으로 넣고 혀 위에서 입천장을 따라 옆으로 넣는다. 넷째, 끝이 후두에 닿을 때 기도유지기를 180° 회전시키면서 돌리고 기도의 해부학적 곡선을 따라 기도기 테두리가 입술의 바로 위까지 올 때까지 깊이 넣는다. 마지막으로 기도유지기를 테이프로 고정시키고 분비물을 흡인한다.

(2) 코(비)인두 기도기

코인두 기도기의 삽관은 구인두 기도기를 삽입하지 못할 때, 구토반사가 있거나 구강 수술 시 또는 인두나 기관흡인 시에 코안(비강)점막과 후두점막을 보호하기 위해 삽입한다. 이 기도기는 코구멍을 통해 후두개 상부 인두에 삽입된다.

성인, 어린이, 유아용이 있으며 크기가 다양하다. 재질은 대개 라텍스 고무이다〈그림 4-13〉.

삽관방법은 코안(비강)과 후두점막의 자극을 예방하기 위해 비위관 사용 시 국소마취제를 사용하기도 한다. 그리고 우선 콧속을 검사하고 코인두 기도기의 크기를 선택하는데 콧속의 크기보다 약간 작은 것이나 환자의 새끼손가락 손톱의 넓이 정도로 한다. 그 다음 귓불에서 코까지의 길이를 잰 후 기도유지기의 넓은 부위를 잡고 외비공 쪽으로 좁은 부위를 코의 구조를 따라 앞쪽에서 뒤쪽으로 밀어 넣는다. 끝이 닿는 느낌이 들면 기도기를 세워서 아래쪽으로 부드럽게 힘을 주어 넣고 테이프로

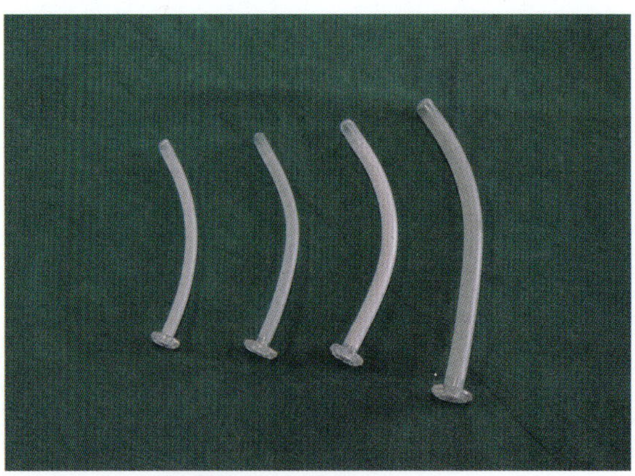

[그림 4-13] 비인두 기도기

고정하며 코인두 기도기가 적당한 위치에 있는지를 확인하기 위해 환자의 공기 교환을 점검한다.

(3) 기관내관 튜브

기관내관 튜브는 기관지경을 사용하여 코나 입을 통해 기관까지 삽입되는 실리콘 재질의 인공기도유지기이다〈그림 4-14〉. 이것을 통해 인공호흡기로 산소를 공급할 수 있고, 쉽게 분비물을 흡인하며, 또한 상부 기도막힘 시에는 공기통로 역할을 한다.

입으로의 기관내 삽관은 특히 응급상태에서 흔히 사용되는 방법으로 튜브의 크기가 크고 위팽만의 부작용이 없어서 안정된 기도유지 방법으로 사용될 수 있다. 이에 반해 코로의 기관내 삽관은 환자가 의식이 있을 경우에 사용이 가능하며 비교적 작은 직경의 튜브를 사용한다. 대부분은 기관내관 튜브

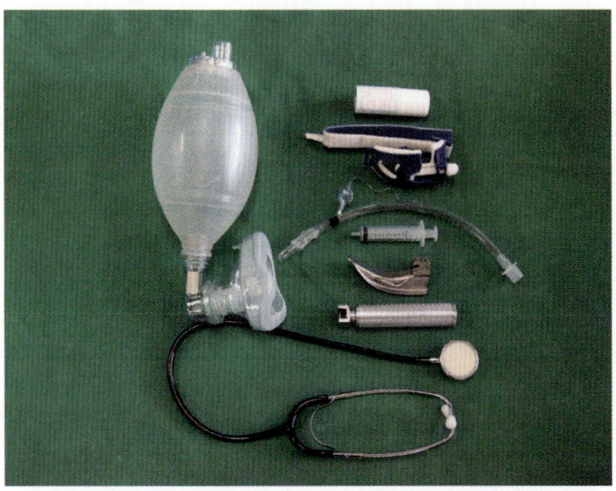

A. 기관내관 튜브 삽관 준비물

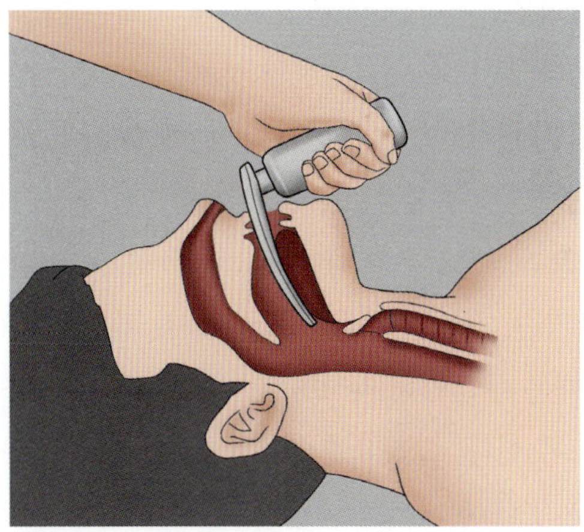

B. 후두경 삽입

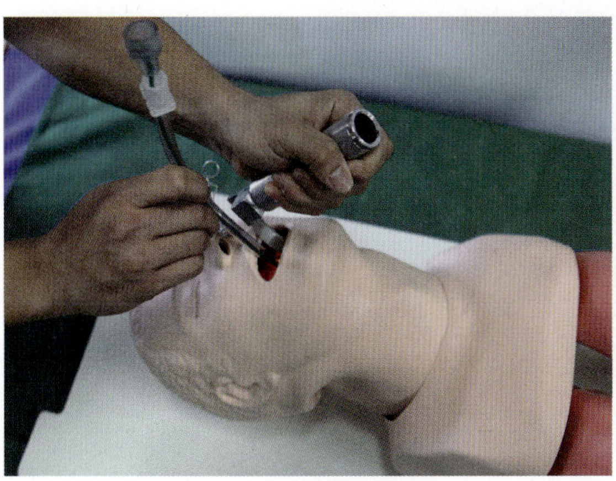

C. 기관내관 튜브 삽입

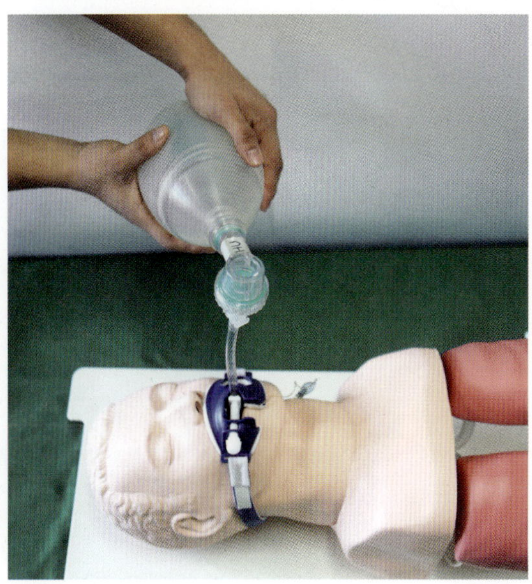

D. 기관내관 튜브 고정

[그림 4-14] 기관내 삽관

는 커프가 있는 것을 사용하는데 이것은 공기누출과 이물질의 기관지흡인을 예방할 수 있다. 커프에 정확한 공기량을 주입해야 하며 압력이 높을 경우에는 기관지 점막의 괴사가 초래될 수 있다.

(4) 기관절개관

기관절개는 환자의 기관에 인공적인 누공을 만드는 것으로 이 누공으로 삽관되는 관이 기관절개관이다〈그림 4-15〉. 이 관은 만곡된 형태로서 유연성 있는 폴리염화비닐, 나일론, 실리콘 혹은 금속으로 만들어지며 다양한 각도와 크기로 생산되고 있다. 기관절개관은 폐쇄장치, 내관, 외관 등으로 구성된다. 환자의 기관에 있는 누공으로 기관절개관이 삽관되면 내관과 폐쇄장치는 제거되고 외관 만이 남아 있다.

기관절개관이 삽관되어 있는 환자에게는 기관절개관의 바깥 날개와 누공부위의 피부 사이에 멸균 사각거즈드레싱을 해준다. 이 때 거즈는 건조한 상태를 유지해서 감염을 예방하고 피부자극을 최소화한다. 튜브와 내관주변의 상처는 적어도 8시간마다 청결하게 해 주어야 한다. 새로 삽입된 기관절개관은 매 1~2시간마다 관찰을 해야 한다. 또한 기관절개관 커프의 압력을 규칙적으로 확인하며 기관절개관을 통해서 이물질과 비멸균성 물질이 환자의 기관 내부로 들어가지 않도록 해야 한다. 특히 솜, 드레싱으로부터 나온 실, 주사바늘, 그리고 다른 작은 물질 등을 주의한다. 기관절개관으로는 가온, 가습, 산소를 공급하도록 해서 코나 입에서의 분비물이 건조되는 것을 방지한다. 분비물을 흡인할 때는 무균법을 지키며 분비물의 양에 따라 흡인의 빈도를 조절해서 효과적인 환기를 충분히 유지하도록 한다. 그리고 기관절개를 한 환자는 말을 할 수가 없으므로 의사소통을 위한 도구를 환자 가까운 곳에 준비하도록 한다. 환자의 불안을 완화하기 위해 정서적 지지뿐 아니라 모든 의료행위는 시행하기 전에 설명을 한다.

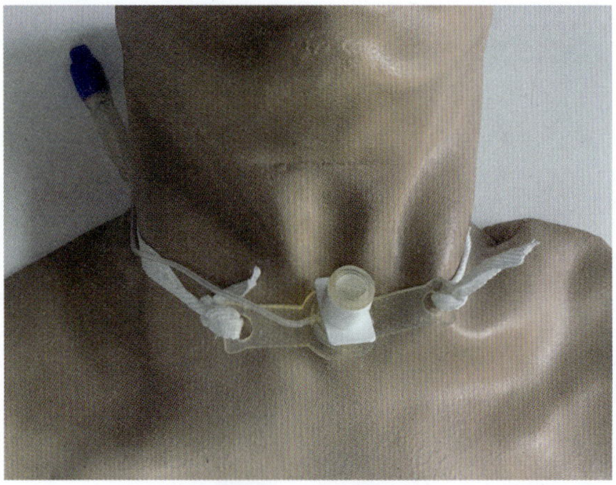

[그림 4-15] 기관절개관

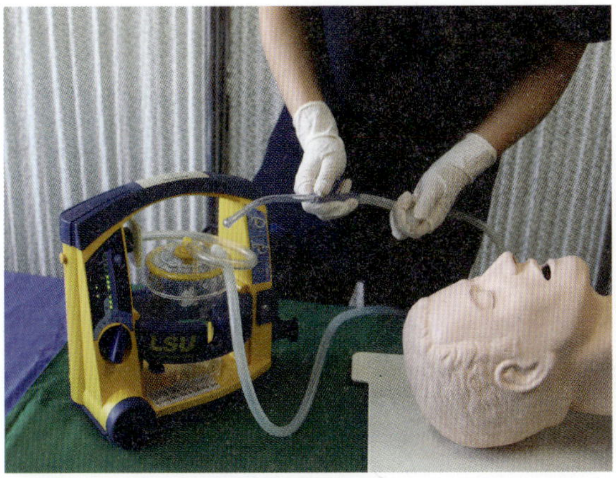

A. 흡인기의 압력 확인

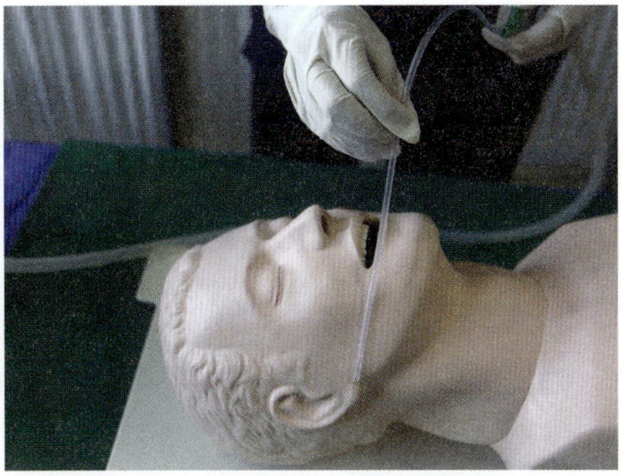

B. 길이 측정

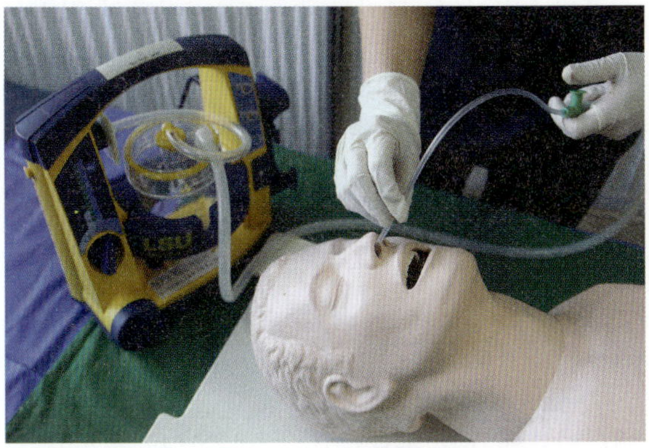

C. 코인두 흡인

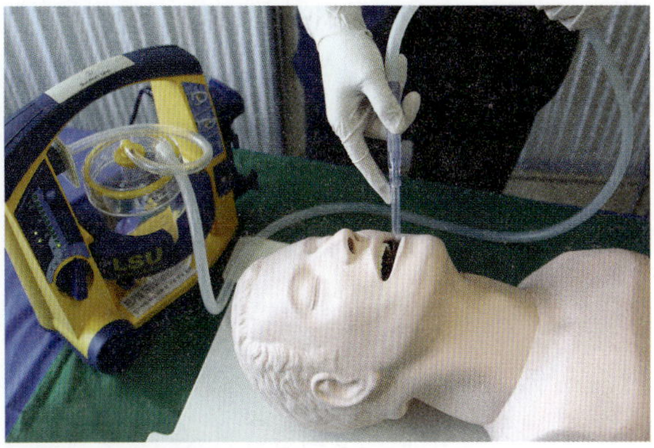

D. 입인두 흡인

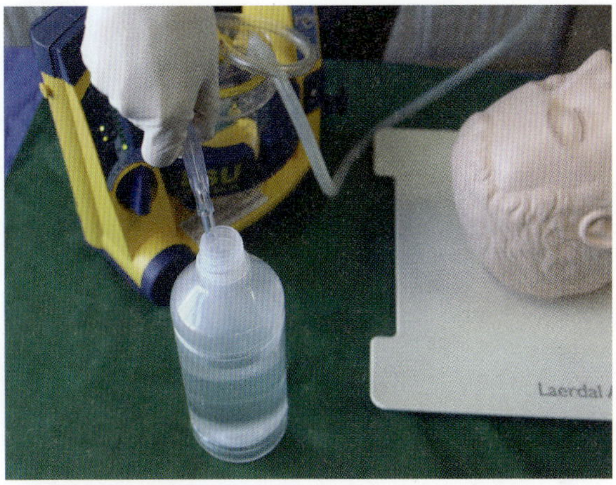

E. 분비물 흡인 후 멸균생리식염수를 통과

[그림 4-16] 흡인법 과정

(5) 흡인법

기도관리에 있어서 인공기도기 삽입뿐만 아니라 구강, 코안(비강), 인후, 기관 내에 여러 가지 물질, 즉 체액, 구토물, 이물질 등을 제거하는 기도관리도 필요하고 중요하다. 기관지를 통한 흡인은 깊은 흡인이지만 일반적으로는 입이나 코, 기관내관 혹은 기관절개관 등에서 기관 부위까지의 흡인을 실시한다.

흡인기구는 고정형과 이동형으로 분류한다. 병원 벽면의 고정형 흡인기구는 전면부위-압력게이지, 켬/끔 방식의 스위치, 배관연결부위, 수집용기, 흡인카테터(흡입도관) 등으로 구성되며, 이동형은 기본적 구성요소가 고정형과 비슷하지만 좀 더 작고 가볍고 종류가 다양하다. 수동형이 아닌 모든 흡인기구는 적어도 적용했을 때 즉각 300 mmHg 정도의 음압이 생기며 기구의 압력게이지를 통해서 확인할 수 있다. 흡인카테터의 재질은 부드러운 고무나 플라스틱이며, 크기는 흡인되는 기도의 직경을 막지 않을 정도로 작을수록 좋으나 분비물을 충분히 제거할 수 있는 크기를 선택하도록 한다.

환자에게 흡인을 실시할 때는 〈그림 4-16〉 흡인 자체가 호흡기 점막을 자극하고 기도로부터 산소를 제거하기 때문에 반드시 환자에게 과환기를 시킨 후 멸균 흡인카테터를 사용하여 흡인을 시작한다. 보통 5~15초 이내 흡인하면서 환자를 관찰하는데 얼굴색, 맥박수, 분비물의 색깔, 양, 점도를 계속해서 감시하고, 만약 청색증, 과도하게 빠르거나 느린 맥박수, 혹은 갑작스럽게 혈액이 섞인 분비물 등이 평가된다면 흡인을 중지하고 의사에게 보고한다.

흡인이 정확하게 시행되었다면 흡인 후에는 환자가 편안해지고 호흡곤란이 감소되고 고통도 덜

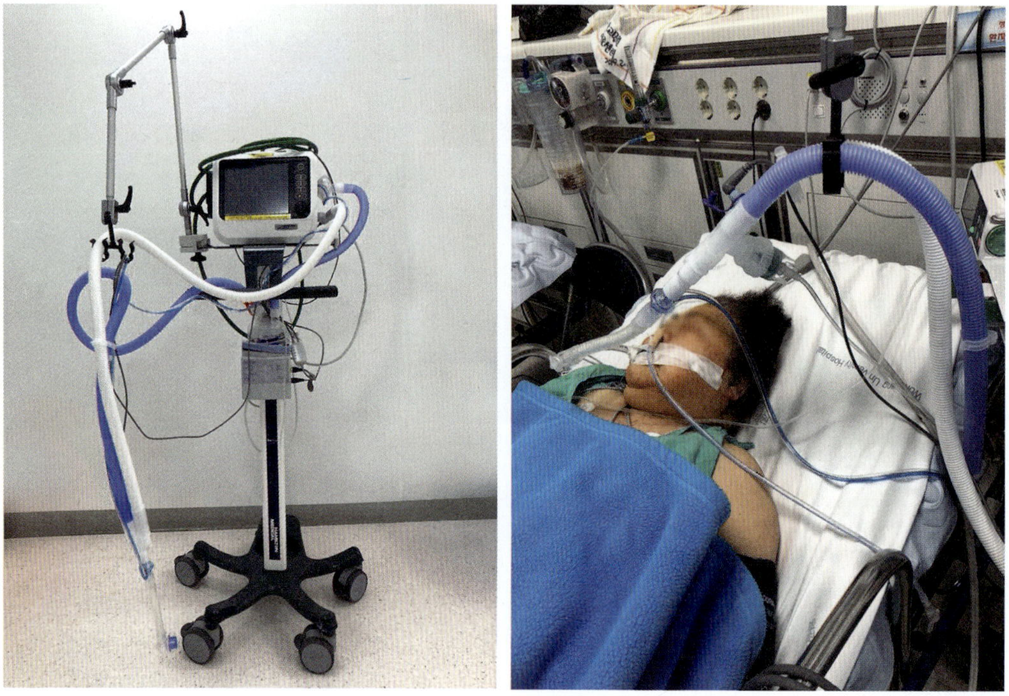

[그림 4-17] 인공호흡기

느끼게 된다. 부적절하게 시행된다면 불안과 통증이 증가되고 심지어는 호흡마비를 초래할 수도 있다. 가능한 합병증으로는 감염, 점막손상, 저산소증, 미주신경 자극을 통한 부정맥, 사망에 이를 수도 있다.

9) 기계적 인공호흡

일정한 압력 또는 환기량을 기도내로 전달하여 허파(폐)를 팽창시키고 또한 허파(폐)가 수축되도록 구조적으로 만들어진 양압환기 장치는 인공호흡기이다. 주로 병원에서 큰 환기장치를 사용하며 병원 전에서도 이동형 휴대용 자동인공호흡기를 사용한다〈그림 4-17〉.

산소화 및 환기장애 발생시 가스교환이 적절히 이뤄지고 다른 장기의 기능에 부작용이 최소한으로 미치도록 적절한 기계적 환기장치의 환기방식 등을 결정하며 제공한다. 양압 환기 종류는 호기말 양압호흡(PEEP), 간헐적 양압호흡(IPPB), 지속성 양압호흡(CPAP)이다. 호기말 양압호흡(PEEP)은 호기말에 허파꽈리(폐포)의 허탈을 방지하기 위해서 허파(폐)나 기도내 호기말의 짧은 시간 동안에 일정한 압력을 기하여 허파(폐)를 팽창시킨다. 자연 호흡을 하고 있는 환자에게 짧은 시간 동안에 간헐적으로 허파(폐)를 팽창시켜서 허파(폐)와 가슴이 대기압보다 더 많은 폐활량을 갖도록 하는 것은 간헐적 양압호흡(IPPB)이다. 또한 자연 호흡을 하고 있는 환자에게 날숨(호기)과 들숨(흡기) 시 기도 내에 지속적 양압을 가하여 허파꽈리(폐포) 허탈을 예방하고 개선하는 환기방식은 지속성 양압호흡(CPAP)이다. 환기 조절 요소는 1회 환기량, 호흡수, 산소투여 농도, 흡기상(흡기시간, 흡기유속), 호기상(흡기와 호기비율) 등이다.

인공호흡기를 사용하는 환자는 양압환기 초기에 혈압이 내려가고 부정맥이 나타날 수 있으므로 주의깊게 감시를 하여 지속적인 기도관리를 한다. 우선 기관지 점막과 손상을 적게 하는 고용량-저압력커프가 달린 튜브를 선택하고 기관내 튜브를 장기간 유치할 때는 매시간 3~5분 동안 커프내의 공기를 제거한 다음 다시 주입한다. 청진 혹은 X-ray로 확인하여 정상적으로 튜브가 위치하고 있는지를 확인한다. 튜브가 접착력이 강한 기관분비물에 의해서 막히거나 또는 내경이 좁아져서 기도저항이 증가하기 때문에 주기적으로 튜브를 교환해주며 가습된 공기를 흡입하도록 가습기를 사용한다. 환자의 호흡방식과 호흡기의 환기방식이 맞지 않을 경우 호흡기에 대한 저항이 일어날 수 있으며 처치로 원인에 따라서 모르핀, 다이아제팜을 정맥주사하거나 근육이완제 등 약물을 투여한다.

그리고 호흡기의 우발적인 분리, 기도막힘, 성문 및 후두부종, 병원성 폐렴, 불안과 공포 등에 따른 정신과적 문제 등의 합병증에 대한 환자관리도 중요하다.

응급실 내에서 기관내삽관을 해야 하는 경우를 흔히 볼 수 있는데 기도확보 후 환자의 상태를 고려하는 적절한 환기의 보조가 필요하다. 기관내삽관 및 인공호흡기의 적용은 기도를 보호하고, 양압을 이용해서 저산소혈증이나 환기장애가 있는 경우 가스의 교환을 개선할 수 있다. 또한 인공호흡기의 사용은 호흡근의 산소소모량을 줄이고 다른 필요한 기관으로 산소를 재분포시킬 수 있다. 인공호

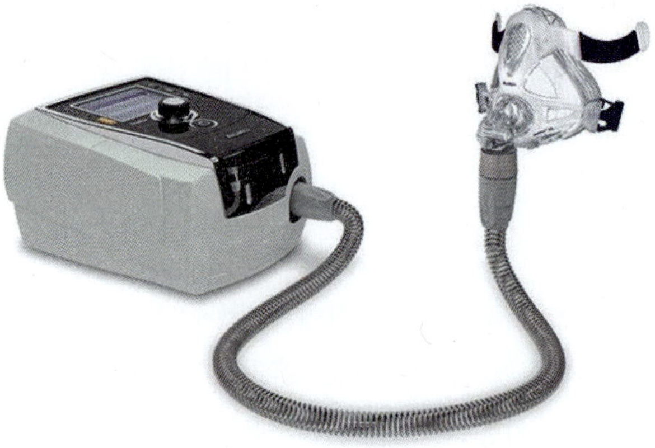

[그림 4-18] 이동형 인공호흡기(Transport Ventilator)

흡기를 사용하는 환자는 양압환기 초기에 혈압이 내려가고 부정맥이 나타날 수 있으므로 주의 깊게 감시를 하여 지속적인 기도관리가 필요하다.

코로나 확진자 등 호흡기계 환자가 늘면 이동형 인공호흡기의 수요가 증가한다. 이동형 인공호흡기는 기존 중환자용 인공호흡기 보다 훨씬 사용이 간편하고 이동이 편리하여 많은 호흡기 환자 발생을 대비하여 생산이 늘어나고 있는 추세이다〈그림 4-18〉.

(1) 인공호흡기의 조절

환자가 들숨(흡기) 시에 어떤 방법으로 조절되는가에 따라 압력조절, 시간조절, 용적조절 등으로 나뉜다.

① 압력조절(pressure-cycled) 인공호흡기

압력조절 호흡기는 미리 설정한 압력에 이를 때까지 허파(폐)에 공기를 밀어넣는다. 흡기 중 일정한 기도압을 유지함으로써 폐쇄되어 있는 허파꽈리(폐포)들을 재확장하고 산소화를 향상시킬 수 있다. 일회 환기량과 흡기 시간은 일정하지 않다. 폐탄성이 저하되고 기도저항이 커서 정상 환기량을 유지할 수 없는 환자에게 적용된다.

② 시간조절(time-cycled) 인공호흡기

시간조절 인공호흡기는 미리 설정한 시간이 될 때까지 허파(폐)에 공기를 밀어 넣는다. 1회 환기량과 압력은 변화하기 쉽고, 대상자와 인공호흡기의 특성에 따라 좌우된다.

③ 용적조절(volume-cycled) 인공호흡기

용적조절 인공호흡기는 미리 정한 용량이 전달될 때까지 허파(폐)에 공기를 밀어 넣는다. 압력과 관계없이 일정한 1회 환기량이 전달된다. 그러나 과도한 압력이 허파(폐)에 작용하지 못하도록 압력

한계를 설정한다. 장점은 허파(폐)와 흉벽의 순응도나 기도저항에 관계없이 1회 환기량이 일정하게 전달된다는 것이다.

(2) 인공호흡기 환기양식

환기양식은 환자가 인공호흡기로부터 호흡을 취하는 방법이다.

① 강제조절환기(controlled mandatory ventilation, CMV)

강제조절환기는 가장 적게 사용되는 방식으로 대상자의 호흡에 관계없이 정해진 비율로 1회 호흡량, 호흡수, 흡기 : 호기율 등을 전달한다. 자발적으로 호흡할 수 없는 대상자에게 적용하며, 강제 조절환기를 하는 동안 대상자의 호흡이 돌아오면 대상자 자신의 호흡은 억압된다. 이때는 조절보조환기나 동시성 간헐적 강제환기로 전환한다.

② 조절보조환기(assist-controlled mandatory ventilation, ACMV)

조절보조환기는 1회 환기량과 환기 비율을 인공호흡기에 미리 설정해 놓고 만일 대상자가 자발적인 호흡을 하지 못하면 설정된 양식대로 인공호흡기가 호흡하게 해준다. 만일 대상자가 호흡을 시작하면 인공호흡기는 대상자의 흡기 노력에 반응하여 대상자가 호흡을 하도록 해주고 미리 설정된 1회 환기량을 전달한다.

단점은 대상자의 자발적인 환기 횟수가 증가해도 인공호흡기가 매 호흡 시 사전에 설정해 놓은 1회 환기량을 계속 전달한다는 것이다. 이로 인해 대상자는 과환기가 될 수 있고 호흡성 알칼리증이 발생할 수 있다. 반대로 대상자의 호흡수가 느리거나 무호흡인 경우에는 환기가 저하될 수 있으므로 호흡수, ABGA, SpO_2, SvO_2(혼합된 정맥산소포화도) / $ScvO_2$(중심정맥 산소포화도)를 측정해야 한다.

③ 간헐적 강제환기(intermittent mandatory ventilation, IMV) / 동시성 간헐적 강제환기(synchronized intermittent mandatory ventilation, SIMV)

동시성 간헐적 강제환기는 1회 환기량과 환기 횟수를 인공호흡기에 미리 설정한다는 점에서 조절보조환기와 유사하다. 간헐적 강제환기 / 동시성 간헐적 강제환기는 환자의 자가호흡을 허용하고 정해놓은 횟수만 대상자에게 공기를 전달한다. 이때 동시성 간헐적 강제환기에 의한 호흡은 대상자가 숨을 들이쉬려고 할 때 인공호흡기도 같은 순간에 흡입하게 한다. 이렇게 환자의 흡기노력과 일치하여 동시에 이루어지기 때문에 동시성 간헐적 강제환기라고 한다. 그러나 조절보조환기 방식과 대조적으로 간헐적 강제환기는 정해진 횟수 이외의 대상자 호흡에는 관여하지 않으며, 일차적인 환기 방법으로 또는 인공호흡기를 중단해야 할 때에 사용할 수 있다. 인공호흡기를 중단하기 위해 사용할 때는 기계호흡(SIMV 호흡) 수를 점차 줄이고(예: 12에서 2로), 대상자의 자발적 호흡을 점차 늘린다.

④ 지속성 기도양압(continuous positive airway pressure, CPAP) / 호기말 양압(positive end-expiratory pressure, PEEP)

지속성 기도양압이란 자발적 호흡을 하고 있는 대상자를 위해 전 호흡주기 동안에 양압을 적용하는 것이다. 지속성 기도양압은 흡기 동안에 허파꽈리(폐포)를 개방하고, 호기 동안 허파꽈리(폐포) 허탈을 막는다. 이 과정은 기능적 잔기량(FRC)을 증가시키며, 가스교환을 개선하고, 산화를 증가시키며, 인공호흡기를 중단하고자 할 때 주로 사용한다.

지속성 기도양압(CPAP)동안 인공호흡기에 의한 호흡은 없다. 단지 산소를 전달하고 모니터링과 경보체계가 작동한다. 호흡양상은 대상자의 노력에 의해 결정된다. 지속성 기도양압(CPAP)은 보통 5~15 cmH_2O로 유지하며 산화요구에 따라 조절한다.

호기말 양압(PEEP)은 자발적으로 호흡하는 대상자에게 호기 동안 양압을 적용하는 것이다. 이는 허파(폐포)의 허탈을 예방한다. 호기말에도 허파(폐포)가 팽창되어 있기 때문에 호흡주기 동안 계속해서 허파(폐포)-모세혈관-가스교환이 이루어짐으로써 허파(폐포)의 허탈을 예방할 수 있다. 그 결과 동맥혈산소분압이 상승되므로 산소공급을 줄일 수 있다.

호기말 양압(PEEP)은 가스교환 향상과 무기폐를 예방하여 산화를 증진시킨다. 산소요법에 잘 반응하지 않는 지속적인 저산소혈증의 치료를 위해 적용되고, 심한 가스교환 장애 시 유용하며, FiO_2를 50~70% 또는 그 이상 공급해도 PaO_2가 낮을 때 사용한다. 높은 농도의 FiO_2를 장기간 투여하며 허파(폐) 손상을 초래할 수 있으므로 가능한 저농도의 산소를 투여한다. 단점으로는 흉곽내압이 증가하기 때문에 심박출량이 감소된다. 이는 순환혈량을 감소시켜 뇌내압을 감소시키고 신장혈류가 감소되어 항이뇨호르몬이 분비되고 소변량이 감소하는 결과를 가져온다.

지속성 기도양압(CPAP)과 호기말 양압(PEEP)은 산소화와 허파(폐) 탄성의 개선이 주요 목적이며 인공호흡기 사용 시 허파꽈리(폐포)의 개방과 허탈이 반복되어 초래되는 인공호흡기 유도 폐손상을 방지하기 위해서 적용한다. 좌심부전 환자에게서 심기능의 개선을 위해서도 사용한다.

⑤ 압력조절 환기법(pressure-controlled ventilation, PCV) / 압력보조 환기법(pressure support ventilation, PSV)

압력조절 환기법(PCV)은 조절보조환기로 작동되는데, 대상자의 흡기시 기도압·환기횟수·흡기 시간을 정해주며, 최대기도압을 정해주기 때문에 일정 압력 이상으로 최고기도압이 증가되는 것을 방지할 수 있다.

압력보조 환기법(PSV)은 자발호흡이 가능한 대상자에서 설정된 양압만큼 환자의 흡기를 보조해주는 환기법으로써 동시성 간헐적 강제환기에 비해서 호흡근육의 호흡노력에 대한 부담을 점진적으로 줄여갈 수 있는 장점이 있다.

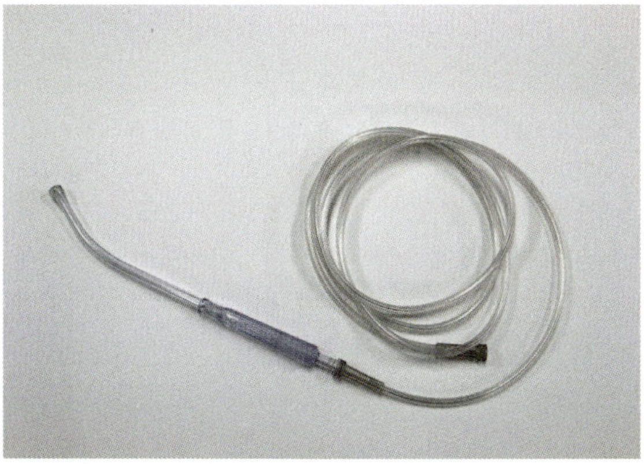

[그림 4-19] 경성팁(yanker tip(hard, pre-hospital, potable)

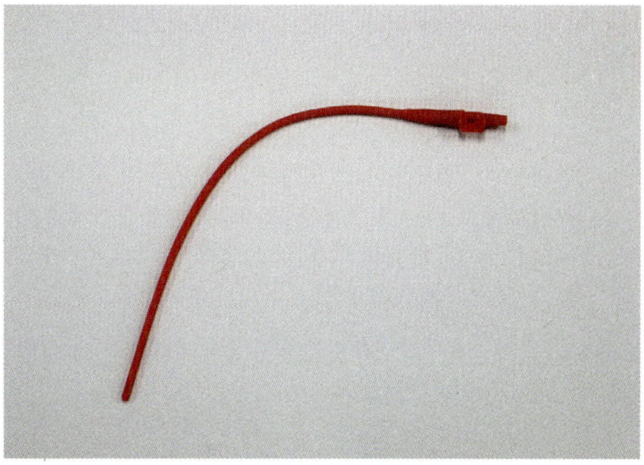

[그림 4-20] 연성팁(rubber-tip(soft, in-hospital, wall-부착식)

10) 코(비)인두 및 입(구)인두 흡인방법

(1) 준비물

연결관과 수집용기가 있는 이동식 또는 벽 흡인기, 멸균 흡인카테터, 멸균장갑, 증류수를 담을 일회용 멸균 용기, 수용성 윤활제, 멸균 생리식염수 또는 물, 멸균거즈, 수건 또는 패드, 방수 쓰레기 주머니, 가래용기

(2) 흡입카테터의 종류

흡인 카테터는 재질에 따라 경성팁과 연성팁으로 나뉘고, 흡인 부위에 따라 구강, 비강, 기관내튜브, 기관절개관으로 분류된다.

(3) 절차

[표 4-2] 흡인

절 차	이론적 근거
1. 기도 흡인이 필요한지를 평가한다. • 필요할 때만 흡인한다. 즉, 호흡 시 분비물 소리가 나거나 청진상 비정상적 호흡음이 있을 때 흡인한다. 가슴을 청진하고 의식상태를 평가하며 호흡과 맥박을 정확히 관찰하여 흡인의 필요성을 평가한다.	
2. 환자를 준비한다. • 환자에게 흡인은 호흡곤란을 제거시켜 주고 그 과정에 통증은 없으나 기침, 욕지기(구역), 재채기 반사가 일어날 수 있다고 설명한다.	• 과정을 알면 안심이 되고 협조가 되어 호흡문제가 완화된다.

[표 4-2] 흡인(계속)

절 차	이론적 근거
• 구토반사가 있고 의식이 없는 환자의 자세는 입인두 흡인 시에는 옆으로 돌린 반앉은자세(반좌위)를 취하고 코인두흡인 시는 고개를 젖힌(과신전) 상태를 취한다. • 무의식 환자 자세는 흡인자의 얼굴을 마주보는 옆누움자세(측위)를 취한다. • 베개나 턱밑에 수건을 대준다.	• 이 자세가 카테터 삽입이 용이하도록 하고 분비물의 흡입을 방지한다. • 이 자세는 혀를 앞으로 떨어뜨려 카테터의 삽입 시 폐쇄를 막고 후두의 분비물 배액을 용이하게 하여 질식을 예방한다.
3. 기구를 준비한다. 1) 흡인의 압력을 맞추고 흡인을 시작한다. 많은 흡인 기구들이 세 가지 형태로 되어 있다. 벽부착식 / 이동식 성 인: 100~120 mmHg / 성 인: 10~15 cmHg 어린이: 95~100 mmHg / 어린이: 5~10 cmHg 영 아: 50~95 mmHg / 영 아: 2~5 cmHg 2) 멸균된 흡인포장을 연다. ① 맨손으로는 포장의 바깥쪽만 만진다. 용기에 증류수나 멸균 생리식염수를 붓는다. ② 오른손(왼손잡이면 왼손)에 멸균장갑을 끼고, 왼손에는 일회용 장갑을 낀다.	• 멸균장갑을 낀 손은 흡인 카테터의 멸균성을 유지시키고, 일회용 장갑은 응급구조사에게 세균이 오염되는 것을 예방한다. • 멸균장갑을 낀 손으로 카테터를 들고 멸균을 유지한 상태로 흡인 기구에 연결한다.
4. 삽입하는 깊이를 적절하게 측정하고 기구를 검사한다. • 환자의 코(입)에서 귓불까지의 거리를 측정한다(보통 성인의 경우 13 cm 정도). • 멸균 장갑을 낀 손의 손가락으로 카테터에 위치를 표시 한다. • 흡인압력과 일회용 장갑을 낀 손가락이나 엄지손가락으로 부위를 열었다 닫았다 하며 흡인이 되는지를 보아 카테터의 개방성을 검사한다.	
• 현장 안전을 확인한다. • 감염 방지를 위한 개인보호장구를 착용한다. • 장비 및 물품을 점검한다. • 흡인 압력을 확인한다. • 흡인팁을 생리식염수에 넣어 식염수를 흡인하여 작동 여부를 확인한다. • 환자 입안에 흡인팁을 삽입하고 흡인을 시행한다. • 흡인팁을 생리식염수에 넣고 흡인관 내에 있는 이물질과 식염수를 헹궈낸다. • 흡인기의 전원을 끄고 흡인팁을 내려 놓는다.	
• 손을 씻는다. • 필요한 물품(흡인 카테터, 일회용 멸균장갑, 일회용 멸균생리식염수, wall suction)을 준비한다. • 환자에게 응급구조사 자신을 소개하고, 흡인의 목적 및 절차, 주의사항을 설명한다.	

[표 4-2] 흡인(계속)

절　차	이론적 근거
• 환자에게 적절한 자세를 취하게 한다. 의식이 있다면 반좌위를 취하게 하고 의식이 없다면 측위로 응급구조사와 마주보는 자세를 취한다. • 흡인 압력을 점검(성인 100~120mmHg)한다. • 일회용 생리식염수를 개봉한다. • 카테터의 압력조절기 부분만을 개봉하여 흡인기 라인(line)과 연결한다. • 일회용멸균장갑을 착용한다. • 흡인기를 켠 다음 카테터를 조심스럽게 꺼낸다. • 삽입할 카테터의 길이 측정 후 생리식염수로 윤활시킨다. • 카테터를 흡인할 부위에 부드럽게 삽입한다. • 카테터를 뺄 때 음압을 가하며, 부드럽게 회전시키면서 뺀다. • 카테터 흡인은 1회 10~15초를 넘지 않으며, 전체 5분을 초과하지 않는다. • 각 흡인 사이는 20~30초 간격을 둔다. • 흡인이 끝나면 장갑을 벗고, 흡인기를 끈다. • 사용한 물품을 정리한다. • 의무기록지에 기록한다.	
5. 사용할 카테터에 윤활제를 바른다. • 코인두 흡인 시 카테터 끝에 수용성 윤활제를 바르고 입인두 흡입 시에는 멸균 생리식염수를 적신다. 〈입(구)인두 흡인〉 • 혀를 앞으로 당긴다. 필요하면 거즈를 사용한다. • 카테터 삽입 동안에는 흡인하지 않는다. • 카테터를 입에서 후두의 한쪽을 따라 10~15 cm 넣는다. 〈코(비)인두 흡인〉 • 흡인을 끈 상태에서 카테터를 코로 넣어 코안(비강) 바닥을 따라 더 넣는다. • 막힌 부위에서 카테터에 힘을 가하지 않는다. 한쪽 코가 막혔다면 반대편에 시도한다.	• 이것은 마찰을 감소시키고 삽입을 용이하게 해준다. • 카테터를 삽입하면서 흡인하면 점막에 상처를 주게 된다. • 카테터를 한쪽으로 삽입하는 것은 구토반사를 예방한다. • 이것은 코선반(비갑개)를 피하게 한다.
6. 흡인을 시작한다. • 흡인 조절구에 손가락을 대고 흡인하면서 천천히 카테터를 돌린다. • 흡인을 10~15초 이내에 실시한다. 이 시간 동안 카테터를 삽입하여 흡인을 시작하고 카테터를 제거한다. • 입인두 흡인 시 입이나 혀 밑에 모아진 분비물도 흡인한다.	• 카테터를 부드럽게 돌리는 것은 한 부위의 점막이 손상받지 않도록 하기 위함이다. • 너무 오래 흡인하는 것은 환자에 게 산소공급을 저하시키거나 분비물이 증가하는 원인이 된다.

[표 4-2] 흡인(계속)

절 차	이론적 근거
7. 카테터를 깨끗이 하고 위의 방법으로 다시 흡인한다. • 진한 분비물이 묻어 있으면 멸균거즈로 카테터를 닦는다. • 멸균증류수나 생리식염수로 카테터를 통과시킨다. • 카테터에 윤활액을 바르고 기도가 깨끗해질 때까지 재흡인한다. • 각 흡인 사이의 간격은 20~30초로 하며 흡인 전체 시간은 5분으로 제한한다. • 재흡인 시 반대편 코구멍을 사용한다.	
8. 흡인 사이에 환자에게 심호흡과 기침을 하도록 한다.	• 기침과 심호흡은 기도와 기관지의 분비물을 후두로 배출하도록 돕는다.
9. 필요하면 가래용기를 사용하여 가래를 채취한다.	
10. 환자의 편안함을 증진시키기 위해 입 또는 코 위생을 도와준다.	
11. 기구를 정리한 다음 흡인이 용이하도록 한다. • 카테터, 장갑, 물, 용기를 정리한다. 멸균장갑으로 카테터를 씌우고 장갑 안으로 넣는다. • 다음 흡인 시 용이하도록 수집병과 카테터를 자주 교환한다.	
12. 흡인의 효과를 평가한다. • 분비물이 없는지 확인하기 위해 호흡음을 청진한다.	
13. 관련 자료를 기록한다. • 객담의 양, 끈기, 색깔, 냄새(즉, 거품이 있는 흰색의 점액, 끈끈하고 초록빛이 나는 점액 또는 혈액이 있는 점액), 과정 전후의 환자의 호흡양상 등이다. • 자주 흡인했다면 매 근무 종료 시 마지막 한 번만 정확히 기록하지만 흡인횟수는 반드시 기록한다.	

11) 기관절개관 흡인 방법

(1) 준비물

- 코인두 및 입인두 흡인을 위한 기구
- 2~10 mL 멸균 주사기와 멸균 생리식염수
- 멸균 수건, 100% 산소가 연결된 bag valve mask, 필요하면 안경과 마스크, 가운

(2) 평가초점

활력징후, 저산소증 증상, 고탄산혈증, 양측 허파(폐)음, 동맥혈 가스 수준, 피부, 손톱, 입술, 귓불의 색깔, 불안수준

(3) 절차

[표 4-3] 기관내 흡인

절 차	이론적 근거
1. 환자를 준비한다. • 흡인 시에는 간헐적으로 기침이 나는데 이것은 분비물의 배출을 돕기 위한 것이라고 환자에게 설명한다. • 금기가 아니면 반앉은자세(반좌위)를 취해 심호흡을 증진시키고 허파(폐)확장을 도와주고 기침을 유발시킨다.	• 심호흡은 허파(폐)에 산소를 공급하며 흡인으로 인한 저산소증을 보상하고 기침을 유발하여 분비물을 묽게 하도록 한다.
2. 기구를 준비한다. • 산소 기구에 bag valve mask을 붙인다. 산소는 100% 산소에 맞춘다. • 멸균 기구를 열어 놓는다. • 필요하면 멸균 수건을 환자의 가슴 앞의 기관절개 부위아래에 댄다. • 흡인 스위치를 켜고 그 기기의 압력을 확인한다. 벽 고정식의 경우 압력은 성인에게 100~120 mmHg, 영아나 어린이의 경우 50~95 mmHg이다. • 멸균 장갑을 낀다. • 오른손의 카테터를 왼손의 Y-연결관이나 직선연결관에 연결한다.	
3. 카테터에 물을 통과시키고 윤활액을 바른다. • 오른손에 카테터 끝을 잡고 왼손의 엄지를 사용하여 카테터에 적은 양의 멸균 용액이 들어가도록 흡인한다.	• 이것은 흡인 기구가 잘 작동하는지를 확인하고 카테터의 내부와 외부에 윤활액의 통과로 삽입 시 조직 손상을 줄여준다. 카테터 내공을 윤활하는 것은 카테터 내부에 분비물이 붙지 않도록 해준다.
4. 만약 분비물이 많지 않다면 흡인 전에 bag valve mask로 허파(폐)를 과환기시킨다. • 도움을 줄 사람이 있다면 도움을 요청한다. • 왼손으로 산소를 12~15 L/분으로 돌린다. 만약 환자가 산소를 공급 받는다면 왼손으로 기관절개관에서 산소를 뗀다. • 기관절개관이나 기관내튜브에 bag valve mask를 연결하여 앰브백을 5번 누른다. 이것은 보조자에게 맡겨 두 손으로 앰브백을 눌러 많은 양이 들어가도록 한다. • 매 환기마다 적절한지를 평가하기 위해 환자의 가슴이 오르내리는지를 관찰한다. • Bag valve mask를 떼고 침대 위에 놓는다.	

[표 4-3] 기관내 흡인(계속)

절　　차	이론적 근거
5. 만약 분비물이 많다면 bag valve mask로 과환기시키지 않는다. 그 대신 흡인 전에 산소를 몇 분간 유속을 증가시켜 준다.	• 분비물이 많은 환자에게 과환기를 시키면 기도 깊숙이 분비물이 들어갈 수 있다. • 조직 손상이나 산소 손실을 막기 위해 카테터를 삽입하는 동안에는 흡인하지 않는다.
6. 빠르고 부드럽게 카테터를 삽입한다. • 왼손으로 흡인구멍을 열고 기관절개관(기관내 튜브) 내로 빠르고 부드럽게 카테터를 12.5 cm 정도 삽입한다.	
7. 흡인한다. • 엄지손가락으로 구멍을 막고 5~10초 정도 흡입한다. • 카테터를 빼는 동안 엄지와 검지 사이에 두고 천천히 돌린다. • 카테터를 완전히 제거한 후에 흡인기의 전원을 끈다.	• 흡인 시간은 산소의 손실을 최소화하기 위해 10초 이하로 제한한다. • 이것은 흡인으로 인한 기도 조직의 손상을 최소화하기 위함이다.
8. 분비물이 진하다면 카테터를 물로 통과시키고 기관 세척을 한다. • 멸균 생리식염수나 증류수로 카테터를 씻어낸다. • 기관절개관을 통해 멸균 생리식염수를 2~5 mL 넣는다.	
9. 환자의 호흡상태를 재평가하고 흡인을 반복한다. • 환자의 호흡과 피부색을 관찰한다. • 환자의 맥박을 측정하고 흡인 사이에 환자가 깊게 호흡하고 기침하도록 돕는다. • 카테터를 물로 통과시키고 기도가 깨끗해질 때까지 또는 호흡이 비교적 힘이 안들고 조용할 때까지 재흡인한다. • 매 흡인 후 앰브백으로 5번 호흡한다.	• 이것은 끈끈한 분비물을 묽게 하여 쉽게 흡인하기 위함이다.
10. 기구를 정리하고 다음 흡인이 가능하도록 준비한다. • 흡인 스위치를 끄고 흡인 튜브에서 카테터를 뺀다. • 멸균장갑을 낀 손으로 카테터를 감싸쥐고 장갑을 뒤집어 바깥쪽이 카테터에 닿도록 한다. • 방수쓰레기통에 장갑과 카테터를 버린다. • 멸균액을 채워 다시 흡인할 경우 사용할 수 있도록 준비 한다.	• 흡인 환자는 매우 급하게 흡인이 필요한 경우가 있어 이런 기구들이 침상 옆에 항상 준비되어 있어야 한다.
11. 환자에게 편안함과 안정감을 준다. • 호흡이 용이하도록 환자가 편안하고 안전한 자세를 취하도록 돕는다. 만약 의식이 있다면 반앉은자세(반좌위)를 취해주고 무의식 상태라면 심스자세를 취해주어 입으로부터 분비물의 배출을 도와준다.	
12. 관련 자료를 기록한다. • 흡인량과 흡인과정, 삽입한 생리식염수량과 다른 관련사항(환자의 호흡과 호흡음)을 포함하여 흡인상태를 기록한다.	

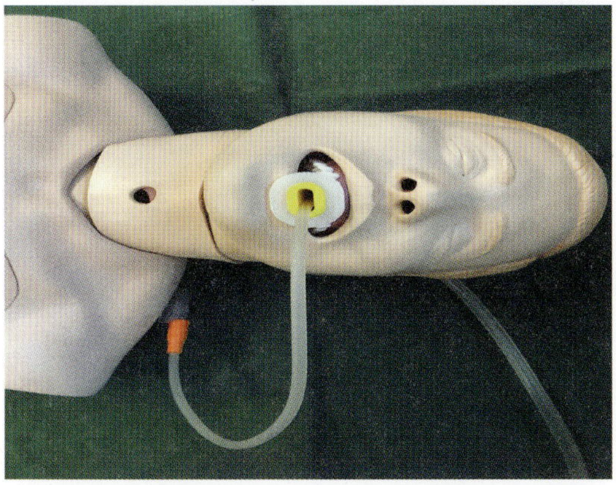

[그림 4-21] 구강 흡인 카테터

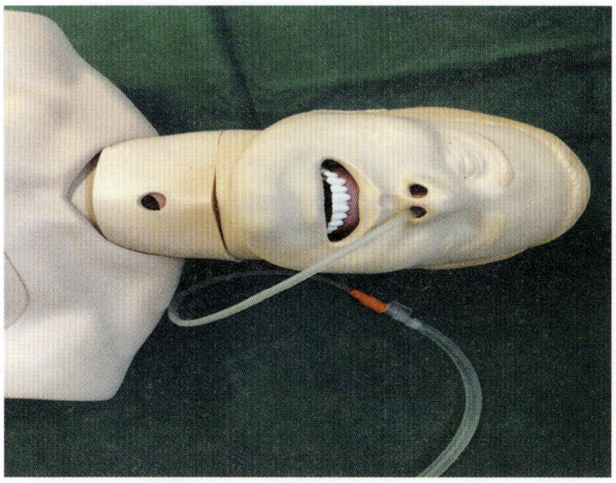

[그림 4-22] 비강 흡인 카테터

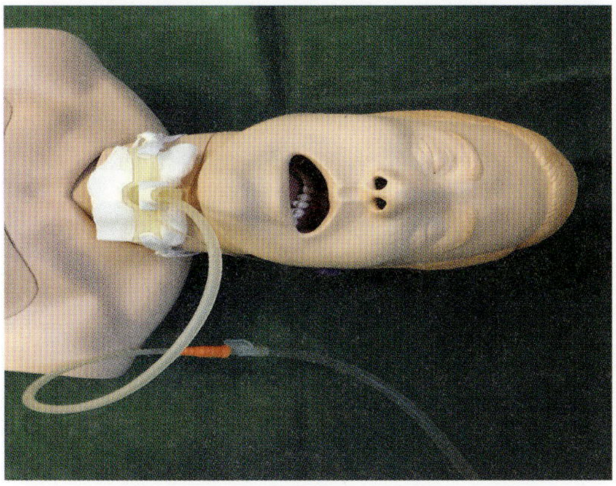

[그림 4-23] 기관절개관 흡인 카테터

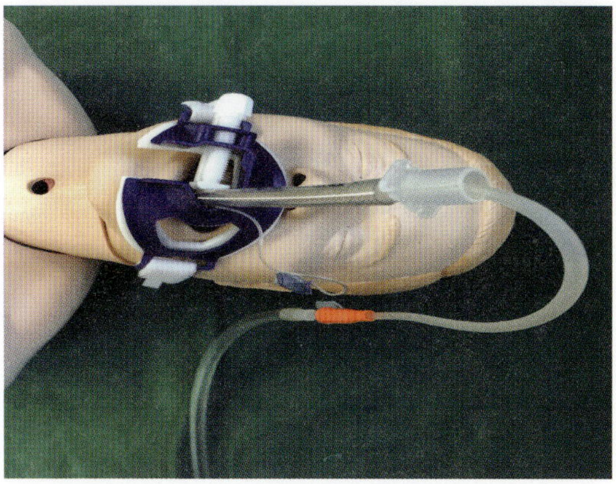

[그림 4-24] 기관내 삽관 튜브 흡인 카테터

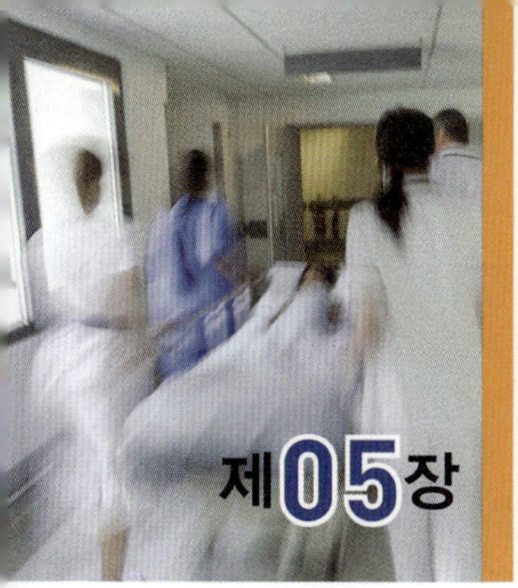

제05장 체온유지관리

학습목표

이 장을 통하여 다음과 같은 내용을 학습한다.

1. 열 생산 기전에 대해 설명할 수 있다.
2. 열 손실 기전에 대해 설명할 수 있다.
3. 체온조절의 기전생태를 설명할 수 있다.
4. 체온조절의 장애 요인을 설명할 수 있다.
5. 발열단계를 설명할 수 있다.
6. 발열환자를 평가하고 중재할 수 있다.
7. 열성장애에 대해 설명할 수 있다.
8. 저체온의 종류에 대해 설명할 수 있다.
9. 저체온 환자를 평가하고 중재할 수 있다.
10. 동상 환자를 평가하고 중재할 수 있다.
11. 열 적용과 냉 적용의 생리적 효과를 설명할 수 있다.
12. 열 요법의 국소적 이용에 대해 설명할 수 있다.
13. 냉 요법의 국소적 이용에 대해 설명할 수 있다.

우리의 인체는 계속적인 신진대사 과정을 통해 열을 생산하고, 복사(방사), 대류, 전도, 증발의 네가지 형태로 열을 손실시킨다. 인체는 열 생산과 열 손실이 균형을 이룰 때 체온을 적절히 유지하게 된다.
열과 냉은 국소 또는 전신에 체온변화를 일으키므로 각종 처치 목적으로 많이 이용된다. 따라서 응급구조사는 체온 유지 및 고체온과 저체온의 기전과 증상을 이해하고, 열과 냉 요법의 중재를 알아야 한다.

1. 체온조절

우리 인체는 체온조절을 적절하게 유지하기 위해서 여러 인체 조직의 협동이 필요하다. 심부조직의 체온, 즉 중심체온(core temperature)은 보통 1℃ 이상 변하지 않으며 정상체온은 37℃(98.6℉) 정도이다.

사람이 옷을 입지 않고 활동할 수 있는 온도의 범위는 약 12-16℃(55-60℉)이며, 이 범위 내에서 체온은 일정하게 유지된다. 말초체온의 평가는 만지거나 입(경구), 겨드랑의 온도측정을 통해 이루어질 수 있다. 그리고 고막이나 곧창자(직장) 체온계를 통해 신체내부의 온도를 측정한다. 신경조직과 음성 피드백 조직에서 열의 생산과 손실이 이루어지는데, 이를 통해 신체의 균형을 이룰 수 있다. 중추 신경계의 시상하부는 체온 조절의 핵심 기관으로, 체온의 미세한 변화를 감지하고 균형을 유지하기 위해 신경계, 순환계, 피부, 땀샘(한선), 또는 떨림 기전을 통해 적절한 변화를 유도한다.

시상하부는 수분균형, 포도당 대사, 지방 대사, 소화액 등을 조절하여 체온조절에 영향을 미친다. 또한 시상하부는 체온상승을 감지하면 열생산 기전, 즉 오한을 멈추게 된다. 반대로, 체온 하강을 감지하면 신체를 더 차갑게 하지 않도록 땀 분비(발한)와 같은 열소실 기전을 멈춘다. 이러한 조절 과정을 음성 피드백 체계라고 한다. 중심체온을 정상으로 유지하기 위해서는 열 생산과 열 손실의 균형이 맞아야 한다.

1) 열 생산 기전

열은 신체의 대사산물로서 신진대사에 의해 생산되는 것을 신진대사율이라 한다. 신체 열 생산에 영향을 미치는 요인은 다음과 같다.

(1) 기초대사율(Basal Metabolic Rate)

개인의 기초대사율은 표준상태에서 생명을 유지하기 위해 필요한 에너지의 양을 측정한 것으로 성별과 연령, 음식물 섭취, 운동, 호르몬, 교감신경계의 활동 등에 의해 영향을 받는다. 표준상태란 다음의 네 가지 요소를 포함한다.

① 잠에서 깨어난 뒤 완전한 휴식상태
② 12~18시간 동안 금식
③ 편안하고 따뜻한 환경(25℃)
④ 30~60분 동안 절대안정 상태 유지

2세 이상의 여자는 같은 연령, 같은 체구의 남자보다 보통 5~10 % 정도 낮으며 기초대사율은 나이가 들수록 감소된다.

(2) 근육 운동

운동에 의하여 생산되는 열량은 개인차가 크다. 몸이 떨리면 열 생산량이 정상의 4~5배가 증가된다. 운동과 같은 수의적인 골격근 수축 시 탄수화물과 지방의 산화에 의해 우선적으로 에너지가 생산된다. 발열환자 처치 시 근육활동은 열 생산을 증가시키므로 환자의 활동을 제한하고 안정시킨다.

(3) 교감신경계 자극

화학적 중개자인 노르에피네프린(norepinephrine)과 에피네프린(epinephrine)에 의한 교감신경계의 자극은 신체의 대사율을 증가시킨다. 에피네프린과 노르에피네프린은 글리코겐을 분해하기 위해 근육과 간 조직을 자극한다. 글리코겐이 대사됨에 따라 포도당은 에너지원으로서 세포에서 이용된다. 에피네프린과 노르에피네프린은 신체의 혈당치가 정상 이하로 떨어질 때 우선적으로 방출된다. 갈색지방조직(brown adipose tissue)은 노르에피네프린에 의한 교감신경의 자극으로 열을 방출한다.

(4) 갑상샘(갑상선) 호르몬

갑상샘(갑상선) 호르몬인 티록신(thyroxine)은 신체의 세포 대사율을 증가시킨다. 이 호르몬은 세포 신진대사를 활성화하고 열 생산을 자극하여 화학적 열 생산을 유도한다. 뇌(brain), 고환(testis), 지라(비장, spleen)와 망막(retina)에 있는 세포를 제외한 모든 세포의 대사율 증가에 영향을 미친다. 갑상샘(갑상선) 호르몬의 과다 분비는 신진 대사율을 증가시키고 만성적으로 체온을 0.5℃ 정도 상승시킨다.

(5) 체온상승

체온상승 그 자체가 세포를 자극하여 열 생산과 대사율을 증가시킨다. 체온이 1℃ 상승되면 열 생산율은 13% 증가된다. 결과적으로 체온상승 그 자체가 열 생산을 높이는 경향이 있다.

2) 열 손실 기전

인체의 열 손실은 복사(방사), 대류, 전도, 증발의 네 가지 형태를 통해 체외로 손실된다. 소화기, 호흡기, 비뇨기의 점막을 통해서도 인체의 열은 손실되며 땀남(발한, sweating), 낮은 환경온도, 입은 옷의 양 등이 열 손실에 영향을 미친다.

(1) 복사(방사)

① 복사는 접촉되지 않는 물체 사이에 전자파 방사선에 의해 열확산과 전파라는 물리적인 방법으로 열이 이동하는 것이다.
② 열은 두 물체 간의 온도 차이에 따라 높은 곳에서 낮은 곳으로 이동하며, 열 손실의 약 20%가 복사에 의한 것이다.
③ 복사에 의한 열 손실은 체위나 피부의 노출, 피부온도, 피부나 옷의 반사력과 환경의 특성에 영향을 받는다. 따뜻한 환경에서는 복사에 의한 열 손실이 감소되고 오히려 환경으로부터 복사열을 몸에 받는다.

(2) 전도

전도는 두 물체 간의 직접적인 접촉에 의하여 더운 물체에서 차가운 물체로 열이 옮겨가는 것을 말한다. 고체, 액체, 기체 간에 전도되며 신체에서는 내부조직에서 피부표면으로 열을 전도하며 전도에 의한 열 손실은 정상 실온에서 15% 정도이고 대류에 의해 더 증가될 수 있다. 전도에 의해 두 물질 간에 이동되는 열량은 두 물체 간의 온도차, 접촉기간, 접촉량에 따라 달라진다. 즉, 냉 요법으로 얼음물주머니, 미온수 스펀지욕, 찬물목욕이 있다. 몸 전체를 찬물에 담글 때와 부분적으로 담글 때의 열 손실 정도는 차이가 있다.

(3) 대류

대류는 밀도가 다른 물질 사이에서 열이 이동하는 과정이다. 더운 물체에서 차가운 물체로 수액이나 가스에 의해 열이 전이 되는 형태이며, 이때의 열 손실률은 물체 간의 온도 차이에 비례한다. 대류에 의한 열 손실률은 피부와 공기 혹은 물의 온도 차이는 물론 공기나 물의 흐르는 속도에 의한다. 피부 표면에 기류가 생기면 대류에 의한 열 손실이 증가되고 풍속이 빠를수록 열 손실률도 높아진다. 대류의 예로는 실내 환기를 증가시키거나, 선풍기 및 에어컨을 사용하는 것이 있다.

(4) 증발

증발은 액체가 기체로 전환되면서 열을 소모하는 과정으로, 피부와 호흡기를 통한 수분의 증발은 몸의 열을 손실시킨다. 이러한 현상은 운동이나 더운 환경에서 땀 분비(발한)가 증가할수록 증발에 의한 열 손실도 증가한다.

보통 성인은 하루에 피부나 허파(폐)로부터 감지하지 못하는 수분 증발 불감상실(insensible loss)이 600 mL로 손실되는 열량은 280~380 kcal이다. 땀남(발한)은 과열에 대해 중요한 보호기전으로 환경온도가 피부온도보다 높을 때 체온 손실의 유일한 방법이다. 땀남(발한)은 높은 피부온도, 심부온도, 근육운동, 정서적, 정신적 스트레스의 결과로 나타난다. 증발에 의한 체열 손실에 영향을 미치는 요소는 기류와 주위공기의 포화상태, 땀샘(한선)이 있으며 기류나 풍속에 의해 증발이 증가될 수 있고, 증기로 포화상태인 주위공기는 피부로부터 증발을 방해한다. 선천적으로 땀샘(한선)이 없는 사람은 증발을 통해 체열 손실을 할 수 없으며, 이들은 열대지방에서는 적응이 어려우며 열사병에 의해 사망 위험성이 높다. 이러한 형태의 체열 손실 외에 혈관의 수축력이 체열 손실에 영향을 미친다. 체온상승이 혈관의 확대를 자극하고 말초혈관의 순환을 증가시켜 피부 표면으로 혈액과 함께 열을 운반하게 된다. 이때 피부는 붉고 따뜻하며 열은 전도, 복사(방사), 대류, 증발 형태로 손실된다.

2. 체온조절의 기전생태

열 손실과 열 생산의 균형은 여러 가지 내적 조절기전에 의해 이루어진다. 체온변화에 관한 정보는 신경자극을 통해 중추신경계로 전달된다. 질병으로 인해 신체계통에 변화가 오면 그 결과 체온이 몹시 오르거나 떨어지고, 그 세부적인 사항은 아래와 같다.

1) 피부의 작용

피부는 신체를 열이나 냉으로부터 절연시킨다. 피부, 피부 밑(피하)조직 및 지방은 신체 내에 열을 보유한다. 피부층 사이에 혈류가 감소될 때 피부는 우수한 절연체의 역할을 한다. 체지방이 많은 사람은 날씬하고 근육이 발달한 사람보다 자연적인 절연이 더 잘된다. 인체에서 내부기관은 열을 생산하며 때로 운동이나 교감신경의 자극을 증가시켜 생산된 열의 양이 정상 중심온도보다 더 커진다. 중심체온을 낮추어야 한다면 시상하부는 교감신경 자극을 억제하고 혈관은 확장되며 더욱 많은 양의 혈액이 피부표면에 도달한다. 덥고 습기 찬 날에 손의 혈관이 확장되어 있는 것을 쉽게 볼 수 있다. 반대로 내부 온도가 낮으면 시상하부는 혈관수축을 일으키고 피부로의 혈류를 감소시킨다. 이와 같은 현상으로 몸의 열은 보존된다.

피부는 열과 냉의 수용기 역할을 한다. 냉각 수용기가 더 많아 피부는 차가운 표면 온도를 더 먼저 감지한다. 피부가 오한(chill)을 느낄 때 그것의 감각기관은 시상하부로 정보를 전달한다.

2) 땀남(발한)

신체의 온도가 상승될 때 땀샘(한선)은 땀을 방출하며 그것은 결국 열 손실을 촉진하기 위해 피부표면으로부터 증발한다. 체온이 내려가면 시상하부는 땀의 분비를 억제한다. 피부질환으로 땀의 분비에 장애가 있을 때 특히 운동 시 열에 노출되면 위험할 정도로 체온이 높아질 수 있다. 땀의 분비 장애가 있는 사람은 정상적인 가벼운 활동을 하는 동안에도 피부와 옷에 습기를 유지해 주어야 한다.

3) 신경조절(Neural Control)

시상하부는 열 생산과 손실의 물리적, 화학적 과정을 통합하는 1차적 중추이며 체온의 미세한 변화를 감지할 수 있는 신체의 온도조절기(thermostat)이다. 시상하부의 신경세포는 지정온도(set point)를 넘어서 가열될 때 체온을 지정 온도점으로 환원되도록 하기 위해 자극을 보낸다. 신체는 땀남(발한) 작용을 시작하여 혈관은 확대되고 열 생산을 억제한다. 시상하부가 체온이 너무 내려간 것을 감지했을 때는 티록신(thyroxine) 방출, 혈관수축 및 근육의 떨림(전율, shivering)을 위한 신호를 보내게 될 것이다. 시상하부의 손상은 체온조절의 심각한 변화를 일으킬 수 있다.

3. 체온조절의 장애 요인

1) 악성 고열증(악성 고체온, Malignant hyperthermia)

흡입마취제를 사용하는 전신마취에서 일어나는 마취의 합병증이다. 정확한 원인은 밝혀지지 않았으나, 근세포 내에 칼슘수치가 높아지고 대사율이 올라가며 여러 화학변화를 일으켜 고열증을 유발된다고 추측된다. 골격근막에 선천적 결함이나 가족력이 있는 사람에게 일어날 확률이 높다.

할로탄(halothane), 리도카인(lidocaine) 등이 영향을 줄 수 있으며, 이런 환자는 빠른맥(빈맥, tachycardia), 부정맥(arrhythmia), 근육긴장(특히 턱), 팔다리의 체온상승 등의 증상이 나타난다. 체온이 급격히 상승되어 44~46℃까지도 상승한다. 이는 세포손상을 가져오게 되므로 조속히 인식하여 체온하강 치료를 즉시 한다.

2) 신경계 부전

대뇌(cerebrum)나 척수(spinal cord)의 종양이나 손상으로 신경계에 부전이 있는 환자는 체온조절에 어려움을 겪는다. 사지마비 환자처럼 척수 손상이 교감신경 전달 상부인 목 위에 있다면 시상하부는 몸의 모든 부위의 혈관수축과 땀남(발한)을 조절할 수 없다. 피부, 척수, 복부 장기의 수용기 등으로 국소적으로 체온을 조절하지만, 조절 능력에 한계가 있다.

3) 순환계 부전

말초혈관 질환이나 신경적 순환장애가 있는 사람은 열 손실을 조절하는 혈관 수축과 이완을 조절하지 못하여 체온조절에 영향을 준다. 항고혈압제와 같은 약물도 혈관수축의 기전을 방해해서 영향을 준다.

4) 피부손상

심한 화상은 대사율을 증가시켜 체온이 상승하게 되고 몇 주까지 지속된다. 피부의 모세혈관 손상 또한 체온 보유에 미흡하므로 체온조절을 위해 환경조절이 중요하다.

5) 내인성 발열물질

세균(bacteria), 진균(곰팡이; mycete, fungus), 바이러스(virus), 기타 미생물에 의한 감염은 체온을 상승시킨다. 이 물질은 숙주가 특수 단백질인 내인성 발열물질을 생산하게 된다.

6) 극한 환경

신체는 기온의 영향을 받기도 한다. 매우 덥고 장기간 노출되면 고체온이 될 수 있다. 또한 영하의 날씨에 노출되면 국부적, 전신적 문제를 수반한다. 즉, 피부표면이 얼게 되어 체온이 하강하기 때문이다.

4. 체온의 상승

인체의 중심 체온은 일정 범위 내에서 하루 약 1℃ 정도의 변화를 나타낸다. 신체의 세포조직과 장기는 체온이 36~38℃일 때 가장 기능이 활발하며 체열이 너무 높거나 낮을 때 세포조직 장기에는 손상이 발생한다. 짧은 기간 동안 체온이 40~41℃일 때는 돌이킬 수 없는 세포손상 없이 견딜 수 있으나, 지속적 상태가 계속되거나 42.2℃ 이상이 되면 세포단백질이 변성되고, 조직이 손상되기 때문에 결국 효소 변성으로 비가역적인 뇌손상으로 사망하기 쉽다. 질병은 흔히 체온의 상승을 유발하게 되며 체온의 상승은 질병의 중요한 징후이다.

1) 발열(Fever)

(1) 발열의 분류

발열은 체온 조절 중추의 기준점이 상승하는 것으로, 기준점이 상승하게 되면 정상체온을 저체온 상태로 인지하여 체온을 높이기 위한 기전이 작동한다. 온도에 따라 경한 발열 상태(37.1~38℃ 이하), 고열 상태(38℃ 이상), 과열 상태(40℃ 이상)로 분류된다. 발열 상태는 시작기, 발열기, 종식기 3단계의 과정에 따라 특징적인 증상을 나타내며 질병의 특성에 따라 특정한 발열의 형태를 나타낸다.

(2) 발열단계

가. 시작기(오한기)

시작기는 오한기라고도 하며, 체온이 상승되기 시작하는 시기로 점차적으로 올 수도 있고 갑자기 상승되기도 한다. 보통 10분 내지 30분간 지속된다. 이 시기에 곧창자(직장) 체온은 현저히 상승되나 입(경구)이나 겨드랑(액와) 체온에는 변동을 볼 수 없으므로 이 단계의 입(경구), 겨드랑(액와) 체온측정은 별 의미가 없다. 이 단계의 특징은 오한(chill), 근육운동(떨림), 신진대사 항진, 호흡률과 맥박률이 증가되며 피부에 소름이 나타난다. 중재로는 여분의 담요를 덮어주고 수분 섭취를 증가시키고, 활동을 제한하도록 한다.

나. 발열기

발열기는 경과기라고도 하며, 체온의 상승으로 피부 전체가 발열상태가 된다. 발열상태로 신진대사가 증진되고 산소 요구량이 증가되며 맥박과 호흡률의 증가로 호흡을 통한 수분 손실이 증가되어 환자는 갈증을 호소하게 된다. 체온상승이 신경흥분을 증가시켜 두통, 광선 공포증, 불안정, 졸림 등의 증상이 나타난다. 극도의 체온상승은 섬망(delirium) 상태를 유발하여 시간과 장소를 인지하지 못하는 정신적 혼돈상태를 수반하며 소아에서는 흔히 열로 인한 경련을 일으킨다. 입과 입술 주위에 열성수포가 나타나며 발열 후 첫 일주일 동안에 체단백의 파괴로 알부민뇨를 배출하게 되고 근육과 관절에 통증을 호소한다. 체온이 40℃ 이상이 되면 세포실질이 파괴되고 심한 경우 신경 세포조직이 파괴되어 재생이 불가능해진다. 세포의 생존 가능한 상한선은 46℃ 정도이다.

열이 있는 환자에서는 대체적으로 체중이 감소된다. 발열기 동안 신진대사량이 증가하여 영양에 대한 체내의 요구가 증가하지만 대부분의 환자는 식욕을 상실하고 욕지기(구역)와 구토가 일어난다. 음식에 대한 체내의 요구 증가와 식욕상실로 인하여 체중감소를 초래한다.

다. 종식기(해열기)

종식기는 해열기라고도 하며, 상승되었던 체온이 정상으로 하강하여 회복되는 시기로 상승되었던 열 생산 작용이 저하되고 열 손실 작용이 증가된다. 이 시기의 증상으로 보통 따뜻한 느낌과 자주 땀남(발한)이 나타난다. 열이 하강하는 형태는 상승되었던 체온이 수분 혹은 수 시간 내에 정상 혹은 그 이하로 하강하는 분리열 형태와 열이 수 시간 혹은 수일간 서서히 하강하는 소산열 형태가 있으며 분리열은 해열제 투여나 냉 요법 등에 의한 일시적으로 열이 하강하는 형태이다.

(3) 발열의 형태

오늘날 항생제 사용이 일반화되면서, 특정 질병에 따른 특유한 발열 형태를 찾기 어려운 경우가 많다. 하지만 기초적인 평가 시 열의 형태를 이해하는 것이 중요하다. 주요 발열 형태는 다음과 같다.

가. 재귀열(회귀열, Relapsing Fever)

체온이 1~2일은 정상이다가 다시 발열상태가 반복되는 상태이다. 스피로헤타에 감염된 경우 발생하는 전염병이다. 그러나 생활환경과 위생상태가 높아지며 거의 자취를 감추었다.

나. 지속열(계류열, Continued Fever)

체온상승이 며칠 혹은 몇 주 동안 같은 수준으로 계속되며, 하루 1°C 이내의 차이를 보이지만 하루 중 정상체온으로 하강하지 않고 계속 고열상태가 지속되는 형태이다. 장티푸스, 일본뇌염, 성홍열, 수막염, 폐렴 환자 등의 감염증 증세가 최고조에 이르렀을 때 나타난다.

다. 오르내림열(이장열, Remittent Fever)

24시간을 주기로 1~2℃의 이상이면서 최저체온이 37°C 이상으로 열이 나는 상태로 백혈병 등 감염증에서 주로 볼 수 있다.

라. 간헐열(Intermittent Fever)

1일 1℃ 이상의 변동을 보이며 갑자기 떨어졌다 올랐다 하는 무열과 발열 상태가 교대로 나타나는 상태이다. 말라리아 환자에게 특징적으로 나타난다.

(4) 열이 있는 환자의 평가

① 발열이 의심되면 즉시 체온을 측정한다.

② 피부의 창백, 차가움, 축축함, 건조함을 평가한다.

③ 갈증, 추위, 욕지기(구역), 식욕감퇴, 피로감이 있는지 평가한다.

④ 두통, 광선 공포증, 전신 쇠약감, 근육통, 설사, 변비가 있는지를 알아본다.

⑤ 오한기에 체온을 측정할 때 입(경구) 체온은 오한으로 입술을 다물 수 없어 측정이 부정확하다. 오한 후에는 근육 운동과 떨림으로 열 생산이 증가되어 체온이 상승된다.

⑥ 맥박과 호흡률을 측정한다. 상승된 체온은 대사량을 증가시키고 심장은 더 빠른 속도로 산화된 혈액을 조직으로 순환시켜야 하므로 심박수와 호흡률이 증가한다.

⑦ 수분과 전해질의 불균형이 원인이 되는 설사와 구토가 있는지, 섭취량과 배설량을 기록, 혈청 전해질 균형 상태를 확인한다.

⑧ 불안정 상태나 혼돈상태를 확인한다. 망상(delusion)은 39~40℃의 고열에서 나타날 수 있으며 어린이와 노인들은 그보다 더 낮은 온도에서 일어날 수 있다. 열성경련이 41℃의 고열상태에서, 특히 어린이들에게 잘 나타난다.

⑨ 약물과 냉 요법 적용 후 체온이 낮아지는지 평가한다.

⑩ 탈수증상, 과도한 땀남(발한), 피부 탄력성, 체중감소를 확인해서 기록한다(보통 어린이들은 급격한 감소가 있다).

⑪ 체온을 2시간 내지 4시간마다 측정해서 체온상승이 있으면 즉시 기록하고 보고한다.

(5) 열이 있는 환자의 중재

① 적절한 체온이 유지되도록 한다.

- 보통 성인의 체온이 38℃ 이상, 소아는 38.5℃ 이상되면 해열제 투여 지시가 있게 된다.
- 전도를 통한 열 손실을 증가시킨다. 즉 냉 요법–얼음물주머니, 미온수 스펀지 목욕, 찬물 목욕 등을 실시한다.
- 대류를 통한 열 손실을 증가시킨다. 즉 실내 환기를 증가, 선풍기, 에어컨 등을 틀어준다.

② 적당한 영양섭취를 시킨다. 발열상태로 대사량이 증진되고 과다한 이화작용으로 영양보충이 중요하다. 탄수화물, 단백질, 비타민, 미네랄이 충분한 유동식 섭취가 요구된다.

③ 수분과 전해질의 균형을 유지한다. 과도한 땀남(발한), 식욕부진, 구토는 수분과 전해질의 불균형 위험이 있으므로 섭취량과 배설량을 측정하고, 땀남(발한)으로 손실한 수분과 전해질을 보충한다. 상태에 따라 다르지만 성인은 하루에 3,000 mL 정도의 수분섭취를 권장한다.

④ 편안하게 안정시켜야 한다.

- 침상에서 안정하여 열 생산을 감소시킨다.
- 시작기(오한기)에는 이불이나 담요를 가볍게 덮어준다.
- 체온 변화에 따라 적당히 덮어 주거나 옷을 벗긴다.

- 땀으로 옷이나 침구가 젖으면 즉시 갈아준다.
- 피부를 청결하게 유지해서 편안함을 증진시킨다.

⑤ 발열 원인을 제거한다. 발열은 신체방어나 항상성에 문제를 나타내므로 발열 원인을 치료하는 것이 중요하다. 항생제나 항히스타민제를 투여하기도 한다.

⑥ 탈수증상에 의한 입안, 점막, 입술, 혀 등에 건조상태나 손상방지를 위해 양치질을 하고 수분을 섭취를 자주하도록 한다.

⑦ 과도한 운동이나 자세변경 등의 산소요구를 증가시키는 활동의 빈도를 감소시킨다.

⑧ 체세포의 산소운반을 증진시키기 위해 지시대로 산소요법을 제공한다.

⑨ 대사속도의 증가로 맥박이나 호흡이 빨라진 상태를 계속 관찰한다.

5. 열성장애

1) 열경련(Heat cramps)

열경련은 골격근에 불수의적인 연축으로 국소적인 경련과 통증이 발생한다. 이것의 원인은 높은 환경온도보다는 개인 상태에 비해 과격한 운동으로 체액상실이 많을 때 혈청 나트륨양의 저하로 전해질 불균형 상태가 되어 발생한다. 이때는 과격한 운동을 중지시키고, 나트륨 상실을 보충하며 물 대신 전해질 용액을 마시게 한다. 직접 소금정(salt tablet)을 복용하는 것은 위를 자극하여 오심, 구토를 유발할 수 있으므로 금지된다.

2) 열피로(Heat exhaustion)

열피로는 흔한 열관련 질환으로 고온의 환경에서 수분이 부족하거나 땀을 많이 흘려 발생한다. 빠른맥(빈맥), 저혈압, 현기증, 시력장애 증상을 보이며 욕지기(구역), 구토, 두통이 있고 쇠약감이 나타난다. 피부는 창백하고 차고 축축한 느낌을 준다. 제대로 치료하지 않을 경우 열사병을 진행하므로 가능한 빨리 그늘진 시원한 곳으로 옮기고 환자를 눕게 하고 안정시킨다. 또한 수분과 전해질 특히 나트륨(sodium)을 보충시킨다. 심한 경우 정맥으로 수액요법을 실시한다.

3) 열사병(Heat stroke)

열사병은 생명을 위협하는 온열질환으로 일반적으로 체온이 40°C 이상 오르고 중추신경계 이상 소견, 땀이 나지 않는 손상이 발생한다. 습도와 온도가 높은 환경에서 발생하기 쉽다. 초기증상으로 두통, 현기증, 욕지기(구역), 혼돈, 시력장애가 있으며 곧창자(직장) 체온은 43℃까지 상승되기도 한다. 초기에는 맥박이 빠르고 강하며 피부가 뜨겁고 붉고 건조하며 혈압은 약간 상승되나 나중에는 혈압이 떨어지고 상태가 나빠진다. 중추신경계가 열에 약해 실신, 과민성, 환각, 발작, 혼수, 운동실조, 뇌부종 등을 보인다. 치료하지 않으면 혈액응고, 발작, 심부정맥, 콩팥손상, 간손상, 쇼크상태, 심정지로 사망할 수 있다. 즉각적인 치료가 요구되며 심맥관계, 뇌, 간이나 콩팥(신장) 구조에 손상이 생기면 사망한다. 이때는 시원한 곳으로 환자를 옮긴다. 또한 냉 요법을 실시한다(증발냉각, 침수냉각, 얼음팩, 얼음 전기담요 등). 필요에 따라 정맥으로 수액요법도 실시하며 체온 감시 장치로 과도한 체열감소나 고열상태를 관찰한다. 또한 저산소증, 쇼크, 콩팥기능상실(신부전), 심부정맥과 출혈상태를 잘 관찰한다.

4) 열성장애에 노출될 위험성이 높은 환자

모든 열과 관련된 질병에서 중요한 것은 위험성이 높은 환자를 확인하는 것과 환자들에게 예방교육을 하는 것이다.

열성 질환의 위험성이 높은 환자 그룹은 아래와 같다.

(1) 덥고 습한 환경에 노출이 많은 사람, 운동가, 군인, 농부 등
(2) 체온 조절기전이 미숙한 영아, 극한 온도 감각이나 반응 능력이 결핍된 노인
(3) 갑상샘(갑상선) 기능항진이나 발열 등으로 열 생산이 증가된 사람
(4) 열 손실에 영향을 줄 수 있는 심맥관계 질환자나 광범위한 피부에 흉터가 있는 사람
(5) 비만한 사람
(6) 알코올 중독자, 영양상태 불량자, 당뇨병 환자, 기타 만성적 기능 장애자
(7) 신체의 열 손실 능력에 악영향을 미치는 약물을 복용하는 환자[예 : 신경안정제(정온제), 이뇨제 등]

5) 열과 관련된 질환에 위험성이 높은 환자 교육방침

(1) 매우 습하고 더운 환경에서 운동을 피할 것
(2) 손실된 수분과 전해질을 보충할 것, 특히 신체노동 전·후나 하는 동안에 보충할 것
(3) 더운 기후에 서서히 적응할 것
(4) 덥고 환기가 안되는 곳을 피할 것
(5) 햇볕의 흡수가 잘되는 짙은색 보다 밝고 옅은색 옷을 입을 것
(6) 꼭 끼지 않고 헐렁한 옷을 입을 것
(7) 그늘진 곳에서 휴식할 것
(8) 외출 시 햇볕을 가리는 챙이 큰 모자를 쓸 것

6. 저체온

저체온(hypothermia)은 중심체온이 정상범위 이하로 하강하는 상태로서 개인에 따라 차이가 있으나 흔히 35℃ 이하를 말한다.

저체온증은 열 생산의 감소, 열 손실의 증가 또는 두 가지의 복합으로 일어난다. 또한 시상하부 온도조절기의 손상에 의해서 나타날 수 있다. 저체온은 우발적 또는 유도될 수 있으며 저체온의 임상적 징후로는 맥박수와 호흡수 감소, 심한 떨림(전율), 추운 느낌과 오한, 창백하고 찬 피부, 저혈압, 소변 배설량의 감소, 근육조절의 어려움, 지남력 상실, 혼수를 들 수 있다. 만약 저체온 상태가 치료되지 않는다면 세포의 허혈(ischemia)과 괴사(necrosis)로 결국 사망하게 된다.

1) 저체온의 종류

(1) 우발적 저체온(Accidental Hypothermia)

우발적 저체온은 심부체온을 정상체온보다 낮게 하는 추운 환경에 비의도적으로 노출될 때 발생한다. 기온이 16℃ 이하의 차고 습한 상태에서 바람이 많이 부는 기후에 오래 노출했을 때, 찬물 속에 빠졌을 때 발생한다.

우발적 저체온 상태가 되기 쉬운 사람은 등산가, 스키 등과 같이 찬 기후에서 운동하는 사람, 환경의 온도변화를 민감하게 감지할 수 없는 노인, 체온 조절력이 미숙한 영아나 어린이, 감각기능 장애자 등이며 술 취한 사람은 혈관이 확대된 상태로 찬공기에 오래 노출되면 열 손실의 과다로 심한 저체온 상태가 되어 생명을 잃을 수도 있다.

(2) 유도된 저체온(Induced Hypothermia)

유도된 저체온은 심부체온을 30~32℃까지 서서히 낮추는 것이다.

특수 신체부위에 냉 적용은 오래 전부터 부종(edema)과 발열, 통증을 완화하고 근육을 긴장시키는데 사용되어 왔다. 전신 저체온 상태는 심장과 신경계의 주요 수술을 할 때 사용되며 조직의 대사율을 저하시키고 조직세포의 산소 요구량을 감소시켜 마취효과를 얻기 위해 이용된다. 세포대사율은 체온 1℃ 하강하는데 13 % 감소된다. 유도 저체온은 화상 치료, 염증 감소, 소화기계의 지혈 시에도 사용된다. 저체온을 유도하는 외적 방법으로는 찬물 목욕, 얼음팩, 찬물 찜질, 관장, 전기 얼음담요와 매트리스, 저체온 요법 등이 있으며 심장수술 시에는 혈액을 신체 외부에서 순환시켜 시원하게 된 혈액을 내부로 다시 순환하는 방법을 사용하기도 한다.

(3) 자연적 저체온(Natural Hypothermia)

고열 후에 자주 나타나며 발열 종식기에 정상체온이 되기 전에 수일 동안 저열상태가 나타난다. 심맥관계 질환, 특히 바르비투르산염(barbiturate)과 같은 약물중독 시, 심한 감염, 간이나 콩팥기능 상실(신부전), 내분비 장애가 있는 환자들은 심각한 증상을 보인다.

2) 저체온증의 단계

[표 5-1] 신체 중심 체온별 증상 및 징후

신체 중심 체온	증상 및 징후
36~35℃	추위를 느끼고, 몸 떨림 발생
35~33℃	심한 떨림, 비정상적인 행동(술취한 듯한 행동), 근육강직
32~28℃	몸떨림 정지, 심신허탈, 의식장애, 무의식(통증에 무반응), 맥박 및 호흡 저하, 심폐정지(동공 확장, 무호흡, 맥박촉지 불가)
28~24℃	혼수상태, 활력징후 측정 불가능, 대부분의 반사신경 멈춤, 서맥, 심실세동
〈24℃	저혈류, 심정지 상태

3) 저체온 환자에 대한 평가와 중재

저체온 상태는 잠재적 위험성과 개인의 민감성이 있으므로 그에 따른 증상과 징후를 관찰한다. 즉 오한(chill), 창백한 피부, 호흡률의 감소, 느린맥(서맥, bradycardia), 부정맥, 사지의 무감각 상태를 관찰해야 한다. 또한 심한 저체온 상태에서는 의식수준이 저하되므로 의식수준을 관찰하고 대사성 산증 유무도 평가해야 한다. 저체온 환자의 중재로는 원인파악과 중증정도, 유형에 관계없이 가장 핵심적 중재방법은 보온이다.

경한 저체온 상태일 때는 따뜻한 곳으로 환자를 옮기고 담요를 덮어 보온하고, 심한 저체온 상태일 때는 중환자실에서 감시장치에 의해 전기 조절되는 치료 담요와 따뜻한 수액요법을 실시한다. 따뜻한 통목욕이나 장투석액을 사용해 투석법을 사용하기도 하며 가습산소 투여가 도움이 되기도 한다.

성급한 체온 상승은 오히려 심부정맥이나 쇼크에 빠질 위험이 있으므로 감시장치를 통해 조심스럽게 과열되지 않도록 하고 자주 체온을 측정하며 보온기구의 작동상태를 자주 확인하는 것이 중요하다. 그 외 수분과 전해질을 보충하고 우발적 저체온 상태에서는 폐렴의 위험이 있으므로 합병증의 증상을 잘 관찰하며 위급상황에서 필요하면 심폐소생술을 실시한다.

4) 저체온증에 노출되는 잠재적 위험성이 높은 환자의 예방교육

체온유지를 위해 자주 체온을 측정할 것을 교육시키고 또한 추위를 느끼지 않더라도 겨울에는 따뜻하게 옷을 입을 것을 권장한다. 특히 체열의 40%는 머리를 통해 손실되므로 머리, 손, 발을 잘 보온할 것을 교육시킨다. 적당한 음식과 수분을 섭취하고 적절한 운동으로 몸을 따뜻하게 할 것을 교육시킨다.

7. 동상

동상은 추운환경에 노출된 부위가 생리적 보상기전이 실패하여 조직의 손상이 발생한 것이다. 주로 말초부위에 한냉손상을 입으며, 동결손상과 비동결 손상 모두를 포함한다. 동결손상은 동상이 대표적이며, 비동결손상은 참호족(trench foot)과 동창(chilblains)이 있다. 조직이 동결되면 얼음 결정체가 생기고 세포 내의 물이 세포 외 공간으로 빠진다. 이 얼음 결정체가 커지면 세포의 파괴를 초래한다. 얼음 결정체 생성으로 혈관의 손상은 혈관 통합성을 상실케 하고, 그 결과로 조직 부종과 영양물질의 흐름이 상실된다. 일반적으로 동상에는 두 가지 유형이 있다. 표재성 동상은 피부의 바깥층에 영향을 미치고, 심부성 동상은 진피와 진피 아래층까지 영향을 미친다. 동상에 잘 걸리는 부위로는 손가락과 발가락이고 그 외 뺨과 코, 귀에 잘 생긴다. 동상 위험이 높은 사람은 등산하는 사람, 추위에 적응되지 않은 사람, 젖은 의복을 입고 바람이 심한 곳에 노출된 사람들이 포함된다.

대부분의 환자는 다음과 같은 순서로 동상에 대한 임상적 단계를 가진다고 한다. 일시적인 화끈거림, 초기에 땀이 많이 날 수 있고, 피부가 창백해지고 손상부위의 불편감과 통증을 느낀다. 그리고는 통증이 점차적으로 무감각하게 변한다. 피부는 초기에 붉은 양상을 보인다. 이것이 완전히 얼게 되면 흰색이나 회색으로 변한다. 동상을 가진 개인이 나타내는 동상의 양상은 다양하다. 그러나 보편적으로 동상에 대한 평가는 피부가 가려운지, 따끔거리는지, 무감각한지, 심한 통증이 있는지도 알아보아야 한다. 또한 피부가 창백한지 녹은 후 푸르거나 검은색을 나타내는지 관찰한다. 아울러서 부종, 물집, 괴사, 괴저로 진행되고 있는지도 평가한다.

동상에 대한 중재로서는 즉시 환자를 따뜻한 곳으로 옮기고 젖은 의복을 제거하고 담요를 덮어준다. 37~43℃의 따뜻한 물에 전신 혹은 동상 부위를 담근다. 다시 찬 곳에 노출되지 않도록 주의해야 하고, 불가피한 경우 보온을 철저히 해주어야 한다. 보온에 의한 심한 작열통(causalgia)이 있을 때는 정서적 지지와 통증 완화 방법을 적용하는 것이 중요하며 물에 담갔다 조심스럽게 부위를 닦아 건조시키고 감염 방지를 위해 전체적으로 드레싱 한다. 발가락이나 손가락 손상시 소독된 멸균 거즈를 발가락과 손가락 사이에 끼워 습기를 제거하고 서로 달라붙지 않도록 한다. 동상부위는 약간 높게 해서 통증과 부종을 줄인다. 치료는 수주에서 수개월 걸리며 추위정도, 노출시간의 길이, 손상 시 그 사람의 건강상태가 결과에 영향을 미친다.

8. 열 적용과 냉 적용

열 적용과 냉 적용은 조직재생과 치유를 돕기 위해 신체에 적용된다. 열 적용과 냉 적용은 조직의 온도와 혈관의 크기, 모세혈관 압력, 그리고 수분과 전해질 교환을 하는 모세혈관의 표면 영역과 조직의 신진대사에 생리적 반응을 일으키므로 치료방법에 이용된다.

1) 열 적용과 냉 적용의 생리적 효과

열 적용과 냉 적용의 생리적인 치료효과는 〈표 5-2〉와 같다.

[표 5-2] 생리적인 치료효과

치 료	생리적 반응	치료적 이점	치료의 예
열 적용	혈관 확대	• 손상된 신체부위에 혈류 증가 • 영양소 운반과 노폐물 제거 증가 • 손상된 조직의 정맥울혈 감소	• 염증이 있거나 부종이 있는 신체부위 • 새로운 외과적 상처 • 감염된 상처
	혈액점도 저하	• 상처부위에 백혈구와 항생제 이동 증가	• 관절염, 퇴행성 관절질환 • 국소적 관절 통증
	근육긴장의 완화	• 경련 또는 긴장으로부터 근육이완 증진, 통증감소	• 근육 압궤손상(좌상, crush injury) • 하부 허리통증, 월경통
	조직 신진대사 증가	• 국소적 보온으로 혈류 증가	• 샅(회음부)와 질의 염증 • 치질, 항문주위염
	모세혈관 투과력 증가	• 생성된 노폐물과 영양소의 이동 증가	• 국소적 농양
냉 적용	혈관수축	• 손상된 신체부위에 혈류 감소 • 부종 예방, 염증 감소	• 삠(염좌, sprain), 압궤손상(좌상, crush injury), 골절, 근육 경련과 같은 직접적인 외상 직후
	국소 마취	• 국소적 통증 감소	• 피부의 찢김상처(열상, laceration), 관통상(penetration)
	조직 신진대사 감소	• 조직의 산소 요구 감소	
	혈액 점도 증가	• 손상된 부위에 혈액응고 증가	• 경미한 화상 • 악성 종양에 상처 또는 통증
	근육 긴장 감소	• 통증경감	• 주사 후 • 관절염, 관절 외상

2) 열 적용과 냉 적용 시의 주의점

① 열 적용과 냉 적용 요법은 안전하게 적용되어야함을 환자에게 교육시킨다.

② 환자가 온도를 마음대로 조절하지 않도록 한다.

③ 적용할 동안 느끼게 될 감각에 대해 환자에게 설명해 준다.

④ 감각의 변화나 어떤 불편감이 나타나면 즉시 보고하도록 한다.

⑤ 적용이 끝나는 시간을 알릴 수 있도록 시계를 마련해 준다.
⑥ 환자가 초인종을 사용할 수 있도록 가까이에 놓아준다.
⑦ 환자가 상처에 손을 대거나 적용한 것을 움직이지 않도록 한다.
⑧ 움직일 수 없거나 온도변화를 느낄 수 없는 환자를 혼자 남겨두지 않는다.

3) 열 요법의 국소적 이용

(1) 열 요법

열의 생리적 작용은 적용방법, 환자의 상태, 건열, 습열, 열의 강도, 적용온도, 적용시간, 적용범위에 따라 달라진다. 국소적 열은 혈관을 확대시키고, 확대된 혈관은 혈액의 흐름을 증가시키므로 조직울혈을 감소시킨다. 증가된 혈액순환은 치유, 삼출물을 연화하고, 통증에 대한 감각을 감소시킨다. 또한 열은 혈액의 점도를 감소시키며, 혈액의 흐름을 증가시킨다. 따라서 관절의 강직을 감소시키고, 활동성은 증가시켜 치유하게 된다.

(2) 열 요법 치료를 받을 수 없는 경우

① 외상 후 첫 24~48시간 내에는 출혈과 부종을 증진시키므로 적용해서는 안 된다.
② 열은 혈관을 확대시켜 출혈을 증진시키므로 출혈 시에는 금기이다.
③ 열은 혈관의 투과성을 증진시키고 부종을 증진시키므로 비염증성 부종 시에는 적용하지 않는다.
④ 충수염(막창자꼬리염)이나 귀, 치아(teeth)에 감염 시 적용하면 복막염, 뇌막염의 위험이 있다.
⑤ 열이 세포대사를 증진시키고 세포성장을 촉진하므로 암세포의 전이를 증가한다. 국소화된 악성종양에 열 요법은 금기이다.

(3) 열 요법 치료 시 특별히 주의해야 할 사항

① 영아, 어린이, 노인은 열에 대한 내성이 낮으므로 화상 위험성이 훨씬 높다.
② 개방상처(open wound)가 있으면 주위조직은 열에 대해 더 민감하므로 더 낮은 온도로 열 치료를 하고 감염 우려가 있으므로 무균술을 적용해야 한다.
③ 감각 장애가 있는 환자는 열에 대한 불편감을 느끼지 못해 조직 손상이 심화될 수 있다.
④ 의식수준이 저하되거나 정신장애가 있으면 열 치료에 따르는 위험이 있어도 인지하지 못하므로 자주 관찰해야 한다.

(4) 열 요법의 적용방법

열을 국소에 적용하는 방법을 선정할 때 적용범위, 적용시간, 적용온도에 피부가 얼마나 민감한가, 원하는 결과, 적용무게, 이용할 수 있는 시설 등이 고려되어야 한다.

열은 건열과 습열 형태로 적용된다. 건열 방법에는 열의 전도를 이용한 더운물주머니(hot water bag), 전기담요(electric blanket), 전기패드(electric pad), aquathermia pad, 열팩(hot pack), 혈액가온기(blood warmer) 등이 있고, air warmer, 신생아 가온장치, 열전등(heat lamp)이나 크레들 침대 등의 방법이 있다. 습열 방법에는 온습포(hot compress), 더운물, 침수, 좌욕(sitz bath) 등의 방법이 있다. 열 요법에는 전기 기구가 자주 사용되는데 사용할 때 방법과 주의사항을 정확히 알아서 기구 사용에 의한 손상이 없도록 주의해야 하며 기구 사용 전 작동이 잘 되는지 점검하는 것이 요구된다.

가. 더운물주머니(hot water bag)

뜨거운 물병이나 물주머니는 건열을 이용한 국소적 열 적용 방법으로 저렴하고 사용이 간편하지만 잘못 사용하면 화상의 위험이 높다. 그러므로 물병이나 물주머니에 넣은 물의 온도를 적절하게 맞추어 사용해야 되며 사용 전에 주머니를 거꾸로 세워보고 물이 새는지 반드시 확인하여야 한다.

나. 전기담요(electric blanket)

전신적 열 요법에 이용되는 전기담요는 온도를 일정하게 고정하여 환자에게 덮어준다. 이 때 담요가 구겨지거나 안전핀 등에 찔리지 않도록 주의해야 한다. 구겨지면 내부 열선이 끊어질 수 있으며 안전핀을 찌르면 합선되거나 누전될 수 있다. 빨리 체온을 상승시키기 위해 처음부터 체온보다 높은 온도로 맞추어 놓으면 화상 위험이 있으므로 주의해야 한다.

다. 전기패드(electric pad)

패드는 열이 일정하게 유지되고 가볍고 신체 부위에 부착이 용이하다. 환자의 전신적인 상태나 적용부위, 연령 등을 고려해서 적당한 온도로 조정하여 사용해야 하며 습한 부위에 적용은 감전의 위험이 있으므로 습한 드레싱 위에 적용할 때는 방수포를 덮고 그 위에 적용해야 한다. 또한 뾰족한 금속물질이 패드에 찔리면 감전 위험이 있으므로 주의해야 한다.

라. 아쿠아테르미아 패드(Aquathermia pad, water-flow pad)

아쿠아테르미아 패드는 방수 패드 내에 따뜻하게 증류된 물이 관을 따라 순환하게 만들어진 기구로서 다양한 크기가 있다. 증류수가 적당한 양인지 확인하고 40.5℃로 온도를 조정한다. 조절 단위가 있어 순환되는 물의 온도를 적절히 조절할 수 있으며 사용이 쉽고 온도가 정확하므로 중환자실에서 자주 사용된다.

마. 열팩(Hot Pack, Hydroculator Pack)

상품화된 건열기구로 포장이나 제조회사의 설명서에 지시된 적용방법, 적용시간을 확인하여 지켜야 한다. 보통 37~45℃로 30~60분 사용하도록 지시되어 있으나 치료시간은 환자의 피부 상태를 잘 관찰해 가면서 부작용이 없도록 유지해야 할 것이다.

하이드로쿨러팩은 내부가 실리카 겔로 채워져 있어서 습열을 제공하는 구조이다. 뜨거운 물이 순환하는 하이드로 쿨레이터 장치에서 데워 사용한다. 근육긴장 완화, 관절염, 통증 관리 등 넓은 부위 치료에 적합하다. 하이드로 쿨레이테에서 70--~80℃의 물로 데운 팩을 꺼내, 6~8겹의 타월로 감싸 피부에 적용한다. 적용시간은 약 20분간 적용한다. 전문장치가 필요하고, 관리가 필요하며 위생문제에 주의한다.

바. 열 전등(Heat Lamp)

치료등에는 40~60 Watt 전구가 사용되며 열 전등 외에 자외선등이나 적외선등도 있다. 열 전등은 적용하기 전 피부를 깨끗이 닦고 건조하게 하면 효과가 더 크며 40~60 Watt 전구나 작은 적외선 등은 환자와 45~60 cm 거리에서 사용하고 큰 적외선 등은 60~75 cm 거리에서 적용하는 것이 적당하다. 치료시간은 15~20분간이 적당하며 5분마다 불편감, 화상 부작용 등을 관찰해야 한다. 주의할 것은 환자들의 피부가 직접 등에 접촉되지 않도록 하고 화재위험이 있으므로 등을 침구로 싸거나 덮지 않도록 사전에 교육시켜야 한다. 치료 부위에 발적이나 불편감이 있으면 중단하고 반응을 의사에게 보고 기록한다.

사. 크레들침대(Cradle Bed)

복사열을 제공하며 신체의 넓은 부위 열 적용 시 특히 화상 환자나 피부이식 부위에 삼출물을 건조시킬 때 사용되며 크레들은 환자의 신체부위에 직접 닿지 않으며 멸균된 담요나 홑이불로 크레들을 덮고 그 속에 25 Watt 전구를 달아 사용한다. 내부온도가 51.6℃를 초과하지 않도록 하고 전구는 환자로부터 45~60 cm 거리를 유지해야 하며 조직 손상 부위는 화상의 위험성이 더 많으므로 불편감이나 부작용이 없는지 관찰해서 합병증을 예방해야 된다.

아. 혈액가온기(blood warmer)

수혈을 받는 환자에게 혈액을 가온하는 장치로, 찬 혈액이 다량 투여시 전신에 저체온이 발생할 수 있으므로 이를 예방하기 위해 사용한다. 일반적으로 혈액이 40℃ 이상으로 가온되지 않도록 하는 항온장치가 부착되어 있는 것이 대부분이다.

자. air warmer

의도되지 않은 저체온을 치료할 때 전신 또는 일부분을 효과적인 대류온난화를 제공한다. 정확한 온도를 유지하기 위해 공기가 흐르는 호스와 온도감지기를 통해 적절한 온도를 설정할 수 있다. 호환 가능한 담요와 소아 및 성인 모두에게 적용 가능하다.

차. 신생아 가온장치

신생아의 열 손실을 방지하기 위한 장치이다. 인큐베이터와 워머기를 결합한 방식으로 적절한 온도를 안정적으로 설정, 유지할 수 있다. 특히 미숙아의 경우 체온조절기능이 약해서 저체온증에 잘 빠지므로 주로 미숙아에게 사용한다. 신생아의 열 손실과 과열을 방지하고 인큐베이터의 형태로 외부감염으로부터 예방 가능한 환경을 지속시킨다.

카. 온습포(Hot Compress)

더운 습포를 부위에 적용시키는 습열 방법으로는 무균적인 방법과 부소독 방법이 있다.

열린상처나 수술 절개 부위에 적용할 때는 무균적 방법을 적용해야 한다. 일반적으로 약 40~43℃의 용액으로 20분 정도 적용하지만 처방에 따른다. 따뜻한 용액에 담갔다가 여분의 물기를 짜낸 거즈를 적용부위에 주의깊고 부드럽게 대준다. 피부상태와 온습포에 대한 환자의 반응을 자주 살피면서 5분마다 뜨거운 거즈를 교환해준다.

타. 더운 물 침수

신체의 전신 혹은 일부분을 물에 담그거나 드레싱 부위를 그대로 담그어 용액이 드레싱에 흡수되게 할 때 사용된다. 침수는 그 부위의 상태에 따라 깨끗한 물이나 혹은 멸균 상태에서 적용된다. 개방상처일 때 멸균된 용액에 담그며 화상이나 수술부위는 담근 후 닦고 건조하게 한 후 마른 드레싱을 한다.

파. 좌욕(Sitz Bath)

좌욕은 샅(회음)이나 항문의 청결, 치료와 배액 증진, 염증감소, 배뇨자극, 근육의 이완 증진과 골반 안의 정맥울혈을 방지하고 순환을 촉진하기 위해 적용되는 습열 방법의 하나다. 항문수술 후, 치질환자, 여성들의 골반수술 후나 분만 후 주로 사용된다. 방법은 환자를 특수 좌욕 대야나 의자에 앉히고 대퇴 중간 부위에서 엉덩뼈능선(장골능) 혹은 배꼽 부위까지 담근다. 물의 온도는 의사의 특별한 지시가 없고 환자가 내성이 없으면 40~43℃로 준비되는데 목적과 환자 상태에 따라 청결을 위한 경우는 30~40℃, 순환을 자극하기 위한 경우는 43~46℃로 하며 개인에 따라 이러한 온도가 따뜻하지 않다고 하더라도 이 이상의 온도는 민감한 피부와 점막을 손상시키므로 주의시켜야 한다.

4) 냉 요법의 국소적 이용

(1) 냉 요법

국소적 냉 적용은 혈관수축의 결과로 조직의 출혈과 부종을 감소시킨다. 또한 신경전도를 느리게 하여 통증을 경감시킨다.

최근에는 류마티스성 관절염 환자에게도 냉 요법이 많이 사용되고 있는데 냉 요법을 통하여 관절문제를 악화시키는 일종의 조직파괴 효소의 활동을 억제시킨다고 믿기 때문이다.

(2) 냉 요법 치료를 받을 수 없는 경우

혈액순환 장애가 있으면 조직으로 가는 영양공급이 방해되고 조직 손상이 야기된다. 또한 레이노병(Raynaud's disease)이 있는 환자에 적용되는 냉 치료는 동맥의 경축(과다굳음)을 일으킬 수 있고, 냉에 대한 알레르기 혹은 과민성을 보이는 환자들은 염증반응을 일으킨다. 그리고 개방상처(open wound)의 냉 치료는 혈관의 수축으로 상처로 가는 혈류량이 감소되어 조직손상이 악화될 수 있다.

(3) 냉 요법 치료 시 특별히 주의해야 할 사항

환자의 의식수준이 저하되거나 정신장애가 있으면 냉 치료에 따르는 위험이 있어도 인지하지 못하므로 자주 관찰해야 한다. 또한 영아, 어린이, 노인은 내성이 부족하므로 적용 시 세심한 주의가 요구된다. 특히 감각장애가 있으면 냉에 대한 불편감을 인지하지 못하므로 조직손상을 더 심하게 받을 수 있으므로 특별히 주의해야 한다.

(4) 냉 요법의 적용방법

물리적인 냉 요법의 방법으로는 건냉 요법과 습냉 요법이 있고 또 다른 방법으로는 약물투여가 있다. 건냉 요법에는 얼음주머니(ice bag), 얼음칼라(ice collar), 얼음팩(ice pack), 저체온 요법이 있고, 습냉 요법에는 미온수 스펀지욕(tepid sponge bath), 냉습포(cold compress), 침수방법이 있다.

냉을 적용하면 피부 표면온도가 저하되고 피하지방의 두께에 따라 근육온도를 저하시킨다.

가. 얼음주머니(Ice Bag)

병원이나 가정에서 가장 보편적으로 사용되며 고무나 플라스틱 주머니에 얼음조각을 넣어 사용하거나 냉매가 들어 있는 상품화된 얼음물주머니가 있다. 또한 ice glove, ice collar 등을 이용하기도 한다. 첫 5~7분간은 체온을 자주 측정하고 적용부위에 피부도 자주 관찰하며 창백, 얼룩점, 발적, 부종, 물집, 무감각 등의 증상이 있으면 부위를 바꾸거나 중단한다.

나. 얼음칼라(Ice Collar)

얼음주머니와 유사하지만 얼음주머니보다 길고 좁게 만들어져 주로 목에 적용되며 다른 신체부위에도 적용할 수 있다.

다. 얼음팩(Ice Pack)

시중에 있는 상품화된 냉팩은 열팩과 유사하며 크기, 모양이 다양하고 특정기간 동안 특정온도가 유지되게 만들어져 사용하기에 간편하고 이용이 용이하다. 적당한 온도조절이 안되면 동상 위험이 있으므로 사용 시 설명서나 주의사항을 잘 확인하고 적용하는 것이 중요하다.

라. 미온수 스펀지욕(Tepid Sponge Bath)

스펀지를 이용하여 미온수(27~37℃)로 일정 시간 동안 목욕시키는 것을 미온수 목욕이라 하며 가정이나 병원에서 할 수 있는 간단한 방법으로서 인체의 열 손실이 냉각물질에 의하여 대류기전을 통해서 이루어지는 것으로 미지근한 물이 체표면에서 증발하여 목욕 동안에 노출된 체표면에서 대류가 일어나 체온을 하강시킨다.

마. 냉습포(Cold Compress)

찬물에 적신 습포를 국소적으로 사용하는 것으로 체온하강과 눈의 손상, 두통, 발치, 치질 등에 사용한다. 사용하는 천의 종류와 두께는 부위에 따라 다르다. 예를 들어, 눈에 사용할 때에는 소독된 거즈를 사용하며 머리나 얼굴은 수건을 사용한다. 사용하는 천을 깨끗한 대야에 담고 얼음조각과 소량의 물을 담는다. 습포용 거즈를 잘 싸서 물이 흐르지 않도록 하여 자주 교환(2~3분마다)하여 사용한다. 이를 2~3시간마다 15~20분씩 적용한다.

바. 침수(Immersion)

신체 부분이나 전신을 목적에 따라 다양한 물 온도에 담그는 방법이며 열을 내리고 피부를 시원하게 하기 위함이며 보통 15℃ 물에 20~30분간 담근다. 출혈 예방이나 감소, 염증을 감소시키기 위해 얼음물이 순환되는 탕에 담그는 방법이 효과적이고 안전하다.

사. 약물투여

환자의 체온을 하강시키기 위하여 아스피린과 같은 해열제를 처방한다. 이러한 약물은 열 조절중추에 특별한 작용을 하지만 발열의 원인을 제거하지 못한다. 이런 약물은 특별한 시간을 정하여 투여하거나 필요 시 투여하도록 처방한다. 발열환자에게 항생제를 투여할 때에는 규칙적인 간격으로 투여하여 환자의 체내에서 일정한 약물의 농도를 유지하도록 해야 한다. 감염증이 있는 환자에게 항생제의 투여는 체내의 감염증 치료로서 발열의 원인을 제거하기 위해서이다.

아. 치료목적의 체온조절요법(저체온치료, Therapeutic Hypothermia)

심정지에서 순환회복이 되었으나 의식이 없는 환자에게 저체온 상태로 일정시간을 유지하여 심정지로 인한 뇌손상을 예방하는 치료방법이다. 환자에게 적용방식에 따라 표면냉각과 혈관내 냉각으로 구분한다. 표면냉각은 환자의 밑에 깔거나, 덮거나, 피부에 밀착하는 형태를 말하고, 혈관 내 카테터를 이용한 치료목적의 체온조절요법에는 경정맥, 쇄골하정맥, 대퇴정맥을 통해 냉각카테터를 삽입하는 방법이 있다. 저체온 요법의 단계는 유도, 유지, 재가온 세 단계로 구분한다. 목표체온은 32~36℃로 유지하여 혈액-뇌 장벽을 보호, 뇌압감소, 뇌손상을 유발하는 신경전달물질의 생성을 억제, ATP 보전 등의 효과를 통해 이차적 신경손상을 예방한다. 평균 심정지 후 24시간 이내에 시행된다. 저체온이 유지되는 동안 오한, 말초혈관의 저항이 증가, 체액량 감소 등이 나타나는지 감시하여야 한다. 저체온요법의 적응질환은 심정지, 신생아 저산소허혈뇌병증, 외상성 뇌손상 등이 있다.

5) 저체온 요법의 적용방법

(1) 비침습적인 저체온 방법

비침습적 방법으로 아크틱겔 패드(arcticgel pad)는 50 % 이상이 물로 구성된 하이드로겔(hydrogel) 성분으로 환자 가슴과 허벅지 등 체표면의 40 %를 덮어 패드(pad) 내부로 차가운 증류수가 순환하여 체온을 설정된 온도로 냉각(cooling)과 재가온(rewarming)한다. 환자의 체온을 32~38℃ 범위내로 설정 가능하며 목표 온도 설정시 자동으로 평균 냉각 속도 1.0~1.5℃/hr, 평균 재가온 속도 0.05~0.5℃/시간이 가능하다. 장점은 비침습적인 방법으로 적용하기 쉽다는 점이다. CT, MRI, X-ray 같은 영상 촬영시 제거하지 않아도 되고, 자동 체온 조절장치를 통해 안정적인 조절이 가능하다. 단점은 상대적으로 비용이 고가이고 드물게 피부 부작용이 발생되거나 젖은 피부에 적용시 감전에 의해 화상을 입었다는 보고가 있다.

(2) 침습적인 저체온 치료방법

침습적인 방법인 혈관 내 냉각법(endovascular cooling)은 비침습적인 방법에 비해 체온 조절을 안정되고 편리하게 할 수 있다. 차가운 생리 식염수가 카테터에 있는 balloon 내로 순환하여 환자의 혈액온도를 떨어뜨려 환자의 체온을 떨어뜨린다. setting 후 저체온 유지기와 가온기 동안 관리가 비교적 쉬워 의료진의 업무 부담을 줄여주는 장점이 있다. 하지만, 삽입시 기술이 요구되고 고비용이 발생되며 감염, 출혈, 깊은정맥혈전증(심부정맥색전증, deep vein thrombosis, DVT) 같은 문제가 발생할 수 있다는 단점이 있다. 평균 냉각 속도는 cool line catheter(ballon 2개)인 경우 0.9℃/시간, ICY catheter(ballon 3개)인 경우 2.0℃/시간이다. 냉각제로 넣는 냉매제(coolant)는 프로필렌글리콜(propylene glycol)과 증류수를 1 : 1로 섞어서 사용한다.

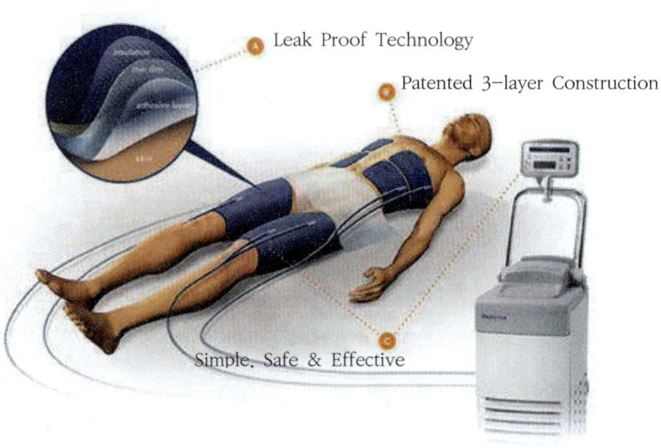

[그림 5-1] Artic sun®

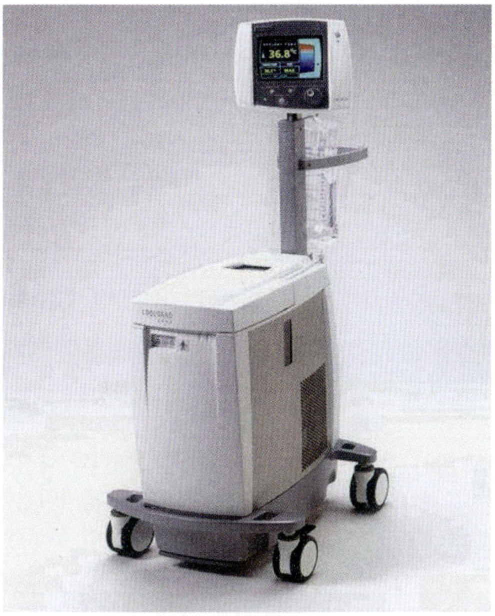

[그림 5-2] CoolGard 3000®

9. 체온유지관리 실습

1) 열 요법

(1) 더운 물주머니

① 준비물

더운 물주머니, 물주머니 커버 또는 수건, 46~52℃의 더운물, 수온계

② 방법

[표 5-3] 더운 물주머니 사용법

절　차	이론적 근거
1. 대상자에게 시행절차를 설명한다.	
2. 열이 적용될 부위의 피부상태를 평가한다.	• 순환장애가 있는 경우 열에 대해 민감하다. 또한 노인과 아동은 열에 대한 내성이 적다. • 열 적용 후 피부변화를 판단하기 위한 기초자료가 된다.

[표 5-3] 더운 물주머니 사용법(계속)

절 차	이론적 근거
3. 필요한 기구를 모으고 프라이버시를 위해 커튼을 쳐준다.	
4. 손을 씻는다.	• 미생물의 확산을 방지한다.
5. 46~52℃의 물을 조심스럽게 물주머니에 담는다.	• 대상자가 아동전기와 노인이라면 40.5~46℃로 적용한다.
6. 물주머니의 1/2~1/3 정도를 채운다.	• 신체곡선 부위에 대어줄 때 압박을 줄일 수 있다.
7. 물주머니를 편평한 곳에 놓고 물을 입구 쪽으로 쓰다듬어 밀면서 공기를 제거한 후 마개를 잠근다. 주머니를 거꾸로 들어 보아 물이 새는지 확인한다.	• 공기는 물주머니의 유연성을 감소시키고 열이 전도를 차단한다.
8. 물주머니는 커버나 타월 등으로 싸서 적용부위에 대준다.	• 물주머니와 대상자의 피부 사이의 습기는 화상의 위험을 증가시킨다. 커버를 싸서 적용함으로써 피부에 직접 고무가 접촉하는 것을 예방하고 피부를 보호한다.
9. 피부상태와 열에 대한 대상자의 반응을 자주 평가하여 너무 오랫동안 적용하지 않는다. 만약에 부기(종창, swelling), 발적, 통증이 발생하면 더운물 주머니를 제거하고 의사에게 알린다.	• 열 적용 시 최대의 효과가 나타나는 시간은 20~30분 사이이다. 이 시간이 지나면 조직울혈과 혈관수축이 온다.
10. 제거 후에 대상자의 상태를 기록하고 물품을 정리한다.	
11. 손을 씻는다.	

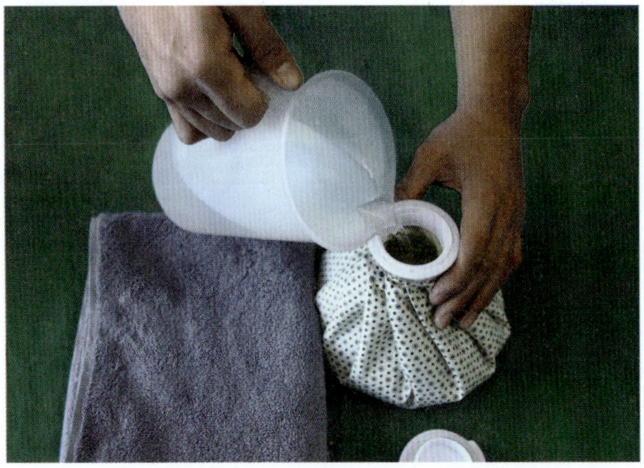

[그림 5-3] 더운물 주머니

(2) 열팩(Hot Pack)

① 준비물

Hot pack, 팩의 커버 또는 수건

② 방법

[표 5-4] 열팩 사용법

절 차	이론적 근거
1. 뜨거운 물이 순환하는 Hydroculator 장치에 70~80℃의 물로 데운 팩을 꺼낸다.	• 너무 가열되면 화상의 우려가 있다.
2. 테리직(terry cloth) 습포 커버가 있으면 팩을 씌우고, 없으면 수건으로 싸서 사용한다.	• 타월로 감싸 피부를 보호하고, 약 20분간 적용한다.

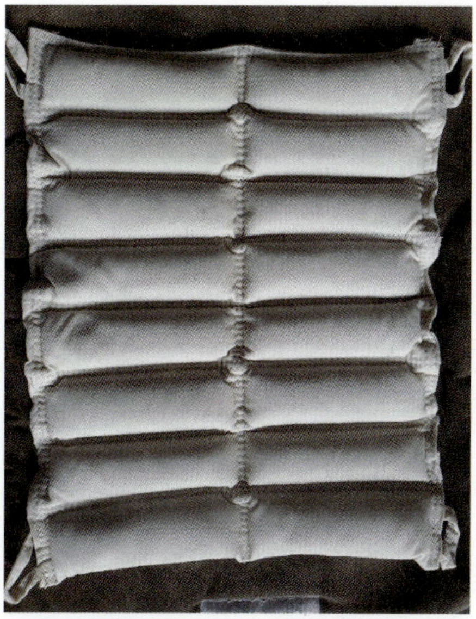

[그림 5-4] 하이드로큘레이터 팩

(3) 열 전등

① 준비물

열 전등(40~60 watt의 전구), 홑이불 1장, 크레들 1개(필요시)

② 방법

[표 5-5] 열 전등 사용법

절 차	이론적 근거
1. 대상자에게 시행절차를 설명한다.	
2. 열이 적용될 부위의 피부상태를 평가한다.	• 순환장애가 있는 경우 열에 대해 민감하다. 또한 노인과 아동은 열에 대한 내성이 적다. • 열 적용 후 피부변화를 판단하기 위한 기초자료가 된다.
3. 대상자의 체위를 정하고 해당부위만 노출시킨다. 경우에 따라서 크레들을 환부 위에 놓고, 홑이불을 적당히 펴서 덮는다.	• 사생활을 보호하며, 크레들은 직접적인 열에 의한 화재를 예방한다.
4. 가열램프를 환부에서 약 63.5 cm 거리 간격으로 놓고 전기 스위치를 연결시킨다.	• 적절한 거리를 유지하여야 화상을 방지할 수 있다.
5. 홑이불의 나머지 부분은 램프 위까지 오도록 잘 덮어 주어 열이 방출되지 않도록 한다.	• 보온을 유지할 수 있다.
6. 화상을 입는 경우가 많으므로 시간을 정확히 계산하여 적용한다.	• 일반적으로 15~20분 적용이 적당하다.
7. 사용물품을 정리한다.	
8. 적용부위, 램프와 대상자의 거리, 전구와트와 적용시간, 대상자의 상태와 반응을 기록한다.	

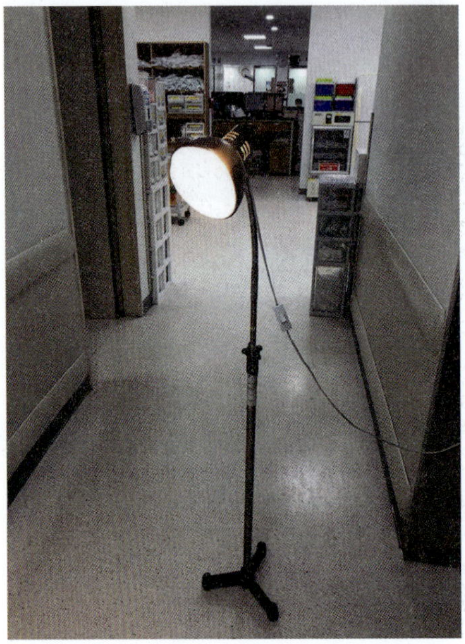

[그림 5-5] 가열 램프

2) 냉 요법

(1) 얼음주머니

① 준비물

물주머니, 물주머니 커버 또는 수건, 얼음, 대야

② 방법

[표 5-6] 얼음물주머니 사용법

절 차	이론적 근거
1. 처방을 확인한 후 얼음주머니를 준비한다.	
2. 얼음주머니에 호두알 크기로 제조된 얼음을 1/2 또는 1/3 정도 채운 뒤, 편평한 곳에 놓고 표면을 고르고 공기를 제거한 후 잠근다.	• 큰 얼음덩어리를 깨서 사용한 경우 모난 얼음조각이 얼음주머니를 손상시켜 대상자에게 불편감을 줄 수 있기에 얼음조각을 찬물에 담가서 모난 얼음조각의 모서리를 둥글게 만들어 사용한다.
3. 주머니를 거꾸로 들어 보아 물이 새는지 확인한 후 표면의 물기를 제거한다.	
4. 물주머니 커버를 씌워 적용부위에 대준다. - 대상자가 오한이 있을 때는 오한이 사라진 후 적용한다. - 개방성 상처나 순환장애, 감각장애가 의심되는 부위에는 적용을 피한다. - 적용시간은 30~60분으로 하여 수시로 적용부위의 피부상태와 체온을 평가한다.	• 오한 시 적용하면 떨림 증상을 가중시켜 불편감을 주고 체온이 더욱 상승한다.
5. 시행내용과 결과를 기록한다.	
6. 사용한 얼음주머니는 비워서 거꾸로 걸어두어 공기가 잘 통하도록 한다.	• 고무제품은 공기를 넣어두지 않으면 서로 달라 붙는다.

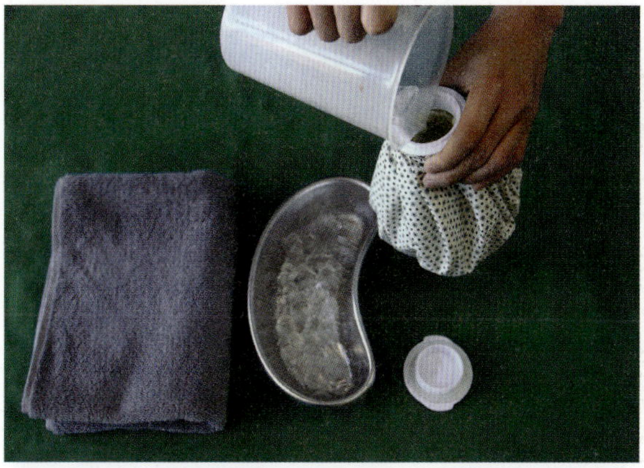

[그림 5-6] 얼음주머니

(2) 미온수 스펀지욕

① 준비물

세수대야, 수온계, 미온수(27~37℃), 물수건 2장, 목욕수건 1장, 체온계, 목욕담요 1장

② 방법

[표 5-7] 미온수 스펀지욕 사용법

절　차	이론적 근거
1. 대상자에게 시행절차를 설명하고, 체온, 맥박, 호흡을 측정한다.	
2. 목욕담요를 덮어주고 오한을 방지하기 위해 적용부위만 노출시킨다.	
3. 실시하려는 부위 밑에 방수포를 깐다.	• 침요를 보호한다.
4. 물수건은 물이 흐르지 않을 정도로 짜되 충분히 촉촉해야 한다. 필요하면 겨드랑이와 샅굴부위(서혜부)에 얼음주머니를 대준다.	• 물수건은 어느 정도 축축해야 효과가 있고, 겨드랑이와 샅굴부위(서혜부)는 많은 혈관분포로 체온을 저하시키는데 효과가 있다.
5. 얼굴, 팔, 다리, 등, 엉덩이 순으로 3~5분간 혹은 대상자가 견딜 수 있을 때까지 천천히 부드럽게 물수건으로 닦는다.	• 피부를 문지르면서 닦으면 세포운동을 증가시켜 열이 발생하므로 천천히 부드럽게 닦아준다. 30분을 초과하였을 때는 모세혈관이 이완되어 오히려 역효과를 낼 수 있다.
6. 복부는 닦지 않는다.	• 복부에 찬 것이 닿으면 창자(장)의 꿈틀운동(연동운동)을 증진시켜 복통을 초래할 수 있다.
7. 겨드랑이와 샅굴부위(서혜부)에 댄 얼음주머니를 제거하고 이 부위를 목욕수건으로 건조시킨다.	
8. 목욕을 끝낸 15분 후 활력징후를 재평가하고 비교한다.	
9. 활력징후, 대상자의 반응을 기록한다.	

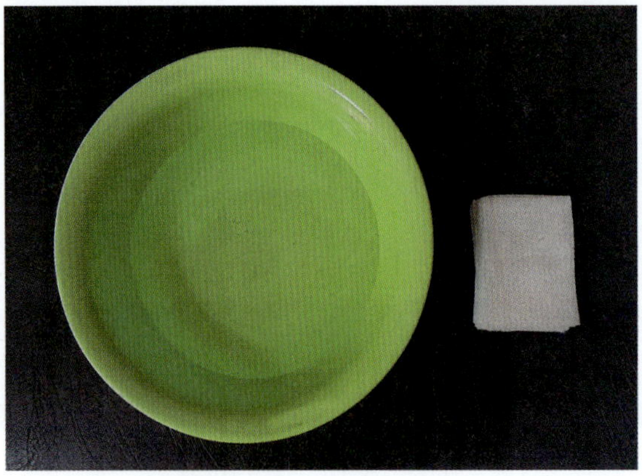

[그림 5-7] 미온수 스펀지욕

(3) 냉습포

① 준비물

얼음물 대야(15.5~21℃), 습포용 거즈 또는 수건, 방수포와 반 홑이불

② 방법

[표 5-8] 냉습포 사용법

절　　차	이론적 근거
1. 대상자에게 시행절차를 설명한다.	
2. 시행할 부위 밑에 방수포와 반 홑이불을 깐다.	• 침요를 보호한다.
3. 습포용 거즈 또는 수건을 얼음물에 담갔다가 꺼내어 짠다.	
4. 적용부위의 피부상태를 관찰해 가며 매 2~3분마다 수건을 교환하면서 적용한다.	• 순환장애, 통증, 감각장애 발생 여부 등을 미리 관찰한다.
5. 냉습포 적용부위를 깨끗이 건조시키고 대상자를 편안하게 해준다.	
6. 절차, 적용양상, 적용부위, 시간, 대상자의 반응을 기록한다.	

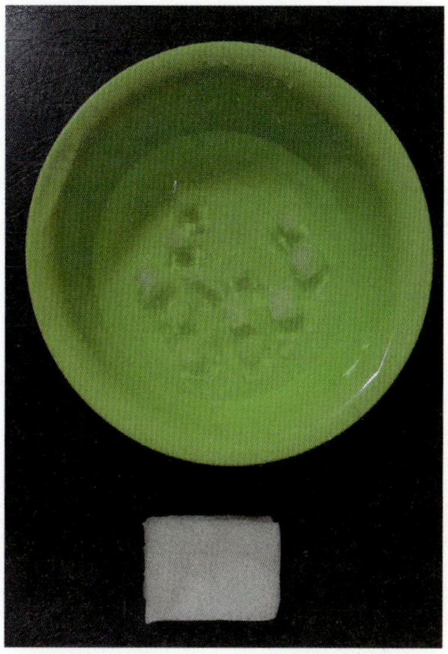

[그림 5-8] 냉습포

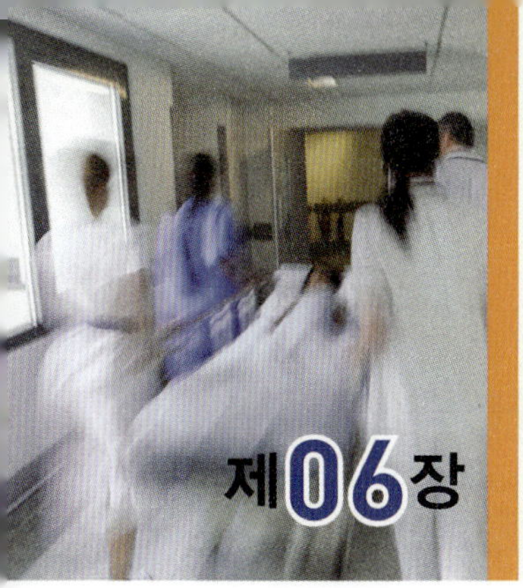

제06장 활동과 안위 관리

학습목표

이 장을 통하여 다음과 같은 내용을 학습한다.

1. 운동의 개념과 신체역학의 기본 원리를 설명할 수 있다.
2. 운동의 종류와 관절 운동의 종류를 설명할 수 있다.
3. 부동이 신체에 미치는 영향을 설명할 수 있다.
4. 보행보조도구와 억제대의 종류를 설명할 수 있다.
5. 자세법의 기본 지침을 설명할 수 있다.
6. 자세의 종류를 설명할 수 있다.
7. 수면의 생리와 수면의 단계별 특징을 설명할 수 있다.
8. 수면에 영향을 미치는 요인을 설명할 수 있다.
9. 수면장애를 설명할 수 있다.
10. 수면장애에서 편안한 수면을 돕는 방법을 설명할 수 있다.
11. 통증의 정의, 유형, 기전을 설명할 수 있다.
12. 통증에 영향을 미치는 요인을 설명할 수 있다.

운동, 자세, 수면, 통증 등 인간의 활동과 안위에 영향을 미치는 요인은 다양하다. 건강증진과 질병 예방, 환자의 안위와 빠른 회복을 돕기 위해서 응급구조사는 올바른 신체역학과 운동방법, 자세법의 기본 지침을 이해하고, 수면의 생리와 특징, 통증 조절방법 등을 숙지하여 환자에게 이를 적절히 적용함으로써 환자의 안위를 증진시킬 수 있도록 노력하여야 한다.

1. 운동

1) 운동 개념

운동은 인간이 생활하는데 있어서 매우 중요한 영향을 미친다. 사람은 끊임없이 움직임과 운동을 하면서 살아가게 되는데 신경과 근육계통은 사용하지 않으면 점차 퇴행하면서 그 기능을 상실하게 된다. 움직이지 않는 근육의 경우 그 힘과 긴장도는 매일 5 % 정도씩 줄어드는 것으로 알려져 있다.

운동력이 저하되면 근육의 탄력성이 떨어져 긴장없음(무긴장, atony)이 오게 되며, 지속적으로 운동을 하지 않으면 위축(atrophy) 상태로 이어진다. 이 같은 상태가 계속되면 근육의 반영구적인 수축 상태인 구축(오그라듦, contracture)이 발생한다. 또한 근육의 운동이 정지되면 정맥순환에 영향을 줄 뿐만 아니라 음식의 소화와 흡수, 노폐물의 이동과 체외 배출에도 지장을 가져오는 등 개인의 전체적인 안녕에 광범위한 영향을 미친다.

따라서 근육의 긴장도와 강도를 유지 및 증진하고, 관절의 유연성과 뼈의 성장을 도모하며, 심혈관계와 소화기계 등 신체조직 기능을 향상시키기 위해서는 운동이 반드시 필요하다. 그리고 적절한 운동은 근육 강화와 뼈의 견고성 유지, 심장 기능의 강화, 식욕 증진, 음식물의 소화와 배설 촉진, 호흡기계의 분비물 축적 방지 등과 함께 신체 대사 작용을 활발하게 하고 심리적 안녕감을 증진시키는 효과가 있다.

2) 신체역학

신체역학(body mechanics)이란 운동과 일상생활 활동을 수행하는 동안 신체를 효과적으로 사용하여 근육의 탄력성이 소실되는 것을 방지하는 것을 말하며, 신체역학의 기본원칙은 움직일 때 뿐만 아니라 휴식할 때도 적용된다.

올바른 신체역학의 사용은 활동과 이동을 하는 동안 균형을 유지시켜 근육과 뼈대(골격, skeleton)의 기능을 증진시키며, 동작을 위한 신체의 사용을 안전하게 하여 손상의 위험을 줄이고, 신체의 움직임을 유지하는데 필요한 에너지와 피로를 감소시켜 준다. 신체역학의 원리를 이해하고 잘 활용하는 것은 건강, 불건강 상태에 있는 모든 사람에게 중요하다.

(1) 신체역학의 기본요소

① 정렬

신체의 정렬(body alignment)은 신체의 기하학적 배열로써 신체 각 부분의 배열이 뼈대(골격)와 근육의 균형을 적절히 유지하고, 중심을 맞추고, 생리적 기능을 촉진시키도록 되어 있는 상태를 말한다.

올바른 신체정렬은 환자가 취하는 다양한 형태의 자세든지 최적의 신체균형과 최대의 신체기능을 촉진시킨다. 그리고 적당한 정렬을 유지한다면 허파(폐)의 확장을 향상시키고 심혈관계, 소화기계, 비뇨기계의 기능을 증진하는데 영향을 미치지만, 이와 반대로 좋지 못한 정렬은 불편감과 함께 욕창(bedsore), 위축(atrophy), 피로(fatigue), 손상을 초래할 수 있으며, 외관상의 아름다움을 감소시키고 개인의 건강에도 악영향을 미친다.

움직이거나 물건을 들어 올리거나 운반할 때는 좋은 정렬과 기본적인 물리적 법칙을 응용하는 것이 힘을 절약하고 피로와 손상도 막을 수 있어 효과적이다.

② 균형

균형은 서로 대립된 힘의 평형상태를 말한다. 물체의 중심은 무게중심(center of gravity)이 있는 곳이다. 그리고 중력선(gravity line)은 물체의 중심으로부터 바닥면(base of support)에 이르는 수직선을 말한다. 물체의 안정성과 관계되는 것은 바닥면의 넓이, 무게중심의 높이, 중력선과 바닥면과의 관계 등이다. 바닥면이 넓고 중력선이 낮으면 균형과 안정에 더 좋다〈그림 6-1〉.

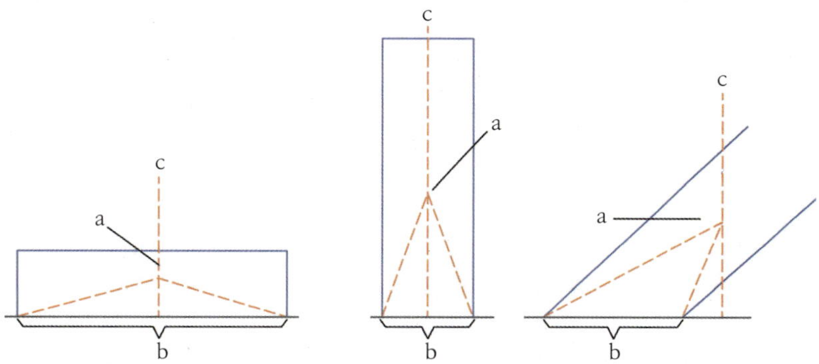

a : 무게중심(center of gravity)
b : 바닥면(base of support)
c : 중력선(gravity line)

[그림 6-1] 균형유지를 위한 관계

사람의 경우 서 있을 때의 무게중심은 배꼽과 두덩결합(치골결합, pubic symphysis) 사이로 골반부위 중앙에 있게 된다. 서 있는 자세는 바닥면이 좁고 무게중심이 높으며 중력선이 항상 변하기 때문에 불안정하다. 사람이 움직일 때 무게중심은 신체가 움직이는 방향으로 끊임없이 변하게 된다. 따라서 움직일 때 중력선이 바닥면의 중앙에 있다면 안정 상태로 균형을 유지하게 되지만 중력선이 바닥면의 가장자리에 있을 때에는 균형유지가 힘들어지며, 만일 중력선이 바닥면의 밖에 있다면 넘어지게 될 것이다. 그러므로 균형은 바닥면이 넓을수록, 무게중심이 낮을수록, 중력선이 바닥면 내에 있을수록 잘 이루어지게 된다. 바닥면은 발을 넓게 벌림으로써 넓어지며 무게중심은 무릎을 구부린 자세를 취하면 낮출 수 있다. 따라서 서 있는 자세보다 앉거나 누워 있는 자세일 때 더 안정 상태를 유지할 수 있는 것이다.

(2) 신체역학의 기본원리

응급구조사는 환자 또는 물체를 움직일 때 무게중심과 중력선, 바닥면의 개념 외에도 지렛대, 힘, 마찰, 관성의 개념 등에 의한 신체역학의 원리를 고려할 필요가 있다.

① 큰 근육을 사용하는 것이 작은 근육을 사용하는 것보다 덜 피로해진다.
② 중력선이 바닥면을 지나면 균형이 유지되고 근육의 과도한 긴장을 줄일 수 있다.
③ 바닥면이 넓을수록 무게중심이 낮을수록 물체의 안정성은 커진다.
④ 근육은 평상시에도 약간 수축된 상태를 유지하고 있다.
⑤ 신체의 무게중심 가까이 있는 물체는 적은 노력으로도 움직일 수 있다.
⑥ 바닥면이 넓어질수록 최소의 노력으로 균형이 유지된다.
⑦ 활동을 하거나 자세를 변경하는 것은 근육의 긴장도를 유지하고 피로를 예방한다.
⑧ 물체를 밀거나 잡아당기는 것이 물체를 드는 것보다 힘이 덜 든다.

⑨ 환자를 움직일 때 옮기려는 사람의 체중이 환자의 체중과 상호작용을 하면 에너지가 적게 소비된다.

⑩ 큰 근육군을 동시에 사용하면 근력을 증가시키고 근육의 피로와 손상도 방지할 수 있다.

3) 운동의 종류

운동은 근육의 활발한 수축과 이완이 이루어지는 것을 말한다. 운동은 근육의 수축 형태에 따라 등장성 운동(isotonic exercise)과 등척성 운동(isometric exercise), 저항성 운동(resistive exercise)이 있으며, 산소 소모 정도에 따라 유산소 운동(aerobic exercise)과 무산소 운동(anaerobic exercise)이 있다. 또한 가동범위운동(ROM, range of motion exercise)으로써 능동적 운동(active exercise)과 수동적 운동(passive exercise)이 있다.

(1) 등장성 운동

등장성 운동(isotonic exercise)은 근육 긴장이 일정한 형태로 반복되면서 수축과 움직임으로 인해 근육의 길이가 짧아지는 운동으로 근육을 강화시키고 관절 운동을 돕는 효과가 있다. 달리기, 걷기, 수영, 자전거타기 등 대부분의 신체운동과 일상적인 활동, 능동적 가동범위운동이 등장성 운동에 속한다. 등장성 운동을 하는 동안 심박동수와 심박출량이 증가하며, 근육의 힘과 지구력을 증가시키고 호흡 기능을 향상시킨다〈그림 6-2〉.

(2) 등척성 운동

등척성 운동(isometric exercise)은 의식적으로 힘을 주어 근육만을 긴장시킴으로써 근육의 강화에는 효과가 있으나 근육의 길이에는 변화가 없으므로 관절 운동과는 관계가 적다.

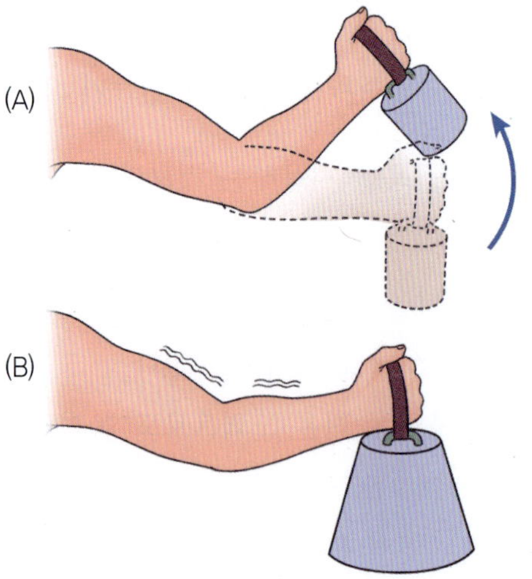

[그림 6-2] 등장성 운동(A)과 등척성 운동(B)

등척성 운동은 보행에 사용되는 배근육(복근), 볼기근(둔근), 넙다리네갈래근(대퇴사두근) 등의 힘을 유지하거나 목발을 짚고 걷는 것에 대비한 팔근육 강화에는 적절하지만, 관절 운동이 없기 때문에 관절 구축을 방지하는 데는 도움이 되지 않는다〈그림 6-2〉. 등척성 운동을 하는 동안 심박동수와 심박출량은 증가하지만 신체의 다른 부분의 기능을 증가시키지는 않는다.

(3) 저항성 운동

저항성 운동(resistive exercise)은 저항에 대항하여 환자가 이동하거나 움직이는 것으로 근육의 크기나 형태, 강도를 높여 뼈의 힘을 유지하는데 필요한 압력과 긴장을 제공한다. 저항성 운동은 근육수축과 관절 움직임이 모두 포함되는데 운동을 하는 동안 움직이는 것은 등장성 운동이고, 저항에 대항하여 긴장하는 것은 등척성 운동에 해당된다. 침상의 발지지대에 대항하여 발을 미는 것, 침상에서 몸을 들거나 팔굽혀펴기를 하는 것 등이 있다.

(4) 유산소 운동과 무산소 운동

유산소 운동(aerobic exercise)은 수영, 걷기, 줄넘기 등과 같이 허파(폐)의 산소운반 기능을 향상시키고 심장순환의 효율성을 높이는 운동이고, 무산소 운동(anaerobic exercise)은 역도, 단거리 달리기 등과 같이 단시간에 큰 힘을 내는 운동으로 관절 움직임을 포함한 관절의 가동성을 향상시킨다.

(5) 능동적 운동과 수동적 운동

능동적 운동(active exercise)은 환자가 최대한의 운동범위 내에서 몸의 관절을 움직여 근육을 최대한 늘리는 운동이다. 이 운동을 통해 근육의 강도와 지구력을 증진하고 움직이지 못하는 환자의 호흡기계 기능 유지, 근육과 관절의 구축(contracture) 예방에도 도움을 줄 수 있다.

수동적 운동(passive exercise)은 환자가 다른 사람의 도움을 받아 관절을 움직이는 것으로 환자가 근육을 수축시킬 수 없기 때문에 근력 유지에는 도움이 되지 않으나 관절의 굽힘(굴곡, flexion) 능력을 유지하는 효과가 있다.

4) 관절 운동

관절은 근뼈대계(근골격계)의 기능적 단위이며 못움직관절(부동관절, synarthrosis)과 움직관절(가동관절, abarthrosis)이 있다.

못움직관절은 뼈와 뼈 사이가 섬유성 조직, 연골 및 뼈 조직으로 채워져 운동이 거의 불가능하다. 움직관절은 뼈와 뼈 사이에 관절안(관절강, articular cavity)이 있고, 이 공간에 윤활액(활액, synovia)이 차 있어서 두 관절면이 서로 마찰되지 않도록 윤활제의 역할을 하므로 신체운동과 동작 및 자세를 유지하는데 중요한 역할을 담당한다.

(1) 관절 운동의 종류

관절 운동에는 다음과 같은 종류가 있다.

① 굽힘(굴곡, flexion) : 두 뼈 사이의 각도가 줄어들도록 관절을 굽히는 운동
② 폄(신전, extension) : 두 뼈 사이의 각도가 증가하도록 관절을 곧게 펴는 운동
③ 젖힘(과신전, hyperextension) : 의식적으로 두 뼈 사이의 폄을 최대로 하는 운동
④ 모음(내전, adduction) : 팔다리가 몸의 중심을 향하도록 돌리는 운동
⑤ 벌림(외전, abduction) : 팔다리가 몸의 중심으로부터 멀어지게 하는 운동
⑥ 엎침(회내, pronation) : 손바닥이 아래쪽을 향하도록 회전하는 운동
⑦ 뒤침(회외, supination) : 손바닥이 위쪽을 향하도록 회전하는 운동
⑧ 휘돌림(순환, circumduction) : 굽힘, 폄, 모음, 벌림의 연속 운동
⑨ 가쪽번짐, 뒤집힘(외번, eversion) : 발목을 움직여 발바닥이 바깥쪽을 향하게 하는 운동
⑩ 안쪽번짐(내번, inversion) : 발목을 움직여 발바닥이 안쪽을 향하게 하는 운동
⑪ 돌림(회전, rotation) : 중심축을 두고 뼈를 돌리는 운동

(2) 가동범위운동

가동범위운동(ROM, Range of Motion Exercise)은 관절이 움직일 수 있는 범위 내에서의 운동을 말한다. 관절의 가동범위는 각 개인의 유전적 소인이나 발달 정도, 질병의 유무, 신체 활동량 등에 따라 달라질 수 있다.

① 목

가. 굽힘 : 턱이 가슴에 닿도록 머리를 구부리는 것(45°)〈그림 6-3〉
나. 폄 : 머리를 똑바로 드는 것(45°)〈그림 6-3〉
다. 젖힘 : 머리를 똑바로 든 상태에서 등 쪽으로 젖힌 것(55°)
라. 옆굽힘 : 앞면을 향한 상태에서 머리를 양쪽 어깨 쪽으로 굽히는 것(40°)〈그림 6-4〉
마. 돌림(회전) : 얼굴을 왼쪽, 오른쪽로 돌리는 것(70°)〈그림 6-5〉

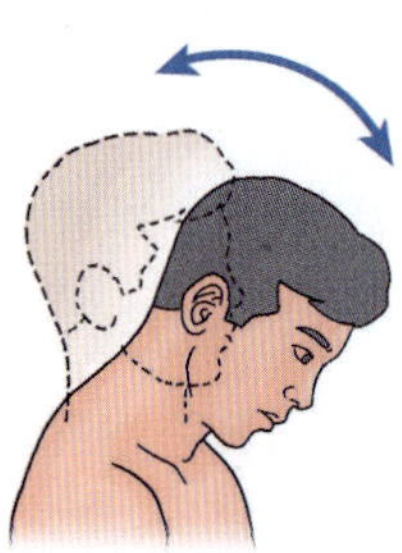

[그림 6-3] 목의 굽힘(굴곡) · 폄(신전)

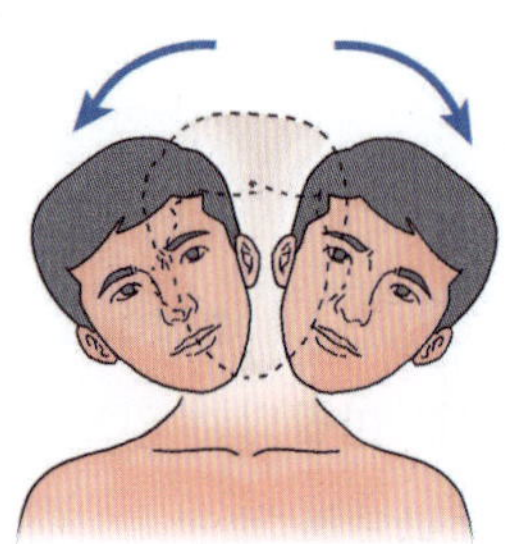

[그림 6-4] 목의 옆굽힘(측굴곡)

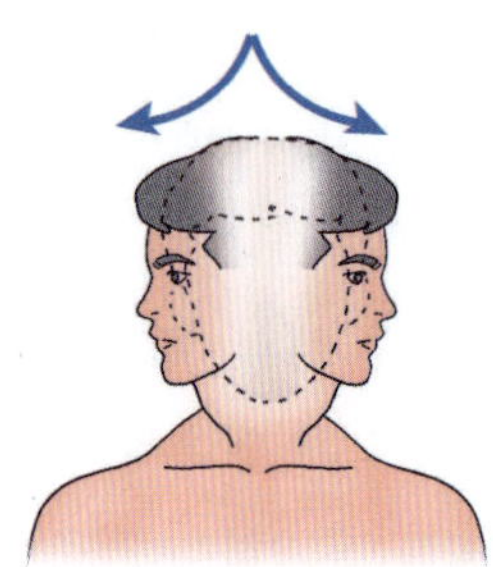

[그림 6-5] 목의 돌림(회전)

② 어깨

가. 굽힘 : 팔을 머리 앞으로 향한 채 위로 똑바로 올린 것(180°)〈그림 6-6〉

나. 폄 : 머리 위로 올린 팔을 내려서 몸에 붙인 것(0° 상태로 복귀)〈그림 6-6〉

다. 젖힘 : 팔을 신체 뒤쪽으로 최대한 젖힌 것(50°)

라. 벌림 : 팔을 옆쪽으로 해서 위로 들어 올린 것(180°)〈그림 6-7〉

마. 모음 : 올린 팔을 몸 앞면을 지나 가쪽까지 움직이거나(앞쪽모음), 몸 뒷면을 지나 가쪽까지 움직인 것(가쪽모음)(30~50°)〈그림 6-8〉

바. 수평굽힘 : 팔을 옆으로 어깨 높이까지 들어 올린 상태에서 몸 앞으로 돌리는 것(130~150°)〈그림 6-9〉

사. 수평폄 : 팔을 어깨 높이까지 들어 올린 상태에서 몸 뒤로 돌리는 것(45°)〈그림 6-9〉

아. 돌림 : 팔꿈치를 구부리고 손이 아래를 향한 상태에서 팔을 위로 드는 것(가쪽돌림)과 손이 위로 향한 자세에서 팔을 아래로 내리는 것(안쪽돌림)(90°)〈그림 6-10〉

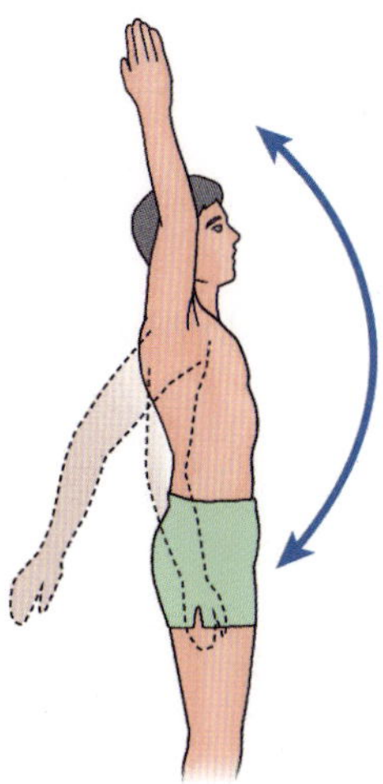

[그림 6-6] 어깨의 굽힘(굴곡) · 폄(신전)

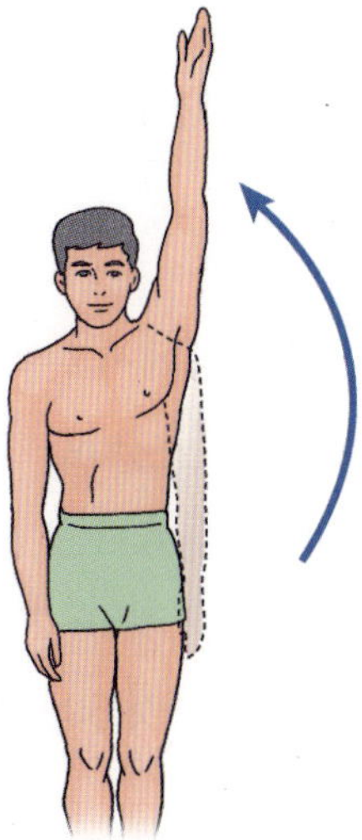

[그림 6-7] 어깨의 벌림(외전)

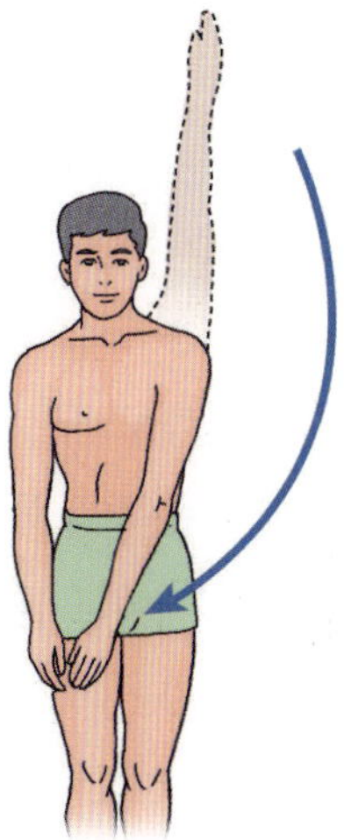

[그림 6-8] 어깨의 모음(내전)

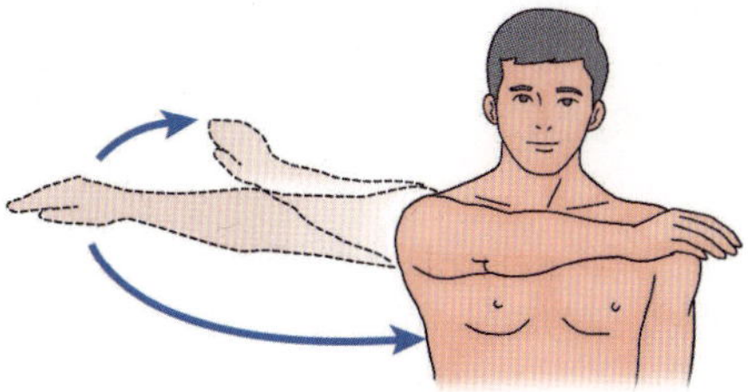

[그림 6-9] 어깨의 수평굽힘(수평굴곡) · 수평폄(수평신전)

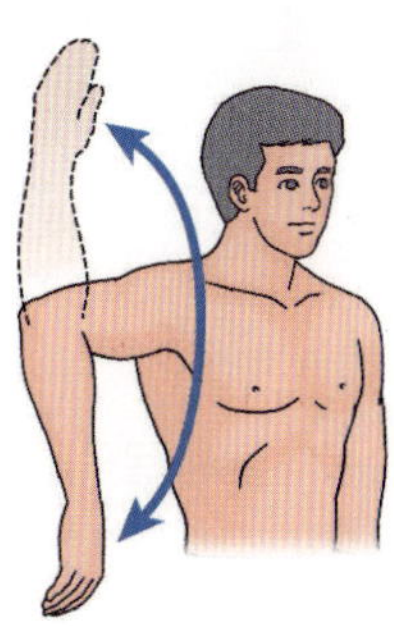

[그림 6-10] 어깨의 돌림(회전)

③ 팔꿈치

가. 굽힘 : 팔을 앞면으로 내민 상태에서 손이 위를 향하도록 팔꿈치를 구부린 것(135~150°)〈그림 6-11〉

나. 폄 : 구부린 팔꿈치를 펴고 팔이 앞면을 향하도록 내린 것(0° 로 복귀)〈그림 6-11〉

다. 돌림 : 손과 아래팔을 돌리되 손바닥이 위로 향하도록 하거나(뒤침돌림), 손바닥이 아래로 향하도록 하는 것(엎침돌림)(80~90°)〈그림 6-12〉

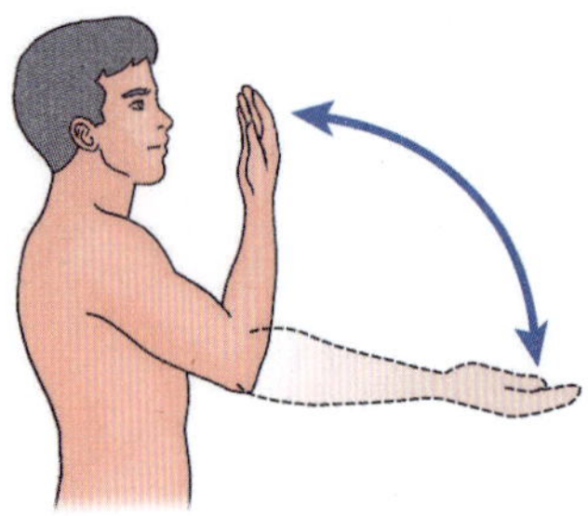

[그림 6-11] 팔꿈치의 굽힘(굴곡) · 폄(신전)

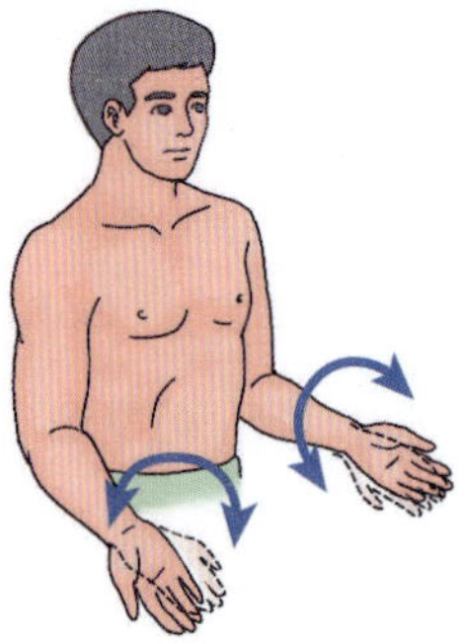

[그림 6-12] 팔꿈치의 돌림(회전)

④ 손목

가. 굽힘 : 손바닥이 아래로 향하도록 편 상태에서 손목을 아래로 구부린 것(80~90°)〈그림 6-13〉

나. 폄 : 아래로 구부린 손목을 똑 바로 펴는 것(60~70°)〈그림 6-13〉

다. 젖힘 : 손목을 똑바로 편 상태에서 위로 올리는 것(70~90°)〈그림 6-14〉

라. 벌림 : 노뼈(요골) 쪽으로 손목을 기울인 것(0~20°)〈그림 6-15〉

마. 모음 : 자뼈(척골) 쪽으로 손목을 기울인 것(30~40°)〈그림 6-15〉

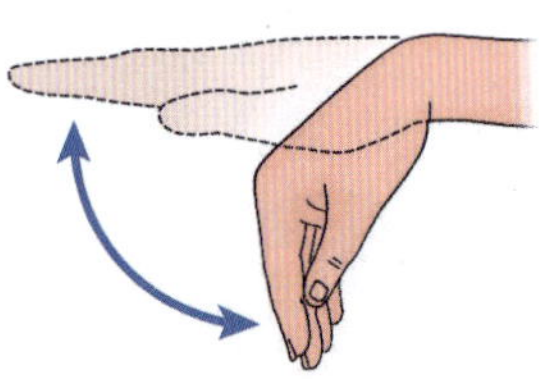

[그림 6-13] 손목의 굽힘(굴곡) · 폄(신전)

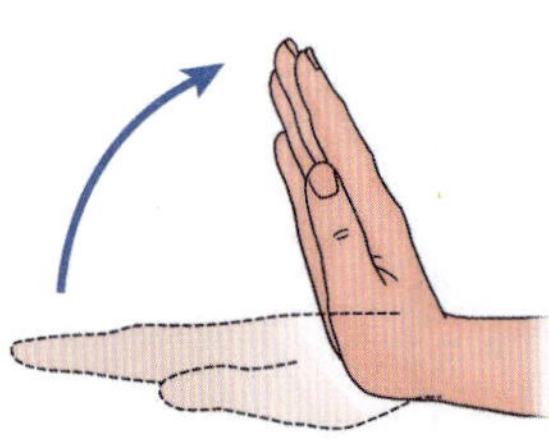

[그림 6-14] 손목의 젖힘(과신전)

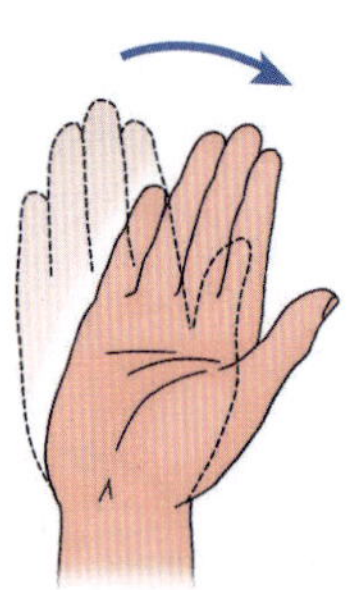

[그림 6-15] 손목의 벌림(외전) · 모음(내전)

⑤ 손과 손가락

가. 굽힘 : 손바닥이 아래를 향하도록 손을 편 상태에서 주먹을 쥐는 것(90°)〈그림 6-16〉

나. 폄 : 주먹 쥔 상태에서 손가락을 펴는 것(0~45°(과도한 폄 포함))〈그림 6-16〉

다. 젖힘 : 손가락을 최대한 위쪽으로 올리는 것(30°)

라. 벌림 : 손가락을 부채살 모양으로 쫙 펴는 것(20°)〈그림 6-17〉

마. 모음 : 부채살 모양으로 편 손가락을 붙이는 것(0°)〈그림 6-17〉

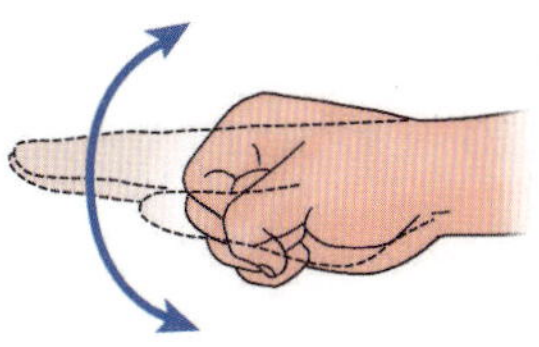

[그림 6-16] 손과 손가락의 굽힘(굴곡) · 폄(신전)

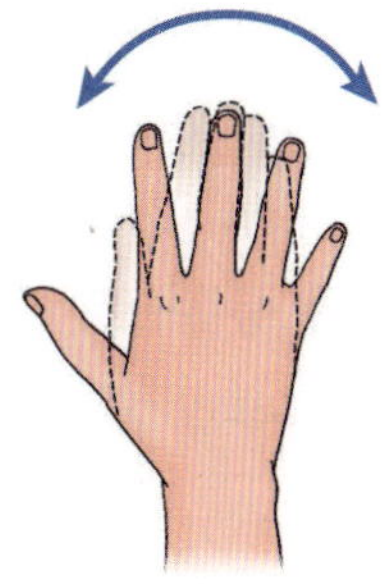

[그림 6-17] 손과 손가락의 벌림(외전) · 모음(내전)

⑥ 엉덩관절(고관절, coxa)

가. 굽힘 : 다리를 편 상태에서 앞으로 내밀거나(90°) 무릎을 굽히고 내미는 것(120°)〈그림 6-18〉

나. 폄 : 앞으로 내민 다리를 다시 아래로 내려 원래 위치로 복귀하는 동작 (15~30°)〈그림 6-18〉

다. 젖힘 : 다리를 편 상태에서 몸 뒤로 내미는 것(30~50°)

라. 벌림 : 다리를 옆으로 들어올리는 것(45~50°)〈그림 6-19〉

마. 모음 : 다리를 몸 앞으로 교차하는 것(20~30°)〈그림 6-19〉

바. 휘돌림 : 다리를 든 상태에서 돌리는 것(360°)〈그림 6-20〉

사. 돌림 : 발과 다리를 안쪽으로 돌리거나(안쪽돌림)(30~45°) 바깥쪽으로 돌리는 것(가쪽돌림)(40~60°)〈그림 6-21〉

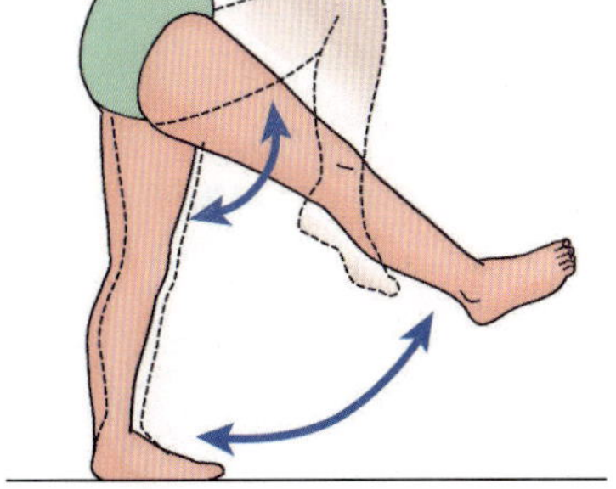

[그림 6-18] 엉덩관절(고관절)의 굽힘(굴곡) · 폄(신전)

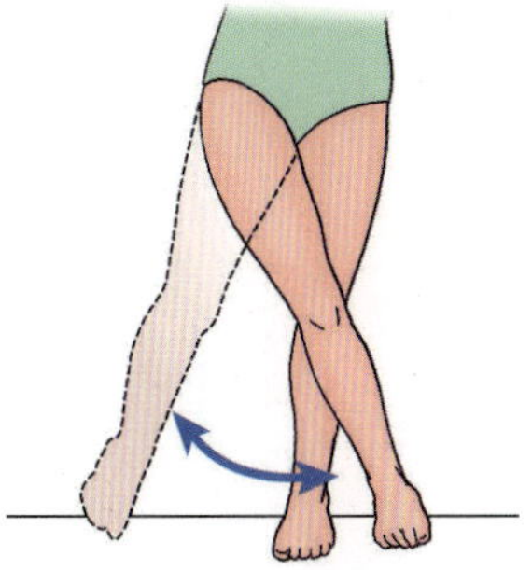

[그림 6-19] 엉덩관절(고관절)의 벌림(외전) · 모음(내전)

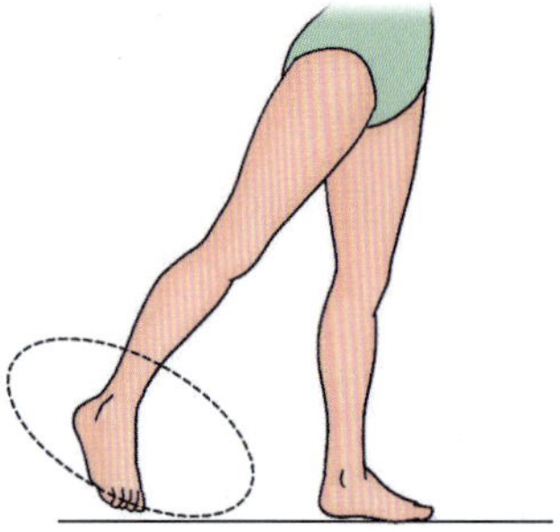

[그림 6-20] 엉덩관절(고관절)의 휘돌림(순환)

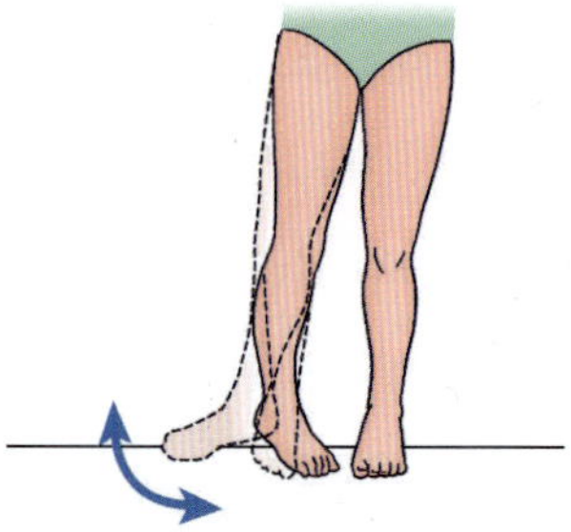

[그림 6-21] 엉덩관절(고관절)의 돌림(회전)

⑦ 무릎

가. 굽힘 : 발꿈치가 등쪽으로 향하게 무릎을 구부리는 것(120~130°)〈그림 6-22〉

나. 폄 : 등쪽으로 구부린 무릎을 똑바로 펴는 것(0°)〈그림 6-22〉

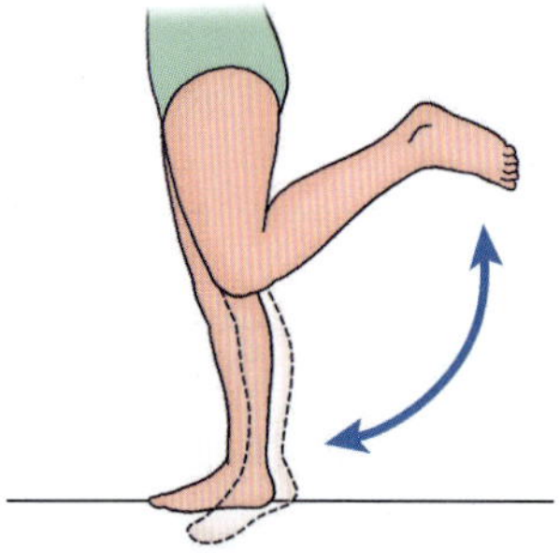

[그림 6-22] 무릎의 굽힘(굴곡) · 폄(신전)

⑧ 발목

가. 굽힘 : 발가락이 위를 향하도록 발을 올리는 것(20°)〈그림 6-23〉

나. 폄 : 발가락이 아래를 향하도록 발을 내리는 것(45~50°)〈그림 6-23〉

다. 가쪽번짐(뒤집힘) : 발바닥을 바깥쪽으로 돌리는 것(5~15°)〈그림 6-24〉

라. 안쪽번짐 : 발바닥을 안쪽으로 돌리는 것(20~30°)〈그림 6-24〉

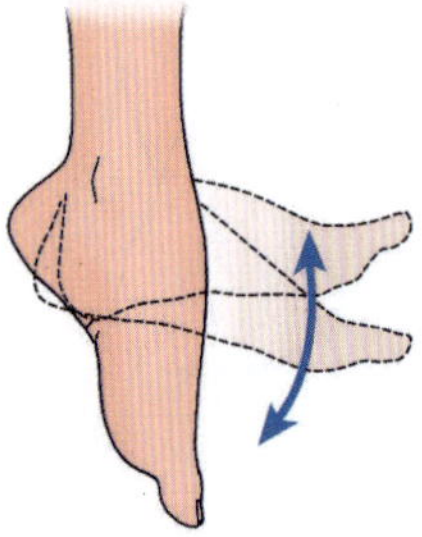

[그림 6-23] 발목의 굽힘(굴곡) · 폄(신전)

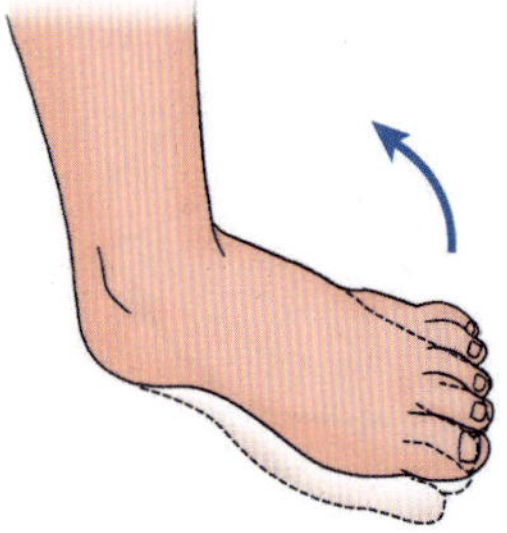

[그림 6-24] 발목의 가쪽번짐(외번) · 안쪽번짐(내번)

⑨ 발과 발가락

가. 굽힘 : 발가락을 아래쪽으로 굽히는 것(30~50°)〈그림 6-25〉

나. 폄 : 아래쪽으로 굽힌 발가락을 펴는 것(50~70°)〈그림 6-25〉

다. 벌림 : 발가락을 부채살 모양으로 펴는 것(0~15°)〈그림 6-26〉

라. 모음 : 펴진 발가락을 모으는 것(0~15°)〈그림 6-26〉

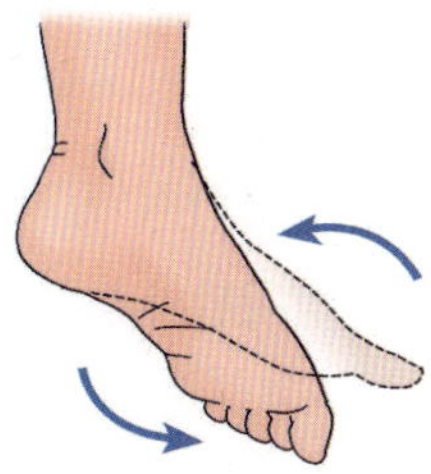

[그림 6-25] 발과 발가락의 굽힘(굴곡) · 폄(신전)

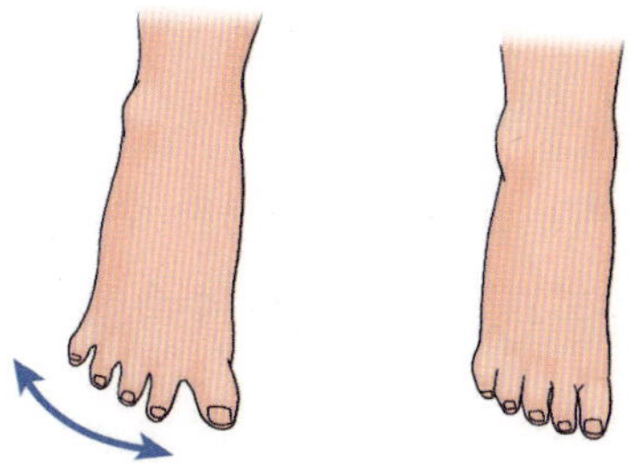

[그림 6-26] 발과 발가락의 벌림(외전) · 모음(내전)

5) 장기간 부동이 신체에 미치는 영향

환자는 건강상의 이유 때문에 움직이는 것이 힘들거나 또는 치료 목적으로 침상안정을 해야 하는 경우도 있다. 치료적 목적으로 침상안정을 할 경우 활동량 감소로 인해 몸세포(체세포)의 산소 요구량을 낮추는 효과를 가져와 치유과정에 필요한 에너지를 어느 정도 보충할 수 있지만, 장기간의 침상안정이나 부동 상태를 오래 지속할 경우 근뼈대계(근골격계), 심혈관계, 호흡기계, 소화기계, 비뇨기계 등 신체 전반에 부정적인 영향을 미칠 수 있다.

(1) 근뼈대계(근골격계)

① 위축(atrophy)

근육의 강도와 내구성이 저하되어 생긴다. 보통 침상안정 2주 후부터 근육 강도가 약 10~15% 감소하며, 활동하지 않는 상태가 2개월 이상 지속되면 20~30%까지 감소할 수 있다. 근육 길이는 극심한 위축이 발생하는 경우 줄어들 수 있다.

② 구축(오그라듦, contracture)

섬유조직이 증가되고, 관절이 굳어져 강직(tetany)과 통증(pain)이 나타나며, 근육이 반영구적으로 짧아진다. 구축이 일어나면 근섬유가 더 이상 짧아지거나 길어지지 않고, 길이의 변화도 일어나지 않아 관절 운동을 회복할 수 없게 된다. 이 과정은 힘줄(건), 인대, 관절에도 구축이 나타나서 수술하지 않으면 회복하기 어렵다.

③ 뼈엉성증(골다공증, osteoporosis)

뼈에서 칼슘 손실이 증가하고, 미네랄(mineral, 광물질)의 소실이 나타나며 쉽게 골절된다. 부동한지 2~3일 후면 광물질의 소실이 시작되고 2주 후면 뼈에서 칼슘 손실을 측정할 수 있다. 4주 후에는 고칼슘혈증을 보이고 이에 따른 신경학적 증상이 나타나며 30~36주의 침상안정 후에는 전신의 칼슘이 45 % 정도 상실된다.

(2) 심혈관계

① 정맥혈 정체

부동 시 뼈대(골격)근이 충분히 수축하지 않아 근육이 위축되면서 심장까지 혈액을 보내는 기능을 할 수 없게 되고, 말초혈관의 수축력이 감소하여 다리에 정맥혈이 정체된다.

② 기립성 저혈압(orthostatic hypotension)

심장으로 귀환하는 혈액이 감소하면서 중심정맥압이 저하되어 갑자기 앉거나 일어서면 뇌나 심장까지 혈액 공급이 힘들게 된다. 이로 인해 어지러움(현기증, dizziness)을 느끼면서 수축기압이 20 mmHg, 확장기압(이완기압)이 10 mmHg 이상 떨어지게 된다.

③ 발살바 법(Valsalva maneuver)의 사용 증가

움직이는 동안 숨을 참아서 닫혀진 성문(glottis)에 긴장을 주는 것을 말한다. 이 상태에서는 가슴우리(흉곽, thoracic cage) 내 압력이 증가해서 혈액량을 증가시키는데, 이 때 숨을 내쉬게 되면 심장이 부담을 느껴 부성맥이 발생할 수 있으며, 심장질환이 있는 경우에는 빠른맥(빈맥, tachycardia)과 심정지도 발생할 수 있다.

④ 부종(edema)

부동으로 인해 정맥압이 높아지면 혈액에서 사이질(간질, interstitial) 속으로 혈장이 빠져나와 축적된다. 장기간 누워 있으면 등, 엉치뼈(천골), 발에 많이 생기고, 서 있으면 다리에 부종이 많다. 부종이 있는 조직은 불편감을 주며 정상 조직보다 상처가 나기 쉽다.

⑤ 혈전(thrombus)

혈전은 혈소판, 섬유소, 응고효소, 혈액세포 등의 축적물이며 장기간 움직이지 않으면 정맥혈 정체, 혈액점도 증가, 정맥혈관의 외부압력 증가로 인해 혈전 형성이 증가된다. 이같은 혈전이 정맥혈관벽에서 떨어져 나오면 전신적인 혈액순환에 장애를 주는 색전(embolus)이 될 수 있다. 혈전 형성의 발생 정도는 침상안정 기간에 비례한다.

(3) 호흡기계

① 호흡운동 저하

부동 환자는 얕은 호흡으로 인해 허파(폐)확장이 작아져 호흡운동이 감소한다. 부동 환자의 경우 정상 폐활량의 25~50 %까지 상실할 수 있다.

② 분비물 축적

호흡기계 분비물은 활동과 기침으로 배출되는데 부동으로 인해 가슴우리(흉곽) 근육의 약화로 분비물 축적이 심해지고, 섬모운동의 감소와 기침 기전의 손상 때문에 기관지에 있는 점액성 분비물을 효과적으로 배출할 수 없게 된다. 혈액 내에 산소량이 부족하고 이산화탄소가 정체되면 호흡성 산증이 생겨 치명적인 손상을 입을 수 있다.

③ 무기폐(atelectasis)

부동은 폐의 표면활성제(pulmonary surfactant) 생산량을 감소시키고 감소된 표면활성제와 점액에 의한 세기관지의 분비물 축적이 심해지고 가스 교환이 감소되면서, 세기관지의 폐쇄를 가져와 무기폐(atelectasis)를 초래한다.

④ 정체성 폐렴

점액성 분비물의 정체는 세균 성장에 좋은 배양물이 되는데 부동 상태에서는 세균(bacteria) 성장이 촉진되고, 산소와 이산화탄소의 교환이 방해 받아 폐렴이 발생하기 쉽다.

(4) 내분비계

① 대사량 감소

부동 시 신체의 에너지 요구량이 줄어들면서 기초대사량도 감소하게 되며, 여러 소화샘에서의 소화액 분비도 감소한다.

② 땀남(발한) 증가

신체의 에너지 요구량이 저하되어 단백질 합성과 분해가 균형을 잃게 되고, 질소 배출이 많아지는 등 내분비 장애가 초래되어 심한 땀남(발한)이 나타난다. 부동기간 6~10일 내에 소변으로의 질소 배출량은 급속히 증가한다.

(5) 소화기계

① 식욕부진(anorexia)

부동 환자는 대사율의 저하와 함께 소화기계 운동과 소화액 분비가 감소되어 식욕이 저하되며, 단백질과 칼로리의 섭취가 감소되어 심한 경우 저단백혈증을 초래하여 전신 부종과 영양결핍 상태가 된다.

② 변비(constipation)

근육의 탄력성이 떨어져 창자(장)의 꿈틀운동(연동운동, peristaltic movement)이 저하되고, 배변반사 기능이 떨어지면서 변비(constipation)를 초래하게 되는데, 이 때 복부팽만(abdominal distension)과 전신의 불편감을 동반한다.

(6) 비뇨기계

① 요정체

활동이 저하되면 방광과 샅(회음, perineum)의 근육 긴장도가 감소하여 방광에 소변이 정체됨으로써 소변의 비중이 증가하고, 팽만 정도가 심해지면 소변찔끔증(요실금, uracratia)도 발생한다.

② 요관결석(요관돌, ureterolith)과 감염

부동 상태에서는 소변 내 칼슘이 축적되어 요관결석(요관돌)을 발생시킨다. 또한 활동이 저하되면 요로감염에 매우 민감해지며, 칼슘의 과다는 소변의 pH를 상승시켜 요로감염의 원인이 된다.

(7) 피부계

① 피부 긴장도 감소

피부는 장기화된 부동으로 위축될 수 있으며, 수분이동으로 진피(dermis)와 피부밑조직(피하조직, hypodermis)의 건강에 영향을 주어 점차적으로 피부긴장도를 상실하게 한다.

② 피부손상

부동은 근육활동을 방해하고 영양소의 공급을 감소시켜 피부손상과 욕창(bedsore)을 초래한다.

(8) 심리·사회적 문제

① 우울과 불안

동기화와 학습능력 저하로 인해 문제해결, 결정 능력이 떨어지면서 심리적으로 우울(depression)하고 불안(anxiety)해진다.

② 자존감 상실

부동 상태가 오래 지속되면 자아개념과 역할의 변화를 초래하므로 좌절(frustration), 적개심(hostility), 혼돈(confusion), 무감동(apathy) 등에 의한 자존감 상실이 나타난다.

(9) 인식과 지각 문제

① 감각 변화

감각 지각의 전반적인 감소로 감각 이상이 오게 된다. 환경의 다양성이 결핍되어 불편감에 초점을 두게 되기 때문에 통증 지각은 강화될 수 있다.

② 자율신경 불안정

부동 환자의 자율신경(autonomic nerve)은 과다 활동화되거나 과소 활동화되어 결과적으로 안정된 자율활동 상태를 유지하기 어렵다.

③ 지적 능력 결여

실제로 부동 상태가 계속되면 흔히 숫자 계산이나 기타 복잡한 과제 수행에 어려움을 경험하게 된다.

6) 보행 보조도구 사용법

일정기간 침상안정을 취하던 환자나 하지의 부상 등으로 인해 정상적인 보행을 하기 어려운 경우 목발이나 지팡이, 보행기 등 보조도구를 사용한 보행방법을 익혀야 한다. 이 때 응급구조사는 환자의 보행을 도와주면서 환자가 자신의 보행 능력에 대해 자신감을 갖도록 격려하고 정서적으로 지지해 줄 필요가 있다. 보행 연습은 처음에 침상에서 몸을 일으키는 자세로부터 시작하여 점차 앉는 자세, 서는 자세, 걷기의 순서로 진행한다.

(1) 목발

목발(crutch)로 걷기 전에 환자는 자세와 균형을 유지하는 방법을 배워야 한다. 목발로 서 있는 자세를 삼각위(tripod position)라고 하는데, 이 때 목발은 발의 앞쪽으로 15 cm 정도, 바깥쪽으로 15 cm 정도 떨어진 곳에 놓여진다〈그림 6-27〉.

목발에는 겨드랑 목발과 비겨드랑 목발이 있는데 겨드랑 목발은 체중의 80 % 가량을 지지하며, 비겨드랑 목발은 체중의 40~50 % 가량을 지지한다〈그림 6-28〉.

① 목발 보행 시 주의사항

가. 목발의 길이는 환자가 바로누운자세(앙와위)일 때는 앞겨드랑선에서 발뒤꿈치까지의 길이에 2.5 cm를 더한다. 환자의 키를 기준으로 할 때 목발의 길이는 키의 77 % 정도 된다.

나. 서 있는 자세일 때 목발의 길이는 목발의 끝이 발 앞쪽으로 15 cm, 옆쪽으로 15 cm되는 곳에 오도록 한다.

다. 팔꿈치는 약 30° 정도 굽힌다.

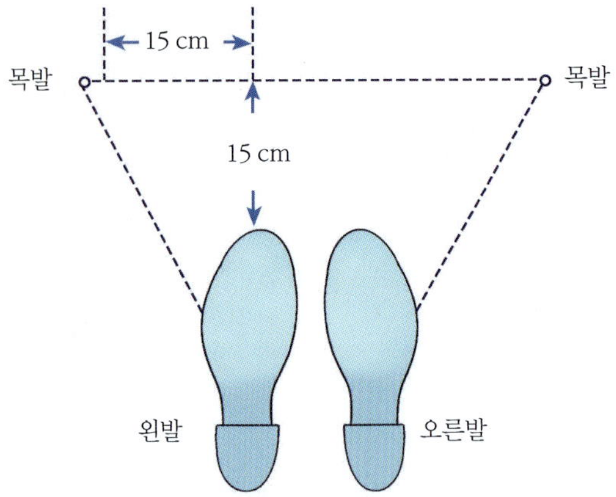

[그림 6-27] 목발로 서 있는 삼각위

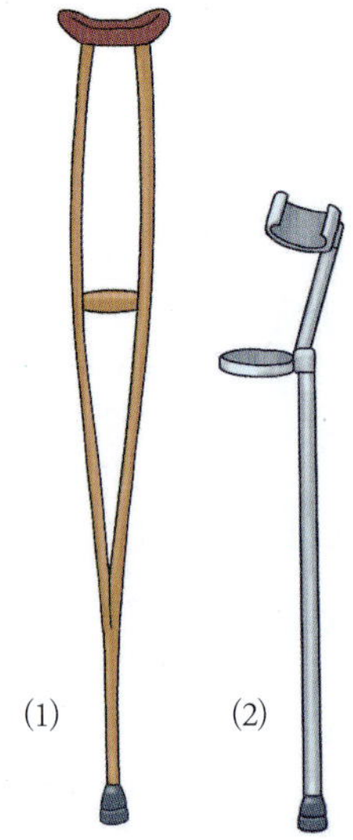

[그림 6-28] 겨드랑 목발(1)과 비겨드랑 목발(2)

라. 겨드랑이가 아닌 손바닥으로 목발의 손잡이에 의해 몸무게를 지탱하도록 한다.

마. 목발을 처음 사용할 경우에는 보행 길이를 짧게 한다.

바. 너무 긴 목발은 어깨 위쪽에 힘이 들어가고, 너무 짧은 목발은 등을 구부리게 만든다.

(2) 지팡이

보행 보조기구 중 가장 단순한 형태로 안전성을 증가시키고 편측 하지에 걸리는 하중을 감소시키기 위해 사용된다. 지팡이는 곧은 다리를 가진 일반 지팡이와 3개의 발을 가진 3각 지팡이, 4개의 발을 가지고 몸의 대부분을 의지할 수 있는 4각 지팡이가 있다〈그림 6-29A〉. 일반적인 지팡이의 길이는 91 cm 정도이며, 알루미늄 지팡이의 경우에는 56~97 cm까지 조정이 가능하다. 체중의 20~25 %를 지지하며 끝은 미끄러지지 않도록 고무로 싸여져 있다.

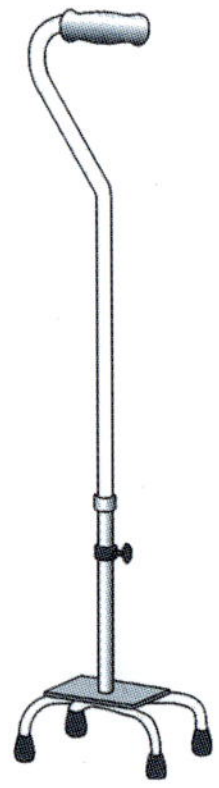

[그림 6-29A] 지팡이

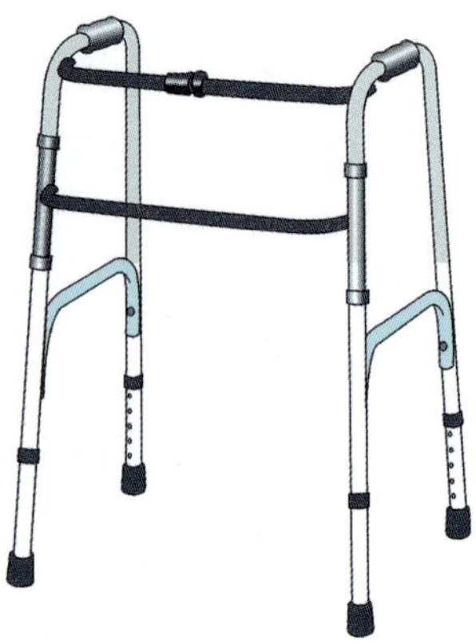

[그림 6-29B] 보행기

(3) 보행기

보행기는 지팡이보다 더 많은 지지를 필요로 하는 대상자를 돕는 보조기구로 개개인의 신체조건에 따라 다양한 모양과 크기가 있다. 표준 보행기는 플라스틱 손잡이와 함께 끝이 고무로 되어 있는 조정이 가능한 네 개의 다리를 가지고 있다〈그림 6-29B〉. 또한 표준 보행기에 바퀴를 부착한 보행기도 있지만 붙잡지 않아도 움직여지기 때문에 표준 보행기보다 안전성이 떨어진다. 보행기의 길이가 너무 낮으면 몸을 굽히게 되고 너무 높으면 과다로 편 상태가 되므로 본인에게 맞는 적당한 것을 선택하여야 하며 손잡이가 대상자의 허리 아래에 위치하여 아래팔이 약간 굽혀지도록 조정해야 한다.

7) 억제대(restraint)

억제대(restraint)는 낙상 위험이나 난폭한 행동으로 손상의 위험성이 있는 환자에게 신체 일부나 전부를 못 움직이게 하는 장치로 환자나 보호자의 동의하에 일시적으로 사용하는 장치이다.

(1) 억제대의 목적

① 조절을 필요로 하는 환자의 활동을 억제하고 보호한다.
② 자신이나 타인을 해치는 것으로부터 환자를 안전하게 보호하기 위함이다.
③ 당김(견인, traction)이나 정맥주입과 같은 치료 시 안전을 위해 움직임을 제한하기 위함이다.

(2) 억제대의 종류

① 자켓(조끼)억제대

가. 웃옷의 앞이나 뒤에서 묶을 수 있고, 옷 위에 착용한다.
나. 의자에 앉아 있을 때는 의자 다리에 묶어 놓아 환자가 움직일 때 넘어지지 않도록 한다.
다. 침대에 기대거나 휠체어나 의자에 앉아 있는 동안 떨어지는 것을 방지한다.
라. 호흡이 막히지 않도록 적절하게 적용해야 한다〈그림 6-30〉.

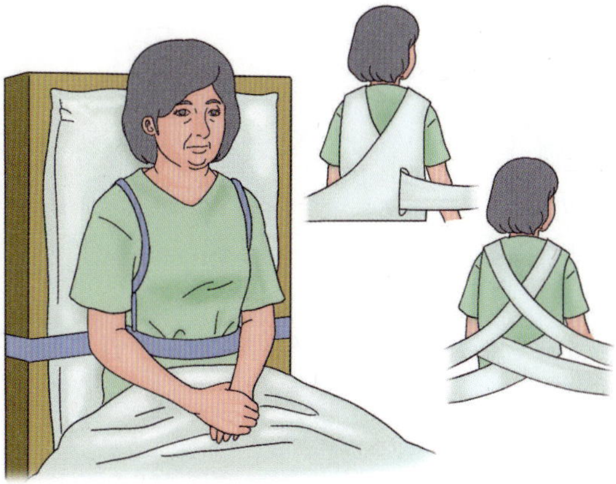

[그림 6-30] 자켓(조끼) 억제대

② 벨트억제대(belt restraint)

가. 운반차나 휠체어로 환자를 이동할 때 대상자를 안전하게 하기 위하여 사용한다.

나. 조끼억제대와 같이 지남력이 상실된 혼돈 환자들이 침대나 의자에서 떨어지는 것을 방지하기 위하여 사용한다.

다. 대상자의 배나 가슴부위를 너무 조이게 착용하는 것은 대상자의 호흡조절에 영향을 미치므로 피해야 한다〈그림 6-31〉.

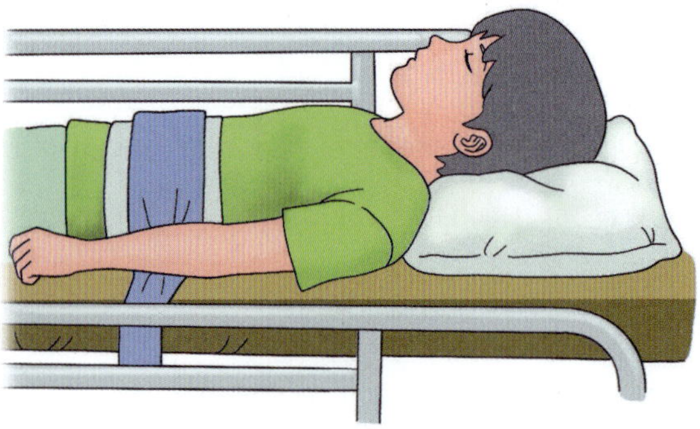

[그림 6-31] 벨트억제대

③ 사지억제대(8자억제법, clove hitch restraint)

가. 손과 발의 움직임을 제한하는데 사용되며 패드를 댄 부드러운 천으로 된 제품을 많이 사용한다(폭 5~8 cm, 길이 90~120 cm).

나. 패드를 댄 위에 감아매기(clove hitch)로 억제대(limb-holder)를 감는다.

다. 정맥주사, 도뇨카테터를 적용하고 있는 경우 손상을 예방하기 위해 착용한다〈그림 6-32〉.

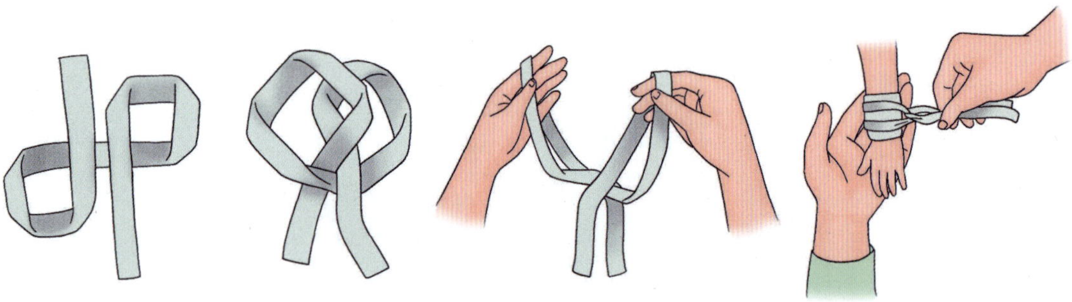

[그림 6-32] 사지억제대 만드는 법

④ 장갑억제대(mitten glove restraint)

가. 환자의 손을 억제하기 위한 장치로 헝겊, 그물 혹은 거즈로 만든다.

나. 사지억제대 보다 더 많은 움직임을 허용하는 것으로 침습적인 장치를 제거하는 것을 막고 가려움증으로 인한 피부를 긁는 것을 예방한다〈그림 6-33〉.

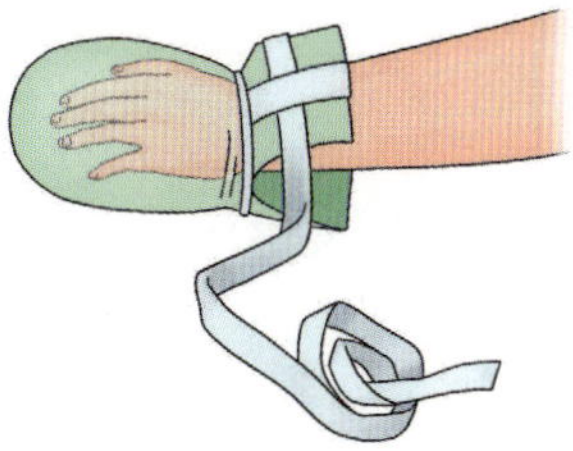

[그림 6-33] 장갑억제대

⑤ 팔꿈치억제대(elbow restraint)

가. 팔목 관절의 움직임을 방지하기 위해 사용하며 면이나 옥양목으로 만든다.

나. 영아나 소아환자에게 수술상처나 정맥주사 부위를 보호하기 위해 사용한다〈그림 6-34〉.

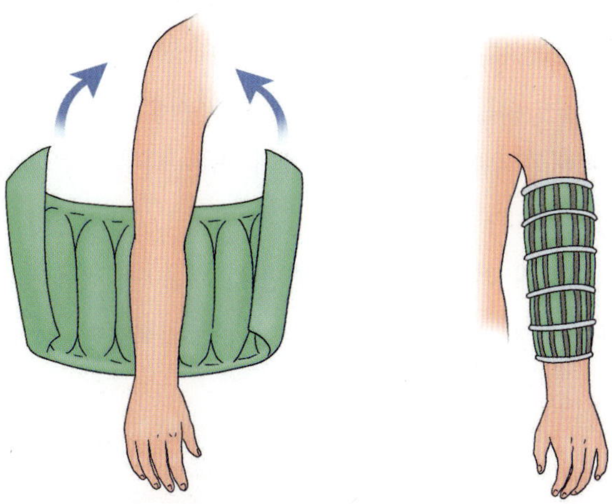

[그림 6-34] 팔꿈치억제대

⑥ 전신억제대(mummy restraint)

가. 영아의 몸 전체를 담요나 시트로 싸는 것이다.

나. 머리나 목 부위 치료 시 단기간 억제를 위해 사용한다〈그림 6-35〉.

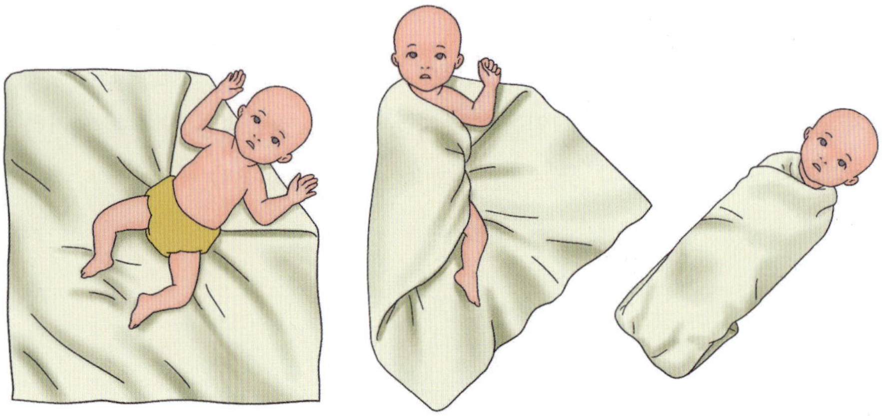

[그림 6-35] 전신억제대

(3) 유의사항

① 억제대의 필요 여부에 대해 평가한다.

② 환자와 가족에게 억제대 적용 이유와 방법을 설명한 후 서면으로 동의서를 받는다.

③ 정상적인 해부학적 자세에 따라 사용하고, 가동범위는 넓고 억제는 가장 적게 하는 것으로 선택한다.

④ 팔다리에 사용하는 억제대는 손가락 두 개 정도가 들어갈 수 있도록 여유가 있어야 되며 2~4시간마다 적어도 10분간은 억제대를 풀어놓아 혈액순환에 방해받지 않아야 한다.

⑤ 뼈 돌출 부위나 피부에는 패드를 대어 주어 자극을 최소화 한다.

⑥ 가능한 30분마다 억제대의 위치, 혈액순환 장애 또는 피부손상의 증상 및 징후를 관찰한다.

⑦ 억제대를 재적용하기 전에 관절 가동범위운동과 마사지, 자세변경을 한다.

⑧ 억제대의 적용 이유, 억제대 적용 전에 시도했던 대안 수단, 적용한 일시, 억제대의 종류, 제거한 시간, 매 2시간마다 평가한 횟수 및 적용 결과를 기록한다.

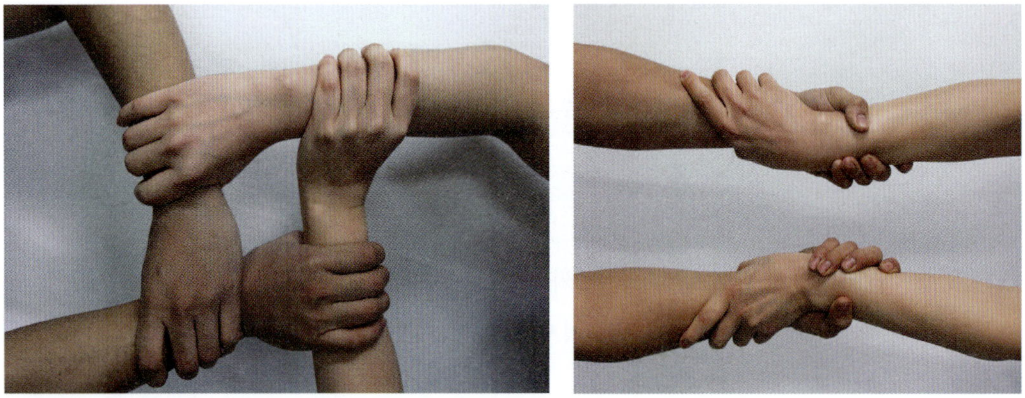

[그림 6-36] 'ㅁ'자 손잡는 법(1)과 'ㄹ'자 손잡는 법(2)

8) 환자 옮기기

환자를 침상에서 의자나 휠체어, 들것 등으로 옮길 때는 사전에 환자의 활동 정도, 근육의 힘, 지시에 따르는 능력, 관절운동 정도, 마비 여부 등 신체적, 정신적 능력을 평가하여야 한다.

필요에 따라 보조자의 도움을 받을 경우 보조자는 응급구조사의 반대편에 서도록 하고, 서로 'ㅁ'자나 'ㄹ'자가 되도록 손을 맞잡은 상태에서 옮긴다〈그림 6-36〉.

(1) 침상에서 의자나 휠체어로 옮기기

① 의자나 휠체어를 침상발치 쪽에 침상과 약간 떨어지도록 놓는다.

② 환자의 발이 바닥에 닿도록 침상을 낮게 조정하고, 침상 바퀴가 움직이지 않도록 고정한다.

③ 휠체어인 경우에는 바퀴를 고정하고 발판을 올린다.

④ 환자를 침상가에 앉힌 후 보조자와 함께 환자의 겨드랑이 밑에 한쪽 어깨를 넣고 서로 환자의 등 뒤에서 한쪽 손을 맞잡는다.

⑤ 무릎을 약간 굽히고 양발의 간격을 넓게 한 자세에서 다른 쪽 팔을 환자의 넙다리(대퇴) 밑으로 넣어 서로 맞잡는다.

⑥ 이 자세로 똑바로 일어서서 응급구조사와 보조자의 위치가 의자나 휠체어의 양 옆에 오도록 이동한다.

⑦ 무릎을 굽히면서 환자가 의자나 휠체어의 좌석 깊숙이 앉을 수 있도록 앉힌다〈그림 6-37〉.

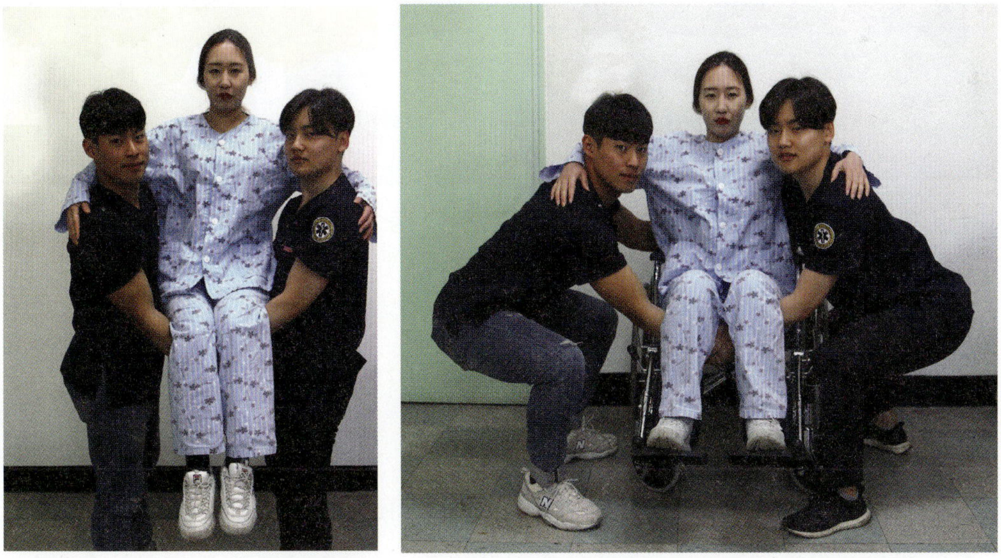

[그림 6-37] 침상에서 의자나 휠체어로 옮기기

(2) 누운 자세로 침상에서 이동들것으로 옮기기

① 이동 들것의 머리 쪽을 침상발치에 간격을 조금 띄어 붙여 놓고, 바퀴를 고정시켜 움직이지 않게 한다.

② 세 사람이 침상 옆에서 환자를 향해 서고, 환자의 양 팔은 가슴 위에 포개 놓는다. 이 때 가능하면 키 순서대로 서되 힘이 좋은 사람이 가운데 서도록 한다.

③ 세 사람 모두 무릎을 굽히고 팔을 환자의 밑으로 넣는다. 침상 머리 쪽의 사람은 한 쪽 팔을 목 뒤와 어깨 밑에 넣고 다른 한쪽 팔을 등에 넣는다. 가운데 사람은 팔을 등 아래와 볼기(둔부)부위 아래에 넣고, 침상 발치 쪽에 있는 사람은 팔을 넙다리(대퇴) 밑과 발목 밑에 넣는다.

④ "하나, 둘, 셋"을 세면서 동시에 환자를 들어 올려 들것이 있는 곳으로 이동한 다음 들것 옆에 선다. 이 때 운반자들은 무릎을 구부리는 것보다 똑바로 서는 것이 힘이 덜 들며 가능하면 자신의 몸을 환자와 가깝게 한다.

⑤ 팔꿈치를 들것에 댄 채 일단 환자를 흔들리지 않게 들것에 내려놓은 다음, 환자가 들것의 가운데에 위치하도록 한 후 팔을 뺀다. 이 때 환자가 들것에서 굴러 떨어지지 않도록 주의한다〈그림 6-38〉.

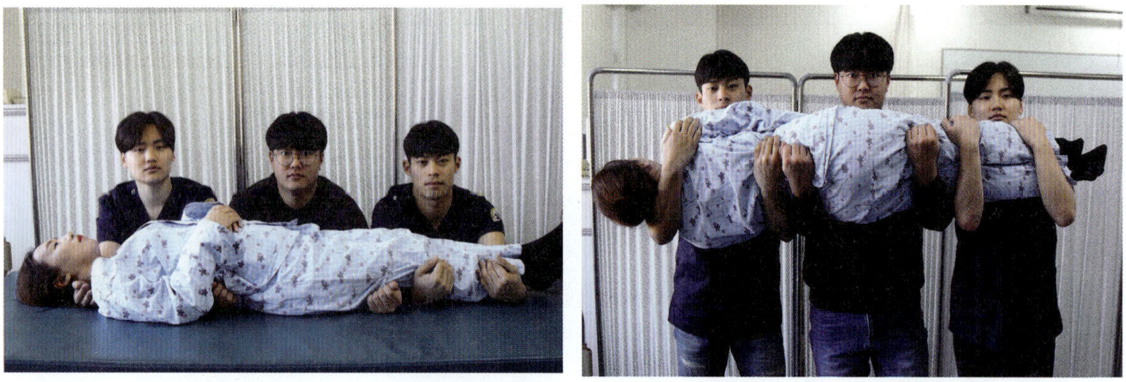

[그림 6-38] 누운 자세로 침상에서 이동 들것으로 옮기기

2. 자세(Position)

신체적, 정신적 활동이 일시적으로 중단되거나 감소된 상태로 한 자세를 유지한 채 침상에 오래 머물러 있을 경우 관절의 구축(contracture)과 변형(deformity)을 초래할 뿐만 아니라 지속적인 압박으로 인한 욕창(bedsore)이 발생하는 등 이차적인 합병증이 생긴다. 이 같은 합병증은 치료하는데 오랜 시간을 필요로 하며 만성적인 기형(anomaly)까지 초래할 수 있다.

침상안정 환자의 자세를 자주 바꾸어 주는 목적은 근육의 불편감을 방지하고 부적절한 압력으로 인한 욕창과 신경 및 혈관의 손상, 근육의 위축과 구축을 예방하고 혈액순환을 증진시키는데 도움을 준다. 따라서 부적절한 신체 상태는 부동에 따른 여러 가지 합병증을 발생시킬 수 있으므로 항상 올바른 자세를 유지하도록 하고 자세(position)를 자주 바꾸어 주어야 한다.

1) 자세법의 기본 지침

정상적인 사람은 신체의 어느 부분에 과도한 압력을 느끼면 자동적으로 자세를 변경한다. 그러나 이러한 압력을 느끼지 못하거나 자신의 의지대로 움직일 수 없는 사람은 근뼈대계(근골격계)나 다른 기능의 저하로 불행한 결과를 초래할 수 있으므로, 응급구조사는 각 자세법에 따른 기본 지침을 이해하고 환자가 침상에서 자세를 취할 때 적절한 신체 정렬을 유지하도록 도와줄 필요가 있다. 다음은 자세법의 기본 지침이다.

(1) 해부학적 자세(anatomical position)에 가까운 상태를 유지하는 것이 가장 바람직하다.
(2) 관절은 장시간 폄(신전, extension) 상태로 있으면 근육에 불필요한 긴장이 오기 때문에 약간 굽힘(굴곡, flexion) 상태를 유지하는 것이 좋다.
(3) 한 부위에 장시간 압박이 가해지면 욕창이 생길 수 있으므로, 최소 2시간마다 자세변경을 하되 욕창 등이 우려될 경우에는 더 자주 자세를 변경시켜 주어야 한다.
(4) 치료적 목적으로 침상안정이 필요한 경우를 제외하고 모든 환자는 가능하면 큰 관절을 이용하여 관절가동범위운동(ROM)을 시행하여야 한다.
(5) 신체의 자연스런 만곡을 유지할 수 있도록 개인의 체형과 신체적 능력에 따라 지지대(베개, 큰 돌기 두루마리), 발지지대, 모래주머니 등)를 적용해 준다.
(6) 침대가 견고하고 깨끗하며 건조한지 확인하고, 시트가 구겨지거나 겹쳐지면 욕창발생의 위험이 높으므로 주의한다.
(7) 침구는 환자가 팔과 다리를 자유롭게 움직일 수 있도록 넉넉한 느낌을 가질 수 있는 것으로 사용한다.
(8) 뼈의 돌출 부위에 지나친 압력을 가하는 지지대를 놓을 경우 정맥손상과 혈전형성, 욕창의 원인이 되므로 주의한다.

2) 자세의 종류

(1) 해부학적 자세(직립자세, anatomical position)

발바닥을 바닥면으로 하고 눈은 똑바로 앞을 향하고, 팔은 몸의 양 옆에 가지런히 두고 손바닥이 앞을 향하도록 하며, 발끝은 약간 벌린 채 똑바로 서 있는 자세를 해부학적 자세라고 한다.

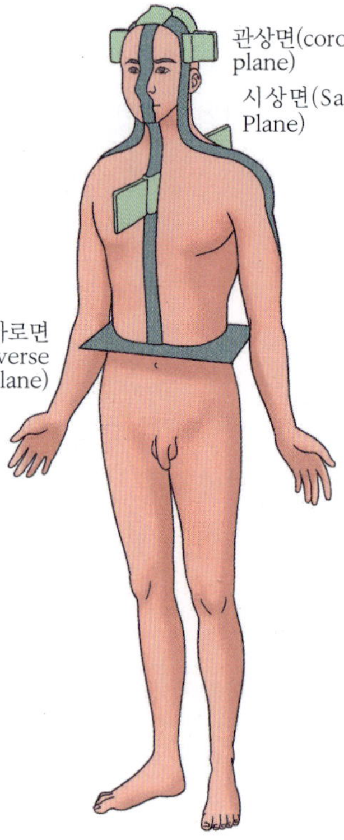

[그림 6-39] 해부학적 자세

해부학적 자세를 기준으로 하여 신체를 시상면(sagittal plane), 관상면(coronal plane), 가로면(transverse plane)의 3면으로 구분한다.

해부학적 자세는 척추 검사, 자세 검사, 정맥류 검사, 영양상태 검사에 사용된다〈그림 6-39〉.

(2) 바로누운자세(앙와위, dorsal or supine position)

등을 바닥면으로 하고 해부학적 자세를 유지한 채 똑바로 누운 자세를 바로누운자세라고 한다. 환자의 상태와 필요에 따라 베개 등을 이용하여 허리 척추만곡 부위를 지지해 준다(머리와 어깨, 무릎에서 발목, 큰돌기 부위). 바로누운자세에서는 환자의 발끝이 아래로 처지게 되는데 이런 상태가 오래 지속되면 발처짐(족저굴곡, footdrop)이 되기 쉬우므로 발판을 대주는 것이 좋다. 바로누운자세는 휴식 또는 수면 시, 척추마취 및 수술 또는 척추손상 시 척추의 선열을 유지하기 위해 사용되며, 척추천자나 척추마취 후에 허리통증이나 두통을 방지하는데 효과가 있다〈그림 6-40〉.

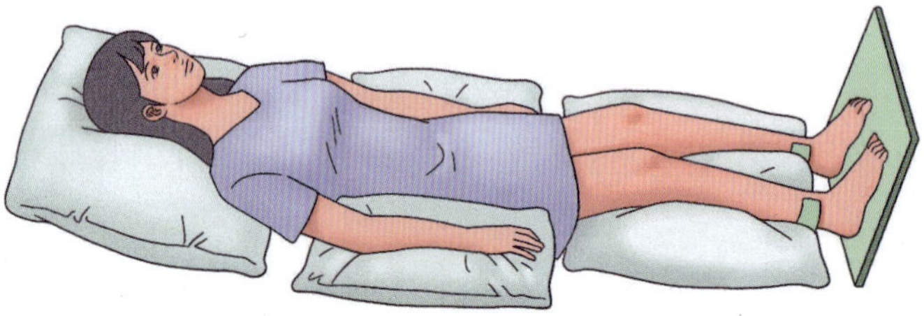

[그림 6-40] 바로누운자세(앙와위)

(3) 배횡와위(dorsal recumbent position)

등을 바닥면으로 하고 침상에 누워서 양 팔을 머리 위로 올리고 다리를 약간 벌린 채 발바닥이 침상에 놓여지게 무릎을 구부린 상태를 배횡와위라 하며 돌제거술자세(절석위)가 변형된 자세이다. 배횡와위는 배(복부)벽의 긴장감을 감소시키는 자세이므로 배(복부)검사, 질 검사, 여성의 인공도뇨 시 이용된다〈그림 6-41〉.

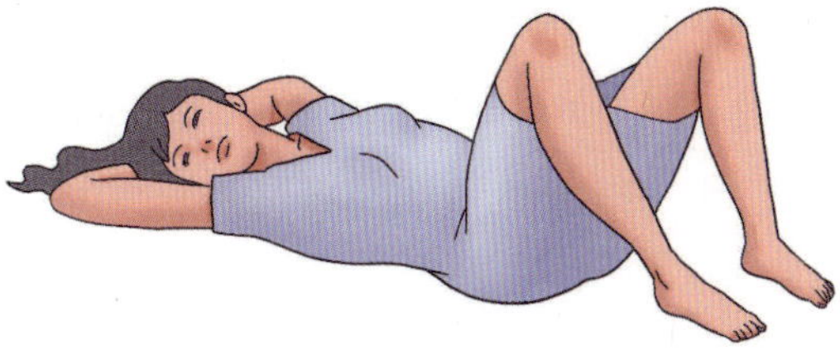

[그림 6-41] 배횡와위

(4) 반앉은자세(Fowler's position, semi-sitting position)

환자가 침상에 등을 대고 누운 자세에서 침상의 머리부위를 약 45° 올려서 반쯤 앉은 자세를 반앉은자세라고 한다. 이 자세에서는 넙다리 부위 큰돌기에 두루마리를 넣어주고(trochanter roll) 종아리 밑에 베개를 넣어주어 무릎을 약간 굽히고, 발에는 발판을 대주어 발처짐(족저굴곡)을 방지하고 환자가 침상발치쪽으로 미끄러지지 않도록 한다.

반앉은자세에서 체중의 무게를 받는 부위는 발꿈치, 엉치뼈(천추) 및 꼬리뼈(미추), 엉덩뼈(장골)의 뒤쪽 등이므로 이 부위를 잘 관찰할 필요가 있다. 이 자세는 허파(폐) 확장을 최대한 도울 수 있는 자세이므로 심장질환, 호흡곤란, 배농관의 배액, 가슴 또는 심장 수술 후 환자에게 적당하다.

반앉은자세에는 머리 부분을 30° 가량 높이는 반반앉은자세(반반좌위, semi-Fowler's position)와 앉은 자세와 비슷하게 머리 부분을 90° 가까이로 높여주는 높은앉은자세(high-Fowler's position)가 있는데 이러한 자세 역시 폐활량을 증가시키므로 앉아숨쉬기(좌위호흡, orthopnea) 등 호흡장애가 있는 환자에게 이용된다〈그림 6-42〉.

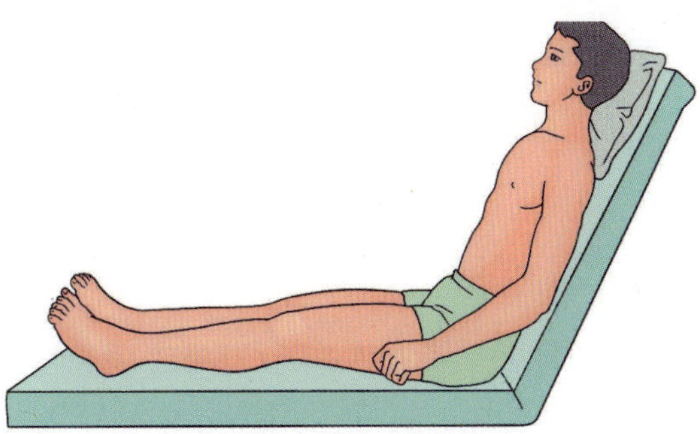

[그림 6-42] 반앉은자세

(5) 엎드린자세(복와위, prone position)

환자가 엎드린 상태에서 머리를 옆으로 돌린 자세, 즉 배로 엎드린 자세를 말한다. 엎드린자세에서는 필요에 따라 두 팔을 머리 위쪽으로 올리기도 하는데 이 자세로 몸의 긴장을 풀고 수면을 취하는 사람이 많다. 엉덩관절(고관절)과 무릎 관절을 펴고 굽힘(굴곡) 근육의 구축을 감소시키지만, 엎드린 자세를 장기간 취할 경우 척추 앞굽힘(전굴) 및 목의 굽힘(굴곡)이 일어나므로 목뼈(경추)나 허리뼈(요추)에 장애가 있는 환자에서는 금기이다. 이 자세는 의식 없는 환자의 토물 흡인 예방, 입안의 배액증진, 등에 외상이 있을 때, 척추검사, 자세변경 시 사용된다〈그림 6-43〉.

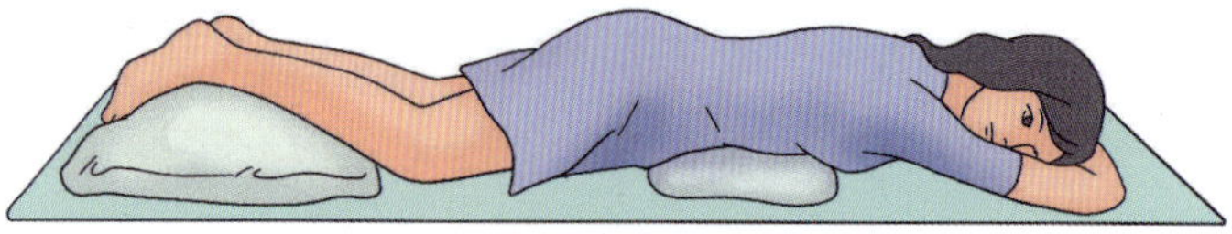

[그림 6-43] 엎드린자세(복와위)

(6) 옆누운자세(측위, lateral recumbent position)

환자가 옆으로 누운 채 양 팔을 앞으로 하고 무릎과 엉덩관절(고관절, hip joint)을 굽힌 자세를 옆누운자세라고 한다. 옆누운자세는 휴식과 수면을 취하기에 편안한 자세이며, 바로누운자세에서 보다 엉치뼈(천골)부위의 압박을 줄이면서 식사를 하거나 배액이 용이하다. 또한 바로누운자세나 반앉은자세를 장기간 취하는 환자에게 엉치뼈(천골)와 무릎의 압력을 경감시키기 위한 자세변경을 할 때 많이 이용된다. 이 자세에서는 위쪽의 다리를 아래쪽 다리보다 더 많이 굽혀서 두 다리가 포개지지 않도록 하는 것이 아래쪽 다리에 가해지는 압력을 줄일 수 있다〈그림 6-44〉.

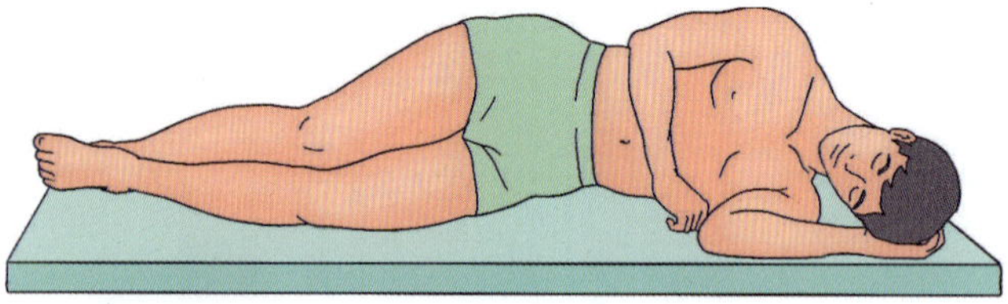

[그림 6-44] 옆누운자세(측위)

(7) 심스자세(반복위, Sims position)

심스자세는 옆누운자세와 엎드린자세의 중간쯤 되는 자세로 체중이 어깨와 엉덩뼈(장골)의 앞쪽으로 가도록 반쯤 누운 자세를 말한다. 아래쪽 팔은 대상자의 뒤에 놓여지고 위쪽 팔은 앞으로 한 상태에서 어깨와 팔꿈치는 굽혀지게 된다. 두 다리는 앞쪽으로 굽혀져 있으며 위쪽 다리가 아래쪽 다리보다 좀더 굽혀져 있다. 위쪽 다리와 발에 베개를 괴어서 모음(내전)을 막으며 머리 부분에 작은 베개를 괴어서 목 근육에 불필요한 긴장을 덜어 준다. 의식이 없거나 입안에 점액성 배액이 있는 환자의 경우에는 베개를 괴어 주지 않는다.

심스자세는 수면을 취할 때나 의식이 없는 환자에게 흔히 이용되는 자세이며 입안 내 분비물 배액 촉진, 관장(enema), 항문검사, 등 마사지를 할 때 이용된다〈그림 6-45〉.

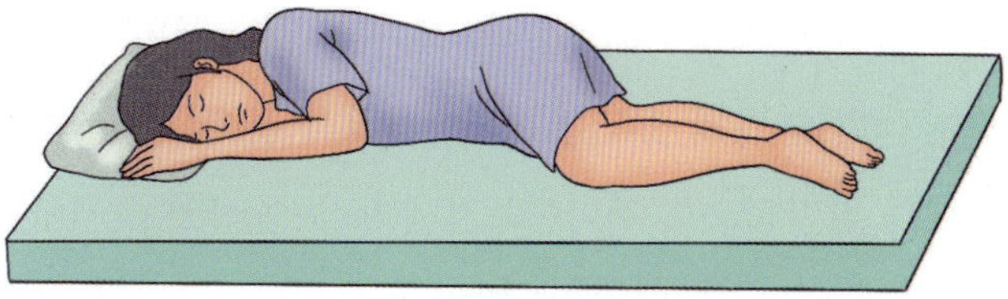

[그림 6-45] 심스자세(반복위)

(8) 돌제거술자세(절석위, lithotomy position)

침상에 등을 대고 바로 누운 상태에서 엉덩관절(고관절)과 무릎을 90° 각도로 굽히고 양 다리를 벌린 자세를 돌제거술자세라고 한다. 돌제거술자세는 방광이나 질 검사, 자궁목(자궁경부) 및 곧창자(직장) 검사, 샅(회음) 검사와 수술 시에 많이 이용되는데 이 자세를 오래 유지하려면 무릎에서부터 시작되는 다리지지대를 이용하여 양쪽 다리를 올려놓도록 한다〈그림 6-46〉.

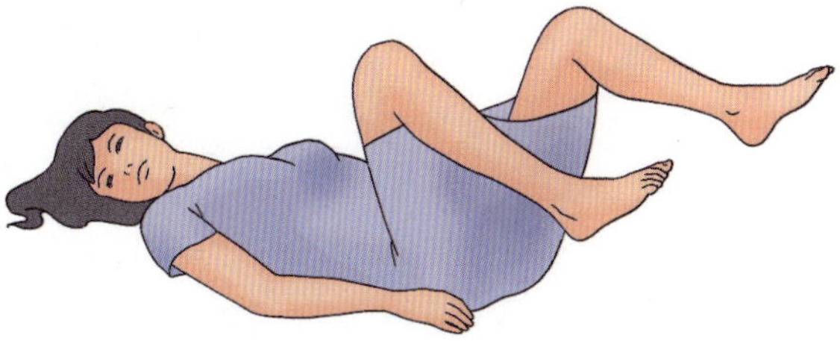

[그림 6-46] 돌제거술자세(절석위)

(9) 무릎가슴자세(슬흉위, knee-chest position)

양쪽 무릎을 꿇고 가슴과 머리를 침상 바닥에 댄 상태에서 무릎을 세우고 엉덩이를 올린 자세를 무릎가슴자세라고 한다.

무릎가슴자세는 골반 부위의 압박을 덜고 골반 장기를 이완시키는데 효과적이며, 곧창자(직장) 및 큰창자(대장) 검사, 생리통의 완화, 산후 운동이나 편위(ectopia)된 자궁의 위치교정을 위해 이용된다〈그림 6-47〉.

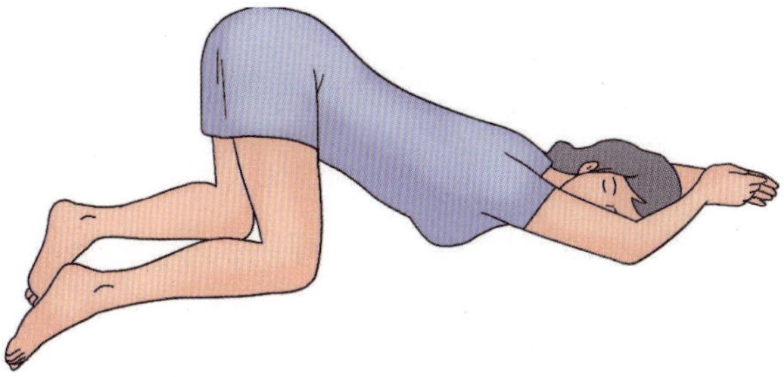

[그림 6-47] 무릎가슴자세(슬흉위)

(10) 잭나이프자세(Jackknife position)

침상에 엎드린 자세에서 머리와 다리 부위를 낮추는 대신 볼기부위(둔부)를 높게 조절하여 항문 부위가 노출되게 하는 자세를 일반적으로 잭나이프자세(Jack-knife position)라고 한다. 이 자세는 배형(abdominal position)으로 항문 수술 시에 많이 이용된다. 그리고 등형(back position)은 머리와 어깨를 약간 높인 채 등을 대고 누운 자세에서 무릎을 구부려 배에 가까이 대도록 변형시킨 자세이며 방광경이나 요도 소식자 삽입 시 이용된다. 측형(lateral position)은 옆으로 누운 자세에서 양 무릎을 가슴에 붙여서 척추의 뼈 간격을 넓게 되도록 변형한 자세이며 척추천자 시 이용된다〈그림 6-48〉.

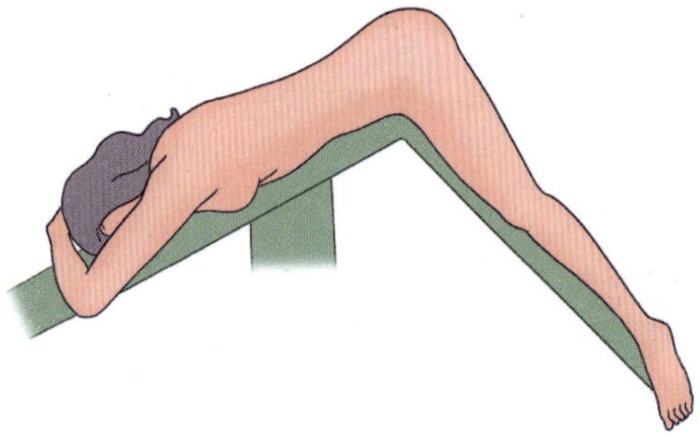

[그림 6-48] 잭나이프자세

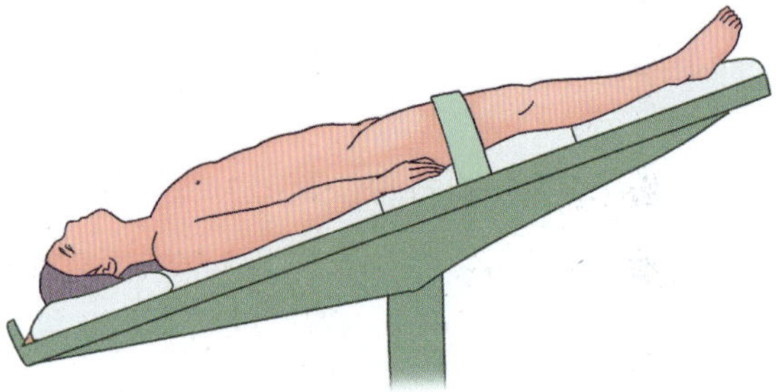

[그림 6-49] 트렌델렌부르크자세

(11) 트렌델렌부르크자세(Trendelenburg's position)

등을 대고 바로 누운 상태에서 다리 부분을 45° 정도 높이고 머리쪽을 낮게 한 자세를 트렌델렌부르크자세라고 하며 일명 쇼크 자세라고도 하는데 흔히 상복부 부위 검사나 쇼크 치료에 이용된다. 그리고 이 자세에서 머리와 몸통 부분은 수평으로 하고 다리만 45° 정도 높인 것을 변형된 트렌델렌부르크자세라고 하며 최근 응급의학에서는 쇼크환자 중에서 호흡곤란이 있거나, 두개내압이 증가한 환자에게는 금기이다〈그림 6-49〉.

3. 수면(Sleep)

수면은 인간의 기본 욕구이며 의식의 상대적 휴지상태, 즉 개인이 환경을 지각하고 반응하는 의식이 저하된 상태를 말한다. 수면 중에는 의식의 정도가 일정하지 않고 수면의 단계에 따라 변화하며, 감각 기관의 지각 정도에도 차이를 나타낸다. 수면 중일 때 가장 예민한 감각은 청각과 통각이고 후각이 가장 둔한 것으로 알려져 있으며, 하루 생활의 1/3 정도를 차지하고 있는 수면 중에는 성장호르몬과 기타 호르몬 분비의 증가와 함께 뇌의 활동에도 특정 주기가 반복되는 현상을 보인다.

보통 사람들은 쉽게 잠들고 편안한 수면을 취할 수 있지만, 어떤 경우에는 잠들기 어렵거나 수면 중에 자주 깨어 수면을 지속하기 어려울 때도 있다. 특히 신체적·정신적 질병으로 인한 불편감이나 입원, 치료로 인한 환경 변화는 환자의 수면을 방해할 수 있다.

1) 수면의 생리

수면주기, 즉 수면의 순환적 특성을 조절하는 중추는 뇌줄기(뇌간)에 위치한 그물활성계(RAS, reticular activating system)와 숨뇌(연수)의 동시활성부위(BSR, bulbar synchronizing region)이다. 이들 두 중추는 수면상태 뿐만 아니라 각성상태를 유지하기도 한다. 그물체(망상체, reticular formation)는 뇌줄기(뇌간, brain stem)에 위치하며 숨뇌(연수, medulla oblongata), 다리뇌(교뇌, pons), 중간뇌(중뇌, midbrain)를 거쳐 시상하부(hypothalamus)까지 올라가며 많은 신경세포와 섬유들을 포함한다. 그물활성계는 그물체 안에 펼쳐져 있는 망으로 각성상태와 관련된 대뇌겉질의 활동 반사와 수의운동을 촉진하며 수면을 취하는 동안에는 대뇌겉질과 신체의 말초 감각기관으로부터 거의 자극을 받지 않는다. 그러나 통증, 압박, 소음 등의 감각자극에 의해 그물체가 대뇌겉질과 말초 감각기관 및 세포로부터의 자극을 받아 활성화되면서 각성이 일어나게 된다. 그리고 동시활성부위에 대해서는 아직 구체적으로 알려진 바가 없고 다만 수면과 함께 그 활동이 증가되는 것으로 보고되고 있다.

(1) 생체리듬

인간뿐만 아니라 식물과 동물에도 주기적인 생체리듬(biorhythm)이 존재하는 것으로 알려져 있다. 생체리듬은 신체의 내적 요인과 빛과 어둠, 중력, 전자기적 자극 등 환경적 요인들에 의해 영향을 받으며 인간의 독특한 생물학적, 행동적 기능을 조절한다.

생체리듬은 그 주기의 길이에 따라 분류할 수 있다. 우선 몇 분 또는 몇 시간이 주기인 것을 하루이내 리듬(ultradian rhythm)이라고 하며 빠른눈운동(급속안구운동, rapid eye movement) 수면이 여기에 해당된다. 1개월을 주기로 하는 것은 하루보다 긴 리듬(infradian rhythm)이라고 하고 월경주기가 그 예이다. 그리고 가장 일반적인 주기라 할 수 있는 24시간 주기리듬으로 하루주기 리듬(circadian rhythm)이 있는데 체온, 맥박, 혈압, 호르몬 분비, 전해질 대사 및 감각활동의 변화가 여기에 해당된다. 예를 들어 체온, 맥박, 혈압 등은 이른 아침에 가장 저하되고 낮 동안에 많은 변화가 있다. 인간의 생활은 활동과 휴식의 시간이 교대로 있게 되는데 이는 일정한 리듬에 따라서 이루어지며 수면도 역시 복잡한 생체리듬이지만 24시간 주기에 따라 이루어지는 것이다.

영아인 경우 생후 3주가 지나면 성인과 비슷한 하루주기 리듬에 의한 주기가 시작되는데 이것은

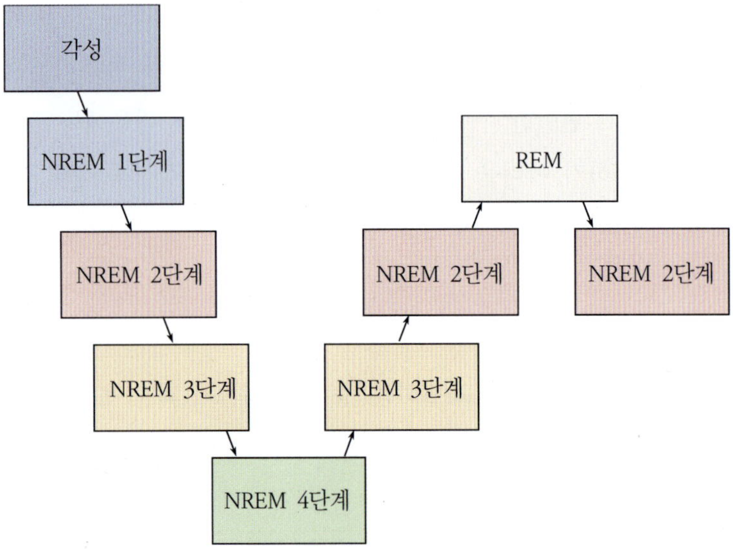

[그림 6-50] 수면의 주기 : 비급속안구운동(NREM), 빠른눈운동(REM) 수면

유전적인 것이다. 영아는 이른 아침이나 저녁에 종종 깨는데, 생후 4개월이 지난 후에는 하루주기 리듬에 들어가 밤에는 대부분 수면을 취한다. 5~6개월 이후부터는 성인과 비슷한 수면주기를 유지하게 된다.

사람은 자신의 수면주기를 지키는 자신만의 생체시계(biologic clocks)가 존재하는데 빛과 온도 등이 수면주기를 포함한 하루주기 리듬을 잠재적으로 조절하는 인자로 작용하게 된다. 이밖에 사회적, 직업적 습관 등 다른 자극들도 하루주기 리듬에 영향을 줄 수 있다. 이 때문에 초저녁에 잠드는 사람이 있는가 하면, 자정이 넘어서야 잠드는 사람도 있다.

2) 수면의 특징

인간의 수면은 보통 그 주기가 60~120분(평균 90분) 정도이며, 정상적인 수면 중에 4~6회의 주기를 반복한다. 잠이 들 때는 가장 먼저 전신이 이완되면서 졸음이 오고, 활력징후가 저하되고, 뇌파 검사 상에 알파(alpha)파가 나타나기 시작한다. 그리고 잠의 첫 단계에 들어가면 일시적인 몸의 흔들림을 경험하게 된다.

수면은 안구운동이 빠른 상태로서 빠른눈운동(REM, rapid eye movement) 수면과 안구운동이 빠르지 않은 상태로서 비급속안구운동(NREM, non-rapid eye movement) 수면으로 나눌 수 있다.

수면주기 동안에 인간은 정상적으로 비급속안구운동 수면의 1단계, 2단계, 3단계, 4단계를 연속적으로 거치게 된다. 그 다음 다시 역행하여 4단계에서 3단계, 2단계로 돌아간다. 그리고 바로 빠른눈운동 수면으로 들어가게 되며, 그 후 비급속안구운동 수면 2단계를 거쳐 3단계, 4단계로 이어진다. 도중에 잠에서 깨어나면 다시 비급속안구운동 수면 1단계부터 시작된다〈그림 6-50〉.

비급속안구운동 수면을 거치는 동안 인간의 신체는 상피세포와 뇌조직과 같은 특수세포를 재생하고 에너지를 비축해 놓게 된다. 그리고 빠른눈운동 수면에서는 활발한 뇌 활동이 있으며, 대뇌는 여러 가지 사건과 활동에 관한 정보를 여과하고 저장하여 나중에 활용할 수 있도록 한다. 따라서 인간은 수면기간을 통하여 문제해결 능력과 새로운 통찰력을 얻을 수 있게 되는 것이다.

3) 수면의 단계별 특징

뇌파검사(EEG, electroencephalography)를 통한 두개 내부의 뇌파를 기록하고, 눈전위도검사(EOG, electrooculography)를 통한 눈의 운동기록, 근전도검사(EMG, electromyography)를 통한 근육의 긴장도 기록을 통해 수면 중 일어나는 뇌의 활동을 파악할 수 있다. 이 활동을 분석한 결과 수면에는 두 가지 형태의 단계가 있는 것으로 밝혀졌는데 그것이 바로 비급속안구운동(NREM) 단계와 빠른눈운동(REM) 단계이다.

(1) 비급속안구운동(NREM, non-rapid eye movement) 수면

비급속안구운동 수면은 눈운동이 빠르지 않은 상태의 수면이다. 4단계로 이루어져 있으며 1단계는 전체 수면시간의 5~10 %, 2단계는 40~45 %를 차지하는데 가벼운 수면이라서 비교적 쉽게 깬다. 3단계와 4단계는 각각 전체 수면시간의 10 % 정도씩 차지하는 깊은 수면 단계이며, 델타(delta) 수면이라고 한다.

비급속안구운동 수면 동안에는 자율신경계의 부교감 신경이 지배적이어서 체온, 호흡, 맥박, 혈압 등이 저하되고, 대사율 또한 저하되며 기초대사량은 10~30 % 감소한다.

① 1단계

가벼운 수면상태로 주변을 의식하나 긴장이 이완되고 졸린 상태이다. 눈을 왼쪽, 오른쪽으로 움직이고 체온, 호흡, 맥박, 대사율은 약간 떨어진다. 5분 정도 지속되며 불수의적인 반사(움찔, jerk)가 일어나며 쉽게 깨울 수 있다.

② 2단계

점점 수면이 깊어지는 상태로 주변을 의식하지 못하나 잘 깨어날 수 있다. 눈의 움직임이 멈추고 호흡수, 심박동수가 약간 떨어지는데 1단계에서 2단계로 넘어갈 때는 푹 꺼지는 듯한 느낌이 든다. 전체 수면 시간의 40~45 %를 차지하고, 10~15분간 지속된다.

③ 3단계

깊은 수면의 첫 단계로 쉽게 깨어나지 못한다. 부교감 신경이 우세하므로 신체작용 뿐 아니라 호흡수와 심박동수가 더 느려지며 감각자극에 대한 반사가 약하다. 근육이 완전히 이완되고 코를 골기도 하며, 15~30분 정도 지속된다.

④ 4단계

수면시작 30~40분 후에 발생하며 깊은 수면 상태로 아무리 깨워도 못 일어나고, 심한 운동 후에는 더 길어진다. 신체가 회복이 되는 단계로 심박동수와 호흡수가 깨어있을 때 보다 20~30 %까지 떨어진다. 또한 근육이 완전히 이완된 상태이며, 대사율이 낮아지고, 에너지 반사가 거의 일어나지 않으며, 뇌파검사 상의 뇌파가 작아진다. 이때는 깨우기 어렵고 성장 호르몬의 분비와 함께 조직이 재생되는 것으로 알려져 있다. 우울, 불안 상태이거나 노인은 4단계 수면이 부족해지며 이 단계에서 몽유병과 야간뇨(야뇨증)가 나타나기도 한다.

(2) 빠른눈운동(REM, rapid eye movement) 수면

빠른눈운동 수면은 깨어있는 상태와 비슷하며 이를 역설수면(paradoxical sleep)라고도 한다. 정상 성인에서 전체 수면 시간의 20~25 % 정도를 차지하며, 90분 주기로 나타나며, 한 주기는 5~30분간 지속된다. 빠른눈운동 단계에서는 자율신경 활동의 증가로 눈의 움직임이 빨라지고, 맥박은 빠르고 불규칙하며 호흡수와 혈압이 상승한다. 남자의 경우 자주 발기가 일어나며, 위액분비가 증가하나 뼈대근(골격근)의 긴장도는 떨어진다. 대부분 이 때 꿈을 많이 꾸기 때문에 정신회복 과정에서 이 단계의 숙면이 중요한 영향을 미친다.

이때 잠을 깨우면 대부분 꿈을 꾸고 있었다고 한다. 또한 학습기억 등 하루 동안의 사건과 과정을 회상하여 정보를 저장하게 되며, 신진대사를 돕고 감염에 대한 저항능력을 높이는 데도 영향을 준다. 빠른눈운동 수면이 충분하지 못하면 고민하고 불안에 빠지게 되는데 너무 지친 상태에서는 빠른눈운동 수면이 아주 짧거나 없을 수도 있다. 빠른눈운동 수면이 박탈되면 통증에 예민해지고, 불안정, 무감각, 판단력 부족 등이 나타나며, 장기간 박탈될 경우 혼돈, 지남력 상실, 환각 등과 함께 정신질환이 유발될 수도 있다.

4) 수면에 영향을 미치는 요인

수면은 많은 요인에 의해 영향을 받는다. 소음이나 환경의 변화, 약물, 식이, 운동, 알코올성 음료, 질병, 통증, 불안 등과 같은 여러 가지 요인에 의하여 수면의 질과 양에 영향을 미친다.

(1) 연령

연령은 수면에 영향을 미치는 중요한 요인이며 일반적으로 어렸을 때는 잠을 많이 자는 대신 노인이 되면 잠이 줄어든다. 연령에 따른 수면형태의 변화는 〈표 6-1〉과 같다.

[표 6-1] 연령에 따른 수면형태의 변화

발달수준	정상수면 형태	발달수준	정상수면 형태
신생아	하루에 14~17시간 수면 50 %가 REM 수면 나머지 수면은 NREM의 3, 4단계	학령기	하루에 9~11시간 정도 수면 20 %는 REM 수면
영아기	하루에 14~15시간 수면 20~30 %는 REM 수면 수면은 밤에 더 길고(8~10시간) 규칙적 형태로 낮잠을 잔다. 12개월이 되면 낮잠은 하루에 1~2번 잔다.	청년기	하루에 7~9시간 정도 수면 20~25 %는 REM 수면 5~10 %는 1단계 수면 40~45 %는 2단계 수면 10 % 정도씩 3, 4단계 수면
유아기	하루에 11~14시간 정도 수면 20~30 %는 REM 수면 오전 중의 낮잠은 감소 정상적 수면-각성주기는 2~3세에 이루어진다.	성인기	하루에 7~9시간 정도 수면 20~25 % 정도는 REM 수면 불면증이 있다.
학령전기	하루에 10~13시간 정도 수면 3세까지는 두 번 정도 낮잠 5세에서는 주간 낮잠은 없어진다.	노년기	하루에 7~8시간 정도 수면 20~25 % 정도를 REM 수면 4단계 수면이 현저히 감소하거나 없을 수 있다. 첫 REM 기간이 길다. 밤에 더 자주 깬다. 잠드는데 시간이 오래 걸린다.

미국 국립 수면 재단(NSF: National Sleep Foundation) 2015.

(2) 질병

질병은 생리적·심리적 스트레스원이므로 수면에 영향을 미친다. 환자는 정상인보다 더 많은 수면이 필요하며, 정상적인 수면주기에 장애를 가져오기도 한다. 예를 들어, 빠른눈운동(REM) 수면 동안 위액분비가 증가되는데 소화성 궤양을 가진 사람의 경우 통증 때문에 잠에서 깨게 된다. 또한 호흡곤란이 있거나 코울혈(비울혈), 코곁굴(부비동) 배액을 하는 사람도 호흡에 문제가 있기 때문에 정상적인 수면을 취하기 어렵다. 내분비 장애도 수면을 방해하는데 갑상샘(갑상선)기능항진은 비급속안구운동(NREM) 2단계와 4단계 수면시간을 감소시켜 잠드는 시간이 길거나 깊은 수면에 빠지기 어렵고, 갑상샘저하증(hypothyroidism)은 비급속안구운동 4단계 수면이 감소된다.

간질 발작은 거의 빠른눈운동 수면 동안에 발생하고 빠른눈운동 수면에 의해 악화되는 것으로 알려져 있으며, 간경변 등과 같은 간의 손상과 뇌염은 낮과 밤의 수면 습관을 역전시키는 경향이 있다.

전염성 질환, 특히 전염성 간염을 앓는 사람들은 정상인보다 훨씬 더 많은 수면을 필요로 한다.

(3) 활동양상

신체활동이 많을수록 수면을 많이 취하게 되며, 부동환자는 신체적 활동이 부족해서 잠을 잘 자지 못한다. 지친 사람일수록 첫 번째 주기의 빠른눈운동 수면시간이 짧고 충분한 휴식을 취하면 빠른눈운동 수면시간이 길어진다. 알맞은 운동은 수면을 유도하지만 과도한 운동은 수면을 지연시킨다. 신체활동은 빠른눈운동 수면과 비급속안구운동 수면 모두를 증가시키고 수면 2시간 전에 운동을 하면 비급속안구운동 4단계 수면이 촉진된다. 특히 낮에 운동을 하는 사람이 밤에 수면을 더 잘 취할 수 있으나, 취침 직전의 운동은 잠들기를 방해할 수 있다. 개인의 생활양상도 수면에 영향을 미치는데 근무 시간이 주기적으로 변하는 경우 안정된 수면 양상을 유지하기가 어려워진다.

(4) 심리적 스트레스

심리적으로 불안, 우울하거나 심한 스트레스를 받는 사람은 수면에 방해를 받으며, 잠을 자도 충분히 회복될 수 없다. 불안하면 교감신경계가 자극되어 노르에피네프린(norepinephrine)이 증가하면서 비급속안구운동 4단계 수면과 빠른눈운동 수면이 줄어들게 되는데, 빠른눈운동 수면의 양이 감소하면 불안과 스트레스가 더 심해지는 경향이 있다.

(5) 약물

수면의 질은 약물과도 관련이 있으며 최면제는 비급속안구운동 3, 4단계 수면을 방해하고 빠른눈운동 수면을 억제하며, β-차단제는 불면증과 악몽을 유발한다. 수면제, 바르비투르산염(barbiturate), 암페타민(amphetamine), 항우울제 등은 빠른눈운동 수면을 비정상적으로 감소시키는 약물이다. 이러한 약물들을 갑자기 끊는 환자들은 평소보다 더 많은 빠른눈운동 수면을 취하며 무서운 악몽을 꾸기도 한다.

(6) 알코올과 카페인

적당량의 알코올은 수면 유도에 효과가 있으나 많은 양의 알코올은 빠른눈운동 수면과 비급속안구운동 수면 1단계와 2단계 수면을 방해한다. 알코올의 효과가 떨어진 후 빠른눈운동 수면이 회복되는 동안 악몽을 경험할 수도 있다. 커피, 차, 탄산음료, 초콜릿 등 카페인이 함유된 음료는 중추신경계를 자극하여 수면을 방해한다.

(7) 식이와 영양

지나친 체중감소와 체중증가도 수면에 영향을 미친다. 체중감소가 많을 경우 수면 도중에 깨거나 새벽에 깨게 되며 전체 수면시간도 감소한다. 반면에 체중증가는 총 수면시간이 길어진다. 치즈, 우유, 쇠고기, 참치 통조림 속에 함유된 아미노산 L-tryptophan(트립토판)은 수면을 촉진한다. 적절한 단백질이 포함된 식이는 정상 수면을 증진시키는 반면 필수 단백질이 부족한 식이는 수면을 방해한다. 특히 잠들기 어렵고 계속적인 수면유지가 곤란한 노인들은 식사에 단백질이 충분하지 않거나 단백질 흡수에 문제가 있을 수 있다.

(8) 흡연

니코틴은 신체에 자극효과가 있어 흡연자들은 잠을 자기 어렵고, 일단 잠이 들어도 쉽게 깨며 깊은 잠을 못자는 경우가 많다. 저녁식사 후 담배를 피우지 않으면 수면이 증진되는 경향이 있으며, 흡연자들도 담배를 끊고 나면 수면상태가 호전된다.

(9) 환경적 요인

대부분의 사람들은 보통 자기 집에서 가장 편안하고 쉽게 수면을 취하지만 병원과 같이 낯설거나 새로운 환경에 있을 경우 빠른눈운동 수면과 비급속안구운동 수면 모두에 영향을 미치는 경향이 있다. 환기, 실내온도, 조명이 수면에 영향을 준다.

5) 수면장애

수면장애는 일차적 수면장애와 이차적 수면장애로 분류할 수 있는데 일차적인 수면장애에는 불면증, 과다수면, 발작수면, 수면 무호흡증, 사건수면 등이 포함되며, 이차적 수면장애는 갑상샘 기능이상, 우울증, 알코올 중독증과 같은 임상적 이상에 의해 야기된다.

(1) 불면증

불면증(insomnia)이란 충분한 양과 질의 수면을 취할 수 없는 것으로 특별한 이유 없이 밤에 잠들기 어렵거나, 자주 깨는 경우 또는 이른 아침에 잠을 깨어 수면 시간이 부족한 경우를 일차적인 불면증(primary insomnia)이라 하며, 통증이나 불안, 긴장감과 같은 과도한 자극에 의해 이차적인 불면증(secondary insomnia)이 유발된다.

불면증 환자가 잠이 든 것을 흔히 확인할 수 있으며, 사실 자신들이 생각하는 것보다는 더 많은 수면을 취하는 경우가 많다. 불면증은 신체적 불편감 및 불안과 같은 정신적인 자극과다로 생기며 약물 의존적인 사람과 과음하는 사람도 불면증이 있다. 불면증을 가진 사람이 문제의 원인을 해결하지 않은 채 장기간 수면제를 복용하는 것은 약물 의존성이 생길 수 있기 때문에 가능한 한 피하는 것이 좋다.

불면증을 해소하는 일반적인 방법은 잠자리에 들기 전에 치즈나 우유와 같은 고단백 음식을 섭취하거나 취침시간을 어기지 않고 지키고, 잠에서 깼을 때는 잠자리를 떠나도록 하고, 잠자리에 들기 전에 자극적인 활동을 피하며, 잠자기 전에 미리 이완요법을 수행하는 것이 도움이 된다.

(2) 과다수면

과다수면(hypersomnia)은 불면증에 반대되는 개념으로 특히 낮에 비정상적으로 심하게 잠이 오는 것을 말한다. 과다수면이 있을 경우 아침 늦게까지 수면을 취하고도 다시 낮잠을 많이 잔다. 중추신경계와 콩팥(신장) 및 간이 손상을 받거나 당뇨병케톤산증, 갑상샘저하증과 같은 대사성 장애가 있을 때 많이 나타난다.

지속적으로 피로감을 호소하거나 수면을 과다하게 취할 경우 이는 잠재적인 건강문제, 즉 질병이 있는 신호일 수 있는데, 그 질병이 치료되면 정상적인 수면양상을 되찾게 되며 이는 일시적인 과다수면이라고 볼 수 있다.

(3) 발작수면

발작수면(narcolepsy)은 기면증이라고도 하며 낮 동안에 갑작스럽고 주체할 수 없을 만큼 잠이 쏟아지는 것을 말한다. 원인은 잘 알려져 있지 않지만 빠른눈운동(REM) 수면을 조절하는 중추신경계에 유전적 결함이 있어 비급속안구운동(NREM) 단계는 거의 없이 빠른눈운동 단계가 지속되는 빠른눈운동 수면장애로 보인다. 발작수면은 빠른눈운동 수면기에 시작되는데 밤에 수면을 잘 취하지만 낮에도 대화를 하거나 운전 중에 또는 하루에 수차례 꾸벅꾸벅 졸게 된다.

보통 사춘기와 성인 초기에 증세가 나타나기 시작하여 평생 동안 계속되는데 흔히 간질(epilepsy)과 혼동되기도 하나 간질과는 직접적인 관계가 없는 증상이다. 약물요법으로 조절되기도 하나 약물투여를 중단하는 경우 증상이 다시 나타나는 경우가 많다.

(4) 수면무호흡

수면을 취하는 동안에 일시적으로 호흡이 중단되는 것을 수면무호흡(sleep apnea)이라고 하는데 빠른눈운동(REM) 단계에서 흔히 일어난다. 코골이가 심하거나, 밤에 자주 깨거나, 과잉 낮잠, 불면증, 성격변화가 심한 사람에게 잘 발생하며, 50세 이상 남자와 폐경기 여성에서 흔하다. 신생아에게서 수면무호흡이 나타나는 경우에는 세심한 관찰과 즉각적인 치료를 필요로 한다. 무호흡은 10초에서 2분까지 지속되며 발작의 빈도는 하룻밤에 50~600회 정도까지 나타나기도 한다.

수면무호흡에는 폐쇄성 무호흡, 중추성 무호흡, 혼합형 무호흡이 있다. 폐쇄성 무호흡은 편도 비대, 코사이막(비중격) 이상, 코안(비강) 폴립 등 인두나 입안 구조가 공기흐름을 차단할 때 일어나며 가슴근(흉근)과 배(복)근을 움직여서 호흡을 시도한다. 중추성 무호흡은 뇌 호흡중추의 결함으로 일어나며, 뇌줄기(뇌간) 손상이나 근육위축증에 초래되면 치료가 불가능하다. 혼합형 무호흡은 중추성 무호흡과 폐쇄성 무호흡이 동시에 일어나는 것이다. 편도가 커져 있어 발생한 폐쇄성 무호흡은 편도를 제거해 주며, 중추성 무호흡은 강력한 진정제로, 폐쇄성 무호흡은 기관절개술로 치료효과를 볼 수 있다.

(5) 사건수면

사건수면(parasomnia)은 수면을 취하는 동안에 발생하여 정상적인 수면을 방해하는 각성행위를 통틀어 말하며, 몽유병, 밤공포증(야경증), 야간뇨(야뇨증), 야간발기, 잠꼬대, 이갈기 등이 포함된다.

① 몽유병

몽유병(somnambulism, sleep walking)은 잠든지 1~2시간 후 3, 4단계의 비급속안구운동(NREM) 수면 동안 잘 일어난다. 5~12세 아동의 1~6 %가 몽유병을 경험하는 것으로 알려져 있으며 보통 2~3년 내에 정상으로 돌아온다. 몽유병 환자는 계단 등 위험 물체에 대한 주의력이 부족하므로 몽유병 상태에서 상해를 입을 수 있다.

② 밤공포증(야경증)

야경증(night terror)은 밤공포증이라고도 하며, 6세 이하의 아동에서 흔히 나타나는데 취침 몇 시간 뒤에 창백하고 두려워 비명을 지르면서 갑자기 벌떡 일어난다. 잠을 깬 것과 관련된 두려운 생각이나 꿈을 회상할 수 없는 것이 악몽(nightmares)과는 다르다. 야경증은 보통 치료를 하지 않아도 저절로 없어진다.

③ 야간뇨(야뇨증)

야간뇨(야뇨증, nocturia)은 생후 만 2년 6개월 이상의 아동이나 성인이 밤에 잠을 자는 동안 불수의적으로 배뇨가 일어나는 것이다. 야간뇨의 구체적인 원인은 알려져 있지 않으나 심한 긴장과 불안 등 정신적인 요인에 의한 것으로 보인다. 잠들기 몇 시간 전부터 수분 섭취를 제한하고 취침하기 직전에 소변을 보게 하여 예방하는 방법이 있다. 잠들고 1~2시간 후인 비급속안구운동(NREM) 수면의 3, 4단계에 야간뇨가 잘 발생하므로 이를 억제하는 약물을 사용하기도 한다.

④ 잠꼬대

잠꼬대(sleeptalking, somniloquism)는 수면장애는 아니지만 다른 사람의 수면을 방해할 수 있다. 이것은 빠른눈운동(REM) 수면 전의 비급속안구운동(NREM) 수면 동안에 잘 일어나며, 특별히 치료를 필요로 하는 건강문제는 아니다.

⑤ 이갈기와 코골기

이갈기(sleep bruxism)는 수면 중에 치아를 가는 현상으로, 흔히 발생하지만 장기적으로 지속되면 치아 손상과 턱관절 장애를 유발할 수 있다. 코골기(snore)는 편도가 커져서 생기는 경우가 많다.

6) 편안한 수면을 돕는 방법

환한 불빛과 소음 등으로 산만한 병원 환경은 입원 환자의 수면을 방해한다. 또한 환자 마다 휴식과 수면의 유형이 다르므로 습관화된 수면 시간과 수면에 필요한 환경, 수면 직전의 여러 가지 활동 등을 자세히 파악하고, 환자의 성장발달 단계에 맞추어 적절한 수면양상을 유지할 수 있도록 하는 것이 중요하다.

(1) 수면환경의 조성

생소한 곳이나 사람의 말소리가 들리고, 기계소리와 같은 소음이 나는 곳은 사람의 긴장을 고조시키고 휴식을 저해하게 되므로, 이러한 환경을 통제하여 편안한 수면환경을 조성할 필요가 있다. 특히 실내 온도와 습도, 환기 등에 신경을 써야 하며, 입원환자의 경우 이불의 두께에도 예민해질 수 있다. 또, 사람에 따라서 불을 꺼야 쉽게 잠이 드는 사람이 있는가 하면 어두운 환경에서 수면을 잘 취하는 사람도 있다. 수면을 취할 때는 편안한 침상에서 아래 홑이불은 팽팽하고 윗 침구는 동작을 제한하지 않아야 하며 항상 청결하고 건조하여야 한다.

(2) 긴장감의 해소

긴장이 해소된 상태를 이완(relaxation)상태라 한다. 사람은 수면을 취하지 않더라도 이완상태가 될 수는 있으나 이완상태가 유지되지 않으면 적절한 수면을 취할 수 없다. 긴장감을 해소하고 이완을 촉진하기 위해서는 심호흡을 4~5회 하거나 신체 각 부위를 교대로 수축시켰다가 이완시키는 방법이 도움을 준다. 또 적절한 오락 활동을 하거나 근육을 부드럽게 마사지하는 것도 좋은 방법이다.

(3) 적절한 취침 습관 유지

사람들은 대부분 자신에게 적절하고 규칙적인 취침 습관을 가지고 있는데 규칙적인 활동이 변화하게 되면 수면에도 영향을 미쳐 취침 습관이 변하게 된다. 취침 전에 먹는 스낵류는 수면을 방해할 수 있지만 우유, 치즈, 땅콩과 같은 고단백 식품은 수면을 촉진하는데 이것은 수면을 유도하는 아미노산인 L-트립토판(L-tryptophan)이 함유되어 있기 때문이다. 매일 일정한 시간대에 잠을 자고 매일 아침 동일한 시간에 일어나는 것이 건강한 수면형태를 유지하는데 중요하다.

(4) 통증완화와 불안요인 제거

통증과 불안은 수면장애를 가져오는 주요 요인이 되므로 이를 해소하는 것이 편안한 수면에 중요한 영향을 미친다. 통증이 있는 환자는 수면 30분 전에 진통제를 투여하거나, 냉·열 찜질로 통증을 완화하거나 근육의 긴장을 줄일 수 있으며, 호흡기계 문제를 가진 환자는 기관지확장제와 같은 약물을 투여하고 적절한 자세를 유지시켜주면 효과가 있다.

(5) 약물의 투여

수면을 유도하기 위해 진정제, 수면제와 불안 및 긴장을 감소시키는 항불안제 그리고 벤조디아제핀(benzodiazepine) 같은 정온제를 필요에 따라 투여할 수 있다. 그러나 대부분의 수면제는 빠른눈운동(REM) 단계 수면을 억제하므로 정기적으로 투여하다가 끊으면 이를 보상하기 위하여 빠른눈운동(REM) 단계 수면이 증가된다. 그러면 꿈을 많이 꾸게 되고 숙면을 할 수 없게 되므로 수면제 복용을 계속하게 되고 결국 상습적으로 복용하기에 이른다.

자연적인 수면과정을 저해하지 않고 수면을 유도하는 약물이 바람직하나 현재 개발된 수면제는 장점과 단점이 있어 용도에 따라 적절하게 선정되어야 하므로 전문가의 치료계획을 참조해야 한다. 따라서 수면제를 투여하는 것은 전문가의 치료계획에 따라 이루어져야 하며 수면을 유도하는 모든 조치를 취하여도 잠을 이루지 못하거나 수술 전날 밤과 같이 특별한 경우에 한하여 투여하는 것이 바람직하다.

바르비투르산염(barbiturate), 모르핀(morphine), 메프로바메이트(meprobamate) 등은 빠른눈운동(REM) 수면을 억제한다. 정온제(신경안정제, tranquilizer) 등은 잠들기 쉽게 해서 복용 후 며칠간은 전체 수면량을 증가시키지만, 25~30일 이상 복용하면 이러한 효과가 사라지고 비급속안구운동(NREM) 수면이 감소되면서 얕은 잠을 자게 된다.

4. 통증(Pain)

통증은 다른 사람과 나눌 수 없고 개인적으로 느끼게 되는 불유쾌하고 주관적인 감각으로 생리적으로 무엇인가 문제가 있음을 암시하는 중요한 신호이기도 하다. 통증은 사람의 사고를 지배하고, 활동을 제한하며, 삶을 변화시키기도 한다. 가벼운 상처에 의한 통증과 같은 것은 개인에 따라 자신이 억제하고 이를 견딜 수 있으나 질병의 말기나 원인 모르는 통증은 경과를 예측할 수 없고 불확실하여 견디기가 어렵다. 따라서 어떤 경우에 통증은 완전히 완화될 수 없고, 단지 통증을 최소화하는 중재를 할 수 있을 뿐이다.

흔히 약물 중독자를 만든다는 두려움 때문에 환자에게 진통제의 투약을 피하려하거나, 통증을 호소하는 환자에 대해 편견을 가질 수 있으나 개인적인 가치를 환자의 통증경험에 투사(projection)하는 것은 바람직하지 않다.

1) 통증의 정의

통증은 보편적임에도 불구하고 확실하지 않는 복잡한 현상으로 정확한 본질은 신비로 남아 있다.

통증은 사람에게 무엇인가 문제가 있다는 것을 나타내는 인체 방어기전의 하나이다.

국제통증학회(ISAP: International association for the study of pain)에 의학면 통증이란 "실질적인 또는 잠재적인 조직 손상이나 이러한 손상에 관련되어 표현되는 감각적이고 정서적인 불유쾌한 경험"으로 정의하였다. 통증은 환자만이 감지하고, 묘사할 수 있는 주관적인 증상이기 때문에 응급구조사는 환자가 통증에 대해 묘사한 것에 의존해야만 한다.

2) 통증의 유형

통증은 통증기간에 따라 급성과 만성으로 나눌 수 있고 신체적인 근원에 따라 몸통증(somatic pain)과 내장통증(장기통증, visceral pain)으로 나눌 수 있다.

통증기간에 따른 급성 통증(acute pain)은 6개월 미만의 비교적 짧은 지속기간을 갖는 것으로, 대개 격렬한 통증으로 급성 통증이 있는 사람은 새롭고 두려운 통증 경험 때문에 과도한 행동을 보이기도 한다. 만성 통증(chronic pain)은 6개월 이상 지속되는 것으로 급성 통증보다 천천히 나타나서 오래 지속되며, 만성 통증 환자들은 통증이 언제 처음 시작되었는지 기억하는데 어려움이 있다. 예측할 수 없는 만성 통증은 절망감을 주고 흔히 정신적 우울증을 일으키게 한다.

통증을 느끼는 신체적인 근원에 따라서는 몸통증(체성통증)과 내장통증으로 분류된다. 몸통증은 피부, 근육 또는 관절로부터 발생하며, 여기에는 표재성과 심부성이 있다. 표재성 몸통증은 찌르는 듯하며 쉽게 국소화되고 기간이 짧다. 심부성 몸통증은 힘줄(건), 인대, 뼈, 혈관, 신경이나 깊은 피부층에서의 통증감수체 자극으로 일어나고, 화끈거리며 쑤시는 듯한 느낌이 있다. 이것은 표재성 몸통증보다 더 범발적이며, 오래 지속되는 경향이 있다. 내장통증은 머리안(두개강), 배안(복강)과 가슴안(흉강)의 통증 감수체 자극에 의한 것으로 땀남(발한)과 빠른맥(빈맥) 같은 자율신경계 반응이 동반되기도 한다. 내장통증은 퍼져 나타나는 경향이 있고 종종 깊은 부위 통증과 같은 화끈거림, 쑤심 또는 압박감 등을 느낀다. 내장통증은 간혹 허혈 또는 근육경련에 의해서도 일어나며 같은 신경절을 따라 전달되기 때문에 몸통증으로 인식되기도 한다.

통증의 특수한 형태로 헛통증(환상통증, phantom pain), 작열통(causalgia), 부챗살통증(방사통증, radiating pain) 등이 있다.

헛통증(환상통증)은 없어진 신체부위에 실제적인 통증이 느껴지는 것으로, 절단된 다리의 통증이 이에 해당된다. 이것은 없는 신체 부위가 아직도 있다고 느끼는 환상감각(phantom sensation)과는 구별된다.

작열통은 말초신경 손상 후에 나타는 것으로 타는 것처럼 따갑고 아프고 지속적인 통증이다. 작열통은 사소한 자극, 접촉, 정서적 불안 등이 요인이 되므로 바람이나 온도변화 등에 주의해야 한다. 작열통이 흔히 나타나는 신경은 팔신경얼기(상완총, brachial plexus), 정중신경(median nerve), 궁둥신경(좌골신경, sciatic nerve) 등이다.

부챗살통증(방사통증)은 통증부위에서 지각되어 주위나 인접 조직으로 퍼지는 통증이다. 아주 강한 유해자극이 깊은 부위 조직이나 장기에 가해지면 그 장기로부터 들어오는 감각신경섬유가 척수 뒤뿔(척수후각)에 와서 신체표면으로부터 들어오는 통각신경섬유와 혼합되어 제2 감각 신경단위와 연결된다. 이것이 대뇌겉질(피질)에 도착하면 신체표면으로부터 전달되는 통각으로 잘못 해석하여 그 척수분절이 지배하는 구역의 피부에 통증이 나타난다. 이렇게 대뇌겉질에서 해석을 잘못하는 것은 신체표면의 통증감수체가 장기보다 많아서 대뇌겉질이 신체표면으로부터의 자극을 더 인식하기 때문이다. 예를 들면, 심장통은 왼쪽 어깨와 왼팔로 내려가며, 막창자꼬리염(충수염, appendicitis)으로 인한 통증은 배 전체부위에서 느껴진다.

3) 통증 기전

통증 경로는 수용, 전달 및 지각, 조절로 나뉜다.

(1) 수용

수용은 통증 경험의 신경생리학적 구성요소의 첫 단계이다. 특별수용기는 통증 자극을 받아들이고 자극은 들신경(구심신경, afferent nerve)을 거쳐 척수로 전달된다.

피부와 배막(복막), 관절표면과 동맥벽 등에는 많은 통증감수체가 있다. 그러나 대부분의 깊은조직들에는 통증감수체가 아주 적고, 허파꽈리(폐포)와 뇌에는 통증감수체가 없다.

통각수용기(nociceptor)는 외부 자극에 의해 조직이 손상될 수 있음을 느끼는 감각 뉴런으로, 유해감수체(nociceptor)라고도 한다. 이들은 세포의 직접손상이나 브라디키닌(bradykinin)과 같은 화학물질의 분비, 기계적, 온도 및 화학적 자극에 의한 간접적 손상으로 활성화된다. 브라디키닌은 일반적인 통증 자극물질로 알려지고 있는데 조직손상 시에 생산되는 브라디키닌은 혈관을 이완시켜 모세혈관 투과성이 증가하고, 민무늬근육(평활근)을 수축시키며 통증감수체를 자극한다. 또한, 히스타민(histamine) 같은 염증성 화학물질의 생산을 자극하여 체액과 백혈구들을 상처조직으로 이동시켜 발적, 부종 및 압통을 유발한다.

손상당한 조직이나 통증감수체에서 분비되는 통증 유발 물질은 브라디키닌(bradykinin)과 프로스타글란딘(prostaglandin) 외에도 세로토닌(serotonin), 히스타민(histamine), 물질 P(substance P), 아세틸콜린(acetylcholin) 등이 있다.

통증감수체들은 구조적으로 유사하지만 신체부위에 따라 다르게 반응한다. 예를 들어, 베인 상처는 급성 통증을 일으키지만 내장절개상은 그렇지 않다. 그리고 통증은 단지 통증감수체들의 자극에 의해서만 일어나는 것은 아니고 통증내용이 척수를 통하여 뇌에 전달될 때에 일어난다.

(2) 전달 및 지각

통증감각은 신경통로를 따라 전달된다. 신체에는 단지 통증만 관장하는 기관이나 세포는 없고, 자율신경 말단에 수백만 개의 통각수용기가 있다. 이 수용기는 빠르게 통증을 전달하기 위한 A섬유와 느리게 통증을 전달하기 위한 C섬유를 갖고 있다. 신체에는 관절표면과 같은 일부 내부조직과 피부층에 많이 존재한다.

통증지각은 통증을 일으키는 자극이 있을 때의 감각과정을 포함하며 통증에 대한 사람의 해석을 포함한다. 통증역치(pain threshold)는 사람이 통증을 느끼는데 필요한 최소한 통증자극의 양이다. 통증역치는 일반적으로 거의 비슷하지만 의식 상태에 따라 조금씩 달라질 수 있다. 통증내성(pain tolerance)은 개인이 참을 수 있는 최대한의 통증의 양과 기간이다. 통증내성은 개인차가 크며 심리적 및 사회문화적 요소들에 의해 영향을 받는다.

(3) 조절

통증감각은 신경조절자라고 불리는 물질에 의해 조절되고 변화되어 나타난다. 신경조절자는 척수나 뇌에서 발견되는 모르핀(morphine)과 같은 화학적 조절자를 의미하는 고유의 아편성분이다. 그들은 진통 작용을 하고 통증의 인지를 변화시킨다. 이들 고유의 아편성분은 중추신경계통을 통하여 특정한 아편 수용기 부위와 닿아 있고, 통증 전달물질의 방출과 생성을 차단함으로써 진통효과를 생성한다고 믿어진다. 통증과 스트레스 둘 다 내재성 아편체계의 작용을 할 수 있게 하는 것으로 보인다.

아편 같은 통증조절 인자는 엔도르핀(endorphin), 엔케팔린(enkephalin), 디놀핀(dynorphin)이 있다. 엔도르핀은 중추신경계 통로의 다양한 부분의 신경연접에서 생성된다. 그들은 편안감을 일으키고 지속적인 진통효과를 가진 강력한 통증차단성 화학물질이다. 엔케팔린은 뇌와 척수 뒤뿔(posterior horn)을 통해 넓게 퍼져 있고, 엔도르핀보다는 덜 효과가 있는 것으로 알려져 있다. 디놀핀은 최근에 발견된 것으로 뇌하수체, 시상하부 그리고 척수에서 주로 발견되며, 엔도르핀보다 50배나 강한 진통효과가 있으나 진통작용에 관해서는 알려진 것이 거의 없다.

4) 통증 반응

통증에 대한 반응은 생리적이고 행동적인 반응을 모두 포함한다. 통증이 있음을 보이는 명백한 생리적 징후가 있다 하더라도 사람은 통증이 없는 것처럼 행동할 수 있다.

(1) 생리적 반응

통증 자극이 뇌줄기(뇌간)와 시상을 향하여 척수로 상행하고 자율신경계는 스트레스 반응의 한 부분으로써 자극 되어지며, 자율신경계의 교감신경 가지의 자극이 생리적 반응을 가져온다. 통증 반응의 교감신경반응과 부교감신경반응은 〈표 6-2〉를 참고한다.

[표 6-2] 통증 반응

교감신경 반응	부교감신경 반응	행동적 반응	정서적 반응
맥박 증가 수축기 혈압 상승 땀남(발한) 호흡 증가 근육긴장 증가 동공확대 빠른 말 경계심 증가	맥박 감소 수축기 혈압 하강 욕지기(구역), 구토 호흡 감소 허탈 동공축소 느리고 단조로운 말 무기력하고 우울	부동 위축 찡그림 몸부림 안절부절 못함 비정상적 자세 지나친 조용함(냉철) 신음소리	두려움/놀람 불안 분노 무력감 절망감 피로/지침 벌 받는 느낌

(2) 행동적 반응

행동적 반응은 개인에 따라 매우 다양하게 나타난다. 통증의 인내도는 개인이 더 이상 통증의 정도나 기간을 견디지 못하는 지점을 말하고, 통증을 잘 견디는 것과 반응하는 양상은 그 사람의 태도, 동기적 요인, 가치, 문화적인 기대치에 따라 다르다〈표 6-2〉.

5) 통증에 영향을 미치는 요인

(1) 문화

문화적 규범이 우리 일상생활의 행동, 태도, 가치 등의 상당부분을 지배하기 때문에, 문화는 통증에 대한 개인적 반응에도 영향을 미친다. 어떤 집단은 통증을 비밀스럽게 참아야 하는 것으로 여기나 다른 집단은 가족구성원이나 배우자 또는 의료진의 지지와 공감을 원한다. 일부 문화에서는 통증을 나쁜 행위에 대한 징계로 생각하므로 개인은 죄를 보상하기 위해서 불평 없이 참는다. 일부 중동과 아프리카 문화는 고통 또는 통증을 스스로 가하는 것이 애도나 슬픔의 표시가 된다. 다른 집단에서는 통증은 종교적인 의식행위의 일부로 통증을 참는 것은 힘과 인내를 의미한다.

(2) 정서

정서도 통증반응에 영향을 준다. 예를 들어, 운동선수의 경우 경기에 완전히 몰입한 경우 경기가 끝날 때까지 상처의 통증을 깨닫지 못하지만, 따분하거나 우울한 사람들은 통증에 관하여 더 많이 생각하고 의식한다. 그리고 심한 불안환자는 통증지각이 더 높으며 덜 불안한 사람들은 통증을 더 잘 참는다.

(3) 환경과 지지자

개인의 환경은 통증지각과 반응에 영향을 미친다. 예를 들어, 일에 몰두할 경우에는 통증지각과 반응이 감소한다. 또한 낯선 병원 환경과 복잡하고 소음이 많을 경우 통증 경험을 더 심하게 느끼게 된다. 어떤 사람들에게는 사랑하는 가족이나 친구의 존재가 통증을 덜 지각하게 만들기도 한다. 일부 환자들은 가족으로부터의 특별한 관심을 얻기 위해서 통증을 이용할 수도 있다. 의미 있는 사람의 기대는 통증에 대한 사람들의 지각과 반응에 영향을 줄 수 있다.

(4) 불안과 스트레스 요인

통증이 예측되거나 경험할 때 항상 존재하는 불안은 지각된 통증의 정도를 증가시키는 경향이 있다. 알 수 없는 것에 대한 위협은 미리 준비된 것에 대한 위협보다 더 강력하고 많은 불안을 형성한다. 많은 연구에서 수술 전 교육을 통해 수술 후 상황을 예상하는 것은 비슷한 수술 절차임에도 수술 전에 교육받지 않은 환자만큼 많은 양의 진통제를 요구하지 않았다고 보고했다.

통증은 불안, 근육 긴장, 피로가 있을 때 악화된다. 통증은 휴식과 이완을 방해하며 긴장과 피로는 불편감을 악화시키는 악순환으로 쉽게 진전된다. 휴식을 취하고 긴장을 푼 사람은 많은 불편함도 잘 대처할 수 있다. 매우 피곤하거나 관심을 가질 어떤 것도 없는 사람은 통증을 급격하게 경험한다.

(5) 과거 통증경험

개인이 과거에 통증을 경험했거나 그 통증의 질의 심각성 정도는 새로운 통증 경험에 영향을 준다. 어떤 환자들은 심한 통증을 전혀 모르고 감각이 어느 정도 강렬한가를 모르기 때문에 통증에 대한 두려움이 없다.

자신의 과거 통증경험이 건전하지 못한 행동을 교정했고 건강과 안녕감을 가져왔던 사람들은 통증을 가치 있고 중요하다고 여기며, 새로운 통증의 의미와 중요성을 주의 깊게 받아들인다. 일반적으로 평생 동안 일상적인 것보다 더 많은 통증을 체험한 사람들은 보다 많은 통증을 예상하고 통증에 대한 증가된 민감성을 나타낸다. 또 어떤 통증 기억들은 잊어버리지 않고 기억되어 그 통증을 유발시킨 것과 비슷한 조건과의 새로운 접촉에 격렬한 반응을 일으킨다.

6) 통증 관리

(1) 평가

① 통증 부위

표재성 몸통증은 통증 부위를 정확하게 지적할 수 있으나, 내장통증은 넓게 인식되므로 부위를 지적하기가 쉽지 않다. 통증 부위를 기술할 때는 '몸쪽(근위)의, 먼쪽(원위)의, 중심의, 가쪽(외측)의'라는 용어를 사용하여 표시한다.

② 강도

통증 강도와 중증도는 주관적이며 조직에 따라 민감성이 다르고, 영향을 미치는 요소들도 있다. 통증강도에 영향을 미치는 요소로는 주위의 산만정도, 다른 사건에 집중하는 정도, 의식상태, 활동 수준, 환자의 기대가 있다.

통증강도는 약간의(slight), 경미한(mild), 보통의(moderate), 심한(severe), 아주 심한(excruciating)으로 서술한다. 통증강도를 평가할 때 환자의 상태를 고려해야 한다. 예를 들면 노인이나 혼미한 환자들은 통증정도를 잘 표현하지 못하며, 아이들은 불유쾌한 검사를 피하기 위해 통증이 없다고 하기도 한다.

③ 질

가끔 환자들은 통증을 묘사하는데 어려움을 겪는데 이는 그런 통증을 경험해 본적이 없기 때문이다. 특히 어린이들과 신경계질환 통증 환자는 더욱 그렇다. 환자들이 표현하는 단어가 더 정확하고 서술적일 수 있다.

④ 유형

통증유형에는 시작 시간, 기간, 통증이 없는 시간 또는 간격이 포함된다. 그러므로 통증이 언제 시작되는지, 통증이 얼마나 오래 지속되는지, 통증이 재발되는지 여부, 통증과 통증 사이의 간격 그리고 통증이 마지막으로 있었던 때는 언제인지 알아야 한다.

⑤ 유발요인

육체적이거나 정서적 스트레스원은 통증을 유발할 수 있다. 정서적 긴장은 종종 편두통(migraine)을 가져오며 두려움이나 과도한 육체적 노동은 가슴조임증(협심증, angina pectoris)을 유발할 수 있다. 유발요인을 관찰하는 것은 통증을 예방하고 통증의 원인을 알아내는데 도움을 줄 수 있다. 환경적인 요인도 통증을 증가시킬 수 있다. 지나친 추위나 열 그리고 습도는 통증에 영향을 줄 수 있는데 예를 들어 더운 날 갑작스런 운동은 근육경련을 일으킬 수 있다.

⑥ 경감요인

통증경감을 위해 사용하는 방법들로 진통제 투약, 휴식 그리고 열·냉 적용 등이 있다. 환자가 통증 경감을 위해 이런 방법을 사용했는지, 사용했다면 효과가 있었는지 또는 악화되었는지를 알아내야 한다.

⑦ 동반 증상

통증과 동반되는 증상으로는 욕지기(구역)와 구토, 어지러움, 변비 등이 있으며, 환자들은 통증이 있기 전에 이런 증상을 경험한다.

(2) 비약물적 통증관리

① 관심전환

관심전환(Distraction)은 인간의 관심을 통증으로부터 다른 곳으로 돌림으로써 통증지각을 감소시킨다. 어떤 경우에는 전환이 환자로 하여금 전혀 통증을 인지하지 못하게 하기도 한다. 예를 들면, 수술에서 회복되고 있는 환자는 TV에서 축구경기를 보는 동안 전혀 통증을 느끼지 않다가 경기가 끝나면 다시 통증을 느낀다.

관심전환은 환자에게 통증이 아닌 다른 어떤 것에 관심을 집중시키는 것을 요구한다. 관심전환이 통증의 역치를 올라가게 하거나 통증 인내를 증가시키는지는 명백하지 않지만 관심전환에 의해 통증이 완화된 많은 환자들은 통증이 의식에 의해 변화될 수 있음을 말한다. 출산 시 라마즈(Lamaze) 방법을 사용하는 것은 관심전환의 보편적인 사용법 중 하나이다. 어린아이에게 성공적으로 사용될 수 있다. 전환이 효과적이기 위해서는 어린이에게 가장 관심전환은 통증이 시작되기 전이나 시작 직후에 사용할 때 가장 효과적이다. 격심한 통증에서 약한 통증으로 성공적으로 관심전환을 사용할 수 있으나, 관심전환은 일반적으로 오랜 기간 실시될 수는 없고, 결과적으로는 통증이 증가되고 피로를 느끼게 된다. 일반적으로 만성 통증 환자는 짧은 기간의 통증환자보다 더 많고 다양한 관심전환이 요구된다. 관심전환은 흥미 있고 열중할 수 있는 활동이나 상황을 인식시켜야만 한다.

② 이완

이완(relaxation)은 뼈대(골격)근의 긴장을 감소시키고 불안을 적게 한다. 대부분의 이완술은 약간의 연습으로 쉽게 실행에 옮길 수 있다. 어떤 것들은 선(禪)이나 요가와 같이 기술에 있어서 경험자의 도움과 지도를 필요로 한다. 일반적으로 이완을 유도하는 방법으로는 신체의 올바른 선의 유지로 안락한 자세 취하기, 조용한 주위환경 유지하기, 일정한 단어·소리·기도 반복하기, 개인의 의식 속으로 들어가는 생각들을 전환할 때 수동적 태도로 받아들이기 등이 있다.

이완은 눈을 감고 있는 동안 배(복부) 또는 가로막(횡격막)으로부터 느리고 깊고 편안한 호흡에 몰입하거나 실제 또는 상상의 일정한 장소에서 개인적인 정신집중에 몰입할 때 가장 효과적이다. 이완은 만성적 통증에서 더 효과적이다.

③ 피부자극

피부자극은 일시적이지만 효과적인 통증관리를 제공할 수 있다. 이 방법은 환자의 관심을 피부자극으로 바꾸도록 초점을 맞추어 통증지각을 감소시킨다.

마사지는 이완과 근육긴장을 경감시킨다. 멘톨 연고로 통증이 있는 근육과 관절에 단순 마사지가 흔히 사용된다. 멘톨 연고의 통증경감 기전은 잘 알려져 있지 않다. 이 연고는 몸에 바르면 즉시 열감이 나타나 여러 시간 지속되며 몸을 플라스틱으로 싸고 있으면 더 길어진다. 이 연고는 주로 관절이나 근육통에 사용하며 목, 두피 또는 앞이마에 바르면 긴장성 두통을 감소시킨다. 겨자반창고, 도찰제와 같은 반대자극제(counterirritants)는 류마티스관절염(rheymarthritis)과 뼈관절염(골관절염, osteoarthritis)의 관절통 완화에 사용되어 왔다. 반대자극제는 통증 부위의 순환을 증가시켜 통증을 완화하는 것으로 생각된다.

경피전기신경자극(Transcutaneous Electrical Nerve Stimulation, TENS)은 환자가 급·만성 통증을 관리하도록 도와주는 비침습적이고 비약물적 통증조절 기법으로 전통적인 치료법들의 대용 혹은 병행기법으로 사용된다. 전극의 부착은 통증의 근원, 부위, 특성에 따라 달라진다. 즉 절개부위의 양 외측면을 따라서 붙이거나 통증부위 위에 직접, 통증부위를 지배하는 말초신경 혹은 척수신경을 따라 붙여진다. 많은 환자들이 경피전기신경자극 치료로 상당한 통증경감을 가져온다. 절개부위에 사용된 경피전기신경자극은 수술 후 통증의 부분적 경감을 가져오는 것으로 생각되어 왔으며 결과적으로 진통제 사용량을 경감시켰다.

(3) 약물에 의한 통증관리

진통제를 투여할 때는 투여될 약물에 대한 작용과 부작용, 그리고 투여지침에 대한 철저한 지식을 보유할 필요가 있다. 약물에 대한 이런 지식은 결과적으로 진통제가 그들이 바라는 효과를 내기 위해 적절하게 사용되어야 하기 때문이다. 진통제는 통증을 경감시키는 약리적인 제제이다. 진통제는 통증의 인지를 감소시키고 불편함에 대한 반응을 변화시키는 역할을 한다.

① 마약성 진통제

마약성 진통제는 모르핀(morphine)과 코데인(codeine)과 같은 마약유도체를 포함한다. 마약은 통증을 줄이고 마약감수체와 결합하여 다행감을 일으키고 중추신경계에서 내적 통증억제를 활성화시킨다.

가. 완전 작용제(full agonists): 모르핀(morphine), 코데인(codeine), 데메롤(meperidine, demerol), 프로포시페네(propoxyphene, darvon) 및 하이드로모르핀(hydromorphine) 등이 포함된다. 이 약들은 통증을 경감시키기 위해 서서히 증가시켜야 하지만 한계효과(ceiling effect)가 없고 하루 최대한의 용량제한도 없다.

나. 작용–길항 혼합제(mixed agonist–antagonist): 작용–길항 혼합제는 마약 유사물로 작용하면서 환자들이 순수마약을 먹을 수 없을 때 사용하여 통증을 경감시킨다. 그러나 순수마약을 먹는 환자에게 주었을 때는 길항작용에 의해 순수마약의 효과를 차단하거나 불활성화시킨다. 이 약물은 한계용량(ceiling dose)이 있으므로 말기환자에게는 사용하지 않는 것이 좋다.

② 비마약성 약물

비마약성 약물은 아스피린(aspirin), 아세트아미노펜(acetaminophen), 이부프로펜(ibuprofen)과 같은 비스테로이드성 소염진통제 약물을 포함한다. 이 약물들은 소염, 진통 및 해열 효과가 있으나, 아세트아미노펜은 진통과 해열효과만 있다. 약리작용은 손상 부위의 말초신경 말단에 작용하여 프로스타글란딘(prostaglandin)을 유리하여 통증을 경감시키고 염증성 중계물질의 유발을 줄인다.

비마약성 진통제는 진통, 대사, 배설에 따라 효과가 다양하게 나타나며 한계효과가 있다. 한계효과란 약 용량을 증가시켜도 더 이상 진통효과가 없는 수준을 말한다. 비마약성 진통제의 가장 흔한 부작용은 소화장애로 제산제나 음식과 함께 섭취함으로써 예방할 수 있다. 비마약성 진통제는 마약성 약물과 함께 줄 때 마약용량을 감소시키고 단독으로 사용했을 때보다 통증경감 효과가 크다. 경증에서 중등도 정도의 통증에 대한 약물관리는 특별한 금기가 없다면 비마약성 진통제로 시작하여 점차적으로 마약성 진통제와 병행요법을 시행한다. 비마약성 진통제는 혈액응고 장애, 위창자(장)출혈, 궤양 위험, 콩팥(신장)질환, 혈소판 감소증, 잠재성 염증에서는 금기이다.

③ 보조 진통제

보조 진통제(adjutant analgesics)는 진통보다는 다른 목적으로 개발되었지만 일차 작용 외에 덧붙여서 만성 통증 경감의 효과가 있는 것으로 알려지고 있다. 예를 들면, 다이아제팜(diazepam)과 같은 진정제나 정온제는 고통스런 근육경련을 감소시키고 동시에 불안, 스트레스 및 긴장을 감소시켜 밤 수면을 좋게 한다. 염산 아미트립틸린(amitriptyline hydrochloride)과 같은 항우울제는 우울이나 기분 장애를 치료하는 데 효과적일 뿐만 아니라 통증도 경감시킨다.

④ 자기조절 진통방법(patient-controlled analgesia, PCA)

자기조절 진통방법은 환자 스스로 진통제를 조절하는 것이다. 환자가 의사의 지시에 의해 안전수준에서 진통제 용량을 조절하는 것으로 수술 후 통증, 외상 후 통증, 분만 및 진통과 관련된 단기통증 관리와 암 등의 만성 통증 관리에 효과적이다. 자기조절 진통제의 투여경로는 주로 경구를 사용하지만, 피부밑(피하), 정맥, 경막 내 경로 사용도 증가하고 있다.

(4) 기타 통증조절 방법

① 속임약(헛약, 위약)

속임약(헛약, 위약, placebo)은 물리적·화학적 성질보다는 의도 때문에 효과를 나타내는 것으로 설탕, 생리식염수나 물과 같이 진통효과가 없는 성분을 진통을 경감시킬 목적으로 투여하는 물질을 말한다. 과거에는 속임약이 꾀병이나 가짜 통증을 경험하는 환자에서만 통증을 경감시킨다고 주장되었지만, 이런 가정은 잘못된 것으로 증명되었다. 심한 수술 후 통증 환자에 대한 연구에서 상당수의 환자가 속임약을 투여 받은 후에 통증이 완화되었다고 보고되었다. 속임약의 효과는 중추 통제 과정에 대한 긍정적인 암시의 효과이며, 개인이 경험할 통증에 대한 개인의 평가와 관련된 효과이다. 따라서 투약할 때 약의 작용 시간에 대한 정보와 투약의 효과가 있을 것이라는 긍정적 암시와 신뢰를 줄 경우 인지적 통제의 차원에서 약리작용을 상승시킴으로써 효과를 얻을 수 있다.

② 최면술

최면술(hypnotism)은 인간의 주의집중을 한 곳에 모으고 전환을 최소한으로 하는 변화된 의식상태이다. 과학자들은 최면술이 어떻게 통증을 경감하는지는 잘 이해하지 못한다. 그러나 최면술이 뇌에서의 통증자극을 막아서 그것을 의식하지 못하게 한다는 이론이 있다. 최면술은 환자의 적극적인 참여가 요구된다. 환자들은 그들 자신이 최면상태에 빠지도록 할 수 있다. 최면술은 인간의 자가통제를 없애지는 못한다. 가장 일반적으로 사용되는 것 중의 하나는 증상억제이다. 이것은 환자의 통증인식을 차단하여 환자가 통증을 느끼지 못하는 것이다. 이런 형태의 최면술 효과는 통증의 심각도와 환자의 집중능력에 달려 있다.

③ 침술

침술(acupuncture)은 통증에 대한 무감각을 생성하기 위해 신체의 특정부위를 찌르는데 다양한 길이의 바늘을 사용하는 기술이다. 이 기술은 중국에서 개발되었고 많은 아시아 국가들에서 수세기 동안 사용되어 왔다. 최근에는 서구에서도 용인되기 시작했으며 통증을 조절하는데 도움이 되는 도구로써 연구되고 있다. 침술에 의한 통증의 경감은 관문통제 이론을 기초로 하여 일반적으로 설명된다. 바늘은 굵은 신경섬유를 자극하고 그로 인해 관문기제가 닫히고 통증 흥분을 지각되기 위한 뇌로의 도달을 하지 못하게 된다.

④ 국소마취

국소마취(local anesthesia)의 마취 제제는 국소부위의 지각과 운동과 자율적 기능의 일시적 소실을 이끌어 내기 위해 신체에 주사하거나 점막이나 피부에 국소 도포한다. 화학적인 작용을 하는 물질로써 통증감각과 반응을 포함한 신경통로를 차단한다.

⑤ 신경외과적 수술

척수시상로절단술(cordotomy)은 앞가쪽(전외측) 척수시상로와 감각을 전달하는 상행로를 분리하여 척수시상 아래 부위의 통증과 온도감각을 없애는 수술로 영구적이며 마지막 방법으로 통증을 경감시키기 위해 수행된다. 이것은 보통 다리와 몸통에 있는 통증을 없애기 위해 시행된다.

신경뿌리절단술(신경근절제술, rhizotomy)은 신경절과 척수 사이의 앞신경뿌리(전신경근)나 뒤신경뿌리(후신경근)를 차단한다. 앞운동신경뿌리(전운동신경근)의 차단은 하지마비와 함께 있는 경련성 운동을 멈추게 한다. 뒤감각신경뿌리(후감각신경근)의 차단은 특수한 신경근이 분포한 부위의 통증을 없앤다. 뿌리절단술(근절단술)은 주로 암에 의한 머리와 목(두경부)의 통증을 완화시키려고 목신경뿌리(경추신경근)에 행해진다.

신경절제술(neurectomy)은 말초신경이나 혈관폐쇄에 의해 나타나는 종아리나 발에 있는 통증 같은 국소적인 통증을 완화시키기 위해 말초신경이나 뇌신경이 차단된다. 교감신경절제술(sympathectomy)에서는 교감신경 부분의 전달로가 절단된다. 이런 방법은 혈관경련을 제거하고 말초혈액 공급을 증진시킨다. 따라서 가슴조임증(협심증)이나 레이노병(Raynaud's disease) 같은 통증성 혈관질환을 치료하는데 효과적이다.

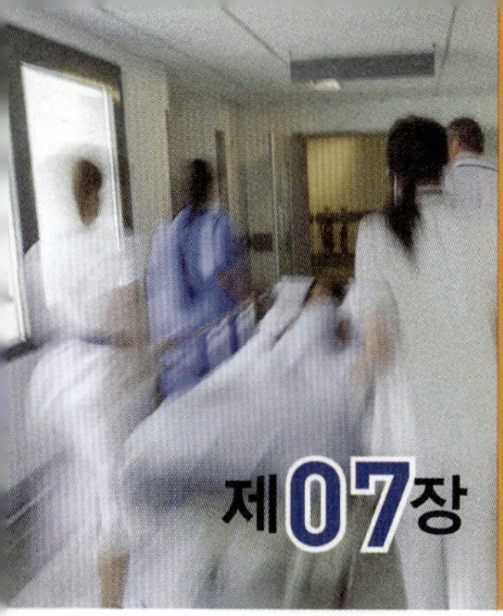

제07장 수분과 전해질 관리

학습목표

이 장을 통하여 다음과 같은 내용을 학습한다.

1. 수분과 전해질의 기능과 분포 및 조성을 설명할 수 있다.
2. 수분의 조절기전을 설명할 수 있다.
3. 산 · 알칼리 균형의 조절기전을 설명할 수 있다.
4. 수분과 전해질 불균형의 원인을 설명할 수 있다.
5. 수분과 전해질 불균형 환자의 평가방법을 설명할 수 있다.
6. 수분과 전해질 불균형 환자의 관리방법을 설명할 수 있다.

수분과 전해질은 모든 신체계통의 건강과 기능을 유지하는데 필요하다. 이 균형은 수분과 전해질의 섭취 및 배설과 신체내 분포에 의해 유지된다. 많은 내과적 상태와 외상에 의한 상태들이 신체의 수분과 전해질 균형에 영향을 준다. 신체의 수분과 전해질 상태의 심각한 교란은 죽음에 이르게 할 수도 있다. 당뇨케톤산증과 열성 응급상황과 같은 특정한 질병과정들은 특정한 전해질 불균형과 관련된다. 응급구조사는 업무 중에 심각하고 생명을 위협하기도 하는 수분과 전해질의 장애가 있는 환자를 만나게 된다.

1. 수분과 전해질의 분포 및 조성

1) 수분의 분포 및 조성

① 수분의 분포 및 조성

사람 체중의 약 60%를 차지하는 총 수분(체액, total body fluid, TBF)은 크게 세포내액(intracellular fluid, ICF)과 세포외액(extracellular fluid, ECF)으로 구분되며 세포내액은 총 수분의 약 75%를 차지하고 세포외액은 총 수분의 약 25%를 차지한다. 세포외액은 다시 사이질액(간질액, interstitial fluid)과 혈장(plasma water)으로 나뉘며, 각각 세포외액의 75%, 25%를 차지하고 혈관 내에 있는 혈장은 총 수분의 5% 정도에 지나지 않는다.

수분의 양은 연령, 성별 및 체내 지방함량에 따라 다르다. 〈표 7-1〉에서 보는 바와 같이 성인보다 유아에서 수분량이 많은 이유는 세포외액 특히 사이질액(간질액)의 양이 유아에서 많기 때문이다. 세포외액은 세포내액보다 신체로부터 수분손실이 더 쉽게 되므로 유아들은 좀 더 수분량 결핍이 되기 쉽다. 또한 성인 여자가 남자보다 다소 수분량이 적은 것은 일반적으로 여자가 남자보다 체내 지방함유량이 크기 때문에 세포내액의 양이 남자보다 적은데 기인한 것이다. 지방조직의 수분 함량

[표 7-1] 연령 및 성별에 따른 수분구획의 크기

수분구획	평균치 (체중에 대한 백분율 %)	수분구획의 크기(체중에 대한 백분율 %)			
		노인	성인		유아
			남자	여자	
총 수 분	60	45	60(50~71)	50(40~60)	77(70~83)
세포내액	40	25	45(36~50)	35(26~40)	48(46~50)
세포외액	20	20	15(13~21)	15(13~19)	29(25~33)
사이질액(간질액)	15	15	10.5(10~18)	10.5(10~15)	25(20~27)
혈장	5	5	4.5(3.5~5.8)	4.5(3.2~5)	4.1(3.2~5)

은 6~10%에 불과하다. 이처럼 수분이 우리 인체에 커다란 비중을 차지하고 있기 때문에 수분량이 1%만 잃어도 인체는 갈증을 느끼게 된다.

수분은 세포에 산소와 영양분을 공급하고 세포로부터 노폐물을 제거하기 위하여 계속적으로 이동한다. 건강한 상태에서 순환 혈량과 세포내 총 수분의 양은 비교적 일정한 양을 유지하고 있다. 탈수상태에서는 세포 내의 수분이 빠져나와 혈관으로 들어간다. 계속적으로 구토를 하는 환자가 피부밑조직(피하조직)에 탄력성이 없어지고 피부가 늘어지는 것은 이러한 이유 때문이다.

수분에는 다양한 물질이 함유되어 있으며 그 중에서도 전해질의 조성은 중요하다. 전해질 조성의 변화는 신체 내부환경의 혼란을 일으켜 생명을 위험에 빠뜨린다. 전해질은 체내의 생리적·화학적 환경을 유지하여 일정한 전해질 농도를 유지함으로써 신경자극을 유도하고 근육수축에 관여하며, 조직 간 사이에 수분량 유지와 삼투압 유지 및 체내 산·알칼리 균형을 유지한다.

② 전해질의 분포와 조성

전해질은 물과 같은 용매에 넣었을 때 이온으로 해리되는 물질이다. 세포외액과 세포내액에 함유되어 있는 전해질의 종류는 같으나 그 농도가 다르다. 세포내액의 주요 양이온은 칼륨, 마그네슘이고, 그 외 나트륨과 염소가 소량 들어 있으며, 주요 음이온은 인산염이다. 세포외액의 주요 양이온은 나트륨(90%)이고 그 이외에 칼륨, 마그네슘이 소량 들어 있으며, 주요 음이온은 염소, 중탄산염이고, 그 외 인산염이 소량 함유되어 있다.

가. 나트륨(sodium, Na^+)

나트륨은 수분의 균형유지, 신경자극의 전도 및 근육수축과 관련된다.

나. 칼륨(potassium, K^+)

칼륨은 신경-근육 흥분과 근육수축을 조절하며, 글리코겐 생성, 단백질 합성 및 산-알칼리 불균형 교정 시에 필요하다. 칼륨이온은 콩팥(신장)에서 주로 조절되며, 콩팥요세관(신세뇨관, renal tubular)에서 나트륨 이온과 교환되기 위해 수소 이온과 경쟁하므로 산-알칼리 균형 조절을 돕는다. 따라서 산성 상태에서는 칼륨 이온이 보유되고 수소 이온이 배출되며, 알칼리 상태에서는 그 반대 현상이 일어난다.

다. 칼슘(calcium, Ca^{2+})

칼슘은 골격, 혈장, 세포에 저장되고, 세포막의 통합성과 구조, 적절한 심장전도, 혈액응고, 뼈의 성장과 생성에 필요하며, 갑상샘(갑상선)과 부갑상샘(부갑상선)의 작용에 의해 조절된다.

라. 마그네슘(magnesium, Mg^{2+})

마그네슘은 효소활동, 신경 화학활동 및 근육의 흥분성에 중요하며, 콩팥(신장) 배출과 부갑상샘(부갑상선)호르몬 작용에 의해 간접적으로 조절된다.

마. 염소(chloride, Cl^{-})

염소는 세포외액에 있는 양이온과 균형을 이루는 것으로 콩팥(신장)을 통해 조절된다. 만일 음전하를 띤 이온이 세포외액에서 세포내액으로 들어간다면, 염화이온이 교환되어 세포외액으로 들어가 세포의 전기적 중성을 유지시킨다.

바. 중탄산염(bicarbonate, HCO_3^{-})

중탄산염은 화학적 알칼리 완충제로 세포내액과 외액에 존재하며, 신체가 많은 알칼리를 보유해야 할 때 콩팥(신장)에서는 많은 양의 중탄산염을 재흡수하여 세포외액으로 돌려보낸다.

사. 인산염(phosphate, PO_4^{-})

인산염은 세포내액과 세포외액에 존재하는 완충성 음이온으로, 칼슘과 결합하여 뼈와 치아의 성장과 유지에 관여한다. 정상적인 신경 근육운동을 증가시키고 탄수화물 대사에 관여하여 산-알칼리 균형을 돕는다. 부갑상샘(부갑상선) 호르몬과 활성화된 비타민 D에 의해 조절된다.

혈장내 주요 전해질 농도를 살펴보면 나트륨(Na^{+}) 135~145 mEq/L, 칼륨(K^{+}) 3.5~5.5 mEq/L, 마그네슘(Mg^{2+}) 1.5~2.5 mEq/L, 중탄산염(HCO_3^{-}) 22~26 mEq/L이다. 여러 가지 전해질의 혈중 정상치와 불균형 시에 나타나는 증상은 〈표 7-2〉에 나타나 있다.

세포외액의 전해질 농도를 측정하기 위해서는 흔히 혈장을 채취하여 이용하게 되는데 그 이유는 혈장과 간질액의 조성이 같고 혈액 채취가 용이하기 때문이다. 혈액은 정맥주사 용액이 주입되는 부위를 제외한 다른 부위에서 채취해야 한다.

[표 7-2] 수분과 전해질 불균형에 따른 증상

성 분	결 핍	과 잉
수분	탈수(dehydration)	과다수분공급(overhydration)
위험요인	1. 과잉손실 • 구토, 설사, 과도한 땀흘림 • 다뇨, 열, 흡인 2. 불충분한 수분섭취 • 식욕부진, 욕지기(구역), 구토 • 삼킴곤란 • 우울, 혼란	1. 정맥을 통한 나트륨 과다 함유 수액 주입 2. 식사를 통한 나트륨 과잉 섭취 3. 수분 균형 조절 장애 • 심장기능상실(심부전) • 콩팥기능상실(신부전) • 간경화증
일반증상	피부긴장도 감소 약하고 빠른 맥박 혈압하강 체중감소 소변량 감소, 요비중 증가 점막건조, 허약, 갈증호소	말초 및 전신 부종 강한박동의 맥박, 맥박수 증가 혈압상승 체증증가 혼돈 호흡곤란과 습한 호흡
임상검사소견	헤모글로빈의 상승 헤마토크릿의 상승	
나트륨(Na^+)	저나트륨혈증	고나트륨혈증
위험요인	1. 나트륨 과잉 손실 • 위장관계를 통한 소실(설사 등) • 땀남(발한) • 이뇨제 사용 2. 수분 과잉 축적 • 음료수 과다 섭취	1. 수분 과잉 손실 • 과도환기를 통한 불감상실 • 설사 2. 수분 결핍 3. 식염 과잉 섭취 • 나트륨의 정맥주입
일반증상	불안감, 피로, 졸음(기면), 근육경련 식욕부진, 욕지기(구역), 구토 체위성 저혈압, 발작, 혼수	극도의 갈증 마르고 끈적끈적한 점막 붉고 건조한 혀 홍조 띤 피부 체온상승
임상검사소견	혈중 나트륨 135 mEq/L 이하 요비중 1.003 이하	혈중 나트륨 145 mEq/L 이상 요비중 1.035 이상
칼륨(K^+)	저칼륨혈증	고칼륨혈증
위험요인	1. 과잉 칼륨 손실 • 구토와 위장관 흡인 • 소변, 설사, 과도한 땀남(발한) 2. 칼륨소실 약물(이뇨제 등)의 장기 복용 3. 칼륨 섭취 부족	1. 콩팥(신장)을 통한 칼륨 배설 저하 • 콩팥기능상실(신부전) • 저알도스테론증 • 칼륨보유이뇨제 섭취 2. 고칼륨 섭취 3. 혈장 내에서 조직세포 밖으로 칼륨이 이동되는 상태(감염, 화상)

[표 7-2] 수분과 전해질 불균형에 따른 증상(계속)

성 분	결 핍	과 잉
일반증상	식욕부진, 욕지기(구역), 구토 근육허약, 하지경련 맥박 약화, 장음감소 지남력 상실	위장관 기능항진, 설사 부정맥, 느린맥(서맥), 심정지 불안정, 혼돈 근육허약, 저림, 무반사
임상검사소견	혈중 칼륨 3.5 mEq/L 이하 심전도의 변화	혈중 칼륨 5.5 mEq/L 이상 심전도의 변화
마그네슘(Mg^{2+})	저마그네슘혈증	고마그네슘혈증
위험요인	1. 위장관계를 통한 과도 손실 (비위관 흡인, 설사 등) 2. 이뇨제 장기 복용 3. 만성 알코올 중독, 콩팥(신장)질환, 이자(췌장)염, 화상	1. 마그네슘의 비정상적 축적 • 콩팥기능상실(신부전) 악화 • 부신기능상실 2. 마그네슘 제제 투여
일반증상	지남력 상실, 혼돈, 환각 혈압 상승, 부정맥 경련, 심부반사의 과잉 반응	기면, 무기력, 혼미, 혼수 근육쇠약, 마비, 혈압하강, 느린맥(서맥), 심부반사의 저하
임상검사소견	혈중 마그네슘 1.5 mEq/L 이하	혈중 마그네슘 2.5 mEq/L 이상

2. 수분의 조절

수분은 세 가지 과정에 의해 조절된다. 즉, 수분섭취와 수분배설 및 호르몬 조절에 의해 조절된다.

① 수분섭취

수분섭취는 갈증기전에 의해 근본적으로 조절된다. 갈증을 조절하는 중추는 뇌의 시상하부에 있다. 만일 다량의 수분을 상실하면 시상하부에 있는 삼투수용체가 그 손실을 인지하고 갈증중추를 활성화시키게 되고 사람은 갈증을 느껴 물을 찾게 된다.

정상 성인의 수분 섭취량을 보면 음료수를 통한 수분섭취가 1일 약 1,500 mL, 과일, 야채 등의 음식물을 통한 수분섭취가 약 800 mL, 소화 과정에서의 신진대사에 의한 산화수가 약 300 mL로서 1일 약 2,600 mL의 수분섭취가 이루어진다.

물은 탄수화물, 단백질, 지방의 최종 산물의 하나로서 음식물 100 g 이 대사되면 약 14 mL의 물이 생긴다.

[표 7-3] 성인의 1일 평균 수분섭취와 배설

	수분섭취		수분배설
수액섭취 음식 속의 수분 산화수	1,500 mL 800 mL 300 mL	소변 대변 불감상실 호흡	1,500 mL 100 mL 600 mL 400 mL
계	2,600 mL		2,600 mL

② 수분 배설

수분배설은 네 가지 기관을 통해 이루어진다. 콩팥(신장)의 1일 혈액 여과량은 약 180 L인데 이 중 약 1,500 mL를 소변으로 배설한다.

피부를 통한 수분 손실은 인지할 수 있기도 하고 없을 수도 있다. 우리가 느끼지 못하는 손실 수분을 불감상실(insensible loss)이라 하고, 1일 약 600 mL이다. 허파는 호흡을 통해 1일 약 400 mL의 수분을 배출한다. 위장관을 통해 대변의 형태로 약 100 mL의 수분을 소실하여 1일 약 2,600 mL의 수분 배설이 이루어진다〈표 7-3〉.

③ 수분과 전해질 조절

수분과 전해질의 균형에 영향을 주는 두 가지 중요한 호르몬은 항이뇨호르몬(ADH, antidiuretic hormone)과 알도스테론(aldosterone)이다.

뇌하수체 뒤엽(후엽)에서 분비되는 항이뇨호르몬은 구토, 설사, 출혈 등으로 인체 내에 일시적인 수분 부족 현상이 일어나는 경우 콩팥요세관(신세뇨관)에서 수분의 재흡수를 증가시켜 순환 혈액량에 합류시키고 소변량은 감소시킨다.

알도스테론(aldosterone)은 부신겉질(부신피질)에서 염류 코르티코이드(corticoide) 호르몬으로서 나트륨 감소 시 콩팥요세관(신세뇨관)에서 나트륨을 재흡수하여 세포외액으로 되돌려 보내고 칼륨을 배출하며 따라서 수분이 재흡수되어 혈액에 합류된다. 알도스테론은 출혈이나 위장액 상실로 인한 수분결핍 시 방출이 자극된다.

수분과 전해질에 대한 조절기전은 운동, 구토, 설사와 같은 일시적인 상황에서 균형을 유지하는 방법이며 이런 상태가 오래 계속되면 수분과 전해질의 불균형이 초래된다.

3. 산-알칼리 균형

1) 산-알칼리 균형 조절 기전

인체에서는 상당량의 산이 생성됨에도 불구하고 수소이온 농도를 40 nmol/L로 유지할 수 있으며, 외부에서 세포외액 내로 산이나 알칼리가 첨가되는 경우에도 수소이온 농도가 일정하게 조절되고 있는 것은 수소이온 농도의 조절 기전이 작동하고 있기 때문이다.

① 세포외액과 세포내액에 위치하는 완충제는 체내에서 생성되거나 혹은 체내로 유입된 강산과 강알칼리를 중화할 수 있다. 세포외액에서 일어나고 있는 완충작용은 즉각적으로 일어나지만 세포내액에서 일어나는 완충작용은 수소이온이 세포 내로 유입되어야 하므로 수 시간이 소요된다.

② 호흡성 조절기전은 허파꽈리(폐포) 환기량을 변화시킴으로써 탄산(H_2CO_3)의 농도를 조절한다. 호흡성 조절은 수 분 이내에 일어난다.

③ 콩팥(신장)은 과잉의 산과 알칼리를 배설하도록 돕는다. 콩팥(신장)은 수소이온 배설을 변화시킴으로써 혈액내 중탄산염 농도를 조절한다. 따라서 콩팥(신장)은 인체 내로부터 비휘발성산을 배설시킬 수 있다. 콩팥(신장)의 수소이온 농도 조절기능은 몇 시간 며칠이 소요되지만 완충제의 작용이나 호흡성 조절의 한계성을 극복할 수 있기 때문에 가장 중요한 조절 기전이다.

2) 산-알칼리 불균형

(1) 호흡성 산증

호흡성 산증은 동맥내 이산화탄소 농도 상승, 탄산 과잉 및 수소 이온 농도의 증가가 나타나며, 호흡을 억제하는 상태이거나 과소 호흡으로 인한다. 호흡의 감소는 호흡부전증과 같이 호흡기 내에서 일어날 수 있고 약물작용과 같이 호흡기 외에서 일어날 수도 있다.

(2) 호흡성 알칼리증

호흡성 알칼리증은 $PaCO_2$ 감소와 수소 이온 농도의 감소가 특징인 비정상 상태이다. 호흡기 알칼리증은 CO_2의 과잉 배출이나 과호흡으로 인한다. 호흡성 산증과 마찬가지로 이것도 불안과 같은 비호흡기계 요인과 천식과 같은 호흡기계의 요인에 의한다.

(3) 대사성 산증

대사성 산증은 일차적인 수소 이온의 증가와 중탄산염(HCO_3^-)의 감소로 인해 세포외액 내 수소이온 농도가 증가되어 일어나며 그 원인은 다양하다.

(4) 대사성 알칼리증

대사성 알칼리증은 중탄산염(HCO_3^-)의 증가와 신체 내의 산이 감소된 상태로 대개 구토로 인해 발생된다. 정상적으로 위의 내용물은 강한 산성인데 장기간의 구토로 인하여 산이 배출되어 초래된다. 게다가 대사성 알칼리증은 중탄산나트륨($NaHCO_3$)의 과잉 섭취로 위산에 변화가 온 사람에게 일어난다〈표 7-4〉.

[표 7-4] 산-알칼리 불균형의 원인과 증상 및 징후

	원 인	증상 및 징후
호흡성 산증	폐렴 급성호흡곤란증후군 허파(폐)부종 이물질흡인 기도폐쇄 최면제나 진정제의 과용 가슴손상 천식, 섬유성 낭종, 폐공기증(폐기종) 길랑-바레(Guillain-Barré) 증후군	증상 및 징후 : 허약, 흥분, 불안정, 빠른맥(빈맥), 호흡곤란, 혼돈, 현기증, 발작, 졸음(기면) 검사결과 : pH 7.35 이하 $PaCO_2$ 45 mmHg 이상 HCO_3^- 정상(보상반응 전인 경우)
호흡성 알칼리증	불안 공포 빈혈 과대사상태 중추신경계 외상(두부손상, 감염) 약물(아스피린 과용) 발열 저산소증 기계환기로 인한 과다호흡	증상 및 징후 : 불안, 과민성, 사지경련, 어지러움, 현기증, 빠른호흡(빈호흡), 심부정맥, 테타니, 근쇠약 검사결과 : pH 7.45 이상 PCO_2 36 mmHg 이하 HCO_3^- 정상
대사성 산증	기아 탈수 당뇨케톤산증 설사 콩팥기능상실(신부전)	증상 및 징후 : 졸음(기면), 두통, 허약감, 의식저하, 쿠스마울 호흡, 식욕부진, 욕지기(구역), 구토 검사결과 : pH 7.35 이하 $PaCO_2$ 정상 HCO_3^- 22 mEq/L 이하
대사성 알칼리증	구토 위흡인 칼륨소실 이뇨제 과잉 사용 부신겉질항진증(부신피질항진증, 쿠싱증후군) 과알도스테론혈증 중탄산염 과잉상태	증상 및 징후 : 두통, 현기증, 의식저하, 안절부절 못함, 호흡률과 깊이 저하, 욕지기(구역), 구토, 사지둔감과 경련, 테타니 검사결과 : pH 7.45 이상 $PaCO_2$ 정상 HCO_3^- 26 mEq/L 이상

4. 수분과 전해질 불균형의 원인

수분과 전해질의 불균형을 일으키는 원인은 다섯 가지로 다음과 같다.

1) 출혈, 화상, 외상

출혈 시에는 수분과 더불어 혈액성분이 소실되며 출혈이 심하면 총 순환혈량이 감소되고 신체의 적응기전이 상실되어 쇼크가 일어난다. 신체에 다른 외상을 입었을 때와 마찬가지로 화상을 입으면 수분과 전해질이 전체 순환으로부터 간질강(세포)으로 이동되어 축적된다. 즉, 혈장과 수분이 손실되어 나트륨과 칼륨이 손상 부위에서 배출되고 단백질 또한 손실된다. 그러므로 균형을 유지하기 위하여 수분과 나트륨, 칼륨, 단백질을 보충해야 한다.

2) 과도한 땀남(발한)과 증발

체표면으로부터의 수분손실은 땀남(발한)에 의한 양이 많다. 이는 신체적 활동량, 주변의 온도, 발열상태에 따라 다르다. 과다한 땀남(발한)이 있으면 두 가지의 보상작용이 일어나는데 수분 섭취를 증가시키기 위한 갈증과 콩팥(신장)에서의 소변 배설량의 조절이 그것이다.

땀남(발한)으로 인하여 수분손실이 있을 때는 수분과 함께 염분이 손실된다. 높은 기온에서 일을 해야 하는 사람이나 열대지방에서 사는 사람은 이러한 염분 손실을 보충하기 위하여 소금의 섭취를 권장한다. 더 높은 온도에 적응하기 위하여 신체는 땀에 함유된 염분의 양을 줄임으로써 적응하게 된다.

3) 불충분한 섭취

신체에 있어서 수분과 전해질의 근원은 섭취한 수분과 음식에 의한 것이다. 음식섭취에 장애가 있을 때, 즉 욕지기(구역), 식욕부진이 있는 사람은 수분과 전해질 균형에 장애를 일으키며 이러한 상태가 지속되면 더욱 심하다.

4) 소화기계 장애

소화액의 형태로 매일 소화기관으로 다량의 수분이 소화과정에서 재흡수된다. 이와 같은 분비와 재흡수의 과정에 장애가 있으면 수분과 전해질에 심한 불균형 상태가 오며, 그 증상은 장애받은 소화기관의 상태에 따라 다르다.

각 소화액 1일 분비량은 침(타액) 1,500 mL/일, 이자액(췌장액) 700 mL/일, 위액 2,500 mL/일, 담즙(쓸개즙) 500 mL/일, 창자액(장액) 3,000 mL/일으로 총 8,200 mL/일이다. 전해질과 산-알칼리의 균형에 관계되는 주요한 소화액은 위액과 창자액(장액)이다. 위액은 다량의 염산과 나트륨을 함유하고 있으며 위점막에도 다량의 나트륨과 염소, 약간의 탄산염이 있다. 그러므로, 구토로 인한 수분 손실이 있을 때에는 더불어 산의 손실이 있으며 지속적으로 구토를 하면 심하게 나트륨과 염소 이온이 손실된다. 위흡인과 위세척은 염산과 염소 이온의 심한 손실을 초래하며, 생리식염수가 아닌 물로 세척했을 때 더욱 심하다. 그러므로, 위세척 시에는 전해질의 손실을 막기 위하여 생리식염수를 사용해야 한다.

이자액(췌장액), 담즙(쓸개즙), 창자액(장액)에는 나트륨이나 염소뿐만 아니라 비교적 많은 양의 탄산이 함유되어 있다. 칼륨은 많은 양이 매일 대변으로 배설되므로, 설사 시에는 일반적으로 나트륨과 염소의 손실과 더불어 칼륨 이온의 손실이 있게 된다.

5) 콩팥(신장)기능의 장애

콩팥(신장)은 수분과 전해질 균형의 조절에 밀접한 관계가 있으므로, 콩팥(신장)에 어떠한 손상이 있으면 수분과 전해질 균형에 장애가 온다. 콩팥(신장) 자체에 손상이 있으면 콩팥요세관(세뇨관, renal tubule)의 전해질과 수분 재흡수 기능에 장애가 온다. 항이뇨호르몬의 불균형은 콩팥(신장)기능, 특수 수분의 재흡수 기능에 영향을 미친다. 콩팥(신장)의 기능은 또한 심맥관의 기능에도 영향을 미치는데, 예를 들어, 심장기능의 장애가 있으면 콩팥(신장)으로 가는 혈액이 부족하여 신사구체(renal glomeruli)의 여과기능에 장애가 온다.

5. 수분과 전해질 불균형의 관리

1) 환자 평가

수분과 전해질 장애는 환자의 모든 신체 계통에 영향을 미칠 수 있으므로 응급구조사는 시진, 촉진, 타진 및 청진을 통하여 조직적으로 환자를 평가해야 한다. 즉, 원인이 수분 결핍이나 과잉과 관련되는지, 특수한 전해질의 양이 상승되거나 감소되는지를 검사하고 비정상을 체계적으로 규명해야 한다. 머리부터 발끝까지 환자평가를 체계적으로 실시해야 한다〈표 7-5〉.

① 탈수와 수분 과잉

가. 탈수

탈수의 초기 증상은 경구 및 점막이 건조해지고 설태가 끼고 갈증을 호소하며, 피부에 탄력성이 저하되고 피로감이 오며, 소변이 농축되고 소변량이 감소되며 차차 혈압하강과 맥백이 감소된다. 탈

[표 7-5] 계통별로 본 수분과 전해질, 산-알칼리 불균형의 임상적 증상 및 징후

수분과 전해질	산 – 알칼리
피부계 • 부종(과다수분공급) • 피부 건조(탈수) • 피부가 차고 끈끈함(저나트륨혈증) • 벨벳 같은 윤기있는 피부(고나트륨혈증)	중추신경계 • 두통(대사성 산증 및 알칼리증, 호흡성 산증) • 과민(대사성 알카리증, 호흡성 알카리증) • 무기력(대사성 산증 및 알칼리증, 호흡성 산증) • 의식저하(대사성 산증 및 알칼리증, 호흡성 산증) • 어지러움(호흡성 산증 및 알칼리증)
심폐기계 • 심부정맥(저칼륨혈증, 고칼륨혈증) • 목(경)정맥 팽창(과다수분공급)	심폐기계 • 빠른맥(대사성 알칼리증, 호흡성 산증) • 느린맥(대사성 알칼리증) • 쿠스마울 호흡(대사성 산증) • 심부정맥(대사성 산증, 호흡성 산증 및 알칼리증) • 빈호흡(호흡성 알칼리증)
위창자(장)계 • 타액 점도 증가(저나트륨혈증) • 혀의 깊은 세로 주름(저나트륨혈증) • 크보스테크(Chvostek) 징후(저칼슘혈증, 저마그네슘혈증)	위창자(장)계 • 욕지기(구역)과 구토(대사성 산증 및 알칼리증) • 식욕부진(대사성 산증) • 설사(대사성 산증)
근골격계 • 근긴장도 저하(저나트륨혈증) • 근긴장도 상승(고나트륨혈증) • 근경련, 강직(저칼슘혈증) • 심부건반사 저하(고칼슘혈증, 고마그네슘혈증) • 심부건반사 증가(저칼슘혈증, 저마그네슘혈증)	근골격계 • 사지 둔감과 따끔거림(대사성 알칼리증) • 근긴장도 증가(대사성 알칼리증) • 테타니(대사성 알칼리증, 호흡성 알칼리증) • 근쇠약(대사성 산증, 호흡성 산증 및 알칼리증) • 작은떨림(진전, tremor)(호흡성 산증)

수증상이 심해지면 뇌세포의 탈수로 인해 어지러움 및 정신적 혼돈이 오고 체온상승, 눈알함몰(안구함몰), 체중감소, 쇼크 및 콩팥기능상실(신부전)이 와서 위험하게 된다.

나. 수분과잉

과다수분보충 증상을 조기 발견해야 한다. 부종은 부분적 혹은 전신적으로 생기게 된다. 전신적 부종은 제일 먼저 눈 주위에 연조직과 신체 말초 부위에 나타난다. 걸어다니거나 서 있는 사람은 발목과 발가락에 먼저 나타나며 누워 있는 사람은 엉치뼈(천골) 부위에 특히 나타난다. 환자의 피부는 부드럽고 부풀어 있으며 체중이 증가한다. 심한 부종이 있을 때 혈량이 증가하며 그 결과 혈압이 상승한다. 허파는 순환계에서 압력이 낮은 부위이므로 여분의 수분이 허파에 축적되고 호흡곤란이 오고 호흡 시 잡음이 난다.

체중 측정은 매일 같은 시간에 같은 복장으로 같은 체중계를 이용하여 측정하여 비교해야 한다. 체중 1 kg의 증가나 감소는 수분 1 L의 정체나 상실에 해당한다.

② 전해질 불균형

전해질 불균형으로 인해 환자에게 일어날 수 있는 상태와 기타 발생 가능한 문제점에 대하여 응급구조사는 이해하고 있어야 한다.

예를 들어 부신겉질(피질)이나 콩팥(신장)기능 장애가 올 수 있는 환자에게는 나트륨과 칼륨의 손실 증상을 관찰해야 한다. 세포로부터 중요한 이온의 손실이 있다 해도 혈장 내의 칼륨은 일정하게 유지되므로 혈장에서 변화가 일어나기 전에 이미 신체 내에서 칼륨의 심한 손실이 있게 된다. 그러므로 응급구조사는 근육쇠약, 부정맥, 불안정감 같은 칼륨 부족의 초기 증상을 알아야 한다. 응급구조사가 잠재적인 문제점을 알고 있을 때는 더욱 적절한 방향과 목적이 있는 관찰을 할 수 있으며 의사의 관리방향에 도움을 줄 수 있다.

수분과 전해질 균형의 장애는 정도에 따라 신체기능에 영향을 미친다. 응급구조사는 특히 초기 증상을 관찰해야 하며, 증상이 진행되기 전에 지도의사에게 보고하여 적당한 처치를 받을 수 있도록 한다. 특히 소아의 경우 급성 질병에서 수분 및 전해질 불균형이 매우 빨리 진행되므로 며칠간 구토와 설사를 한 소아 환자의 경우 즉각적인 현장처치가 이루어지도록 한다. 갑작스러운 대량의 출혈상태에서는 초기증상이 나타나는 시간이 없이 순환계의 허탈(collapse)상태가 일어난다. 환자의 생명을 구하기 위하여 신속한 행동이 필요하다.

2) 섭취량과 배설량 측정

24시간 동안의 모든 수분 섭취량과 배설량을 측정하고 기록하는 것은 수분 및 전해질 산-알칼리 균형에 대한 평가에 도움이 된다.

섭취량(intake)이란 말은 신체 내로 주어지는 모든 수분을 말하며 가장 근본은 물을 마시는 것이다. 섭취량 측정에는 경구적인 섭취나 위관을 이용하거나 비경구적인 수분 모두를 포함한다.

배설량(output)이란 신체에서 배설되는 모든 수분을 말하며, 소변, 설사, 구토물, 위흡인, 가슴튜브(chest tube), 펜로즈(penrose) 배액관과 같은 수술 후 튜브를 통한 배출도 포함된다. 땀남(발한)이나 허파로 보내는 공기에도 수분손실이 있으나 땀남(발한)은 측정이 매우 어려우며 이런 경우에는 “땀이 심하다”라고 기록해야 하고, 상처의 배설물은 드레싱 패드의 숫자로 기록한다.

정상적으로는 신체의 전체 수분의 섭취량과 배설량은 같으며, 24시간 동안 성인 평균 소변 배설량은 1,500 mL이며, 매시간당 25~30 mL 이하인 경우에는 비정상이므로 의사에게 보고한다.

수분의 균형을 유지하기 위해서 불안정하거나 열이 있거나 수분을 제한하거나 이뇨제나 정맥수액을 받고 있을 때 그리고 수술 후에는 정규적으로 측정하게 된다. 이외에 만성 폐질환자나 콩팥(신장)질환이 있는 환자나 건강상태가 나빠진 사람에게도 측정하게 된다〈표 7-6〉.

[표 7-6] 섭취량과 배설량 기록지

성명					나이		성별		침상번호		
날짜	시간	섭취량				배설량					
		구강	비경구	수혈	총계	소변	배액	흡인	토물	배변	총계
	D										
	E										
	N										
	총계										
	D										
	E										
	N										
	총계										

3) 위관을 통한 영양관리

위관을 통한 영양관리는 환자가 음식을 소화할 수 없거나 식도 등 상부 위장관계가 손상되어 음식이 소장으로 이동하기 힘들 때 이용하는 방법이다.

위관 삽입은 세 가지 목적이 있다.

첫째, 튜브를 통한 영양(feeding)을 공급하기 위함이다.
둘째, 위장관 흡인(suction)을 하기 위함이다.
셋째, 복부팽만을 방지하기 위함이다.

일반적으로 레빈(Levin)형 위관을 많이 사용하며, 76~125 cm의 고무 혹은 플라스틱 재질로 만든 것으로 끝에 여러 개의 구멍을 가진 단일 관강(single-lumen)으로서 크기는 성인용 16~20 French(F), 소아용 8~12 French(F), 영아용 5~8 French(F)로 나뉜다.

고무재질의 위관튜브는 삽입 전에 얼음물에 담갔다가 사용하며 플라스틱튜브는 삽입 전에 따뜻한 물에 담갔다가 사용을 하면 삽입이 용이하다. 코의 외상이나 질환으로 인한 문제 등이 없으면 위관은 일반적으로 비강을 이용해 삽입한다. 위관의 최종 위치를 반드시 확인하고 일일 3~4회 구강관리를 하도록 한다.

[위관 관리 실습]

1) 레빈튜브(Levin tube) 삽입

① 준비물

레빈튜브(Levin tube) 16~20 Fr, 수용성 윤활제, 따뜻한 물이나 얼음이 담긴 용기, 20~50 cc 주

사기, 곡반, 반창고, 청진기

② 방법

[표 7-7] 레빈튜브(Levin tube)

절　차	이론적 근거
1. 대상자에게 시행절차를 설명한다.	
2. 내과적 무균술을 시행한 후 비강상태를 평가한다.	
3. 운동이 가능하면 반앉은자세(Fowler's position)를 취하게 한다. 바로누운자세에서는 목을 뒤로 젖히고 수건을 가슴 위에 둔다, 오른쪽옆누운자세도 좋다.	• 반앉은자세는 허파의 흡인 위험성을 줄이고 위관을 쉽게 삼키게 하는 장점이 있으며 중력 또한 위관 삽입에 도움이 되게 한다.
4. 튜브의 길이는 일차로 코끝에서 귀끝까지의 길이를 측정한다. 그리고 연결하여 칼모양돌기까지의 길이를 더한다.	• 일반적으로 성인의 길이는 45~55 cm 정도가 일반적이다.
5. 반창고로 삽입 길이를 표시한다.	
6. 수용성 윤활제를 튜브의 앞쪽 15~20 cm 가량 바른다.	• 점막과 튜브의 마찰감소를 위함이며 수용성 윤활제는 기도쪽으로 들어가도 흡수가 된다.
7. 환자의 고개를 들게 하며 천천히 후하방으로 넣어 상인두 방향으로 삽입한다. 구토반사가 심하면 곡반을 턱 아래 대어 주었고 잠시 쉬었다가 삽입한다.	• 해부학적 선을 따라서 튜브를 통과시킨다.
8. 튜브가 인두에 이르면 대상자에게 물을 마시게 하여 삼키는 동작을 유도한다. 삼킬 때마다 5~10 cm씩 튜브로 삽입한다.	
9. 반창고로 표시한 부위까지 삽입되면 주사기로 위 내용물을 흡인하여 위치가 정확한지 알아보거나 빈 주사기에 공기를 10~20 cc 넣어 위관에 연결하고 공기를 밀어 넣으며 청진기를 이용하여 소리로 확인한다.	• 일반적으로 노란 위액이 섞인 점막이 확인된다.
10. 튜브의 끝을 조절기로 막아주고 고정한다.	

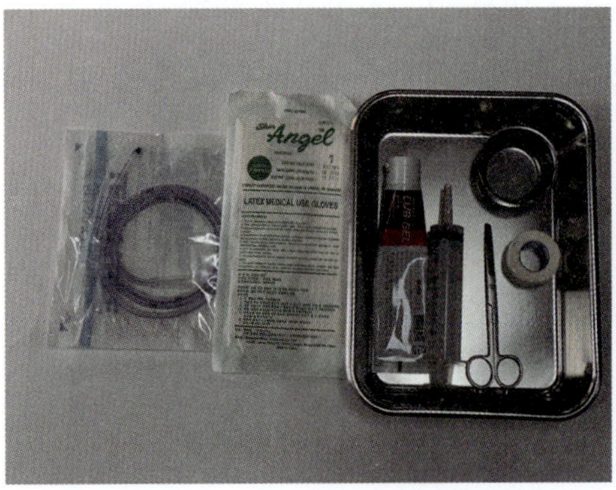

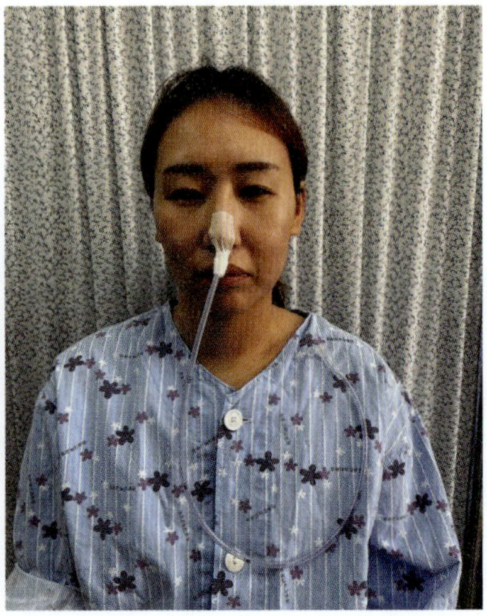

[그림 7-1] Levin tube 준비물, 적용한 사진.

2) 간헐적 위관 영양

① 준비물

50 cc 주사기(깔때기), 세척용 주사기(Asepto syringe), 조절기, 물 60 cc, 곡반, 측정용기, 청진기

② 방법

[표 7-8] 간헐적 위관 영양

절 차	이론적 근거
1. 대상자에게 절차를 설명한다.	
2. 내과적 무균술을 시행한다.	
3. 대상자가 반앉은자세(Fowler's position)를 취하도록 한다. 이 자세가 어려우면 오른쪽 옆누운자세를 취하게 하고 머리를 약간 높여준다.	• 허파 흡인을 예방하기 위해 반앉은자세가 가장 좋다.
4. 위관의 위치를 확인한다.	• 위관 삽입 시 방법 참조
5. 주사기 혹은 깔때기를 위관 끝에 연결한 후 물 20~30 cc를 붓고 조절기를 풀면서 위(stomach) 높이의 위치에서부터 약 30 cm 높이에 위치시킨다.	• 물이 튜브에 음식찌꺼기가 막히는 것을 막아준다. 30 cm보다 높으면 위를 과도하게 자극하여 오심, 구토가 발생할 수 있다.
6. 주사기의 허브(hub)까지 물이 내려오기 전 영양식을 부어준다.	• 대상자의 위에 공기가 유입되는 것을 방지하기 위함
7. 주입속도 조절은 주사기의 높이로 조절한다.	• 중력에 의해 음식물이 위로 유입되기 때문이다.
8. 영양식이 주사기의 허브 쪽으로 내려오면 물 30~60 cc 가량 위관에 부어 허브까지 내려올 때 조절기를 막는다.	• 위관에 음식물이 남으면 세균이 성장하게 되므로 예방하기 위함이다.
9. 주입 후 대상자는 약 1시간 가량 반앉은자세를 취하게 한다.	• 소화작용을 돕기 위함이다.

③ 섭취량/배설량(I/O) 기록지

[표 7-9] 섭취량/배설량(I/O)기록

월/일	Intake			Output		
		Kcal	수분량	소변	대변	기타
D	식이(경관)					
	수분(경관)			합계(D)		
	정맥			/		
	식이(경구)					
E	식이(경관)					
	수분(경관)			합계(E)		
	정맥					
	식이(경구)					
N	식이(경관)					
	수분(경관)			합계(N)		
	정맥					
	식이(경구)					
경관영양섭취칼로리				소변		
정맥영양섭취칼로리				대변		
경관수분섭취량				기타		
정맥수분섭취량				합계(Total)		
식이(경구)섭취칼로리						
식이(경구)수분량						

4) 관리

(1) 수분과 전해질의 경구 제공

경구를 통한 수분과 전해질 공급은 환자의 건강이 허락하는 한 집이나 병원 어디에서든지 제공될 수 있다. 즉, 환자가 구토가 심하거나 과도한 수분 손실을 하지 않았거나 정상적인 위장관의 기능일 경우에 가능하다. 고형식이의 소화가 어려운 환자에게 소화하기 쉬운 음식을 제공하기도 한다.

① 수분섭취 보충

보통 수분결핍 증상이 나타나는 환자, 예를 들면, 설사 또는 경증이나 중증도의 발열이 있는 환자에게 적용된다. 더욱이 마취나 방광수술과 같은 수술로부터 회복 중인 환자의 경우 처음에는 물이나 맑은 미음을 주고 점차 견딜 수 있으면 일반식으로 진행하여 준다. 환자의 수분섭취의 증가를 위한 지침은 아래와 같다.

가. 환자에게 섭취해야 할 양과 그 이유를 설명해 준다. 이는 섭취요구에 대한 근거를 제공하고 이행을 증진시켜 준다.

나. 24시간 수분 섭취 계획을 세운다. 일반적으로 전체 섭취량의 절반은 낮 동안에 이루어지고 나머지 절반은 저녁과 밤 사이에 이루어진다. 예를 들면, 만약 24시간 동안 2,500 mL를 섭취한다면 계획은 7 am~3 pm(1,500 mL): 3 pm~11 pm(700 mL): 11 pm~7 am(300 mL)로 할 수 있다.

잠을 자는 동안 배뇨를 막기 위해 취침시간 전에는 과다한 수분 섭취를 피해야 한다.

다. 환자가 실제로 충족할 수 있다는 단기 목적을 정한다. 깨어 있는 동안 매시간마다 물을 한 컵씩 마시거나 정오까지 물 한 주전자를 마시는 것을 예로 들 수 있다.

라. 허락한다면 환자가 수분 함유 음식(과일 푸딩, 아이스크림, 셔벗 등)을 선택하도록 한다.

마. 침대에 누워 있어야만 하는 환자를 위하여 적절한 수분 섭취를 늘리기 위해서는 적당한 컵이나 빨대를 제공하고 쉽게 잡을 수 있는 곳에 수분을 놓아둔다.

바. 적절한 온도에서 수분이 제공되는지를 확인한다. 뜨거운 것은 얼음을 넣거나 차게 식혀서 준다.

사. 계속적으로 수분 섭취 기록에 참여할 수 있도록 환자를 격려해 준다.

② 수분섭취 제한

수분량이 과잉인 환자는 수분섭취를 억제할 필요가 있다. 콩팥기능상실(신부전), 울혈성 심장기능상실(울혈성심부전), 심폐이상, 부적절한 항이뇨호르몬 분비 증후군을 가진 환자가 이에 해당된다.

수분제한은 특히 구강점막을 건조시키는 약물복용 환자에게는 어려움을 겪게 한다. 수분섭취 제한 환자에게 도움이 되는 지침은 아래와 같다.

[표 7-10] 전해질 주요 음식 공급원

전해질	일일 권장 섭취량	음 식
나트륨(Na^+)	10 g	햄, 소시지 등 가공식품, 장류, 국물류, 젓갈
칼륨(K^+)	900 mg	녹황색 채소, 감귤, 고구마, 우유, 치즈
칼슘(Ca^{2+})	10~18 mg	돼지간, 전복, 은어, 닭간, 장어, 멸치
마그네슘(Mg^{2+})	300~400 mg	다시마, 미역, 콩, 깨, 오트밀
인(p^-)	800~1200 mg	달걀, 육류나 어류, 땅콩류, 배아

가. 제한된 수분섭취를 해야 하는 이유와 구강섭취로 가능한 수분의 형태와 양에 대해 설명한다. 예를 들어 얼음조각, 아이스크림 등도 수분과 같다고 알려 주어야 할 필요가 있다.

나. 환자가 스스로 식간, 식사 중, 자기 전에 그리고 약과 함께 섭취해야 할 수분의 양을 결정하도록 도와준다.

다. 수분제한을 좀 더 견딜 수 있다는 단기 목표를 설정한다. 예를 들면, 식간에 한 시간 혹은 두 시간 간격으로 수분의 양을 세분화한다.

라. 주기적으로 환자에게 물 대신 얼음조각을 제공한다. 왜냐하면 얼음은 녹으면 대략 얼었을 때의 절반의 용적이 되기 때문이다.

마. 환자로 하여금 수분을 마시는 것보다 입을 헹구도록 도와준다.

바. 짜거나 단 음식은 갈증을 유발하므로 환자가 섭취하거나 씹지 못하도록 한다.

사. 가능하면 환자도 수분섭취의 기록을 할 때 참가하도록 격려한다.

③ 음식

수분과 전해질 불균형은 간단한 식이로 조절이 가능하다. 예를 들면, 칼륨-배설 이뇨제를 복용하는 환자에게는 칼륨이 풍부한 음식을 제공한다.

또 고나트륨혈증으로 인한 수분 제한 환자의 경우 염분이 많이 든 음식은 피해야 한다. 비교적 양호한 환자의 경우 고칼슘 음식이 좋다. 이와 같은 전해질이 풍부한 음식은 〈표 7-7〉과 같다.

5) 정맥요법

정맥요법은 수액과 다른 물질은 순환계의 정맥 내로 주입하는 것을 말한다. 이는 출혈로 인한 혈액손실을 대체하기 위해서 전해질이나 수액 대체를 위해 사용되고 혈관 내로 약물을 직접 주입하기 위해 사용된다.

정맥용 수액은 병원 전 처치에서 수액과 전해질 치료를 위해 가장 흔히 사용된다. 정맥용 수액은 두 가지 형태로 나눈다. 교질형(colloid)과 정질형(crystalloid)이다.

(1) 콜로이드용액(교질액)

콜로이드용액(교질액)은 단백질, 다른 고분자량의 분자를 포함한 수액을 말한다. 이는 장시간 동안 혈관 내에 남아 있다. 콜로이드용액은 교질삼투압을 갖는다. 이것은 혈관 내부 안에서 물을 유인하는 경향이 있어, 소량의 콜로이드용액이 세포 내와 간질강으로부터 물을 끌어당기게 되어 혈액의 양이 증가하게 되기 때문이다.

① 혈장단백(plasmanate)

이는 단백질을 함유한 콜로이드용액(교질액)인데 주요 단백질은 알부민으로 생리식염수에 다른 단백질들과 함께 용해되어 있다. 병원 전 단계의 응급처치에서는 거의 사용되고 있지 않지만 일부 응급치료 전문가들은 저혈액성 상태 특히 화상 쇼크의 치료에 혈장단백을 선호한다. 환자가 심한 화상을 겪으면 체액이 혈액으로부터 주위 조직으로 소실된다. 혈장단백은 순환 혈류 내에 머무르기 때문에 적절한 혈액 용적과 혈압을 유지시키는데 효과적이다. 보통 락테이트 링거액이나 생리식염수와 함께 사용된다.

② 저염 알부민

인체의 알부민만을 함유하고 있으며 1 gm의 알부민은 물 18 mL를 혈류 내로 끌어들일 수 있다.

③ 덱스트란

단백질이 아니고 거대한 당분자로 알부민과 유사한 삼투성 속성을 갖고 있다. 혈장단백만큼 효과적이지는 않지만 저혈액성 쇼크의 치료에 보조제로서 효과적이다. 2개의 분자량을 갖는데, 40,000과 70,000 Dalton이다. 덱스트란 40(분자량 40,000 Dalton)은 알부민보다 2~2.5배의 교질삼투압을 갖는다. 경미한 알레르기로부터 심한 아나필락시스에 이르기까지 부작용이 일어날 수 있다.

④ 헤타스타치(Hetastarch, Hespan)

덱스트란과 같이 당분자로 단백질과 유사한 삼투싱 속싱을 갖고 있다. 헤타스타치의 교질성 성질은 인체 알부민과 매우 유사하므로 저혈액성 쇼크, 특히 화상 쇼크의 치료에 효과적이다. 덱스트란과 같이 많은 부작용을 나타내지는 않는다.

콜로이드용액(교질액)의 대체요법은 병원 전 처치에서는 특별한 경우를 제외하고는 사용되지 않으며, 콜로이드용액 제제는 값이 비싸고 보존기간이 짧다.

(2) 결정질용액(정질액)

물과 전해질만을 함유하고 있다. 이 물질들은 세포막을 쉽게 통과하여 확산한다. 정질액은 병원 전 정맥요법 시 사용되는 일차적 제제이다. 다양한 수액이 만들어져 있으며 혈장의 농도와 비교하여 분류하는 것이 도움이 된다.

① 등장성 용액

등장성 용액은 혈장과 전해질 구성이 유사한 용액으로 보통 심각한 수분이나 전해질의 이동이 없는 탈수 환자에게 사용된다.

② 고장성 용액

고장성 용액은 세포보다 고농도를 말한다. 정상적인 수분상태의 환자에게 이 용액을 주입하는 경우 세포 내로부터 세포 밖으로 수분의 이동이 초래된다. 후에는 용질이 반대방향으로 이동하게 된다.

③ 저장성 용액

저장성 용액은 세포보다 저농도인 용액을 말한다. 정상적인 수분상태의 환자에게 이 용액을 주입하면 세포 외부로부터 수분이 세포 내부로 들어오게 된다. 후에는 용질이 반대방향으로 이동하게 된다.

수액대체는 인체의 요구와 환자의 문제에 기초하여 선택되어야 한다. 일반적으로 출혈이 빠르게 일어나는 경우 세포 내·외의 수액 이동을 시킬 시간적 여유가 없으므로 등장성 용액을 사용해야 한다. 이런 이유로 락테이트 링거액과 생리식염수가 자주 사용된다. 환자가 설사나 고열로 체액손실이 있어 탈수되었다면, 나트륨보다는 물의 손실이 더 크므로 저장성 용액인 1/2생리식염수를 선택한다.

몇 가지 대체 용액들은 염화나트륨이나 덱스트로스 같은 단일 성분들을 포함하며 반면에 여러 가지 성분을 함유한 수액들도 있다. 락테이트 링거액은 전해질의 농도가 혈장과 매우 유사하게 만들어져 있다.

병원 전 처치에서 가장 흔히 사용되는 세 가지 용액은 다음과 같다.

④ 락테이트 링거액(Hartmann's solution)

저혈액성 쇼크의 처치에 가장 흔히 사용되는 정맥주사액이다. 등장성 용액으로 NaCl, KCl, $CaCl_2$, sodium lactate가 물속에 포함되어 있다. Hartmann이 제안한 수액으로 생리식염수의 높은 Cl^- 대신 HCO_3^-를 공급하는 식염-락트산염 용액이다.

⑤ 생리식염수(Normal Saline)

전해질 용액으로 물 속에 NaCl이 포함되어 있고 세포외액과 등장액이다. 주로 나트륨 소실이 있는 경우, 이를 테면 당뇨케톤산증, 열사병, 위장관 체액소실, 부신겉질부전(부신피질부전)과 연관된 징후가 있을 때 주로 이용된다.

⑥ 5% 포도당액(5% dextrose in water)

강력한 체액 보충이 필요한 경우가 아니면 5% 포도당액이 자주 사용된다. 저장성 포도당 용액으로 약물의 정맥투여에 필요한 정맥로를 유지하기 위해 사용되고 세포 대사작용에 필요한 칼로리를 제공한다. 또한 저장액이므로 울혈성 심장기능상실(울혈성 심부전) 환자의 순환 과부하를 막아준다.

락테이트 링거액과 생리식염수는 모두 순환 용적을 즉시 팽창시키므로 체액 용적을 보충하기 위하여 사용된다. 그러나 전해질과 수분의 이동으로 인해 1시간 내에 이 용질의 약 2/3는 세포간극으로 소실된다. 락테이트 링거액은 혈액 손실이 있는 환자에게 더 효과적인 정맥 수액이다. 적극적인 정맥요법에서는 락테이트 링거액과 생리식염수를 따로 사용하는 두 개의 정맥로를 사용할 것을 권장한다.

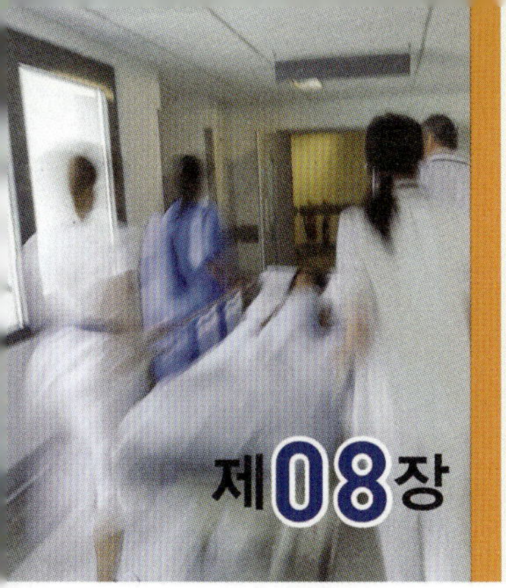

제08장 배설관리

학습목표

이 장을 통하여 다음과 같은 내용을 학습한다.

1. 비뇨기계의 해부 · 생리에 대하여 설명할 수 있다.
2. 배뇨장애에 대하여 설명할 수 있다.
3. 배뇨를 돕는 방법을 설명할 수 있다.
4. 배뇨문제를 가진 환자를 처치할 수 있다.
5. 배변의 기전에 대하여 설명할 수 있다.
6. 배변장애에 대하여 설명할 수 있다.
7. 배변을 돕는 방법을 설명할 수 있다.
8. 배변문제를 가진 환자를 처치할 수 있다.

인체의 노폐물은 소변으로 약 1,500 mL를 배출하고, 피부를 통해 땀으로 600 mL를 호흡 시에 허파로 400 mL를 그리고 위장관에서 대변으로 약 100 mL를 배출하여 총 하루 배설량은 2,600 mL로 신체기능을 유지한다.

1. 배뇨

1) 비뇨기계의 해부 · 생리

비뇨기계는 콩팥(kidney), 요관(ureter), 방광(bladder), 요도(urethra)로 구성되어 있고, 신진대사 과정에서 생성된 노폐물을 소변을 통해 몸 밖으로 배설하는 기능을 한다〈그림 8-1〉.

비뇨기계의 첫 시작인 콩팥은 복막 뒤 장기로 열두번째 등뼈에서 세번째 허리뼈 사이에 위치하고 간의 위치 때문에 오른쪽 콩팥이 왼쪽 콩팥보다 약간 낮게 위치하고 있다. 콩팥은 한쪽의 무게가 150 g 정도이며 암적색으로 강낭콩 모양을 하고 있다.

콩팥은 소변을 모아서 몸 밖으로 배설하는 요관, 방광, 요도와 달리 혈액 내의 노폐물을 깨끗하게 여과하는 역할을 할 뿐만 아니라 레닌(renin)과 에리트로포에틴(erythropoietin)이라는 혈압을 조절하는 효소와 적혈구 생산을 촉진시키는 호르몬을 분비하기도 한다.

좌우 콩팥은 소변을 생성하는 미세구조물인 약 백만 개의 콩팥단위(nephron)로 각각 구성되어 있다. 콩팥은 심장에서 박출되어 콩팥동맥으로 들어온 혈액을 깨끗하게 여과하는 역할을 한다. 어른의 경우 양쪽 콩팥을 통해 일 분당 여과되는 혈액이 1,200 mL로 심장에서 박출되는 혈액량의 20 % 정도다. 따라서 콩팥은 하루에 약 180 L의 수분을 여과하는데 그 중 1,500~2,000 mL의 수분만 소변으로

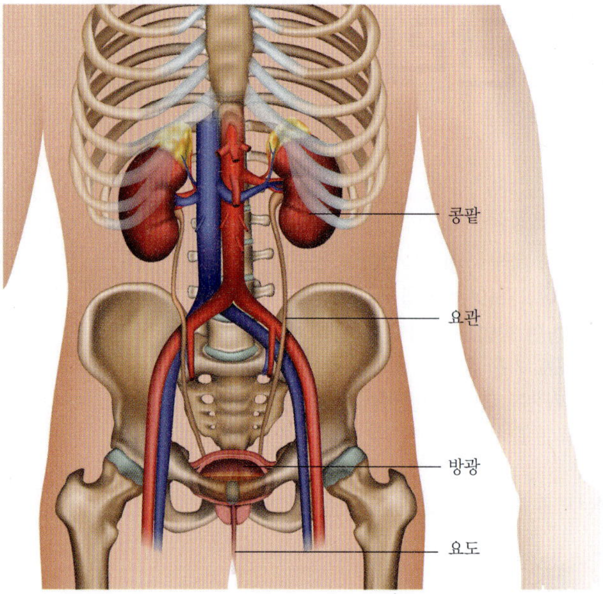

[그림 8-1] 비뇨기계의 구조

내보내고 대부분의 수분과 염분 기타 인체에 필요한 당분과 단백질 등의 영양소는 재흡수하게 된다. 이와 같이 콩팥에서 깨끗하게 여과된 혈액은 콩팥정맥과 아래대정맥을 거쳐서 심장으로 되돌아온다. 따라서 콩팥의 기능이 저하되면 혈액에 있는 노폐물이 여과되지 않아 질병이 발생한다.

요관은 콩팥에서 방광까지 연결되어 있는 길이 25~30 cm, 직경 3~7 mm의 가늘고 긴 관으로 무균상태의 소변을 연동운동에 의해 콩팥으로부터 방광으로 운반하는 통로 역할을 한다. 요관과 방광이 연결되는 부위에는 판막역할을 하는 점막주름이 발달되어 있어 소변의 역류를 방지하고 있다. 그리고 콩팥과 연결된 요관의 시작 부위와 방광의 시작부위와 연결된 요관의 끝 부분에서는 좁아진 직경으로 인해 돌(결석, stone)이 잘 생긴다.

방광은 두덩결합(치골결합, pubic symphysis) 뒤 골반 안에 위치한 자율신경계에 의해 조절되는 속이 빈 근육성 장기로 요관에서 보내져온 소변을 저장하였다가 체외로 배출시키는 기능을 한다. 방광의 용적은 대략 500 mL 정도로 성인은 150~200 mL, 아동은 50~100 mL 정도가 채워지면 방광벽에 있는 수용기가 자극되어 요의를 느끼게 된다.

요도는 방광에 저장되어 있는 소변을 몸 밖으로 배출하는 근육성 기관으로 성별에 따라 구조와 기능에 차이가 있다.

여성의 요도는 음핵과 질 개구부 사이에 위치하고 길이는 3~5 cm 정도로 짧아 세균이 쉽게 침입할 수 있다〈그림 8-2〉. 남성의 요도는 음경의 끝 부분에 위치하고 길이는 15~20 cm 정도로 소변과 정액 배출의 두 가지 기능을 담당하고 있다〈그림 8-3〉.

배뇨(voiding)는 방광에 채워져 있는 소변을 밖으로 배출하는 과정으로 방광근육의 수축과 요도

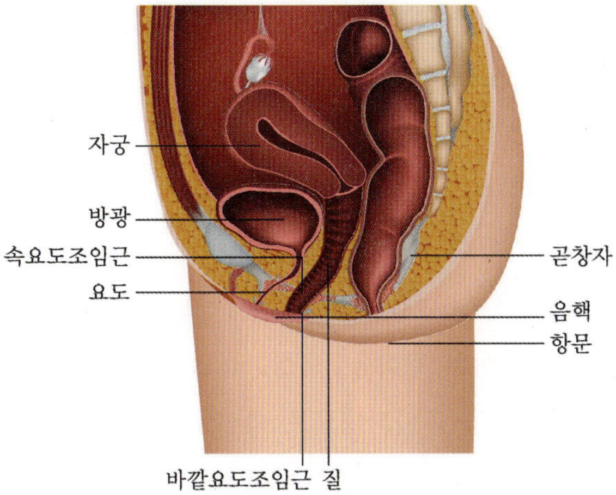

[그림 8-2] 여성의 비뇨생식기계

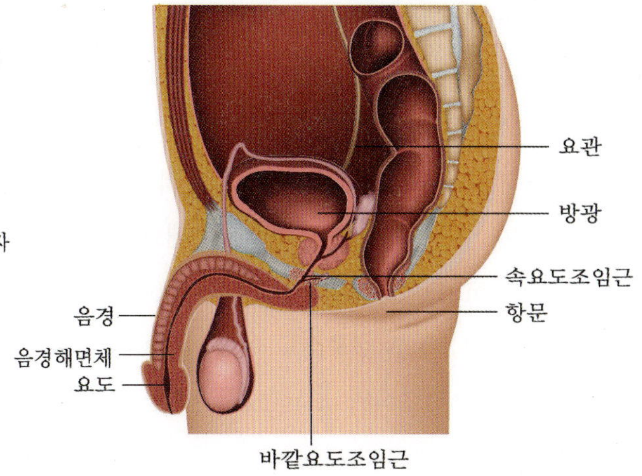

[그림 8-3] 남성의 비뇨생식기계

의 속·바깥조임근육의 이완으로 일어난다. 성인의 하루 정상 소변량은 1,500~2,000 mL 정도이며 옅은 노란색으로 암모니아 냄새가 약간 난다. 정상 소변은 투명하고 소변의 pH는 4.5~8.0이다. 비정상 소변은 뇨에 당이 있거나 단백질 또는 백혈구가 나오며, 불투명하고 단 냄새가 나거나 혈뇨인 경우는 적혈구가 있고 붉은색을 보인다.

소변의 비중은 1.010~1.025로 콩팥의 문제가 없음에도 불구하고 소변의 비중이 높으면 탈수(dehydration)를 의심해 볼 수 있고, 비중이 정상보다 낮으면 수분의 과다 섭취를 의심해 볼 수 있다.

2) 배뇨장애

배뇨장애의 원인으로는 감염이 가장 흔하며, 여성인 경우 남성과는 다르게 요도의 길이가 짧고 요도가 항문에 가까이 있어서 대장균에 감염이 쉽게 일어난다. 비뇨기관의 폐쇄는 콩팥깔때기(신우, renal pelvis)나 요관에 요로결석증(요로돌증, urolithiasis)이 있거나, 남자는 양성전립샘비대(benign prostatic hypertrophy, BPH)가 있는 경우로서 노인들에게 많다.

호르몬으로 인한 장애는 부신(aldosterone)이나 뇌하수체(antidiuretic hormone, ADH)의 기능장애로 올 수 있다. 또한 심한 출혈, 심한 설사, 심한 구토가 있으면 전체 혈액량이 줄고 소변량이 감소하여 배뇨장애가 올 수 있다. 전신적인 쇼크나 출혈, 화상의 경우도 소변량의 감소로 배뇨장애가 올 수 있다. 기타 정서적 불안, 심한 진정상태(sedation), 마취 등으로 척수신경이나 뇌신경의 통로 손상 시 배뇨장애가 올 수 있다.

배뇨의 양상은 개인에 따라 다르기는 하지만 일반적으로 하루에 5회 이상 배뇨를 한다. 대부분의 사람들은 깨어 있는 동안 하루 소변량의 70 %를 배설한다.

요 생성의 변화로서 다뇨(polyuria)는 하루 배뇨량이 2,500 mL 이상으로서 콩팥요세관(신세뇨관,

renal tubule)에서 수분이 재흡수 되지 않거나 항이뇨호르몬(ADH) 결핍에 의하여 다량의 소변이 배출되는 경우를 말한다. 다뇨(polyuria)의 원인으로는 과도한 수분섭취, 카페인과 알코올 섭취, 당뇨병, 호르몬 불균형(항이뇨호르몬의 결핍), 만성 콩팥질환, 이뇨제 사용 등이 있다.

소변감소(핍뇨, oliguria)는 소변의 배설량이 수분섭취량보다 현저히 감소된 상태로 시간당 배뇨량이 30 mL 이하이거나 하루 총 배뇨량이 100~400 mL 이하인 상태를 말한다.

무뇨(anuria)는 하루 배뇨량이 100 mL 이하인 경우이다. 소변감소와 무뇨는 적은 수분섭취, 급만성콩팥기능상실(신부전), 심한 심장기능상실(심부전), 수혈의 부작용, 화상, 쇼크에 의해 발생할 수 있다. 소변감소와 무뇨는 콩팥기능에 심각한 문제가 있음을 나타내므로 즉시 의사에게 보고하여야 한다.

배뇨의 변화에는 빈뇨(frequent urination), 소변못참음(요절박, urinary urgency), 배뇨통(배뇨장애, dysuria), 요실금(Urinary incontinence), 유뇨증(enuresis), 소변정체(요정체, urinary retention) 등이 있다.

빈뇨는 정상보다 자주 배뇨를 하는 상태로서 하루 10회 이상 배뇨를 하거나 밤에 2회 이상의 배뇨를 할 때를 말한다. 정상인은 낮에는 5~6회, 밤에는 0~1회의 배뇨를 하게 된다. 정상적으로는 수분섭취의 증가로 나타날 수 있으며, 이와 관계없이 방광염, 스트레스, 임신과 같은 원인으로 방광압박 때문에 나타날 수도 있다.

소변못참음은 요의를 강하게 느끼는 것을 말하며 방광에 차 있는 소변의 양과 관계없이 즉시 배뇨해야 한다고 느낀다.

배뇨통은 배뇨 시 통증이 있거나 배뇨하기가 어려운 상태를 말한다. 요도협착, 요로감염, 방광이나 요도손상이 동반되기도 한다. 배뇨를 하려고 힘을 줄 때 요도 자극 때문에 화끈감(작열감, burning sensation)이 동반되기도 하고, 배뇨 후 화끈감은 방광삼각(vesical trigone)의 주름이 서로 마찰되면서 유발될 수 있다. 배뇨통은 때로 배뇨시작이 지체되는 소변주저(배뇨지연, hesitancy)와도 관계되며 소변주저는 전립샘비대, 신경성 방광, 요도압박, 요로출구 폐색으로 유발될 수 있다.

소변찔끔증은 본인의 의사와 관계없이 소변이 요도 밖으로 흘러나오는 증상으로 방광 내 압력이 요도저항보다 높아지게 될 때 발생하며 소변을 적절히 통제하는 능력이 소실된 것이라 할 수 있다. 원인으로는 감염, 이뇨제나 진정제 같은 약물, 과다한 알코올 섭취, 대변막힘(fecal impaction), 비만, 암, 전립샘비대, 방광돌(방광결석), 요붕증(diabetes insipidus), 요도조임근의 기능상실, 골반근육의 약화, 치매, 파킨슨병, 스트레스, 불안, 우울 등이 있다.

유뇨증은 생후 만 2년 6개월이 지나서도 소변을 제대로 가리지 못하는 현상이 반복되는 경우를 말하며 밤에 자면서 잠자리에 소변을 보는 경우는 야간뇨(야뇨증, nocturia), 낮에 자신도 모르게 소변을 보는 것을 주간유뇨(유뇨증, diurnal enuresis)라고 한다. 야간뇨는 야간의 잦은 배뇨상태로서 4세 이후에 반복해서 야간 수면 중 자신도 모르게 부적절한 요의 배출이 있는 경우를 말한다. 유뇨증은 생리적, 심리적 원인에 의해 발생하며 나이가 들어감에 따라 없어진다.

소변정체는 콩팥에서는 소변이 생성되나 방광을 스스로 비울 수 있는 능력이 부족하여 방광 내에 소변이 축적되는 상태로 소변생성이 지속적으로 이루어지기 때문에 방광 팽만이 있다. 축적이 심한 경우에는 2,000~3,000 mL까지 보유할 수 있다. 소변정체의 가장 흔한 유형은 요도폐쇄 수술 후 발생된다. 정상 분만 후 외음부의 찢긴 상처에 의해 생긴 요도구 주위의 부종이 원인이며 샅(회음) 근육의 경련에 의해 발생할 수도 있다.

3) 진단적 검사

배뇨문제를 진단하기 위한 검사로는 소변검사(urine test), 방사선검사(radiation examination), 방광경검사(cystoscopy), 콩팥생검(renal biopsy), 콩팥기능검사(renal function test) 등이 있다.

(1) 소변검사

소변검사를 위해 소변검사물을 수집하는 방법은 목적에 따라 다양하다. 일반적인 소변검사는 처음 30 mL 정도 소변을 버리고 중간소변을 받아 검사하는 방법과 일정한 시간 동안 소변을 모은 후 검사하는 24시간 소변검사물 수집방법 등이 있다.

24시간 소변검사물을 수집하기 위해서는 보통 24시간 소변 채집용 용기를 사용한다〈그림 8-4〉. 소변검사물은 실온 보관 시 부패로 인해 검사 결과에 오차가 생길 수 있으므로 염산과 같은 보존제를 사용하므로 취급에 주의해야 하고, 가능하다면 수집 중인 소변은 소변 보관용 냉장고에 보관한다. 소변검사물 용기에는

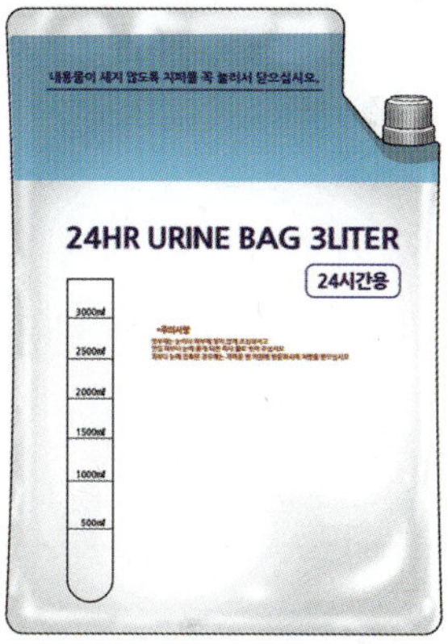

[그림 8-4] 24시간 소변 주머니

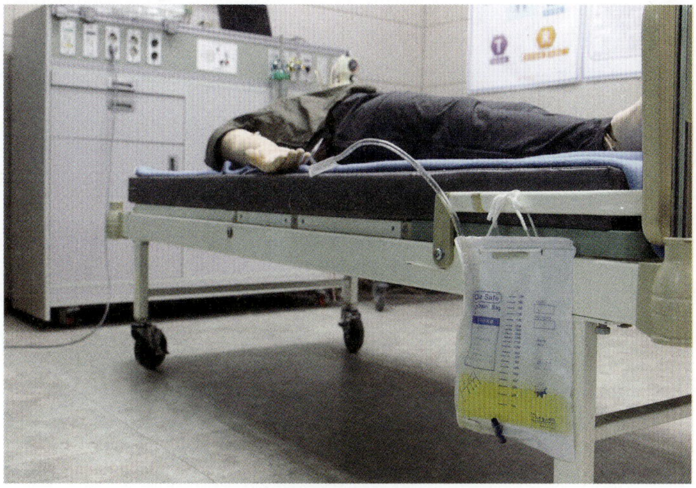
[그림 8-5] 시간당 소변 주머니

환자의 이름과 검사물을 모으기 시작한 날짜와 시간, 그리고 끝난 시간을 기록한다. 검사물 수집방법은 소변을 모으기 전에 첫 소변을 보고 버린 후 24시간 동안 소변기에 보아 검사물 용기에 모으도록 설명한다. 24시간 소변의 마지막 소변도 함께 모은다. 24시간 소변 검사물로는 단백뇨나 크레아티닌 청소율 등을 알 수 있다. 또한 콩팥기능상실 등으로 환자상태가 심각한 내과환자나 수술 후 환자에게 시간당 배뇨량을 측정하기도 한다〈그림 8-5〉.

일반소변검사는 소변의 냄새, 색깔, 투명도, 비중, pH, 혈액, 케톤체, 포도당 등과 같은 성분들을 볼 수 있다. 비정상적인 혼탁한 소변은 혈뇨, 황갈색뇨, 녹갈색뇨이며, 암갈색이나 흑색뇨는 악성흑색종이나 백혈병에서 볼 수 있다.

(2) 방사선 검사

단순요로촬영(kidneys, ureter, bladder: KUB)이 있으며 콩팥의 크기, 모양, 위치를 알 수 있다. 또한 요로돌(요로결석)의 유무와 위치, 크기, 숫자 등도 파악이 가능하다.

정맥깔때기조영술(정맥신우조영술, intravenous pyelography, IVP)은 조영제를 넣어 촬영하는데 단순요로촬영으로 볼 수 없는 것을 보고자 할 때 사용한다. 정맥깔때기조영술은 정맥주사된 조영제가 콩팥, 콩팥요세관, 방광을 거쳐 배설되는 것을 촬영하는데 과량의 수분섭취는 조영제를 희석시키므로 제한시키며, 장내 내용물도 제거한 후 실시한다. 환자가 조영제에 과민할 수 있으므로 잘 관찰하여야 하는데 심한 반응으로 두드러기, 부종, 천식, 저혈압, 경련, 청색증, 쇼크, 심정지 등의 증상이 있을 수 있다.

(3) 방광경 검사

방광경으로 요도와 방광을 직접 들여다보면서 돌(결석), 출혈부위, 종양의 위치 등을 확인하는 것이다. 이 때 직접 검사물을 채취하기도 하고 돌과 종양을 제거하기도 한다. 검사 후 합병증으로 소변정체, 출혈, 감염 등이 있을 수 있고 화끈감, 혈뇨, 빈뇨가 있을 수 있다.

(4) 콩팥 생검

옆배(측복부)에 작은 절개를 한 후 경피바늘로 개방 생검을 하는 것이다. 검사 전에는 검사 후 출혈에 대비한 검사를 하게 된다. 혈소판 검사, 온혈구 검사(complete blood count), 출혈시간(bleeding time), 프로트롬빈 시간(prothrombin time) 등의 검사와 콩팥의 위치를 파악하기 위한 정맥깔때기조영술을 한다. 검사 후에는 환자를 한 시간 정도 엎드린자세를 취하고 24시간 안정시킨다. 혈뇨 유무를 관찰하고 하루에 약 3,000 mL의 수분을 공급하며 첫 한 시간에는 5분마다 활력징후를 관찰한다.

(5) 콩팥기능 검사

소변농축검사는 콩팥이 소변을 농축시키는 능력을 평가한다. 저녁 6시 이후에 금식시킨 후 다음 날 9시, 10시, 11시에 각각 다른 용기에 소변 검사물을 모아 비중을 측정한다. 페놀설폰프탈레인 배설검사(phenolsulfonphthalein test)는 콩팥 혈행과 콩팥요세관의 분비기능을 보는 검사이다. 페놀설폰프탈레인을 6 mg 정맥으로 투여한 후 15분 후 소변을 보게 한다. 검사 전에 물을 두 컵 마시게 한다. 정맥주사 후 2시간 이내에 총 배설량은 55~75 %이고, 콩팥 질환에서는 배설이 늦어진다.

4) 자연배뇨를 돕는 방법

자연배뇨를 돕기 위해서는 다음과 같은 방법들을 시행하는 것이 도움이 된다.

① 환자가 평소 소변보는 자세로 소변을 보도록 자세를 유지하게 해준다. 단 심근경색증이나 고혈압 환자는 쪼그리고 앉는 자세를 피한다.
② 배뇨하기 편안한 환경을 조성해 준다.
③ 사적 비밀(privacy)을 지켜주기 위해 불필요한 부위의 노출을 피한다.
④ 물 흐르는 소리를 들려준다.
⑤ 환자에게 충분한 시간을 준다.
⑥ 변기는 따뜻하게 해주고, 배에 더운 물주머니를 대어 주며 배를 마사지 해준다.
⑦ 회음부에 따뜻한 물을 부어 준다.

5) 배뇨관련 평가

환자의 배뇨와 관련하여 목적에 대한 평가를 위해서 다음과 같은 정보를 수집한다.

① 소변의 양, 색깔, 냄새를 관찰한다.
② 배뇨의 빈도를 조사한다.
③ 환자의 수분섭취 및 배뇨량을 조사한다.
④ 요도, 샅, 두덩뼈 부위 피부를 조사한다.
⑤ 방광팽만 여부를 타진, 촉진한다.
⑥ 배뇨통, 빈뇨, 소변찔끔증, 소변못참음(요절박)을 느끼는 시간간격, 소변찔끔증 예방을 위하여 사용한 방법, 케겔 운동을 수행한 횟수에 대해 조사한다.
⑦ 잔뇨를 측정한다.
⑧ 소변의 pH를 측정한다.
⑨ 소변배양 또는 소변검사 결과를 판단한다.

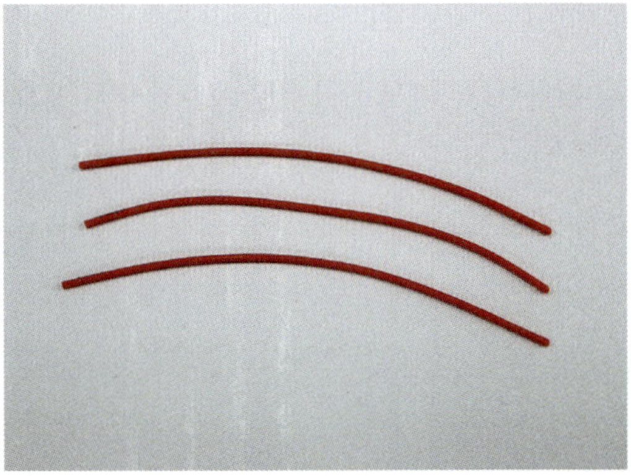

[그림 8-6] 단순도뇨카테터

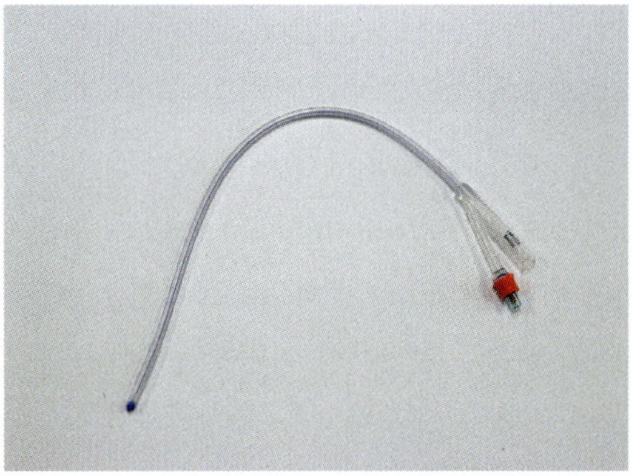

[그림 8-7] 유치도뇨카테터

6) 도뇨방법

도뇨는 도뇨관(catheter)을 요도를 통해 방광에 삽입하여 소변을 배출시키는 것으로 일시적인 배뇨를 위한 단순도뇨법(straight catheterization/nelaton catheterization)과 지속적인 배뇨를 위한 유치도뇨법(indwelling catheterization/foley catheterization)이 있다〈그림 8-6, 8-7〉.

(1) 단순도뇨법(straight catheterization)

단순도뇨법은 소변정체로 팽만되어 있는 방광의 압력을 감소시키기 위한 일시적인 배뇨를 위한 목적뿐만 아니라 샅의 상처로 자연 배뇨 시 소변으로 오염될 우려가 있는 경우에도 시행한다. 또한 내진 또는 아랫배 수술 전 방광을 비우거나, 배뇨 후 방광에 남아 있는 잔뇨량을 측정하고, 무균적으로 소변을 받아 검사하기 위해 시행된다.

① 준비물

- 단순도뇨 세트(공포, 종지, kelly), 단순도뇨관(성인 14-18Fr., 소아 8-10Fr.), 소독 솜 및 멸균 거즈, 소독액, 윤활제, 멸균장갑, 곡반, 방수포, 스크린, 홑이불 또는 목욕담요, 필요 시 사이드 램프, 소변기, 소변 검사물 수집 용기, 손소독제

② 방법

[표 8-1] 남성 단순도뇨법 절차

절 차	이론적 근거
1. 손을 씻는다.	• 미생물 전파를 줄이기 위함이다.
2. 도뇨 세트를 쟁반(tray)이나 드레싱 카트 위에 놓고 무균술로 편다.	
3. 도뇨 세트의 칸이나 종지에 소독 솜을 넣는다.	

[표 8-1] 남성 단순도뇨법 절차(계속)

절 차	이론적 근거
4. 멸균거즈와 윤활제, 공포(hole towel)를 세트 속에 넣는다.	
5. 적당한 크기의 도뇨관을 무균적으로 세트 속에 넣는다.(성인 : 6~9 Fr, 소아 : 4~6 Fr)	• 도뇨관의 크기가 너무 크면 요도에 상처를 입힐 수 있다.
6. 필요한 물품을 준비하여 대상자에게 가지고 간다.	
7. 대상자에게 시술자 자신을 소개한다.	
8. 대상자의 인적사항 등을 개방형으로 질문하여 대상자를 확인한다.	• 안전한 시술을 위한 대상자 확인 절차이다.
9. 단순도뇨를 시행할 것임을 알려주고 목적과 절차를 설명한다. 사용되는 장갑이나 도뇨관에 알레르기가 있는지 확인해 본다.	• 대상자가 앞으로 일어날 일을 예상할 수 있도록 정확한 정보를 제공 받는다면 침습적 절차로 인한 불안과 스트레스가 감소되어 협조를 잘 받을 수 있다.
10. 대상자의 사생활을 보호하기 위해 스크린이나 커튼을 친 다음 등을 대고 똑바로 눕도록 도와준다.	• 개인의 사생활을 보호하기 위함이다.
11. 덮고 있는 이불은 침상 발치에 부채 모양으로 접어놓고 홑이불(목욕담요)을 대각선 모양으로 하여 대상자를 덮어준다. 대상자의 볼기(둔부) 밑에 방수포를 깔아준다.	• 침대에 물이 흐르는 것을 방지한다.
12. 하의를 벗도록 하고 바로누운자세(앙와위)를 취하도록 한다.	• 요도구를 잘 보이게 하고 소변으로 인한 오염을 예방하기 위함이다.
13. 양쪽 넙다리 주위를 대각선 모양으로 덮은 홑이불이나 목욕담요의 끝자락으로 감싼다.	
14. 홑이불의 끝을 대상자의 배 위로 접어 올린다.	
15. 준비한 도뇨 세트와 곡반을 대상자의 다리 사이에 놓는다.	
16. 대상자에게 다리를 움직이지 말라고 설명한다.	
17. 단순도뇨 세트를 무균법의 원칙에 따라 개봉한다.	• 멸균부위가 오염되지 않도록 하기 위함이다.
18. 요도구의 위치를 확인하되 잘 보이지 않는 경우에는 사이드 램프(lamp)를 사용한다.	• 멸균공간을 확보하는 한편 세균전파를 예방하기 위함이다. • 요도구가 잘 보이지 않는 상태에서 도뇨를 하면 실패할 가능성이 있고 무균법 유지가 힘들기 때문이다.
19. 무균술에 따라 장갑을 착용한다. 멸균장갑을 낀 손이 오염되지 않도록 주의하면서 요도구를 제외한 외음부를 공포로 덮어준다.	• 접촉을 통한 세균의 전파를 예방하기 위함이다.
20. 소독솜으로 대상자의 포피를 잡아당겨 요도구 주변을 안에서 바깥쪽으로 닦는다. 한 번 닦을 때마다 새 소독 솜을 사용한다.	• 오른손잡이인 경우 왼손으로 음경을 쥐고 요도구 중심을 먼저 소독하고, 바깥쪽으로 둥글게 닦는다.
21. 도뇨관을 삽입함을 대상자에게 설명한다.	

[표 8-1] 남성 단순도뇨법 절차(계속)

절　　　차	이론적 근거
22. 멸균상태를 유지하고 있는 오른손으로 윤활제가 묻은 도뇨관을 들어 올려 도뇨관이 오염되지 않게 잘 감아쥐고 요도구에 약 20 cm 정도 조심스럽게 삽입한다.	• 도뇨관은 이완된 상태에서 삽입이 잘 되므로 긴장을 줄이기 위해 입을 벌려 "아" 소리를 내도록 한다(남자의 요도 15~20 cm).
23. 소변이 흘러나오기 시작하면 도뇨관을 2.5~5 cm 가량 더 삽입한다. 남자의 경우 도뇨관 삽입이 쉽도록 음경을 60~90° 정도 수직으로 들어 올린 다음에 삽입한다〈그림 8-8a〉.	• 도뇨관이 방광에 완전히 삽입되도록 하기 위함(풍선이 있는 부위)이다. • 남성의 경우 요도가 구부러져 있으므로 삽입 시 요도점막에 가해지는 압력을 줄이고 부드럽게 잘 삽입되도록 하기 위함이다.
24. 단순도뇨관이 방광에 삽입되면 왼손을 떼어 도뇨관을 잡는다. 단순도뇨의 목적이 무균적 소변 검사물 수집인 경우에는 소변을 30 mL 정도 검사물 용기에 받은 다음 도뇨관을 손가락이나 kelly 등으로 눌러 소변의 흐름을 멈춘 다음 도뇨관을 제거한다〈그림 8-8b〉.	• 소변의 흐름이 멈추지 않은 상태에서 도뇨관을 제거하면 대상자의 신체나 홑이불에 소변이 묻을 수 있다.
25. 단순도뇨의 목적이 팽만된 방광의 감압 또는 잔뇨량 측정이라면 소변이 나오지 않을 때까지 배출시킨다. 소변의 흐름이 줄어들면 도뇨관의 위치를 살짝 바꿔주되 소변이 나오지 않으면 도뇨관을 부드럽게 제거한 다음 곡반에 버린다.	• 도뇨관의 끝이 방광벽에 닿아 있으면 소변 배출이 어렵다.
26. 소변이 곡반 안으로 흘러나오게 한다.	• 도뇨관의 다른 끝이 곡반 안에 있지 않으면 대상자의 몸이나 홑이불이 소변으로 오염될 수 있다.
27. 도뇨관 제거 후 멸균거즈로 요도구와 주위를 닦아낸다.	• 오염을 방지하고 대상자의 불편감을 감소시키기 위함이다.
28. 멸균법에 따라 장갑을 벗고 공포를 치우고, 도뇨 세트를 다른 곳으로 치운 다음 방수포를 제거한다.	
29. 대상자가 편안한 자세를 취하고, 배출된 소변은 소변기에 담아 양을 측정한다.	
30. 사용물품을 정리한다.	
31. 손을 씻거나 손 소독제를 사용한다.	
32. 단순도뇨 수행과 관련된 다음 사항을 확인한다. - 시간과 날짜 - 절차를 시행한 이유 - 사용한 도뇨관의 크기 및 형태 - 소변의 양과 색깔 - 소변이 잘 배출되고 있는지의 여부	• 소변의 색이나 양은 대상자의 건강문제를 확인하는 데 중요한 자료가 될 수 있다.

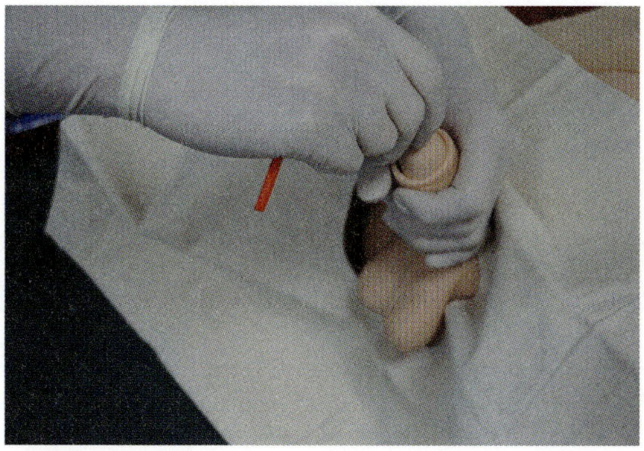

A

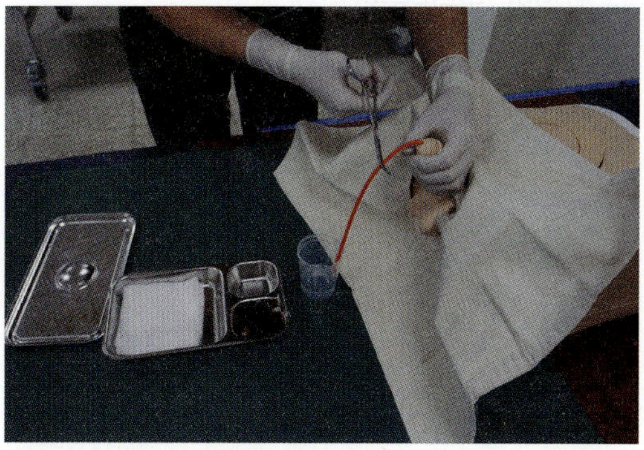

B

[그림 8-8] 남성단순도뇨

[표 8-2] 여성 단순도뇨법 절차

절 차	이론적 근거
1. 손을 씻는다.	• 미생물의 전파를 줄이기 위함이다.
2. 도뇨 세트를 쟁반이나 드레싱 카트 위에 놓고 무균술로 편다.	
3. 도뇨 세트의 칸이나 종지에 소독솜을 넣는다.	
4. 멸균거즈와 윤활제, 공포(hole towel)를 세트 속에 넣는다.	
5. 적당한 크기의 도뇨관을 무균적으로 세트 속에 넣는다.	• 성인 : 6~9 Fr • 소아 : 4~6 Fr
6. 필요한 물품을 준비하여 대상자에게 가지고 간다.	
7. 대상자에게 시술자 자신을 소개한다.	
8. 대상자의 인적사항 등을 개방형으로 질문하여 대상자를 확인한다.	• 안전한 시술을 위한 대상자 확인 절차이다.
9. 단순도뇨를 시행할 것임을 알려주고 목적과 절차를 설명한다. 사용되는 장갑이나 도뇨관에 알레르기가 있는지 확인해 본다.	• 대상자가 앞으로 일어날 일을 예상할 수 있도록 정확한 정보를 제공 받는다면 침습적 절차로 인한 불안과 스트레스가 감수되어 협조를 잘 받을 수 있음.
10. 대상자의 사생활을 보호하기 위한 스크린이나 커튼을 친 다음 등을 대고 똑바로 눕도록 도와준다.	• 개인의 사생활을 보호하기 위함이다.
11. 덮고 있는 이불은 침상 발치에 부채 모양으로 접어놓고 홑이불을 대각선 모양으로 하여 대상자를 덮어준다.	• 대상자의 볼기 밑에 방수포를 깔아 준다.
12. 하의를 벗도록 하고 무릎을 굽히고 다리를 60 cm 정도 벌려 배횡와위를 취하도록 한다.	• 요도구를 가장 잘 노출시키는 자세이다.
13. 양쪽 넙다리 주위를 대각선 모양으로 덮은 홑이불이나 목욕담요의 끝자락으로 감싼다.	
14. 홑이불의 끝을 대상자의 배 위로 접어 올린다.	
15. 준비한 도뇨 세트와 곡반을 대상자의 다리 사이에 놓는다.	

[표 8-2] 여성 단순도뇨법 절차(계속)

절 차	이론적 근거
16. 대상자에게 다리를 움직이지 말라고 설명한다.	
17. 단순도뇨 세트를 무균법의 원칙에 따라 개봉한다.	• 멸균부위가 오염되지 않도록 하기 위함이다.
18. 요도구의 위치를 확인하되 잘 보이지 않는 경우에는 사이드 램프(side lamp)를 사용한다.	• 멸균공간을 확보하는 한편 세균전파를 예방하기 위함. • 요도구가 잘 보이지 않는 상태에서 도뇨를 하면 실패할 가능성이 있고 무균법 유지가 힘들다.
19. 무균술에 따라 장갑을 착용한다. 멸균장갑을 낀 손이 오염되지 않도록 주의하면서 요도구를 제외한 외음부를 공포로 덮어준다.	• 접촉을 통한 세균의 전파를 예방하기 위함이다.
20. 소독솜으로 대상자의 외음부 주위를 닦는다(한 번 닦을 때마다 새 소독 솜을 사용한다.)	
21. 왼손의 엄지와 검지로 음순을 벌려 요도를 노출시킨다.	• 사용하는 것은 오른손잡이를 기준으로 한 것이다.
22. 양편 대음순을 소독솜으로 위에서 아래로 각각 닦고 버린다.	• 위에서 아래로 닦아야 오염이 덜 된 요도구 쪽에서 오염이 많이 된 항문 쪽으로 닦을 수 있어 요도구 오염이 예방된다. • 소독솜을 매번 각 부위를 닦을 때 마다 새로운 솜을 사용해야 한다.
23. 양편 소음순을 소독솜으로 위에서 아래로 각각 닦고 버린다.	
24. 요도는 위에서 아래로(항문 쪽으로) 닦고 버린다.	
25. 왼손은 도뇨관을 삽입할 때까지 음순을 벌리고 있는다〈그림 8-9〉.	• 절차 중에 왼손을 소음순에서 떼면 소음순이 요도구에 닿아 다시 오염이 되므로 주의해야 한다.
26. 도뇨관을 삽입함을 대상자에게 설명한다.	
27. 멸균상태를 유지하고 있는 오른손으로 윤활제가 묻은 도뇨관을 들어 올려 도뇨관이 오염되지 않게 잘 감아쥐고 요도구에 후상방으로 5~8 cm 조심스럽게 삽입한다.	• 도뇨관은 이완된 상태에서 삽입이 잘 되므로 긴장을 줄이기 위해 입을 벌려서 “아” 소리를 내도록 하면 도움이 된다(여자의 요도 3~5 cm).
28. 소변이 흘러나오기 시작하면 도뇨관을 2.5~5 cm 가량 더 삽입한다.	• 여성과 남성의 요도의 길이가 다르기 때문에 도뇨관의 삽입 길이가 다르다. • 도뇨관이 방광에 완전히 삽입되도록 하기 위함이다.
29. 단순도뇨관이 방광에 삽입되면 왼손을 떼어 도뇨관을 잡는다. 단순도뇨의 목적이 무균적 소변 검사물 수집인 경우에는 소변을 30 mL 정도 검사물 용기에 받은 다음 도뇨관을 손가락이나 kelly 등으로 눌러 소변의 흐름을 멈춘 다음 도뇨관을 제거한다.	• 소변의 흐름이 멈추지 않은 상태에서 도뇨관을 제거하면 대상자의 신체나 홑이불에 소변이 묻을 수 있다.
30. 단순도뇨의 목적이 팽만된 방광의 감압 또는 잔뇨량 측정이라면 소변이 나오지 않을 때까지 배출시킨다. 소변의 흐름이 줄어들면 도뇨관의 위치를 살짝 바꿔주되 소변이 나오지 않으면 도뇨관을 부드럽게 제거한 다음 곡반에 버린다.	• 도뇨관의 끝이 방광벽에 닿아 있으면 소변 배출이 어렵다.

[표 8-2] 여성 단순도뇨법 절차(계속)

절　　차	이론적 근거
31. 소변이 곡반 속으로 흘러나오게 한다.	• 도뇨관의 다른 끝이 곡반 안에 있지 않으면 대상자의 몸이나 홑이불이 소변으로 오염될 수 있다.
32. 도뇨관 제거 후 마른거즈로 요도구와 샅 주위를 닦아낸다.	• 오염을 방지하고 대상자의 불편감을 감소시키기 위함이다.
33. 멸균법에 따라 장갑을 벗고 공포를 치우고, 도뇨 세트를 다른 곳으로 치운 다음 방수포를 제거한다.	
34. 대상자가 편안한 자세를 취하고, 배출된 소변은 소변기에 담아 양을 측정한다.	
35. 사용물품을 정리한다.	
36. 손을 씻거나 손 소독제를 사용한다.	
37. 단순도뇨 수행과 관련된 다음 사항을 확인한다. – 시간과 날짜 – 절차를 시행한 이유 – 사용한 도뇨관의 크기 및 형태 – 소변의 양과 색깔 – 소변이 잘 배출되고 있는지의 여부	• 소변의 색이나 양은 대상자의 건강문제를 확인하는 데 중요한 자료가 될 수 있다.

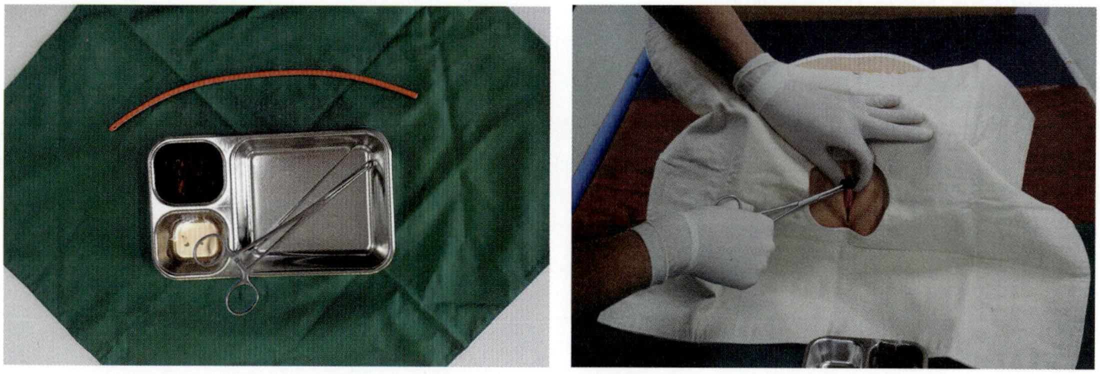

A　　B

[그림 8-9] 여성단순도뇨

(2) 유치도뇨법(indwelling catheterization)

계속적인 배뇨를 위한 유치도뇨법은 폴리카테터(foley catheterization) 또는 정체도뇨관(retention catheterization)이라고도 한다. 유치도뇨법을 시행하는 목적은 자연배뇨가 불가능하여 장기간 도뇨가 필요한 경우나 아랫배나 비뇨기계 수술 시 방광의 팽창을 막기 위함이다. 또한 방광 내의 세척이나 약물을 주입하고 시간당 소변량이나 24시간 소변량을 측정하기 위함이다. 혼수상태이거나 심하게 지남력을 상실한 대상자의 피부손상을 예방하기 위해서도 자주 사용된다.

① 준비물

- 유치도뇨 세트(종지, 공포, kelly), 유치도뇨관(남성: 평균적으로 14~18 Fr 사용, 여성: 평균적으로 12~16 Fr 사용, 소아(1~6세): 8~10 Fr, 청소년(7세 이상): 10~12 Fr), 소독솜, 소독액, 10 mL 주사기, 윤활제, 멸균장갑, 멸균증류수, 소변주머니(urine bag), 곡반, 방수포, 스크린, 홑이불, 반창고, 필요 시 사이드 램프, 손소독제,

② 방법

[표 8-3] 남성 유치도뇨법 절차

절　　　차	이론적 근거
1. 손을 씻는다.	• 미생물 전파를 줄이기 위함이다.
2. 유치도뇨 세트를 쟁반(tray)이나 처치카트 위에 놓고 멸균법을 지켜서 준비한다.	• 도뇨를 효율적으로 수행하기 위해 대상자에게 가기 전 준비 물품을 먼저 준비한다.
3. 세트 속에 있는 종지 하나(또는 드레싱 한 칸)에는 소독 솜을 무균적으로 넣고 또 하나(한 칸)에는 소독된 증류수를 약 10 mL 정도 무균적으로 붓는다.	
4. 적당한 크기의 도뇨관을 세트 속에 무균적으로 넣는다.	• 성인남성: 14~18 Fr • 소아 : 8~10 Fr
5. 필요한 물품을 준비하여 침상으로 가지고 간다.	
6. 대상자에게 시술자 자신을 소개한다.	
7. 대상자의 인적사항 등을 개방형으로 질문하여 대상자를 확인한 다음 환자팔찌와 대조한다.	• 안전한 시술을 위한 대상자 확인 절차이다.
8. 유치도뇨관을 삽입할 것임을 알려주고 목적과 절차를 설명한다. 사용되는 장갑이나 도뇨관에 알레르기가 있는지 확인해 본다.	• 앞으로 일어날 일에 대해 예상할 수 있도록 정확한 정보를 제공받는다면 침습적인 절차로 인한 불안과 스트레스가 감소할 수 있으며 협조를 잘 할 수 있다.
9. 스크린이나 커튼을 친다.	• 개인이 사생활을 보호하기 위함이다.
10. 손 소독제로 손 위생을 실시한다.	• 미생물전파를 줄이기 위함이다.
11. 덮고 있는 이불은 접어서 홑이불로 대상자를 덮어준다.	
12. 방수포를 대상자의 볼기 밑에 깐다.	
13. 하의를 벗고 바로누운 자세를 취하게 하며 샅을 제외하고 홑이불을 이용하여 모두 가린다.	• 요도구를 가장 잘 노출시키는 자세이며, 노출로 인한 불쾌감이나 당혹감을 줄여준다.
14. 대상자의 양쪽 넙다리 주위를 대각선 모양으로 덮은 홑이불의 끝자락으로 잡아 감아 싼 다음 샅을 노출시킨다.	
15. 요도구의 위치를 확인하고 잘 보이지 않는 경우 사이드 램프를 활용한다.	• 요도구가 잘 보이지 않는 상태에서 도뇨를 시작하면 실패할 가능성이 있고 무균법 유지가 어렵다.
16. 필요한 물품들은 대상자의 다리 사이에 놓는다.	
17. 대상자에게 다리를 움직이지 말라고 설명한다.	• 다리를 움직이면 멸균영역을 유지하기가 어렵다.
18. 준비한 세트를 연다.	
19. 무균술의 원칙에 따라 장갑을 착용한다.	

[표 8-3] 남성 유치도뇨법 절차(계속)

절 차	이론적 근거
20. 소독장갑 낀 손이 오염되지 않도록 외음부의 노출된 부위를공포로 덮어준다.	• 접촉에 의한 세균전파 예방을 위해 공포의 끝 부분만 살짝 집어 대상자의 몸과 침대가 오염되지 않도록 함.
21. 주사기에 정확한 양의 멸균증류수를 준비한다. 도뇨관의 끝 부분에 표시되어 있는 증류수의 양 만큼 준비한다.	
22. 주사기의 바늘을 빼고 풍선과 연결되는 입구에 끼운 후 주사기 밀대를 밀어서 증류수를 도뇨관에 명기되어 있는 양만큼(5~10 mL) 넣어 풍선의 팽창 여부를 확인한다.	• 풍선이 새거나 정상적으로 부풀어지지 않으면 도뇨관이 방광 내에 유치되지 않으므로 도뇨관을 다른 것으로 교환해야 한다.
23. 풍선을 부풀려 본 후에 멸균증류수는 주사기로 다시 뽑아내고 도뇨관의 풍선 주입구(balloon lumen)에서 주사기를 빼낸다.	• 도뇨관을 삽입하기 전에 풍선이 터지지 않았는지 확인한다.
24. 도뇨관의 끝 부분에 윤활제를 바른다. 도뇨관이 삽입되는 길이 만큼 약 20cm 정도까지 충분히 바른다.	• 윤활제는 점막에 가해지는 마찰을 감소하여 도뇨관 삽입을 용이하게 하고 대상자의 불편감을 줄여준다.
25. 대상자의 요도구를 깨끗하게 한다.	
26. 소독 솜으로 외음부를 닦을 때 찬 느낌이 있을 수 있다고 설명한다.	
27. 소독 솜으로 외음부 주위를 닦는다. 한번 닦을 때마다 새 소독 솜을 사용한다.	
28. 왼손의 엄지와 검지로 음경을 잡고 포피를 잡아당긴다.	
29. 요도구를 소독 솜으로 안에서 바깥쪽으로 둥글게 닦고 버린다.	
30. 도뇨관을 삽입한다고 대상자에게 설명한다.	
31. 오른손으로 윤활제가 묻은 도뇨관을 들어올려 kelly와 함께 감아쥐고 요도구에 조심스럽게 삽입한다.	• 도뇨관 삽입 시 복부의 압력과 외요도괄약근을 이완시키기 위하여 입으로 호흡하며 길게 내쉬도록 하면서 "아" 소리를 내도록 한다.
32. 도뇨관은 남성의 경우 약 20 cm를 삽입하거나 또는 소변이 흘러나올 때 까지 삽입한다.	• 여성과 남성의 요도의 길이가 다르기 때문에 도뇨관의 삽입 길이가 다르다.
33. 잠가둔 집게를 풀고 도뇨관 끝을 곡반에 대고 소변이 나오는지 확인하여 소변이 나오기 시작하면 소변이 나오는 출구를 kelly로 잠근 후 도뇨관을 2.5~5 cm 더 삽입한다.	• 도뇨관이 방광 내에 완전히 들어가도록 하기 위함이다.
34. 도뇨관의 풍선주입구에 증류수를 도뇨관에 명기된 양(5~10 mL)만큼 주입하여 풍선을 부풀린다.	• 풍선이 잘 부풀려져야 도뇨관이 방광에 고정될 수 있고, 풍선이 방광의 입구에 위치해야 소변 누출이 안된다. 주사기를 그냥 빼내면 밀대가 뒤로 밀려서 풍선을 부풀렸던 증류수가 주사기 내로 도로 유입된다.
35. 도뇨관을 살짝 잡아당겨 도뇨관이 방광에 안전하게 고정되는 것을 확인한 후에 주사기의 밀대를 밀어내면서 주사기를 도뇨관에서 빼낸다.	

[표 8-3] 남성 유치도뇨법 절차(계속)

절 차	이론적 근거
36. 장갑을 벗고 공포를 치운다.	
37. 소변주머니의 조절기(clamp)가 잠겨 있는지 확인한 후 도뇨관과 소변주머니를 연결한다.	
38. 도뇨관의 소변 나오는 출구를 잠가 둔 집게를 풀어준다.	• 소변배액을 최대화하기 위함이다.
39. 무균술의 원칙에 따라 장갑을 벗는다.	
40. 도뇨관을 대상자의 넙다리 안쪽 혹은 아랫배에 반창고로 여유 있게 고정시킨다.	
41. 소변주머니의 관이 침대에 안전하게 고정되도록 하고 꺾이지 않게 해준다.	
42. 소변주머니의 조절기(clamp)를 열고 소변이 잘 나오는지 확인하고 대상자를 편안하게 해준다.	
43. 소변주머니 관리방법에 대해 설명한다.	• 소변주머니는 항상 방광 아래에 두되 바닥에 떨어지지 않도록 하고 튜브가 꼬이거나 꺾이지 않고 대상자 다리에 눌리지 않게 주의한다. • 소변주머니가 방광보다 위에 위치하면 소변주머니 속의 소변이 방광으로 역류해서 감염 초래 가능성이 있다. • 카테터에 연결된 튜브 끝이 소변 받는 주머니의 소변 속에 잠기지 않아야 한다(상행성 감염 우려가 있다). • 유치도뇨관을 삽입하고 있은 경우에는 소변의 흐름을 자주 관찰해야 한다. • 특별한 금기사항이 없는 경우 수분섭취를 증가시킴으로써 소변을 희석시키고 막힘을 예방할 수 있다. • 목욕 시에는 샤워를 하는 것이 좋고, 적어도 하루 세 번 이상 소변주머니를 비워준다.
44. 배출된 소변을 관찰하고 양을 측정한다. 소변의 색, 냄새, 양은 대상자의 건강 문제를 확인하는 데 중요한 자료가 될 수 있다.	• 시간과 날짜 • 절차를 시행한 이유 • 사용한 도뇨관의 크기 • 소변의 양과 색깔 • 소변이 잘 배출하고 있는지 여부 • 유치도뇨는 최근 병원감염의 가장 흔한 원인이 되고 있기 때문에 꼭 필요한 경우에만 시행하고 가능하면 빨리 제거하는 것을 권장하고 있다. 유치도뇨관을 장기간 사용 후 제거하기 위해서는 소변주머니의 조절기를 잠그고 요의를 느끼면 풀어주는 배출 훈련을 한 후 제거 한다.

[표 8-4] 여성 유치도뇨법 절차

절　　차	이론적 근거
1. 손을 씻는다.	• 미생물 전파를 줄이기 위함이다.
2. 유치도뇨 세트를 쟁반(tray)이나 처치카트 위에 놓고 멸균법을 지켜서 준비한다.	• 도뇨를 효율적으로 수행하기 위해 대상자에게 가기 전 준비 물품을 먼저 준비한다.
3. 세트 속에 있는 종지 하나(또는 드레싱 한 칸)에는 소독 솜을 무균적으로 넣고 또 하나(한 칸)에는 소독된 증류수를 약 10 mL 정도 무균적으로 붓는다.	
4. 적당한 크기의 도뇨관을 세트 속에 무균적으로 넣는다.	• 성인여자 : 12~16 Fr • 소아 : 8~10 Fr
5. 필요한 물품을 준비하여 침상으로 가지고 간다.	
6. 대상자에게 시술자 자신을 소개한다.	
7. 대상자의 인적사항 등을 개방형으로 질문하여 대상자를 확인한 다음 환자팔찌와 대조한다.	• 안전한 시술을 위한 대상자 확인 절차이다.
8. 유치도뇨관을 삽입할 것임을 알려주고 목적과 절차를 설명한다. 사용되는 장갑이나 도뇨관에 알레르기가 있는지 확인해 본다.	• 앞으로 일어날 일에 대해 예상할 수 있도록 정확한 정보를 제공받는다면 침습적인 절차로 인한 불안과 스트레스가 감소할 수 있으며 협조를 잘 할 수 있다.
9. 스크린이나 커튼을 친다.	• 프라이버시를 보호하기 위함이다.
10. 손 소독제로 손 위생을 실시한다.	• 미생물전파를 줄이기 위함이다.
11. 덮고 있는 이불은 접어서 홑이불로 대상자를 덮어준다.	
12. 방수포를 대상자의 볼기 밑에 깐다.	
13. 하의를 벗고 무릎을 굽히고 60 cm 가량 다리를 벌려 배횡와위를 취하도록 한다. 샅을 제외하고 홑이불을 이용하여 모두 가린다.	• 요도구를 가장 잘 노출시키는 자세이며, 노출로 인한 불쾌감이나 당혹감을 줄여준다.
14. 대상자의 양쪽 넙다리 주위를 대각선 모양으로 덮은 홑이불의 끝자락으로 잡아 감아 싼 다음 샅을 노출시킨다.	
15. 요도구의 위치를 확인하고 잘 보이지 않는 경우 사이드 램프를 활용한다.	• 요도구가 잘 보이지 않는 상태에서 도뇨를 시작하면 실패할 가능성이 있고 무균법 유지가 어렵다.
16. 필요한 물품들은 대상자의 다리 사이에 놓는다.	
17. 대상자에게 다리를 움직이지 말라고 설명한다.	• 다리를 움직이면 멸균영역을 유지하기가 어렵다.
18. 준비한 세트를 연다.	
19. 무균술의 원칙에 따라 장갑을 착용한다.	
20. 소독장갑 낀 손이 오염되지 않도록 외음부의 노출된 부위를 공포로 덮어준다.	• 접촉에 의한 세균전파 예방을 위해 공포의 끝 부분만 살짝 집어 대상자의 몸과 침대가 오염되지 않도록 한다.
21. 주사기에 정확한 양의 멸균증류수를 준비한다. 도뇨관의 끝 부분에 표시되어 있는 증류수의 양 만큼 준비한다.	

[표 8-4] 여성 유치도뇨법 절차(계속)

절 차	이론적 근거
22. 주사기의 바늘을 빼고 풍선과 연결되는 입구에 끼운 후 주사기 밀대를 밀어서 증류수를 도뇨관에 명기되어 있는 양만큼(5~10 mL) 넣어 풍선의 팽창 여부를 확인한다〈그림 8-10A〉.	• 풍선이 새거나 정상적으로 부풀어지지 않으면 도뇨관이 방광 내에 유치되지 않으므로 도뇨관을 다른 것으로 교환해야 한다.
23. 풍선을 부풀려 본 후에 멸균증류수는 주사기로 다시 뽑아내고 도뇨관의 풍선 주입구(balloon lumen)에서 주사기를 빼낸다.	• 도뇨관을 삽입하기 전에 풍선이 터지지 않았는지 확인한다.
24. 도뇨관의 끝 부분에 윤활제를 바른다. 도뇨관이 삽입되는 길이 만큼 약 5~8 cm 정도 까지 충분히 바른다.	• 윤활제는 점막에 가해지는 마찰을 감소하여 도뇨관 삽입을 용이하게 하고 대상자의 불편감을 줄인다.
25. 대상자의 요도구를 깨끗하게 한다.	
26. 소독 솜으로 외음부를 닦을 때 찬 느낌이 있을 수 있다고 설명한다.	
27. 소독 솜으로 외음부 주위를 닦는다. 한번 닦을 때마다 새 소독 솜을 사용한다.	
28. 손의 엄지와 검지로 음순을 벌려서 요도구를 노출시킨다.	
29. 양편 대음순을 각각 위에서 아래로 닦은 다음 사용한 소독 솜은 버린다.	• 위에서 아래로 닦는 것은 오염이 덜 된 요도구 쪽에서 오염이 많이 된 항문 쪽으로 닦기 위함이다.
30. 양편 소음순을 위에서 아래로 닦아내고 사용한 소독 솜은 버린다.	
31. 요도구를 위에서 아래로 닦아내고 사용한 소독 솜은 버린다.	
32. 도뇨관을 삽입할 때까지 음순을 왼손으로 벌리고 있는다.	• 절차 중에 왼손을 소음순에서 떼면 소음순이 요도구에 닿아 다시 오염이 되므로 주의한다.
33. 도뇨관은 여성의 경우 약 5~8 cm를 삽입하거나 또는 소변이 흘러나올 때 까지 삽입한다〈그림 8-10B〉.	• 도뇨관 삽입 시 복부의 압력과 외요도괄약근을 이완시키기 위하여 입으로 호흡하며 길게 내쉬도록 하면서 "아" 소리를 내도록 한다.
34. 잠가둔 집게를 풀고 도뇨관 끝을 곡반에 대고 소변이 나오는지 확인하여 소변이 나오기 시작하면 소변이 나오는 출구를 kelly로 잠근 후 도뇨관을 2.5~5 cm 더 삽입한다.	• 도뇨관이 방광 내에 완전히 들어가도록 하기 위함이다.
35. 도뇨관의 풍선주입구에 증류수를 도뇨관에 명기된 양(5~10 mL)만큼 주입하여 풍선을 부풀린다〈그림 8-10C〉.	• 풍선이 잘 부풀려져야 도뇨관이 방광에 고정될 수 있고, 풍선이 방광의 입구에 위치해야 소변 누출이 안된다. 주사기를 그냥 빼내면 밀대가 뒤로 밀려서 풍선을 부풀렸던 증류수가 주사기 내로 도로 유입된다.
36. 도뇨관을 살짝 잡아당겨 도뇨관이 방광에 안전하게 고정되는 것을 확인한 후에 주사기의 밀대를 밀어내면서 주사기를 도뇨관에서 빼낸다.	

[표 8-4] 여성 유치도뇨법 절차(계속)

절 차	이론적 근거
37. 장갑을 벗고 공포를 치운다.	
38. 소변주머니의 조절기(clamp)가 잠겨 있는지 확인한 후 도뇨관과 소변주머니를 연결한다.	
39. 도뇨관의 소변 나오는 출구를 잠가 둔 집게를 풀어준다.	• 소변배액을 최대화하기 위함이다.
40. 무균술의 원칙에 따라 장갑을 벗는다.	
41. 도뇨관을 대상자의 넙다리 안쪽에 반창고로 여유 있게 고정시킨다〈그림 8-10D).	
42. 소변주머니의 관이 침대에 안전하게 고정되도록 하고 꺾이지 않게 해준다.	
43. 소변주머니의 조절기(clamp)를 열고 소변이 잘 나오는지 확인하고 대상자를 편안하게 해준다.	
44. 소변주머니 관리방법에 대해 설명한다.	• 소변주머니는 항상 방광 아래에 두되 바닥에 떨어지지 않도록 하고 튜브가 꼬이거나 꺾이지 않고 대상자 다리에 눌리지 않게 주의한다. • 소변주머니가 방광보다 위에 위치하면 소변주머니 속의 소변이 방광으로 역류해서 감염 초래 가능성이 있다. • 카테터에 연결된 튜브 끝이 소변 받는 주머니의 소변 속에 잠기지 않아야 한다(상행성 감염 우려가 있다). • 유치도뇨관을 삽입하고 있은 경우에는 소변의 흐름을 자주 관찰해야 한다. • 특별한 금기사항이 없는 경우 수분섭취를 증가시킴으로써 소변을 희석시키고 막힘을 예방할 수 있다. • 목욕 시에는 샤워를 하는 것이 좋고, 적어도 하루 세 번 이상 소변주머니를 비워준다.
45. 배출된 소변을 관찰하고 양을 측정한다. 소변의 색, 냄새, 양은 대상자의 건강 문제를 확인하는 데 중요한 자료가 될 수 있다.	• 시간과 날짜 • 절차를 시행한 이유 • 사용한 도뇨관의 크기 • 소변의 양과 색깔 • 소변이 잘 배출하고 있는지 여부 • 유치도뇨는 최근 병원감염의 가장 흔한 원인이 되고 있기 때문에 꼭 필요한 경우에만 시행하고 가능하면 빨리 제거하는 것을 권장하고 있다. 유치도뇨관을 장기간 사용 후 제거하기 위해서는 소변주머니의 조절기를 잠그고 요의를 느끼면 풀어주는 배출 훈련을 한 후 제거 한다.

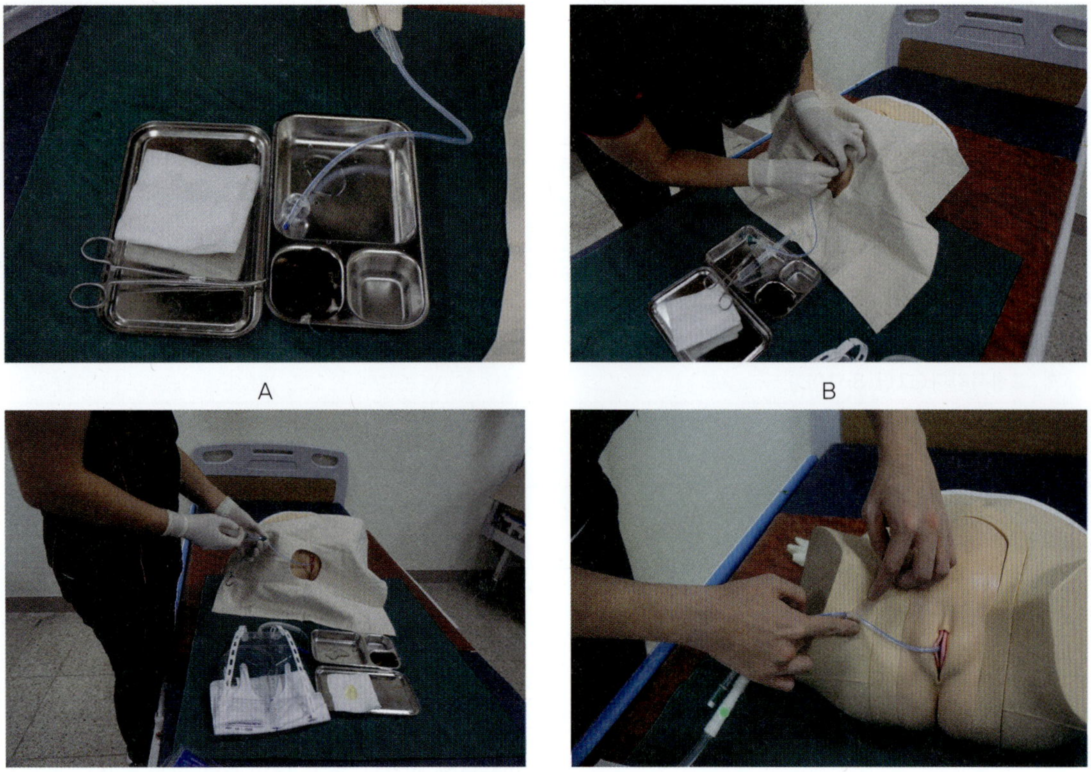

[그림 8-10] 여성유치도뇨

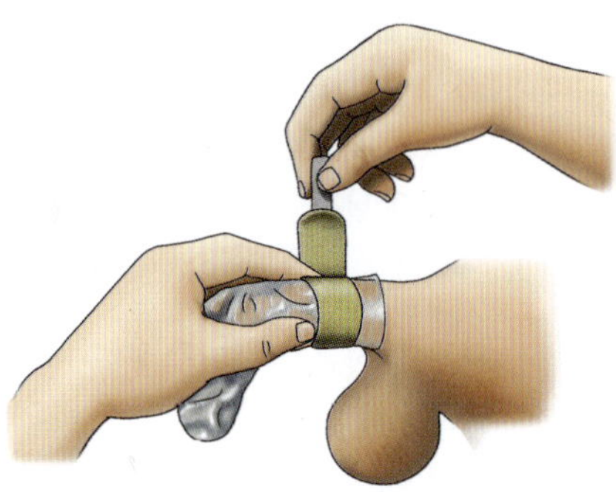

[그림 8-11] 기스모 소변주머니

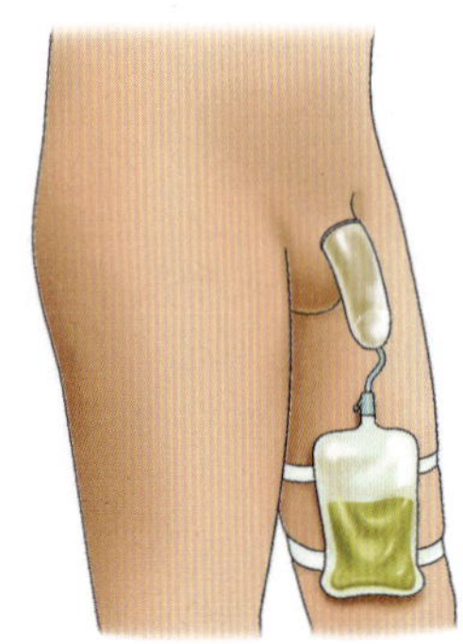

[그림 8-12] 콘돔카테터

⑤ 기타 방법

스스로 배뇨 조절이 어려운 남성 환자에게 기저귀를 착용하는 대신 음경에 비닐 튜브를 씌워 소변을 배출시키는 기스모카테터(gismo catheter)와 콘돔카테터(condom catheter)를 사용하기도 한다〈그림 8-11, 8-12〉.

7) 배뇨문제를 가진 환자 관리

배뇨문제를 가진 환자의 관리 방법은 다음과 같다. 환자가 요의를 호소하면 즉시 변기를 주어야 한다. 소변찔끔증 시에는 즉시 침구를 갈아주어 정신적으로 환자를 편안하게 지지하고 피부 관리와 불쾌한 냄새를 제거한다.

배뇨조절 능력이 감소된 환자에게 배뇨조절 능력을 키우기 위해 정해진 시간에 배뇨를 하도록 훈련한다. 여자는 변기나 의자에 앉아서 배뇨하도록 하고 남자는 서서 하도록 한다. 환자의 자아상이 손상되지 않도록 주의한다. 환자 자신이 카테터를 잠그거나 풀 수 있도록 한다. 수분 섭취를 많이 해서 요의를 많이 느끼도록 해준다. 소변찔끔증 환자는 샅 근육에 힘을 주어 막아 본다. 케겔(Kegel) 운동은 두덩뼈, 꼬리뼈의 근육을 강화시키고, 여성의 소변찔끔증 환자의 요 흐름의 시작과 중지능력을 증대시킨다. 케겔 운동은 방광이 질 쪽으로 튀어나올 때, 산후 질 회복 시에 효과적이다.

크레데 방법(Crede's method)은 방광이 이완상태인 환자에게 방광 부위를 손바닥으로 둥글게 마사지 자극을 제공하여 주는데 가능한 의사의 처방이 있는 경우 시행하여야 한다. 호흡을 멈추고 배벽을 수축하게 하고, 샅은 오므리고, 방광벽을 손으로 둥글게 문지른다.

유치도뇨 시는 방광 근육의 탄력을 증가시키기 위해 2~3시간마다 카테터를 막는 훈련을 하는데 환자가 요의를 느끼면 즉시 관을 풀어 배뇨하도록 한다.

방광 세척은 방광을 씻어 내거나 방광감염을 치료하기 위해 소독용액을 방광내부에 투입하는 것으로써 무균법을 적용해야 한다. 카테터 세척은 보통 카테터가 막히지 않도록 하기 위해 실시하는 것으로 예를 들어 방광에서 형성되어 카테터를 막는 농이나 혈괴를 제거하는 일이다.

방광 세척은 체온과 비슷한 온도의 멸균생리식염수를 이용하나 감염이나 치료 목적인 경우 처방된 용액을 사용한다. 과도한 압력에 의한 복통과 방광파열 등을 예방하기 위해 용액의 주입과 배출은 중력을 이용한다. 방광 세척을 마친 후에는 세척에 사용된 용액의 양과 배출된 양을 기록한다.

(1) 두덩위 도뇨관 관리

두덩위(치골상) 카테터(suprapubic catheter) 즉 방광창냄술(cystostomy)는 요도를 통한 카테터 삽입이 불가능한 경우 두덩결합 상부에 있는 배벽(복벽)을 통해 방광으로 직접 관을 삽입하는 것이다 〈그림 8-13〉.

(2) 콩팥기능 장애 관리

콩팥의 부담을 감소시키는 방법에는 침상안정으로 활동량을 줄여준다. 저단백 식이를 하여 단백질의 대사산물인 질소성 노폐물의 생성량을 감소시킨다. 저염식이로 체내의 수분축적을 막아 순환량을 줄인다. 수분의 섭취를 제한하여 부종을 감소시킨다. 식욕부진으로 인한 영양장애가 올 수 있으

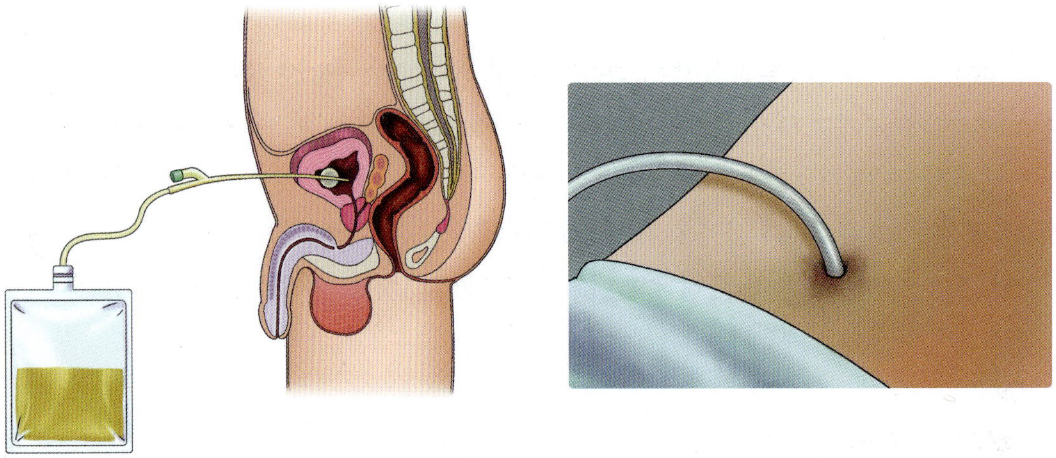

[그림 8-13] 방광창냄술

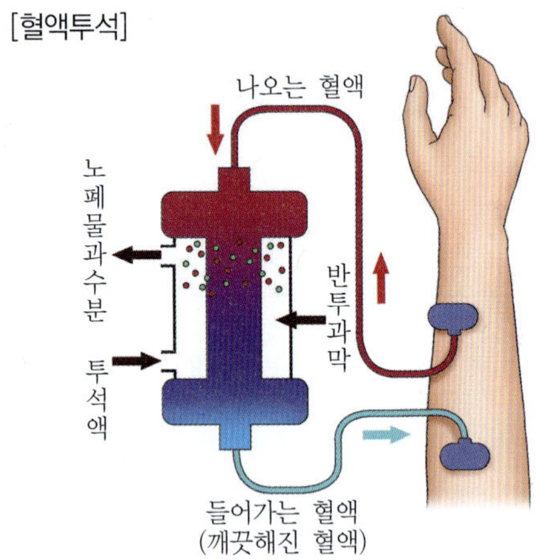

[그림 8-14] 혈액투석

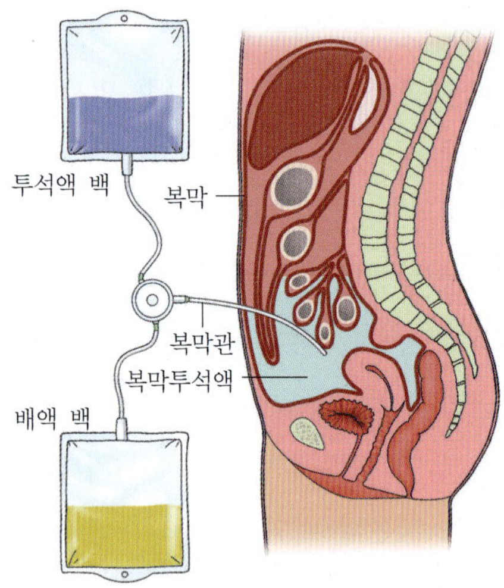

[그림 8-15] 복막투석

므로 격려가 필요하다. 필요에 따라 투석기(dialyzer)를 이용하여 혈액투석(hemodialysis, HD), 복막투석(peritoneal dialysis, PD)을 한다〈그림 8-14, 그림 8-15〉.

부종 시에는 환자의 피부가 압박으로 인해 손상 받지 않도록 주의해야 하고, 욕창예방을 위해 자세변경을 자주 해주어야 한다. 환자의 청결과 편안감을 위해 자주 목욕을 해주고 호흡이 편안한 자세를 취하게 한다. 또한 질소성 노폐물의 축적으로 인해 두통, 피로감, 지남력 상실, 혼수상태 등이 동반될 수 있으므로 자주 관찰한다. 투석(dialysis)은 급성 또는 만성 콩팥 질환으로 콩팥의 기능을 상실한 환자에게 콩팥의 기능을 대신하는 것을 말한다.

① 혈액투석

혈액투석은 인공 혈액 투석기를 사용하여 환자의 혈액 속의 노폐물을 걸러내고 깨끗해진 혈액을 다시 환자에게 넣어주는 방법이다. 혈액투석 시에는 적절한 혈류량을 확보하기 위해 투석 통로를 만들고 유지해야 한다. 투석 통로에는 단기 투석 시 사용되는 일시적 혈관 통로와 장기 투석 시 사용되는 체내 동정맥루나 따로 동맥과 정맥을 연결하는 인조혈관을 만들어 사용한다. 동정맥루(arteriovenous fistula, AVF)는 동맥과 정맥 사이를 외과적으로 문합시킨 것으로 동맥 혈류가 정맥으로 흐르도록 해주어 정맥이 확장되고 강해지게 된다. 인조혈관은 동정맥루가 만들어지지 않을 때 동맥과 정맥을 인조로 연결하여 사용하는 투석 통로이다. 일시적 혈관통로는 속목정맥과 빗장밑정맥, 넙다리동맥 같은 큰 정맥을 이용할 수 있다. 영구적 혈관 통로인 동맥루는 일상생활에서 자주 사용되는 팔 보다는 반대편의 팔 하부에 있는 노동맥과 자쪽피부정맥(직선형), 상부에 있는 위팔동맥과 자쪽피부정맥(U자형)을 문합하여 사용한다. 수술한 팔은 혈압을 측정하거나 채혈, 정맥주사, 무거운 물건을 들거나 팔이나 손목이 조이는 옷 등은 피한다. 감염의 증상과 징후를 지속적으로 관찰하고, 청진을 통한 혈류의 잡음 등도 확인한다.

② 복막투석

복막투석은 복부에 도관을 삽입하는 투석법으로 삽입에 적당한 부위는 비교적 혈관 분포나 근막 저항이 적은 배꼽의 3~5 cm 아래가 선호되고, 수액을 주입하여 복강을 확장시키고 팁(tip)이 달린 도관을 골반강으로 삽입한다. 도관을 복강으로 삽입하기 전 피부 밑으로 터널을 만들어 적절히 고정되게 하여 감염의 위험을 줄이고, 개통된 도관을 통해 투석액을 2 L 주입시킨 후 일정 시간이 지나면 배액시키고, 새로운 투석액을 주입시키는 방법으로 일반적으로 6시간마다 투석액을 교환한다. 복막투석은 하루 4회 교환하는 지속외래복막투석(continuous ambulatory peritoneal dialysis, CAPD)을 선호하고, 원리는 환자 자신의 복막을 반투막으로 이용하는 것이다. 교환 장소는 깨끗하고 조명이 잘 된 독립된 장소에서 시행한다.

2. 배변

1) 소화기계의 해부 · 생리

소화기계는 입에서 항문까지 연결되어 있는 구조로 음식물의 소화와 흡수 뿐만 아니라 소화되고 남은 노폐물의 제거를 담당하고 있다〈그림 8-16〉.

대변은 이렇게 배설된 노폐물 중의 하나이다. 위를 떠난 내용물들은 작은창자를 거쳐서 돌막창자판막(회맹판)을 통과해 미즙과 유합된다. 일반적으로 미즙은 평균 4시간 동안 450 mL 정도가 막창자(맹장, cecum)로 유입된다. 배설물이 곧창자(직장, rectum)에 도달했을 때 미즙의 양은 약 100

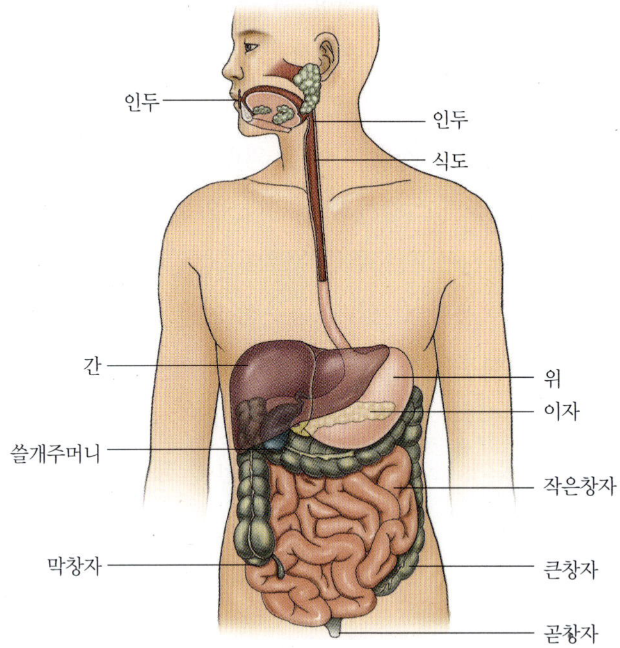

[그림 8-16] 소화기계의 구조

mL에 지나지 않으며, 그 나머지의 미즙은 큰창자(대장, large intestine)에서 다시 재흡수 된다. 비록 대부분의 노폐물이 흡수된 지 48시간 이내에 배설된다 하더라도 창자의 내용물에서 4일이 지난 음식물들을 볼 수도 있다.

큰창자는 점막으로 된 둥글고 긴 관 모양의 근육이고, 근섬유들은 윤상근육섬유가 세로로 되어 있어서 넓고 길게 늘어날 수도 있으며, 수축할 수도 있다. 큰창자의 길이는 1.5 m, 직경은 약 5~7 cm 정도로 곧창자와 항문으로 갈수록 직경이 좁아진다.

대변의 경도는 배설물질이 수분을 흡수하는 큰창자를 통과하는 시간과 관계가 있으며 수분함유량은 일반적으로 70~80 %이다. 큰창자는 막창자(맹장, cecum), 잘록창자(결장, colon), 곧창자(직장, rectum), 항문(anus)으로 구분된다. 잘록창자(결장, colon)는 오름잘록창자(상행결장, ascending colon), 가로잘록창자(횡행결장, transverse colon), 내림잘록창자(하행결장, descending colon), 구불창자(S상 결장, sigmoid colon)로 되어 있다.

큰창자의 교감신경은 꿈틀운동을 억제하고 근육 탄력성을 감소시킨다. 부교감신경은 꿈틀운동을 자극하여 근육의 탄력성을 증가시킨다. 항문은 속·바깥조임근에 의해 둘러싸여 있고, 중추신경계의 지배를 받는다. 정상적인 배변(defecation)은 수의운동과 불수의운동이 복합되어 일어난다. 음식물은 섭취 후 약 8~72시간을 창자 내에 남아 있게 되는데 약 3~4시간 후엔 샘창자(십이지장, duodenum)에 도달하여 위잘록창자반사(위결장반사, gastrocolic reflex)가 일어난다. 구불창자와 곧창자의 팽창은 지각신경을 자극하고 이어서 엉치뼈(천골)신경을 자극하여 반사활동이 일어나게 되며,

동시에 흥분이 척추시상로를 통해 시상하부의 배변센터로 변의 감각을 보낸다. 일단 곧창자 내의 내용물이 반사활동을 시작하면 잘록창자 하부의 근육이 수축하여 변을 밀어낸다. 이때 배 근육의 수축과 가로막 운동으로 인한 복부내압의 증가와 관계가 있다. 배가 많이 나온 사람이나 임산부가 배변하기 어려운 것은 약간 앞으로 숙이면서 앉는 자세가 어려워서 배의 긴장이 감소되기 때문이다.

2) 배변장애

(1) 설사

설사(diarrhea)는 수분이 과하게 많은 대변을 배출하고, 배변의 횟수가 많아지는 것을 말한다. 설사의 원인으로는 스트레스, 불안, 음식물 알레르기, 항생제나 철분제 같은 약물섭취, 창자의 질환으로 인한 수분 흡수의 감소를 유발하는 비흡수성증후군과 창자 절제술 등이다. 설사의 증상과 징후로는 갈증, 영양부족, 복통, 탈수, 피부 탄력성 감소, 눈이 움푹 꺼지거나, 피로감, 전신권태, 수분과 전해질 불균형 등이 있다. 이러한 증상과 징후를 보이는 설사 환자의 관리는 다음과 같다.

① 수분과 전해질의 균형을 유지시켜 주어야 한다.
② 지방을 적게, 섬유질이 적은 소량의 음식을 따뜻하게 해서 준다.
③ 환자에게 정서적 지지를 제공한다.
④ 환경을 깨끗하고 청결하게 유지한다.
⑤ 감염이 원인이면 손의 청결과 위생에 각별히 주의를 요한다.

(2) 변비

변비(constipation)는 작고, 건조하고, 단단한 변이 배출되거나 또는 일정기간 동안 변의 배출이 없는 경우를 말한다.

변비의 원인으로는 불규칙한 배변습관(배변반사에 불응), 불충분한 수분섭취, 치핵(치질)이나 항문 수술로 인한 통증이 심한 경우, 항문이 찢어진 경우, 여자는 출산 후 샅 부위 통증, 섬유질이 부족한 음식 섭취, 설사제(하제, laxative)의 남용, 골반이나 복부 장기에 염증이나 종양으로 꿈틀운동의 반사 저하가 있을 때, 수술이나 기계적 자극, 모르핀(morphine)이나 코데인(codeine) 같은 약물 사용, 중추신경계의 손상이나 질환이 있을 때, 창자의 마비 또는 창자폐색이 있는 경우, 배변에 관여하는 배 근육, 샅 근육, 가로막 근육이 약화되었을 때, 노인일 경우 꿈틀운동이 안되어, 전해질의 불균형이나 비타민 B군의 결핍 시, 심리적인 스트레스 등이다. 변비의 증상으로는 식욕부진, 욕지기, 복부 팽만감, 불쾌감, 통증, 두통, 창자 내 가스배출 그리고 뒤무직 등이다. 이러한 증상과 징후를 보이는 변비 환자의 관리는 다음과 같다.

① 익숙한 환경에서 매일 같은 시간에 대변을 보게 한다.
② 가능하면 침상을 세워주고 쪼그리고 앉는 자세를 취해준다.
③ 대변을 볼 때 자연스러운 편한 자세를 취해준다.
④ 프라이버시를 지켜준다.
⑤ 적당한 수분, 신선한 과일, 섬유질이 많이 생기는 음식을 먹이고 음식량을 많이 주고, 올바른 식습관을 가진다.
⑥ 매일 아침마다 따뜻한 레몬주스를 소량씩 먹인다.
⑦ 제한이 없다면 규칙적인 운동과 활동을 권유한다.
⑧ 항문의 염증이나 수술 후 통증 등과 같은 곧창자와 항문의 문제를 없애준다.

이와 같은 방법으로 변비가 해소되지 않는다면, 창자에 자극을 주지 않고 대변을 많이 볼 수 있는 섬유성 완화제를 주는데 한 컵의 물에 차 숟가락으로 가득히 1일 1회 또는 2회에 나누어 먹이고, 다른 한 컵의 물을 마시도록 한다. 또한 설사제를 투여하거나 관장을 한다.

(3) 대변막힘

대변막힘(분변매복, fecal impaction)은 곧창자나 잘록창차 내에 딱딱하게 굳은 상태로 덩어리져 있는 대변이 가득 차 있어서 들어가지도 나가지도 않는 것을 말한다. 대변막힘의 원인으로는 미음과 같은 찌꺼기가 없는 음식을 한 달 정도 먹었을 때나 대변을 일주일 정도 안 볼 때 생긴다. 물을 안마셨을 때, 운동이나 활동을 하지 않을 때, 바륨과 같은 변비를 유발하는 약제가 투여된 경우, 신경 장애가 있거나 무의식 환자인 경우이다.

대변막힘의 증상과 징후로는 식욕부진, 곧창자에 통증, 배변하고 싶은데 나오지 않거나 혈압이 상승될 수도 있다. 대변막힘이 있는 환자의 관리는 의식이 있는 사람은 두 사람이 하는데 한 사람은 환자를 안심시키고 다른 한 사람은 손가락 관장(용수관장, finger enema)을 한다.

손가락 관장은 일회용 장갑을 착용한 후 검지손가락에 윤활제를 바르고 배꼽을 향해 부드럽고 조심스럽게 삽입한다. 손가락으로 굳어져 있는 대변을 조금씩 잘게 부순다. 이때 무리한 곧창자의 자극은 미주신경을 활성화하여 심장박동수를 감소시키거나 출혈을 유발할 수 있으므로 주의해야 한다. 손가락 관장 시 환자는 옆누움자세를 취하게 하고 침상이 더러워지는 것을 방지하기 위해 방수포를 대어준다. 절차 시행 후에는 변의 특성이나 관장시간 및 환자상태 등을 기록해 둔다.

대변실금(대변찔끔증, fecal incontinence)은 항문조임근을 조절하지 못하거나 그곳에 병변이 있거나 신경전도가 안될 때 생기는 증상인데 그 원인으로는 신경손상, 무의식, 마비인 경우이다. 환자관리는 계속 환자의 옆에 변기를 놔두고 일정간격에 따라서 변기를 대어 주고, 환자에게 기저귀를 채워준다. 방수포를 대어주어 린넨이 젖지 않게 하고, 피부를 청결히 하고 건조하게 해주어 욕창을 방지한다. 피부보호제와 윤활제를 바르며, 매일 배출관장을 시켜주고, 정서적 지지를 해준다.

3) 진단적 검사

일반적인 대변의 특성은 황갈색이나 갈색으로 자극적인 냄새가 없다. 대변 색깔은 여러 가지 음식물과 약물 그리고 잠혈(occult blood) 등 위창자의 출혈 등에 따라 영향을 받는다. 보통 성인은 하루에 1회 혹은 일주일에 2~3회 정도 대변을 보며, 1회 양은 150 g 정도이다. 적색변이나 흑색변은 상부나 하부 소화기계 출혈이나 용종을 의심할 수 있고, 회백색 변은 쓸개관의 폐쇄를 의심할 수 있다.

대변문제를 진단하기 위해서는 우선 대변 검체물을 수집하여 육안으로 색깔, 냄새, 농도, 형태 등을 살펴본다. 대변 잠혈 검사(fecal occult blood test, FOBT)나 배양검사(stool culture)를 실시한다.

대변 검사물은 소변이 섞이지 않게 주의하여 수집한다. 대변 잠혈 검사를 정확하게 시행하기 위해서는 검사 전 며칠 동안 검사 결과에 영향을 줄 수 있는 음식물과 약물섭취를 제한한다. 대변 잠혈 검사와 배양검사에서 이상소견이 나타나면 방사선 검사(radiation examination)나 대장내시경검사(colonoscopy) 등을 시행한다.

(1) 방사선검사

방사선 검사는 바륨 조영제(barium contrastmedium)를 위창자에 투여한 후에 방사선을 찍어 그 윤곽을 보는 것이다. 바륨은 무미, 무취한 흰색의 분말이다. 상부 위창자계통의 검사를 위해서는 물에 현탁시켜 입으로 먹는다. 또한 큰창자를 보기 위해서는 곧창자로 주입하는 바륨관장(barium enema)을 한다. 식도는 개존과 식도의 해부학적, 기능적 신체장애가 있음을 알 수 있다. 위벽의 비후, 운동력, 경련, 궤양, 침윤과 해부학적 이상을 볼 수 있다. 위의 외부로부터의 압박 여부와 날문(유문, pylorus)의 개존 상태를 관찰할 수 있다. 곧창자는 바륨을 삼키게 하거나 엷은 바륨 황산염(barium sulfate) 혼탁액을 계속적으로 샘창자 튜브를 통해 주입시켜서 빈창자와 돌창자를 볼 수 있다.

환자관리는 환자에게 검사를 위해 자정 이후에는 경구를 통해 아무 것도 주어서는 안된다. 검사 동안 환자는 아무리 경한 하제라도 먹으면 안 되고 특별히 지시된 것 이외에는 어떠한 약물도 투여해서는 안된다. 환자는 마지막 방사선 촬영이 끝날 때까지 금식시킨다.

(2) 대장내시경검사

대장내시경검사는 항문으로 특수한 카메라가 달려있는 내시경 기구를 큰창자와 작은창자의 말단 부위까지 삽입하여 창자의 점막을 직접 눈으로 관찰하면서 병변이나 용종 등을 제거하면서 조직 검사를 의뢰하고 출혈부위를 지혈시킨다〈그림 8-17〉. 최근에는 대장내시경 검사를 하면서 상부위창자관을 검사하기 위한 위내시경검사를 같이 시행하는 경우가 많아지고 있다.

대장내시경 검사를 위해서는 검사 일주일 전부터 씨 있는 과일이나 섬유질이 많은 해조류나 채소 등의 섭취를 금한다. 검사 전날에는 미음이나 유동식으로 점심식사를 마친 후 검사를 마칠 때까지

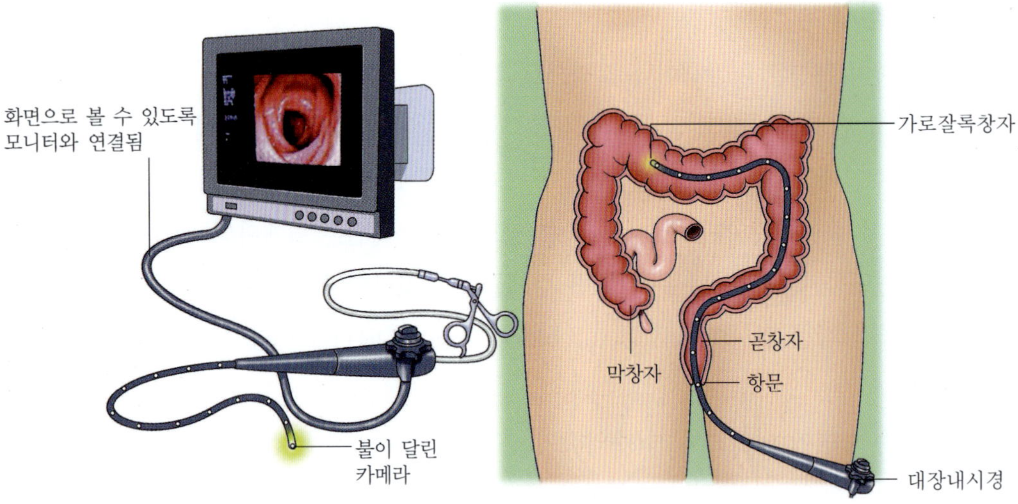

[그림 8-17] 대장내시경 검사

금식한다. 단 검사 전 창자를 청소하기 위해 처방된 관장약과 물은 지시에 따라 복용한다. 평상 시 당뇨병이나 심장질환 등으로 인슐린주사나 항응고제를 복용하고 있는 사람의 경우에는 담당의사의 지시에 따른다.

4) 평가

환자의 배변과 관련하여 목적에 대한 평가를 위해서 다음과 같은 정보를 정리한다.

① 변의 특성을 관찰한다.
② 배변의 빈도를 기록한다.
③ 환자의 섭취 및 배설량을 측정한다.
④ 항문, 항문주위, 인공항문주위 피부를 평가한다.
⑤ 복부의 팽만 여부를 촉진한다.
⑥ 창자음을 청진한다.
⑦ 환자에게 창자 내 가스가 찼는지, 배변 시 불편감이 있는지, 곧창자의 충만감이 있는지 물어본다.
⑧ 환자가 스스로 인공항문 관리를 할 수 있는지를 관찰해본다.
⑨ 환자에게 식습관, 일일 운동량, 배변 시 불편감을 해소시키는 방법이 있는지 물어본다.

5) 배변을 돕는 방법

배변장애 시 환자를 도와주기 위해서 정상배변 기능을 하도록 돕고, 불편한 증상을 제거시킨다. 수분과 전해질 균형을 유지하도록 하고, 적절한 영양상태를 유지하도록 한다. 편안하고 청결한 상태를 유지하도록 한다.

환자관리는 각자의 배변 양상에 맞추도록 하고, 규칙적인 시간에 배변하도록 하고, 변의를 느낄 때 즉시 배변하도록 하고, 운동을 적절히 하게 한다. 또한 따뜻한 물을 마시도록 하며 가능하면 배를 마사지 해준다. 대변의 양을 증가시킬 수 있는 섬유질 음식의 섭취를 늘린다. 수분 섭취를 증가시킨다. 단 이뇨 성분이 있는 차와 음료는 피한다.

6) 관장(enema)

관장은 창자 내에 용액을 주입하는 것으로 창자를 깨끗이 비우고자 하는 청결관장(배출관장, cleansing enema)과 약물 등의 용액을 창자 내에 일정시간 머무르게 하여 치료를 하는 정체관장(retention enema)이 있다. 청결관장에 주로 사용되는 용액으로는 미온수, 생리식염수, 무자극성 비눗물, 글리세린(glycerine) 등이 있다. 반복적인 관장은 잘록창자나 곧창자 점막을 파열시켜 출혈을 일으키거나 미주신경을 자극하여 느린맥 등의 부작용을 일으킬 수도 있으므로 주의해야 한다.

(1) 비눗물 관장

비눗물 관장(soap enema)은 창자 점막을 자극하거나 창자를 확장시켜 배변을 유도하기 위한 청결관장이다〈그림 8-18〉. 그러나 요즘에는 많은 양의 관장액이 창자의 점막에 문제를 가져오기도 하여 50 mL 글리세린과 물 50 mL을 혼합한 상품화된 관장용액이 시판되어 청결관장에 사용되기도 한다〈그림 8-19〉. 일반적으로 녹내장이나 심장질환, 머리 내 압력이 증가되어 있는 환자는 청결관장을 권장하지 않는다. 반복적인 청결관장의 시행은 전해질 불균형 문제를 일으킬 수 있다.

① 준비물

섭씨 37.7~43 ℃의 관장용 비누액 500~1,000 mL, 관장통과 연결관(물 1,000 mL에 흰색의 저자

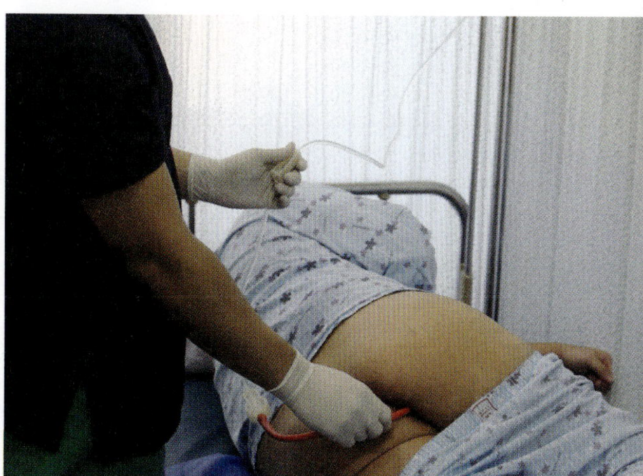

[그림 8-18] 비눗물 관장

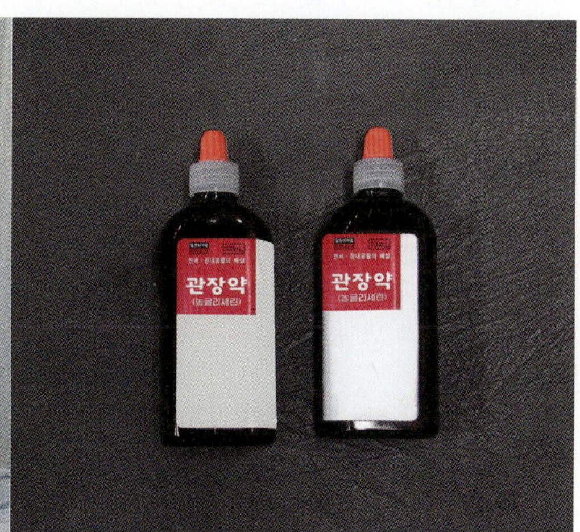

[그림 8-19] 글리세린 관장약

극성 비누가 5 mL가 섞인 것), 곧창자 튜브와 조절기, 수액 걸대, 방수포와 목욕담요, 수용성윤활제, 변기와 화장지, 일회용 장갑 등이다.

② 방법

[표 8-5] 비눗물 관장법 절차

절 차	이론적 근거
1. 먼저 대상자에게 목적과 방법을 설명하고 협조를 구한다. • 용액이 주입될 때 가득찬 듯한 느낌이 있을 수 있다고 설명한 뒤 내림잘록창자와 구불창자로 중력에 의해 용액이 잘 흘러 들어가도록 한다. 왼쪽 옆누운자세에서 오른쪽 다리를 구부리게 하고(심스자세), 목욕담요를 덮어준다. 밑 홑이불이 젖는 것을 방지하기 위해 대상자의 엉덩이 아래에 방수포를 깐다. • 소아의 경우는 배횡와위를 취하도록 한다. • 스크린을 치고 프라이버시를 보장해준다.	• 관장에 대한 경험이 없는 대상자는 불안하고 긴장하지 않도록 절차를 자세히 설명하여 능동적인 협조를 얻도록 한다. • 옆누운자세는 구불창자와 곧창자의 자연스런 곡선에 따라 중력에 의해 용액이 흘러들어 가도록 하여 용액의 보유를 증진시킨다.
2. 청결관장에 사용될 물품을 준비한다. • 곧창자용 튜브는 어른은 20~30 Fr, 어린이는 14~18 Fr, 영아는 12 Fr가 적당하다. • 용액의 온도는 어른 37.7~40.5℃, 어린이 37℃ 정도가 적당하다.	• 관장용액을 보유할 수 없는 대상자를 위해 가까운 곳에 변기를 놓아두거나 화장실이 비어 있는지 확인한다. • 제품화된 일회용 기구를 이용한다. • 적절한 온도는 인체의 항상성 유지를 돕고 꿈틀운동을 자극하며 대상자에게 편안감을 준다. 반면 뜨거운 용액은 창자 점막에 손상을 입히고 통증을 유발하고, 반대로 너무 찬 용액은 조임근의 경련을 일으킨다.
3. 장갑을 착용하고 배액관과 튜브를 관장통에 연결하고 용액을 통과시켜 공기를 제거한 후 조절기로 잠근다.	• 창자 내에 공기가 들어가는 것을 막는다. 공기는 용액보다 변의를 더 자극시킨다.
4. 튜브에 윤활제를 바르고 난 뒤 배꼽 쪽을 향하여 부드럽게 삽입한다. • 삽입되는 튜브의 길이는 대상자의 나이와 체격에 따라 다르다. 성인은 7.5~10 cm, 어린이는 5~7.5 cm, 영아는 2.5~3.5 cm이다. 튜브 삽입 시에 폐색이 발견되면 즉시 튜브를 빼고 보고한다.	• 항문점막에 손상을 주지 않기 위해 튜브 5~10 cm 부위에 수용성 윤활제를 묻혀서 사용한다. • 심호흡은 조임근의 이완을 돕고 곧창자 점막에 손상을 입히는 것을 막는다.
5. 튜브의 조절기를 열어 용액이 서서히 주입되게 한다. 저항이 없으면 조절기를 열고 관장통을 적절한 높이의 수액 걸대에 걸어둔다. • 용액이 주입되는 동안 대상자가 심한 통증이나 팽만감을 호소하면 용액주입을 멈춘 후 의사에게 보고한다. • 관장 시 대상자의 안색이 창백해지고 땀을 흘리거나 곧창자 출혈 및 통증이 있으면 즉시 중지하고 의사에게 보고한다.	• 관장통이 항문 높이보다 높으면 높을수록 곧창자에 큰 압력으로 용액이 주입된다. 관장통의 높이는 성인의 경우 항문에서 45~50 cm, 영아 7.5 cm 정도로 한다(높은 압력은 창자 파열을 초래할 수 있음). • 관장액의 주입속도는 용액의 양과 대상자가 참을 수 있는 정도에 달려 있다. 1,000 mL의 용액은 보통 10~15분 정도 걸린다. • 용액의 속도가 빠르면 잘록창자를 수축시켜 통증을 일으키고 창자 내에서 보유를 힘들게 한다.

[표 8-5] 비눗물 관장법 절차(계속)

절 차	이론적 근거
6. 용액이 전부 주입되었거나 대상자가 변의를 심하게 호소하면 조절기를 잠그고 여러 겹의 휴지로 항문과 튜브 둘레를 누르면서 튜브를 제거한다.	• 휴지로 대상자의 항문을 눌러주는 것은 항문의 조임근 조절을 유지하게 하고 튜브에 묻은 변을 닦는 것이 된다.
7. 일정시간 동안 관장액을 보유하기 위해 항문을 휴지로 누른 후 누워있는 것이 관장액을 보유하기가 쉽다. • 관장용액을 보유하는 시간은 일반적으로 10~15분 정도이나, 관장의 목적 및 대상자의 바깥조임근 수축력 정도에 따라 다르다. 실변을 하는 시술자가 항문 입구를 막아주어 용액을 보유하도록 도와준다.	• 앉아 있거나 서 있는 자세는 중력에 의해 배설이 촉진되고 꿈틀운동도 자극할 수 있다. • 용액을 보유하는 동안 복부팽만감과 불편감이 있을 수 있다.
8. 대상자의 배변을 돕는다. • 만약 대상자가 화장실을 이용할 경우 물을 내리지 못하도록 하고 시술자가 직접 변의 양상을 관찰한다. • 대변 검사물이 필요하다면 이동식 변기를 이용하도록 한다.	
9. 대상자가 배변을 본 후 샅 부위와 엉덩이 부위를 휴지 또는 비누와 물로 씻게 하고 손을 씻는다.	• 감염 방지를 위한 목적이다.
10. 대상자의 상태를 평가하고 관장날짜와 시간, 관장의 종류, 대변의 양상, 색깔, 농도 등을 기록한다.	

(2) 정체관장(retention enema)

정체관장은 일정 시간 창자 내에 용액을 머무르게 하는 관장방법이다. 따라서 소량의 용액을 천천히 창자에 주입시켜 꿈틀운동이 자극받지 않게 해야 한다. 정체관장의 목적은 창자를 통해 수분을 섭취시키거나 약물을 투여할 때, X-ray 검사에서 잘록창자의 윤곽을 확인할 때, 영양물질을 공급할 때 시행한다. 정체관장은 보통 청결관장을 미리 시행하여 장 내에 변이 없도록 한 후 시행하는 것이 좋다. 용액의 온도는 보통 40.5℃, 관장량은 200~250 mL, 관장통의 높이는 항문에서 25 cm, 관장 후 30분 이상 관장액을 보유한 후 배변하도록 한다.

(3) 가스배출관장(구풍관장, carminative enema)

수술 후 환자에게 창자 내 가스배출을 목적으로 시행한다. 가스를 제거하기 위해 60~180 mL의 용액을 곧창자에 주입하면 이 용액이 곧창자와 잘록창자를 팽창시켜서 꿈틀운동을 자극한다.

(4) 투약관장(medicated enema)

약물 치료를 목적으로 하는 투약관장의 대표적인 예는 칼리메이트관장(kalimate enema)과 락툴루스관장(lactulose enema 또는 dulphalac enema)이다. 칼리메이트관장은 고칼륨혈증의 치료를 위한 것으로 5% 포도당 용액 100~200 mL에 칼리메이트 50 g을 혼합하여 주입한 후 30분~1시간 정체시킨다. 주의사항으로는 칼리메이트는 용액과 혼합 시 바로 굳어지는 성질을 가지고 있기 때문에 사용 직전 혼합하여 사용해야 하고, 관장 후 칼륨(potassium) 수치의 모니터링이 필요하다. 락툴루스관장은 간성혼수 환자의 혈중 암모니아 수치를 낮추기 위해 실시하는 것으로 듈파락 시럽 200 mL에 5% 포도당 용액 200 mL를 혼합하여 주입한 후 30분 정도 정체시킨 후 배출한다.

(5) 설사제(하제, laxative)

설사제는 변 배출을 유도하는 약물이며 적용 정도와 방법에 따라 다양하다. 입으로 먹는 설사제는 전날 수면시간 전에 주고 다음날 아침 식사 후에 배변하도록 한다. 좌약은 넣을 때는 왼쪽옆누움자세나 심스자세를 유지하면서 대변 속이 아니고 곧창자 점막에 밀착되어 녹아들면서 배변을 자극하도록 넣는다.

설사제의 종류로는 꿈틀운동을 자극시키는 완하제(캐스터 오일, 둘코락스), 창자내용물을 증가시키는 완하제(황산마그네슘), 대변을 부드럽게 만드는 완하제(미네랄 오일) 등이 있다.

설사제를 자주 사용하면 배변이 불규칙적으로 되기 쉽다. 설사제의 남용은 변의를 무시하는 것과 같은 효과를 가져온다. 그 결과로 만성변비, 배변 시 긴장상태에 빠지거나, 배변 습관의 변화가 오며, 이때는 약을 먹지 않도록 교육한다. 좋아하는 음식을 준다. 약을 끊으면서 대변을 볼 수 있게 한다. 습관적인 경우에는 변화시켜야 한다. 환자의 병리적 상태를 잘 알고 있어야 한다. 구강염, 창자폐쇄, 전해질 불균형, 허약상태(특히 노인)인 경우는 금기이다.

(6) 기타

구충관장(anthelmintic enema)은 기생충을 제거하기 위해서 한다. 그 외 지혈을 위한 수렴관장, 해열 목적으로 찬물이나 해열제를 이용한 해열 관장, 영양분이나 수분을 공급하기 위한 영양관장(nutritive enema) 등이 있다.

7) 인공항문

잘록창자에 발생하는 질병에 따라서는 곧창자에 대변이 도달하기 전에 대변을 보기 위한 출구를 만들어줌으로써 치료가 되는데, 이러한 조작을 잘록창자창냄술(잘록창냄술, colostomy)이라 한다. 또한 어떤 경우는 하부창자를 쉬게 하기 위해 일정기간만 대변이 내림잘록창자에 도달하지 못하게 함으로써 질병의 치료를 시도하는데 이러한 것을 일시적 인공항문이라 한다. 이 경우는 수 주, 수 개월 혹은 수 년이 경과될 수 있으나, 결국 인공항문은 제거되고 정상적인 창자로 이어지게 된다.

영구적 인공항문은 잘록창자의 말단부위나 곧창자에 질환이 있을 때 그 부분을 전체적으로 제거하거나 영구적으로 분리시켜 인공항문을 만들어줌으로써 대변은 인공항문을 통해서만 배설되게 되는데, 이때는 나중에 창자를 이어서 수술 전과 같이 다시 회복시킬 수가 없다.

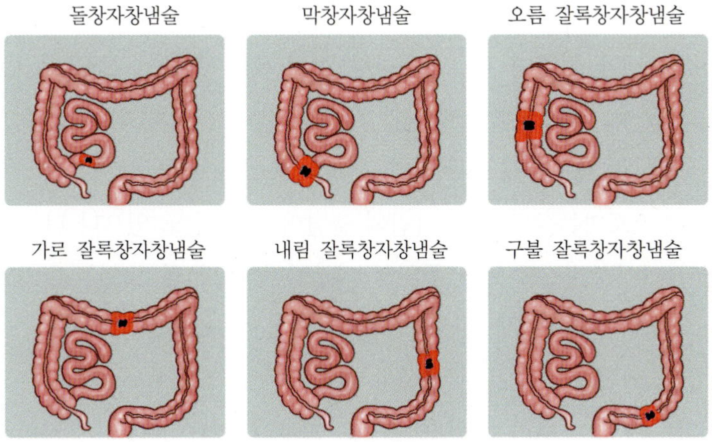

[그림 8-20] 인공항문 종류

(1) 인공항문 종류

일시적이건 영구적이건 인공항문은 잘록창자의 어느 부위에나 만들 수 있으며 인공항문이 위치한 잘록창자에 따라 명칭이 주어진다〈그림 8-20〉.

① 돌창자창냄술(회장루, ileostomy)은 묽은 변을 배출한다. 배출은 지속적이며 조절되지 않는다. 돌창자창냄술에서 배출되는 것에는 소화효소가 포함되어 있어 피부를 자극한다. 이런 이유로 돌창자창냄술 대상자들은 지속적으로 부착물을 착용하고 있어야 하며 피부손상 예방을 위한 특별관리가 필요하다. 잘록창자창냄술에 비해 세균이 적으므로 냄새는 적다.

② 오름 잘록창자창냄술(상행결장루, ascending colostomy)는 돌창자창냄술과 유사한 묽은 변을 배출하고 조절할 수 없으며 소화효소가 포함되어 있으므로 냄새를 통제해야 한다(부착기구 안에 방취제를 넣어 사용).

③ 가로 잘록창자창냄술(횡행결장루, transverse colostomy)에서는 수분이 일부 흡수되기 때문에 걸죽한 배출물이 나오며 악취가 난다. 일반적으로 배출이 조절되지 않는다.

④ 내림 잘록창자창냄술(하행결장루, descending colostomy)에서는 굳은 변을 배출한다. 내림 잘록창자창냄술에서 배출되는 변은 정상이며 통제가 가능하다. 내림 잘록창자창냄술 대상자는 부착 기구를 지속적으로 착용하지 않아도 되며 냄새를 통제할 수 있다.

(2) 인공항문 평가

인공항문에 대한 평가는 다음과 같다.

① 반창고에 대한 알레르기 유무를 평가한다.

② 대상자의 정서 상태를 평가한다.

③ 인공항문 관리에 대해 대상자 자신이나 가족의 교육욕구를 평가한다.

④ 스토마(구멍, stoma) 평가는 다음과 같다.

- 스토마 색깔 : 스토마 색깔이 푸르스름하면 혈액순환 장애를 의심한다.
- 스토마 크기와 형태 : 대부분의 스토마는 배 밖으로 약간 돌출되어 있다. 정상적으로는 피부로부터 약간 부풀어 있으나 2~3주 정도에서는 크기가 조금 줄어든다.
- 스토마의 출혈 : 스토마는 부딪치면 약간의 출혈이 있을 수도 있으나 다른 출혈은 비정상이다.
- 스토마 주위의 피부상태 : 스토마 주위의 피부가 붉은지 헐어 있는지 평가한다.

⑤ 대변의 양상, 즉 양, 색깔, 냄새 등을 평가한다.

⑥ 농이나 혈액 같은 비정상 소견을 관찰해야 한다.

⑦ 대상자의 불편감 평가 : 스토마 주위의 열감은 피부가 헐어 있다는 증거이며 복부의 팽만감이나 불편감 등이 있는지도 평가해야 한다.

(3) 인공항문 관리

잘록창자창냄술 부착 기구는 한번에 7일까지 사용할 수 있다. 너무 자주 교환하면 주위 피부를 자극하게 될 뿐만 아니라 비용도 많이 든다. 그러나 창자배설물이 스토마(stoma) 주위 피부로 새어나와 피부손상의 우려가 있다면 즉시 교환해 주어야 한다. 모든 부착 기구는 공통적으로 배설물을 모으는 주머니(pouch), 쉽게 주머니를 비우게 하는 출구 그리고 접착면으로 되어 있다〈그림 8-21〉.

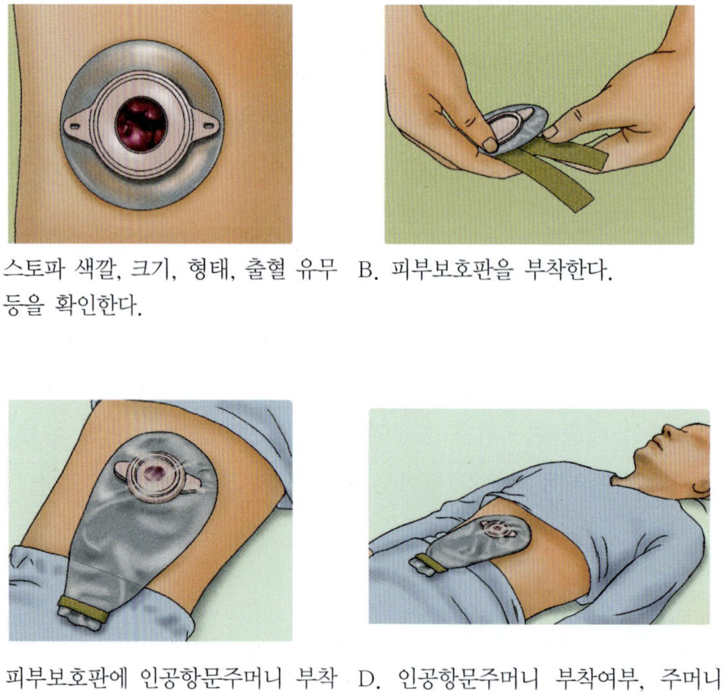

A. 스토파 색깔, 크기, 형태, 출혈 유무 등을 확인한다.

B. 피부보호판을 부착한다.

C. 피부보호판에 인공항문주머니 부착한다.

D. 인공항문주머니 부착여부, 주머니 끝 새는지 확인하고 교환 후 30분간 누워 있는다.

[그림 8-21] 인공항문주머니 교환

부착기구 교환의 필요성을 결정하는데 주머니가 가득 찼는지 평가하고 1/3 또는 1/2 정도 찼을 때 비운다. 교환 시기는 꿈틀운동이 자극되지 않는 식전이나 샤워나 목욕 후가 좋다. 창자 배설을 자극하는 약물투여 직후의 시간은 피한다. 대상자와 가족에게 절차를 설명하고, 대상자를 수용하고 지지하는 대화를 한다.

인공항문기구를 비우기 위해서는 주머니 아래 부분을 열어 내용물을 변기에 버린다. 이때 내용물의 농도와 양을 평가하고, 스토마 주위 피부를 잘 씻고 건조시킨다. 주위 피부의 발적, 궤양, 자극 등 스토마와 주위 피부 상태를 평가한다.

(4) 인공항문 세척

목적은 인공항문으로 용액을 주입하여 대변을 씻어내기 위함이다. 세척을 주기적으로 시행함으로써 일정한 시간에 배설하는 습관을 길러주기 위함이다. 창자 세척을 위한 좋은 시간은 대상자의 수술 전 배변과 같은 시간이다. 한번에 1,000 mL 이상 주입해서는 안되며 하루에 한번 이상 세척하지 않도록 하고 설사를 할 때는 시행하지 않는다.

설사로 인해 재흡수되지 않은 소화액에 의한 피부자극과 전해질의 불균형이 발생할 수 있다. 또한 변비는 잘록창자창냄술을 통한 대변 배출과 세척액 주입도 어렵게 되므로 과일, 야채, 섬유질, 수분을 늘려야 한다.

또한 수분과 전해질 균형의 유지를 위해서 충분한 수분 섭취를 하게 하고, 적절한 영양상태의 유지를 위해서 비자극성인 부드러운 음식을 자주 섭취하게 하고, 편안하고 청결한 상태를 유지하게 하고, 정서적인 스트레스를 해결하기 위하여 적절한 운동을 서서히 시작하는 것이 좋다.

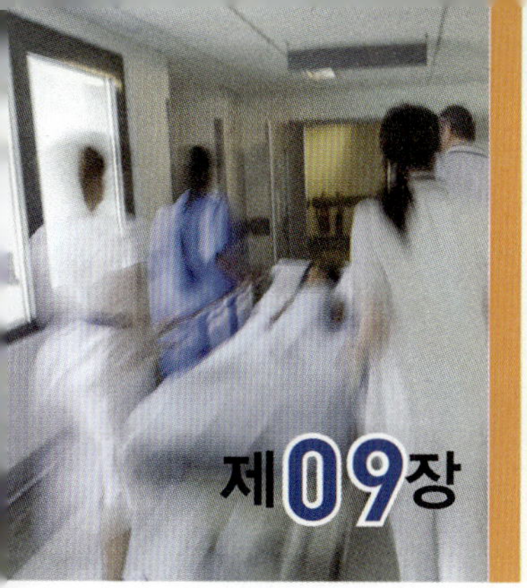

제09장 투약관리

학습목표

이 장을 통하여 다음과 같은 내용을 학습한다.

1. 투약의 6가지 기본 원칙을 설명할 수 있다.
2. 약물의 처방종류와 형태를 설명할 수 있다.
3. 약물의 투여 경로를 설명할 수 있다.
4. 약물의 치료적 효과, 부작용, 알레르기 반응, 내성, 축적효과, 비특이성 반응, 약물 상호작용 등에 대해 설명할 수 있다.
5. 약물 작용에 영향을 미치는 요인을 설명할 수 있다.
6. 약물의 남용과 오용에 대해 설명할 수 있다.
7. 약용량 환산법을 알고, 약물의 용량을 정확하게 계산할 수 있다.
8. 경구 투약과 비경구 투약의 목적과 장 · 단점을 설명할 수 있다.
9. 각 주사방법[진피내(피내)주사, 피부밑(피하)주사, 근육주사, 정맥주사]의 목적, 장 · 단점, 부위, 용량, 투여 방법에 대해 설명하고 시행할 수 있다.
10. 정맥주사 시 용액의 주입속도를 정확히 계산하여 시행할 수 있다.
11. 정맥요법의 부작용을 설명할 수 있다.
12. 수혈의 목적과 종류를 설명할 수 있다.
13. 수혈 과정에서 발생할 수 있는 부작용 및 합병증을 설명하고 부작용에 대해 대처할 수 있다.
14. 국소적 약물투여의 시행 목적을 설명하고 시행할 수 있다.

투약의 목적은 질병 진단, 치료, 완화 및 예방이다. 약물은 보통 의사의 처방에 의해 조제되는데 약물 투여 및 조제에 관한 서면 지시를 처방전이라 한다. 의사의 처방 하에 약사는 조제하고, 응급구조사는 환자에게 안전하고 정확하게 투여해야 할 책임이 있다.

병원 전 처치 업무를 담당하고 있는 응급구조사들은 지도의사와 무선통신을 통해서 환자의 응급상황을 수시로 통신해야 하며 그 과정에서 처방된 의사의 지시를 가장 빠르고 정확하게 시행해야 한다. 뿐만 아니라 병원 응급실에서 응급처치 업무도 수행하기 때문에 일반적인 병원 내의 투약지침도 알아야 할 필요가 있다. 약물의 효과는 정확한 전달경로에 따라 직접적으로 영향을 받으므로 부정확하거나 실수를 하는 것은 응급구조사에게 심각한 법적문제를 야기할 수 있다. 응급구조사는 응급약물의 효과와 투약경로 및 투약방법을 이해하며 환자의 반응을 잘 관찰하고 기록해야 하는 법적, 도덕적, 윤리적 책임이 있다.

1. 투약의 원리

1) 투약의 원리

(1) 처방

환자의 투약 처방은 대부분 의사가 결정하여 서면으로 지시되며 응급 시에는 전화 혹은 구두로 처방할 수 있다. 또한 병원 전 처치 상황에서도 무선통신을 통한 지도의사의 처방을 받아 처방내용과 함께 처방을 한 의사의 이름을 현장기록지에 기록한 다음 응급구조사 자신의 서명을 하고 신속하게, 정확한 약물과 용량을 정확한 투여경로로 투여해야 한다. 이는 병원 응급실에서도 마찬가지이다.

일반적으로 병원 내에서 이루어지는 처방은 다음의 7가지 요소로 구성되어 있다.

① 환자의 이름 : 환자의 성과 이름을 쓰고 영어 이름일 경우 full name을 쓴다.

② 처방시간과 날짜 : 연, 월, 일과 시간을 정확히 쓴다.

③ 투약할 약 이름 : 약물은 주로 일반명(generic name)이 사용되지만 여러 병원과 기관에서 상품명(trade name)을 사용하기도 한다. 철자를 명확히 구분하고 의문 시 투약 전에 반드시 확인한다.

④ 투약 용량 : 약물의 용량에는 양, 횟수 그리고 농도까지 포함되어야 한다. 예를 들어, hydrochloric acid 10%(농도), 5 mL(양), 하루 3회 매 식사 시(시간, 빈도)로 나타낸다.

⑤ 투여 경로 : 약물 처방에 투여방법이 명시되어져야 하며 약어로 쓰여진다. 한 약물이 여러 가지 다른 투여 경로를 가질 수 있으므로 처방에 반드시 투여 경로를 명시해야 한다. 예를 들어, 갑자기 무의식이 되어 버린 환자에게 내려진 경구투약 처방은 비경구 투약 처방으로 변경되어져야 한다.

⑥ 투여 시간, 투여 횟수 : 약물처방에서 투여 시간과 투여 횟수는 표준 약어로 표기되며 일반적으로 통상적인 약물의 투여 시간은 보통 기관의 규정에 따른다. 투약 처방에 사용되는 약어들은 〈표 9-1〉과 같으며 이 약어들은 환자의 차트와 현장기록지 등에 기록되어 법적 근거로 사용되므로 반드시 기록해야 한다.

⑦ 투약처방 의사의 서명 : 투약을 처방한 의사가 누구인지 반드시 확인해야 한다.

[표 9-1] 투약처방에 흔히 사용되는 약어들

약 어	라틴어 또는 영어	뜻
ac	ante cibum, before meals	식전
ad lib	ad libitum, freely, as desired	자유로
agit	agitation, shake, stir	흔들어서 저어서
am	ante meridiem, before noon	오전
aq	aqua, water	물
AD	right ear	오른쪽 귀
AS	left ear	왼쪽 귀
AU	each ear	양쪽 귀
aq dist	aqua distillation, distilled water	증류수
bid	bis in die, twice a day	하루에 두 번
$\bar{c}$	cum, with	같이, 함께
cap	capsule	교갑
comp	compound	혼합물
dil	dissolve, dilute	용해, 희석
elix	elixir	앨릭시르
h	hora, hour	시간
hs	hora somni, at bedtime	취침시간
IM	intramuscular	근육 내
IV	intravenous	정맥 내
KVO	keep vein open	정맥개방유지
M or m	mix	혼합해서
no	number	번호, 숫자
npo(nil per os)	nor par os, nothing by mouth	금식
non rep	do not repeat	반복하지 말 것
OD	oculus dexter, right eye	오른쪽 눈
OS	oculus sinister, left eye	왼쪽 눈
OU	oculus uterque, each eyes	양쪽 눈
pc	post uterque, after meals	식후
pm	post meridiem, afternoon	오후
po	par os, by mouth	경구로
prn	pro re nata, when needed	필요시 마다
q	quaque, every	매(每), 마다
qh(q lh)	quaque hora, every hour	매 1시간 마다
qid	quatre in die, four times a day	하루에 네 번
qn	quaque nocte, every night	매일 밤마다
qod	every other day	격일로
qs	quantum satis, sufficient quantity	충분한 양
rept	may be repeated	반복해도 됨
Rx	recipe, take	처방
$\bar{s}$	sine, without	~없이
SC	subcutaneous	피부밑(피하)
SOS	si opus sit, if it is needed	위급시
ss or ss	semissis, one half	반(半)
stat	statim, at once	즉시
sup or supp	suppository	좌약
susp	suspension	현탁액
tid	ter in die, three times a day	하루에 세 번
Tr or tinct	tinctura, tincture	팅크제

위의 7가지 내용은 응급구조사가 병원 전 처치를 하는 상황에서도 반드시 지도의사(medical director)와의 무선통신을 통해 확인되어져야 할 내용이며 신속하고 정확한 응급처치에 필수적인 요소이다.

(2) 처방의 종류

① 정규 처방(standing order)

약물의 투여를 중단하라는 처방이 서면으로 내려질 때까지 계속 수행되거나 정해진 날짜까지 수행되는 처방이다. 정규처방은 정해진 날수가 지나면 처방이 자동으로 취소되므로 다시 처방되어야 한다.(예 : demerol 25 mg, IM. q 4h * 5 days)

② 일회 처방(single order)

특정한 시간에 한 번 투여되는 처방이다.(예 : Seconal 100 mg po hs before surgery)

③ 즉시시행 처방(stat order)

처방이 내려진 즉시 투여하되 단, 1회에 한해서만 투여되는 처방이다. 병원 전 처치 상황에서 주로 시행되는 처방이기도 하다(예 : epinephrine 1Ⓐ Ⅳ stat, Demerol 50 mg IM stat).

④ 필요 시 처방(prn order)

실무자가 판단하여 필요 시 투약할 수 있는 처방으로 상황에 따라 실무자에게 위임된 처방으로 병원 전 현장에서는 응급구조사의 판단하에 투약될 수 있는 처방이다. 실무자는 투약의 필요성과 투약시기에 대해 잘 판단하고 투약한 시간과 환자의 반응을 잘 기록하여야 한다(예 : demerol 25 mg IM q4h prn).

(3) 투약 시 여섯 가지 기본 원칙

정확한 투약은 환자 치료에 필수적이므로 안전하고 정확한 투약을 위해 여섯 가지 기본 원칙(6 rights)을 항상 기억해야 한다.

① 정확한 환자(Right patient) : 약물을 투여할 환자가 바로 그 환자인지 확인해야 한다. 대개 환자가 한 명일 때는 문제가 되지 않지만 많은 환자가 동시에 치료를 받게 되는 대형사고나 재난 시에는 환자의 이름을 정확하게 확인하는 것이 매우 중요하다.

② 정확한 약물(Right drug) : 투여하려는 약물이 맞는지 확인해야 한다. 정확하게 약물을 투여하기 위해 약물의 라벨을 반드시 확인한다—투약상자에서 약물을 꺼낼 때, 약물을 준비하기 전에, 약물을 다시 제자리에 놓을 때 라벨을 3번 확인한다.

③ 정확한 용량(Right dose) : 투여하려는 약물의 정확한 용량을 확인한다. 용량을 계산해야 할 경우도 있으며 환자에게 과량 혹은 저용량으로 투여되지 않도록 주의한다.

④ 정확한 투여 경로(Right route) : 약물은 다양한 경로로 투여될 수 있으며 병원전 처치에서는

대부분 정맥을 통한 투여가 많다. 그러나 약물의 종류에 따라 특정한 투여경로가 요구된다.

⑤ 정확한 투여 시간(Right time) : 병원 전 처치에서는 '즉시처방'이 많으며 임상에서는 주기적인 투여 방법들이 사용될 수 있으므로 정확한 시간에 약물이 투여되어야 한다.
모든 약물은 적절한 시간에 투여해야 최대의 효과를 얻을 수 있으며 부작용을 최소화한다.

⑥ 정확한 기록(Right documentation) : 모든 투여 약물에 대한 기록은 매우 중요하며 기록해야 할 내용으로는 약물명, 용량, 투여 경로, 투약 시간, 투약한 사람, 약물에 대한 환자의 반응 등이 포함되어야 한다.

즉, 응급구조사는 정확한 환자에게, 정확한 약물을, 정확한 용량으로, 정확한 시간에, 정확한 경로를 통해 투여하고 정확히 기록해야 할 책임이 있다.

(4) 투약 방법(methods of medication)

투약 방법은 약물 자체의 특성과 목적, 환자의 상태를 고려하여 결정해야 하고 환자상태가 부적합하지 않는 한 처방에 따른 투여 방법을 지켜야 한다.

① 경구 투약(oral medication) : 위·창자(장) 계통을 통하여 약물을 주는 방법이다.

② 주사(injection) / 주입(infusion) : 주사기를 통하여 몸 조직에 약물을 넣어주는 방법으로 근육주사, 진피내(피내)주사, 피부밑(피하)주사, 정맥주사가 있다.

③ 흡입법(inhalation) : 허파(폐)점막을 통하여 약물을 흡수시키거나 들여보내는 방법이다.

④ 도찰법(inunction) / 도포법(application) : 연고 형태의 약물을 피부에 문질러 바르거나 피부표면에 바른다.

⑤ 혀밑(설하)법(sublingually medication) : 혀 밑에 약물을 넣어 용해 시켜주는 방법이다.

⑥ 취입법(insufflation) : 가루약을 상처나 체강에 품어주는 방법이다.

⑦ 점적법(instillation) : 용액성 또는 가루약을 상처나 체강에 직접 넣어주는 방법이다.

⑧ 좌약법(suppository) : 체강이나 체공(항문, 질)에 삽입하는 방법으로 체온으로 서서히 용해되어 점막을 통해 흡수되는 방법이다.

(5) 투약의 기본지침

① 약물의 명칭, 국소적, 전신적 작용 및 효과, 중독증상, 부작용을 알아야 한다(호흡억제약물인 모르핀(morphine)은 투여 전 호흡수를 세어본 후 12회/분 이하이면 보고하고, 강심제인 디기탈리스(digitalis)도 약을 투여하기 전에 맥박수를 세어보고 60회/분 이하이면 보고함).

② 분량, 횟수, 시간, 복용방법에 대해 알아야 한다.

③ 약물의 내성, 의존성, 습관성에 대해 알아야 한다.

④ 특별한 지시가 있는 경우를 제외하고, 두 가지 이상의 약을 섞어 주지 않는다.

⑤ 무슨 약인지 구분할 수 없는 것은 버린다.
⑥ 처방이 분명치 않거나 의문이 있으면 다시 확인한다.
⑦ 투약 시 여섯 가지 기본원칙을 재확인한다.
⑧ 투약을 할 수 없을 때에는 지도의사에게 보고하고 지시를 받도록 하며 기록한다.
⑨ 환자의 특이체질이나 과민반응 시는 지도의사에게 보고하고 적절한 처치를 시행하고 기록한다. 특히 아나필락시스(anaphylaxis)는 빠른 응급처치가 필요하다.
⑩ 투약 시 만일 실수를 했을 때는 바로 지도의사에게 보고하고 지시를 받도록 하며 기록한다.

2) 약물의 형태

약물은 형태에 따라 투여 경로가 결정되는데 경구제제로 분말(powder), 액체(liquid), 캡슐약(capsule), 항담정제(troches), 알약(tablet), 환(pill) 등이 경구로 투여되며 특히 항담정제(troches)는 빨아먹는 제제이다. 비경구제제로는 앰풀(ampule, 그림 9-2), 바이알(vial, 그림 9-3), 좌약(suppository), 연고(ointment) 등이 있다. 〈표 9-2〉는 약물의 형태와 특성에 대한 설명이다.

[표 9-2] 약물의 형태와 특성

형 태	특 성
수용액(aqueous solution)	• 한 가지 이상의 약물이 물에 용해된 것
스프레이 또는 에어로졸(aerosol spray of foam)	• 액체, 분말 또는 포말이 기압에 의해 피부에 얇은 막으로 침착되도록 만든 것
수성부유액(aqueous suspension)	• 한 가지 이상의 약물이 물과 같은 액체에 용해되지 않고 미세하게 혼합되어 있는 것으로 사용 전에 가만히 흔들어서 사용해야 함.
캡슐약(capsule)	• 젤라틴 성분의 용기에 분말이나 액상형태의 약물을 넣는 것으로 복용하기 어려운 자극성 약에 좋음.
알약(tablet)	• 분말을 압축하여 단단하고 작은 원반형으로 만든 약제로 어떤 것은 약 표면에 새겨진 자국을 따라 쉽게 쪼갤 수도 있다. 특히 위에서 용해되는 것을 막기 위해 정제의 표면에 당분을 씌워서 장에서 흡수되도록 한 것을 당의정이라 함.
엘릭시르(elixir)	• 물, 알코올, 달콤한 성분, 향료 등을 혼합한 달콤하고 향기로운 맑은 물약
유탁액(emulsion)	• 기름을 미립자의 형태로 물에 분산시킨 것
추출물(extract)	• 식물이나 동물에서 추출한 생약의 추출액을 농축한 것
액추출물(fluid extract)	• 식물성 원료에서 추출한 액성조제 중 가장 농축된 알코올성 용액
겔 또는 젤리(gel or gelly)	• 피부에 바르면 액화되는 맑고 투명한 반고형의 약제
로션(lotion)	• 피부에 바르는 액상 현탁액
크림(cream)	• 피부에 사용되는 끈적거리지 않는 반고형의 약제
로젠지(함당정제, lozenge), 구내정(트로키제, troche)	• 원형 혹은 타원형의 약제로 입안에서 용해되면 약 작용을 내도록 빨아먹을 수 있도록 된 약제

형 태	특 성
연고(ointment)	• 한 가지 이상의 약물이 혼합된 반고형 약제로 피부와 점막에 도포하여 사용하는 외용약으로 이고와 찰제의 중간 정도의 점도를 가지고 있음.
된연고(paste)	• 연고와 비슷한 제제이나 분말을 액체 혹은 연고 등과 반죽한 약제로 좀 더 진하고 점도가 높아 연고보다 피부 투과력이 약함.
기름로션(liniment)	• 이고나 연고보다 유동성이 있는 외용약으로 알코올 기름 등이 섞인 약제
알약, 환약(pill)	• 한 가지 이상의 약물을 응집물질과 함께 혼합하여 삼키기에 용이하게 만든 타원형 또는 원형의 약제로 맛이 좋지 않은 약을 환제로 만들거나 또는 장용제피(enteric-cocding pill)로 만듦.
분말, 가루약(powder)	• 한 가지 이상의 약물을 미세하게 간 것으로 내복용 또는 외용으로 사용되면 정제보다 흡수가 빠르고 어린이에게 흡수가 가능하고 물약보다 변질이 안됨
좌약(suppository)	• 젤라틴과 같은 단단한 약제와 한 가지 이상의 약물이 혼합된 고형 약제로 체강(직장, 질, 요도)에 삽입하기 쉬운 모양으로 되어 있어 체온에 의해 서서히 용해, 흡수되도록 만든 약제
시럽(syrup)	• 불쾌한 맛을 없애기 위해 당액에 용해시킨 약제
팅크제(tincture)	• 식물로부터 추출한 생약을 에틸알코올 또는 에틸알코올과 물의 혼액으로 조제한 약제
피부접착용 패치 (transdermal patch)	• 서서히, 오랫동안 피부를 통한 확산작용에 의해 흡수되도록 만든 반투과성, 반창고 형태의 약제(예, 에스트로겐패치, 니트로글리세린 패치)

3) 약물의 작용

(1) 치료적 효과(therapeutic effect)

약물의 치료적 효과 또는 그 기대효과는 그 약물이 의도한 바람직한 효과이며 처방 시 기대되는 1차적 효과 또는 그 약물이 처방되어지는 이유를 말한다〈표 9-3〉.

[표 9-3] 약물 투여의 치료적 적용

약물 투여 유형	치료적 적용	투약의 예
증상완화 약물(palliative)	• 증상은 완화시키나 치료에는 영향을 미치지 않음	• morphine sulfate(통증완화) • aspirin(통증완화)
치료적 약물(curative)	• 질병을 치료하기 위함	• penicillin(감염치료)
지지적 약물(supporative)	• 다른 치료를 하기 전에 신체반응을 회복시키기 위해 신체기능을 지지함	• norepinephrine(혈압상승) • aspirin(해열제)
대용제(substitutive)	• 체내 물질이나 체액을 대용함	• insulin(당뇨병) • thyroxine(갑상샘 기능저하)
화학요법제(chemotherapeutics)	• 암세포를 파괴함	• busulfan(백혈병)
영양제(restorative)	• 신체의 건강을 회복시킴	• vitamin(비타민)

(2) 부작용(side effect)

약물의 부작용은 의도하지 않았던 효과로서 치료 작용에 불필요한 작용이다. 부작용은 대개 예측할 수 있으며 해가 없을 수도 있고 잠재적으로 유해한 것일 수도 있다. 예를 들면, 디기탈리스(digitalis)는 심근수축력을 강화시키는 치료적 효과가 있으나 부작용으로 욕지기(구역)와 구토를 유발할 수 있다.

약간의 부작용은 그 약물의 치료적 효과를 위해 어쩔 수 없이 감내해야 하지만 일단 위험한 부작용이 나타나면 그 약물의 투여를 중지해야 한다.

(3) 독작용(toxic effect)

약물의 독작용은 신체건강에 해를 일으키는 것으로 과량 복용하거나 외용약을 내복한 경우 또는 대사나 배설 장애로 인한 약물의 체내 축적효과로 인해 초래된다. 약물의 독작용은 즉시 나타나기도 하고, 수주 혹은 수개월 뒤에 나타나기도 한다. 그러나 투약 시 용량과 투여경로를 잘 지키고 독성의 발생여부를 잘 관찰한다면 약물의 독작용을 막을 수 있다. 예를 들면, 모르핀은 중추신경계를 억압하여 통증을 감소시키지만 일정량 이상 축적되면 심하게 호흡이 억제되어 사망에 이를 수도 있다.

(4) 과민증 또는 약물 알레르기(hypersensitivities, drug allergy)

약물 알레르기는 약을 투여했을 때 이미 감작된 약물에 대한 면역학적 반응이 나타나는 것을 말한다.

신체에 항원(allergen)이나 항원으로 발전될 수 있는 약에 감작되어 체내에 항체가 생긴 다음 재차 그 약에 접촉됨으로써 일어나나 드물게는 선천적으로 어떤 특정한 약에 과민증을 가짐으로써 항원으로 반응하여 알레르기 반응을 초래하게 된다. 알레르기 반응은 사람에 따라 경한 증상부터 중한 증상까지 그리고 피부발진에서부터 설사까지 아주 다양하게 나타날 수 있다〈표 9-4〉.

[표 9-4] 알레르기 반응의 흔한 증상

증 상	이론적인 근거
발진	• 표피 내의 수포성 발진이나 두드러기성 팽진 또는 발진의 형태로 보통 전신에 걸쳐 나타난다.
가려움증	• 피부가 가려운 것으로 발진과 함께 또는 발진 없이 나타난다.
혈관부종	• 모세혈관의 삼투압 증가로 인한 부종이다.
코염	• 비강으로부터 과다한 액성 분비물이 나온다.
누액과다	• 눈물이 많이 나는 것이다.
욕지기(구역), 구토	• 뇌의 욕지기(구역), 구토 중추의 자극으로 인해 나타난다.
쌕쌕거림(천명)과 호흡곤란	• 허파(폐)조직의 수분축적과 부종으로 인해 호흡 시 숨이 차며 쌕쌕거림(천명, wheezing)이 나타난다.
설사	• 큰창자(대장)점막의 자극으로 인해 나타난다.

이 증상들은 투약 후 즉시 일어나는 경우부터 몇 시간 내지 며칠 후에 걸쳐 아무 때나 나타날 수 있으며 알레르기 반응은 개인에 따라 다를 수 있고 약물에 따라 다를 수도 있다. 가장 위험한 증상은 아나필락시스(anaphylaxis)로 대부분 약물 투여 후 즉시 발생한다. 이 증상은 모세기관지의 수축과 인두, 후두에 부종이 오며 심한 쌕쌕거림(천명, wheezing) 소리가 나고 호흡이 가빠지며 모세혈관의 확대로 인해 심한 저혈압과 빠른맥(빈맥)이 나타나므로 발견 즉시 치료하지 않으면 치명적일 수도 있다.

(5) 약물내성(drug tolerance)

약물내성은 약물을 계속해서 투여할 때 특정약물에 대한 생리작용이 저하됨으로써 점차 약효가 감퇴하여 약용량을 증가시키지 않으면 치료적 효과를 얻지 못하는 경우이다. 마약성 진통제나 수면제, 각성제, 에틸알코올, 담배 등을 계속 사용하는 경우에는 내성이 잘 생긴다.

(6) 축적효과(cumulative effect)

약물을 계속 투여할 때 약의 흡수에 비해 배설 또는 해독이 늦어지는 경우에 이전의 약물이 혈중 또는 조직에 축적되어 증강반응을 초래하는데 수은제제나 디기탈리스제제 등은 축적 효과를 일으키기 쉬운 약물이다.

(7) 비특이성 반응(idiosyncratic effect)

약물에 대한 어떤 개인에게 비정상적인 예기치 않은 반응을 나타내는 것으로 어떤 약물에 대한 과소반응과 과잉반응이다. 또한 어떤 경우에는 약물이 정상적인 반응과는 전혀 다른 반응을 나타내기도 해 특이체질을 가진 환자는 전혀 예측할 수 없는 증상이 나타나기도 한다.

(8) 약물상호작용(drug interaction)

두 가지 이상의 약물을 동시 또는 전후에 병용투여 시 병용한 약물 상호 간의 작용으로 한 가지 또는 두 가지 약 모두의 효과가 변화되는 것을 말한다. 이때 약물 상호 간의 작용에 의해 병용한 약물의 효과가 증가되어 각 약물작용의 산술적 합 이상의 효과를 나타내는 것을 상승효과(synergistic effect), 두 가지 약물의 산술적 합 정도의 효과를 나타내는 것은 상가효과(additive effect), 약물의 효과를 서로 감퇴시키는 작용을 하는 것을 대항효과(antagonistic effect)라 한다. 알코올은 항히스타민제, 항우울제 또는 마약성 진통제와 함께 투여시 상승효과(synergistic effect)를 가져온다. 고혈압 대상자가 이뇨제와 혈관확장제를 같이 투여하면 효과가 좋다.

(9) 의원성 질환(iatrogenic disease)

의학적 치료과정 중 뜻밖에 발생되는 질병으로 약물치료로 인하여 우발적으로 초래될 수 있다. 약물치료로 인한 간의 독성으로 쓸개길(담도, billiary tract)이 폐쇄되거나 콩팥(신장) 손상으로 토리(사구체, glomerular) 손상이 오거나 임신 중 약물복용으로 인한 기형아 출산 등이 그 예이다.

4) 약물작용에 영향을 미치는 요인

(1) 연령

어린이나 노인들은 약물에 대한 반응이 매우 민감하므로 약 용량을 줄여서 투여해야 한다.

어린이들은 약물대사에 필요한 효소가 부족하며 노인들은 위장관 반응이 둔해지고 산도가 낮아지며 혈액순환이 둔해져 흡수가 잘 일어나지 못하고 약물에 대한 반응이 민감하다. 콩팥(신장) 및 간 기능도 저하된다.

(2) 체중

약물의 용량은 성인 표준체중(18~65세, 68 kg)을 기준으로 정해진 것이므로 체중에 따라 약 용량이 달라진다. 체중이 무거울수록 많은 용량의 약물이 요구된다.

(3) 성별

남성과 여성의 차이는 지방과 체액 분포의 차이와 호르몬 차이에 기인한다. 대개 여성은 남성보다 체중이 덜 나가며 남성보다 지방은 많고 체액이 적어 수분 보유량이 적으므로 같은 용량의 약이라도 남성보다 여성에게 더 많은 영향을 미친다.

어떤 약은 지방에 잘 녹지만 어떤 약은 수분에 잘 용해된다. 그러므로 지방에 잘 녹는 약은 여성에게서 잘 흡수되지만 물에 잘 녹는 약은 남성에게서 더 잘 흡수된다.

(4) 약물투여 시간

대부분의 약물은 일단 복용하면 위창자(위장)관을 거쳐 체내로 흡수되고 간을 거쳐 혈액 속에 들어가 약효를 나타낸다. 따라서 소화제를 제외하고는 약의 혈중 농도를 일정하게 유지해야만 원하는 치료효과를 얻을 수 있다.

경구약은 공복 시 투여했을 경우 더 빨리 흡수되나 위창자(위장)관 자극이 심한 철분제 등은 위창자(위장) 자극을 감소시키기 위해 식간이나 식후 바로 투여한다. 따라서 투약 시간은 위창자(위장)의 부담이나 투약의 편의성 또는 부작용 발생가능성 등을 고려해 결정한다.

(5) 환경적 요인

환자의 환경이 약물작용에 영향을 미칠 수 있는데 특히 환자의 행동과 정서를 변화시키는데 사용되는 약물은 더욱 그렇다.

약물의 효과를 시행할 때는 약물 자체 뿐만 아니라 환자의 인성과 환경도 고려할 필요가 있다. 기온이 높으면 말초혈관이 확장되어 혈관확장제의 작용을 강화시키지만 기온이 낮으면 혈관이 수축되므로 혈관확장제의 작용이 억제된다. 혈관수축제는 추운 계절에 그 작용이 상승한다.

(6) 음식

약은 대부분 물과 함께 복용하는 것이 원칙이다.

녹차와 같은 차 종류와 철분 성분이 함유된 약을 함께 복용하면 차의 탄닌 성분과 약물의 철분 성분이 결합되어 약물의 흡수가 느려지며 칼슘 성분이 많은 음식과 항생제를 함께 섭취했을 때도 칼슘이 약과 결합하여 체내 흡수를 막는다. 또 약 복용 전 후에 술을 마시면 약의 흡수와 대사 및 배설이 빨라져 약효의 지속시간을 단축시키는 반면 유효농도를 넘어서는 부작용이 생길 수 있다.

(7) 유전적 요인

유전적 요인 때문에 약반응이 사람마다 다르게 나타나는데, 사람에 따라 어떤 약물에 비정상적으로 예민하거나 다른 사람들과는 다른 약물 대사 과정을 거치는 경우가 있는데, 때로는 이러한 반응들이 알레르기 반응으로 오인되기도 한다.

(8) 심리적 요인

어떤 약물에 대한 대상자의 기대가 약물작용에 영향을 준다. 통증이 있는 대상자에게 속임약(헛약, 위약, placebo)이나 생리식염수 같은 물질을 투여하면, 대상자에 따라 속임약(헛약, 위약)이 진통제와 동일한 효과를 나타내기도 한다.

(9) 질병

질병은 약물작용에 영향을 준다. 예를 들어, 아스피린은 대상자가 열이 있는 경우에는 체온을 떨어뜨리지만 열이 없는 경우에는 체온에 아무런 영향을 주지 못한다. 또 대상자가 만성적으로 심한 통증을 호소하는 경우에는 다른 사람들보다 더 많은 양의 진통제를 필요로 한다. 순환계나 간 또는 콩팥(신장) 등의 기능상실이 있는 경우에는 약물작용이 달라진다. 당뇨병이 있는 대상자는 열이 있거나 감염이 되면 정상보다 더 많은 양의 인슐린이 필요하다.

5) 약물오용과 남용

(1) 약물오용(drug misuse)

약물오용은 설사약, 제산제, 비타민제, 진통제, 기침약 등 흔히 사용되는 약물들이 환자에 의해 스스로 처방되거나 과용됨으로써 급만성의 독작용이 초래되는 것을 말한다. 또한 약물의 오용은 질병의 증상발현을 감추기 때문에 질병이 상당히 진행되어 심각한 상태로 진행될 때까지 진단을 받지 않은 채 방치될 수도 있다.

(2) 약물남용(drug abuse)

약물남용은 지속적 또는 산발적으로 과용하는 것을 말하며 알코올, 각성제, 카페인, 진정제 등의 약물을 부적절하게 복용하는 것으로 약물남용 여부는 사회규범에 따라 결정되기도 한다. 미국 정신의학협회에서는 한 달 이상 사용하여 사회 및 직업 기능을 손상시키며 심리적 의존이나 병적인 사용 양상을 보이는 경우를 약물남용이라고 한다.

약물남용에는 약물에 대한 의존성과 습관성의 두 가지 측면이 있다.

① 약물 의존성(drug dependence)

어떤 약물을 복용하고자 하는 욕구나 의존성이 강한 것을 말한다. 의존성에는 생리적 의존과 심리적 의존의 형태가 있는데 이들은 각기 따로 나타날 수도 있고 두 가지가 복합적으로 나타날 수도 있다.

생리적 의존이란 신체조직 특히 신경계의 생화학적 변화로 인한 것으로 이 경우는 조직들이 정상 기능을 하기 위해 그 물질을 필요로 한다. 따라서 약물복용이 중단되면 금단 증상(withdrawal symptom)이 나타난다. 그리고 심리적 의존은 안녕 상태를 유지하기 위해 그 약물에 정서적으로 의존하는 것으로 그 정도는 약간 원하는 정도에서부터 강박적으로 갈망하는 것까지 다양하다.

② 약물 습관성(drug habituation)

심리적 의존성의 가벼운 형태에 해당되는 것으로 어떤 약물을 복용하는 습관이 있어서 그 약물의 복용 후에는 기분이 좋아지는 것을 느끼는 것으로 그 약물이 건강에 해를 끼치더라도 그 약물의 복용습관을 계속하려는 경향이 있다.

(3) 불법적인 약물(illicit drugs)

불법석으로 판매되는 약으로서 길거리 약물(street drug)이라고 불린다. 이런 약물들을 복용자가 탐닉하는 이유는 기분전환 효과를 가져와 다행감과 이완감을 주기 때문이다.

6) 약용량 측정법

정확한 용량을 투여하기 위하여 약물의 중량과 액량에 대한 여러 단위들을 알아야 한다.

(1) 미터법(metric system)

가장 널리 통용되고 있는 측정법이며 미터(m, 길이), 리터(ℓ, 부피), 그램(g, 무게)을 기본단위로 하고 있다.

(2) 약국 액량법(apothecaries system)

미터법보다 편리하지는 않지만 정확하다.

무게의 기본단위는 grain(밀알 하나의 무게)이며 부피의 단위는 minim이다.

이들 단위는 minim, dram, ounce, pint, quart, gallon 등이 있다.

(3) 정용 액량법(household system)

정확한 측정이 요구되지 않을 때 사용할 수 있으며 단위는 drops, teaspoons, table-spoons, cups, glasses가 포함된다.

다음은 부피 환산표 〈표 9-5〉와 무게 환산표 〈표 9-6〉이다.

[표 9-5] 서로 다른 특정법 간의 부피환산표

미터법	약국 액량법	가정용 액량법
1 mL	= 15 minims(min 또는 m)	= 20 drop(gtt)
4~5 mL	= 1 fluid drams	= 1 teaspoon(tsp)
15 mL	= 4 fluid drams	= 1 tablespoon(Tbsp)
30 mL	= 1 fluid ounce	= 2 tablespoon(Tbsp)
240 mL	= 8 fluid ounce	= 1 cup(c)
500 mL	= 1 pint(pt)	= 1 pint(pt)
1,000 mL	= 1 quart(qt)	= 1 quart(qt)
4,000 mL	= 1 gallon(gal)	= 1 gallon(gal)

[표 9-6] 서로 다른 측정법 간의 무게환산표

미터법	약국 액량법
1 mg	= 1/60 grain
60 mg = 0.06 g	= 1 grain
1 g =1000 mg	= 15 grains
4 g	= 1 dram(dr)
30 g	= 1 ounce(Oz)
450 g	= 1 pound(lb)
1,000 g(1 kg)	= 2.2 pound(lb)

7) 약물용량의 계산

(1) 소아의 약물용량 계산

소아는 성인처럼 많은 용량의 약물을 대사시킬 수 없으므로 세심한 주의가 필요하다.

① 체표면적을 이용한 방법

약물 용량 계산 시 키와 체중으로 산출된 체표면적(Body Surface Area, BSA)을 기본으로 한 것으로 소아의 약물용량을 결정하는데 있어 가장 정확한 방법이 된다〈그림 9-1〉.

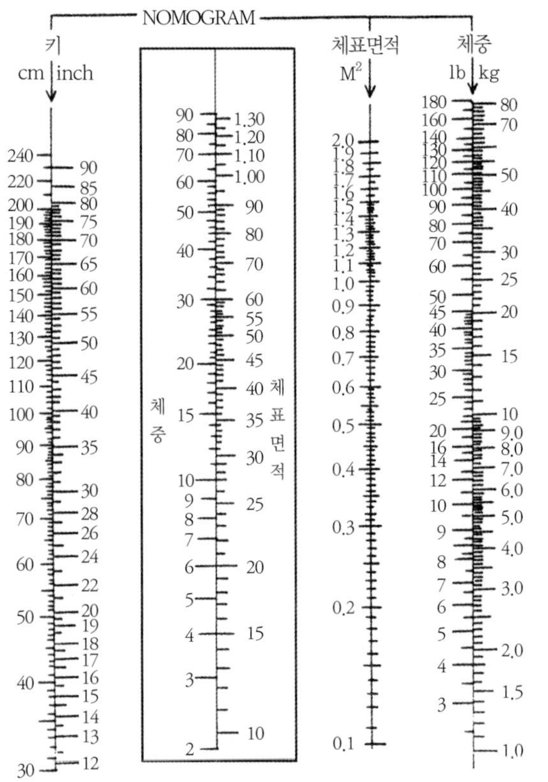

*왼쪽에 있는 환자의 키와 오른쪽에 있는 환자 체중을 나타내는 점을 선으로 서로 교차시켰을 때 체표면적을 통과하게 되는데 그 지점이 환자의 체표면적이 된다.

**사각형의 테두리 안에 있는 그림은 정상적인 키를 가지고 있는 어린이의 경우 체중만을 가지고 체표면적을 찾아내는 방법이다.

[그림 9-1] 소아의 체표면적 추정을 위한 표준계산도표(nomogram)

$$\text{소아용량} = \frac{\text{소아의 체표면적}}{\text{성인의 체표면적}(1.7\ m^2)} \times \text{성인용량}$$

예) 소아의 키 50 cm, 체중 3.6 kg일 때 소아의 체표면적은 $0.22\ m^2$

성인의 평균 체표면적 : $1.7\ m^2$

성인의 암피실린(ampicillin) 1회 용량이 250 mg이라면 소아용량은?

$$\text{소아용량} = \frac{0.22\ m^2}{1.7\ m^2} \times 250\ mg = 32.35\ mg$$

② 체중을 이용한 방법

체중을 이용하는 방법으로는 클락의 법칙(Clark's rule)이 있다. 이 방법은 소아의 체중을 성인의 평균 체중인 68 kg(150 Lb)과 비교해서 구해지므로 모든 연령의 소아에게 적용될 수 있으나 그리 정확하지는 않다.

$$\text{소아용량} = \frac{\text{소아 체중}}{\text{성인체중(68 kg)}} \times \text{성인 용량}$$

예) 성인의 데메롤(Demerol) 1회 용량 50 mg을 몸무게가 15 kg인 소아에게 줄 때 소아용량은?

$$\text{소아용량} = \frac{15\text{ kg}}{68\text{ kg}} \times 50\text{ mg} = 11\text{ mg}$$

(2) 앰풀과 바이알에서 필요한 약물의 용량을 계산하는 법

비경구 투여 약물들은 흔히 액체형태로 되어 바이알이나 앰풀 속에 들어 있다. 앰풀은 1회분 용량의 약물이 담겨져 있는 얇은 유리용기로 목 부위가 잘록한 형태로 되어 있다〈그림 9-2〉. 바이알은 고무마개로 밀봉된 작은 유리병이다〈그림 9-3〉.

예) 겐타마이신(Gentamicin)은 바이알 용기에 2 mL당 80 mg 희석액으로 들어 있는 경우 20 mg을 처방했다면 몇 mL를 빼내야 하는가?

$$\frac{\text{사용할 약물용량 (mg)}}{\text{용액의 양 (mL)}} = \frac{\text{원하는 용량 (mg)}}{\text{X (mL)}}$$

$$\frac{80\text{ mg}}{2\text{ mL}} = \frac{20\text{ mg}}{\text{X (mL)}}$$

$$\text{X} = 0.5\text{ mL}$$

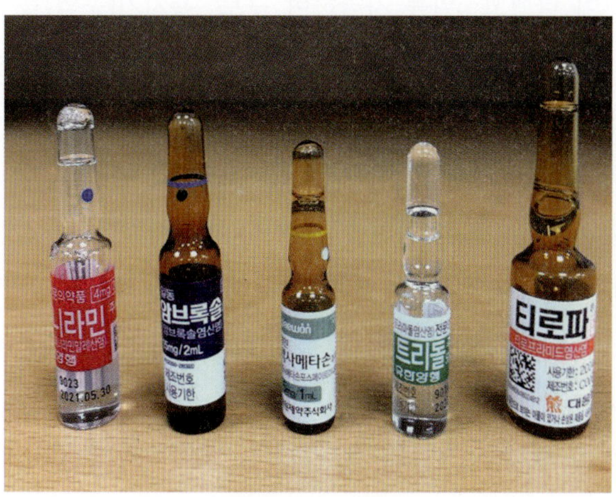

[그림 9-2] 앰풀

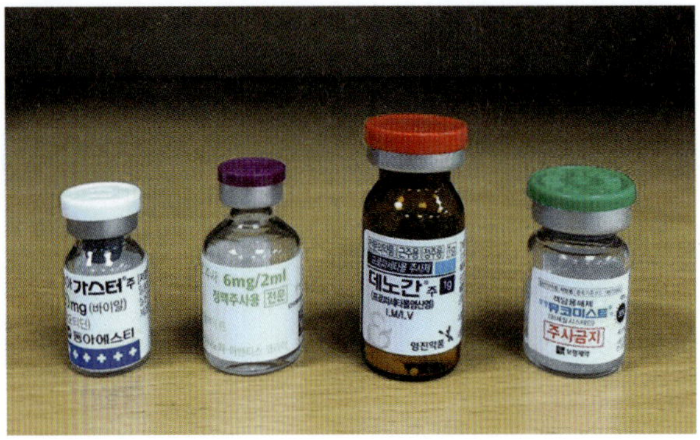

[그림 9-3] 바이알

2. 경구 투약(Oral medication)

1) 경구 투약의 장 · 단점

(1) 장점

경구 투약은 환자가 위창자(위장)기능이나 삼키는데 문제가 없는 한 가장 안전하고 편리하며 경제적인 방법이다. 약물은 주로 작은창자(소장)에서 흡수되나 구강과 위에서도 흡수된다. 혀밑(설하)에 투여된 약물은 혀 밑에 있는 모세혈관을 통하여 흡수되며 액체 약은 위 점막을 통하여 흡수된다.

경구 투약의 장점은 사용방법이 편리하며, 비교적 경제적이고, 안전한 방법이다.

(2) 단점

경구 투약의 단점은 맛이 나쁘고, 위를 자극하여 구토, 욕지기(구역)를 유발하며, 치아에 영향을 미치며, 흡수량의 측정이 부정확하고, 제한된 조건의 환자에게만 적용이 가능하다는 점이다. 즉, 환자가 너무 어리거나 고령 또는 무의식으로 약물을 삼킬 수 없거나 구토를 하거나 위창자관(위장관)의 흡인치료를 받거나 수술이나 특수검사 등으로 금식을 해야 할 경우는 경구투약을 해서는 안 된다.

맛이 나쁜 약을 투여할 때는 투약 전에 얼음조각이나 박하사탕 등을 입안에 물고 있게 하여 맛감각을 둔화시킨 후 투여하거나 투약 전·후에 차가운 탄산음료를 마시게 하면 도움이 된다. 위를 자극하는 약물은 당의정이나 교갑으로 싸서 창자(장)에서 용해 되도록 하며 공복보다는 식간이나 식후에 투약 하도록 한다.

염산(hydrochloric acid) 제제는 치아의 에나멜질을 부식시키며 황산제이철과 같은 철분제제는 치아를 착색시킬 수 있으므로 이런 약물은 잘 희석하거나 액체가 직접 치아에 닿지 않도록 빨대를 사용하여 복용하며 복용 후에는 물이나 구강 세척제로 입안을 헹구어야 한다.

실제로 병원 전 처치현장에서는 경구 투약을 시행하게 될 경우는 극히 드물 것으로 예상되며 가슴 통증(흉통) 시 니트로글리세린의 혀밑(설하) 투여 방법이 응급구조사의 업무에 해당된다.

2) 경구 투약 시 유의사항

① 투약시의 여섯 가지 기본원칙을 지켜야 한다.

② 목적은 구강을 통하여 약물을 정확하고 안전하게 투여하기 위함이다.

③ 내과적 무균술을 지킨다.

④ 경구 투약의 수용가능성을 평가한다.

- 식도가 없을 때, 무의식 환자, 금식 환자, 소화기계통의 장애 환자
- 심한 욕지기(구역)와 구토 시
- 구강 수술 시
- 환자가 경구 투여를 거절할 시

⑤ 특수한 약물은 투약 전 환자를 평가한다(디기탈리스 맥박 60회/분 이하, 모르핀 호흡 12회/분 이하에서는 투약을 중지하고 보고).

⑥ 준비된 모든 약물은 정확한 시간에 환자에게 투여한다.

- 정확성을 기하기 위해 세 번 확인한다(약 카드와 약병 대조확인(1차), 확인 후 투약 상자에 놓으며 확인(2차), 약병이나 약 봉투를 약장에 넣을 때 라벨 확인(3차)).

⑦ 투약 내용을 기록한다.

⑧ 투약 후 환자의 반응(약의 효과, 부작용, 과민성 반응 등)을 관찰 기록한다.

3. 비경구 투약(Parenteral medication)

1) 비경구 투약

비경구 투약은 위창자관(위장관) 아닌 경로를 통해 약물을 투여하는 방법으로 근육내(intramuscular), 진피내(피내, intradermal), 피부밑(피하, subcutaneous), 정맥(intravenous)으로 주입하며 드물게는 심장내(intracardiac), 심장막안(intrapericardial), 척주관속(척수내, intraspinal), 뼈속(골내, intraosseous)을 통해 주사를 하기도 한다. 그 외 눈, 귀, 코, 피부, 질, 곧창자(직장), 방광 등에 약을 바르거나 넣어주는 방법도 있다.

1급 응급구조사는 이러한 비경구 투약 방법 중 주로 정맥로 확보를 위한 정맥주사와 정맥주입 방법을 시행하게 될 것이다.

응급현장에서는 약물의 효과가 빠르게 나타나는 비경구 투약이 더 효과적이나 그만큼 부작용도 빠르게 나타나므로 모든 시행질차에서 안전하고 정확한 방법이 요구되며, 특히 모든 조작에 있어서 외과적인 무균술이 철저히 지켜져야 한다.

2) 비경구 투약의 장 · 단점

(1) 장점

① 약물의 효과가 빠르게 나타나며 보통 투여된 용량이 모두 흡수된다.

② 환자의 위창자계(위장계) 상태나 의식 상태에 영향을 받지 않고 투여할 수 있다.

③ 흡수된 약의 용량을 비교적 정확하게 측정할 수 있다.

(2) 단점

① 경구 투약보다 비경제적이며 투약 시 기구가 필요하고 해부학적, 생리학적 지식 및 외과적 무균술이 적용되어야 하므로 투약 과정이 복잡하다.

② 흡수가 빠른 만큼 부작용도 빨리 나타나 심한 알레르기 반응 시 치료가 어렵다.

③ 주사로 인한 통증과 불안을 느낀다.

④ 감염, 공기 색전, 조직손상의 발생 가능성이 있다.

3) 주사방법과 사용부위

(1) 진피내(피내) 주사 (intradermal injection) : 아래팔(전박)의 안쪽면(inner surface of the lower arm), 위팔(상완)의 가쪽뒷면(측후면), 가슴의 윗쪽부위, 어깨뼈(견갑골)부위

(2) 피부밑(피하) 주사(subcutaneous injection) : 위팔세갈래근(상완삼두근), 배볼기근(복부둔근), 가쪽넓은근(외측광근), 넙다리곧은근(대퇴직근), 어깨뼈(견갑골)부위, 등볼기근(배둔근), 위쪽 옆구리 부위

(3) 근육 주사(intramuscular injection) : 큰볼기근(대둔근), 중간볼기근(중둔근), 작은볼기근(소둔근), 어깨세모근(삼각근), 가쪽넓은근(외측광근), 넙다리곧은근(대퇴직근)

(4) 정맥 주사(intravenous injection) : 성인의 경우 자쪽피부정맥(척측피 정맥, basilic vein), 노쪽피부정맥(요측피 정맥, cephalic vein), 두렁정맥(복재정맥, saphenous vein), 손허리정맥(중수골 정맥, metacarpal vein)을 사용하고, 소아의 경우에는 머리정맥(두정맥, scalp vein)을 사용한다.

(5) 정맥 주입(intravenous infusion) : 정맥주사를 통하여 수액을 넣어주는 방법이다.

4) 비경구 투약을 안전하게 하기 위한 방법

(1) 투약경로의 선정

응급현장에서 가장 많이 사용되는 투약 경로는 정맥 내 투여로 약물의 흡수 속도가 가장 빨라 처방된 약물의 투약 효과를 빠르게 나타낼 수 있다. 근육주사도 근육에 혈관 분포가 많으므로 흡수가 빨리 일어나며 피부밑(피하)주사는 근육조직보다 피부밑(피하)조직에 혈관 분포가 적어 근육주사 보다는 흡수가 느리나 경구투여 보다는 약물의 흡수속도가 빠르다. 진피내(피내) 부위는 혈관이 거의 없으며 약물의 흡수속도도 매우 느려 알레르기 반응검사나 투베르쿨린 반응검사 시 사용된다.

(2) 주사부위의 선정

약물의 흡수속도를 고려하여 주사 가능한 부위를 선정한다. 흡수속도는 주사부위의 혈류속도에 의해 좌우된다. 그리고 주사부위 조직이 건강하고 순환상태가 좋으면 약물이 빨리 순환계로 흡수되어 효과가 나타난다.

그러므로 주사하기 전에 피부상태가 예민한지, 손상 받은 부위가 있는지, 근육부분의 용적이 줄어들었는지(노인, 마비나 부동환자, 쇠약한 환자), 결절이 만져지는지, 여러 번 주사를 맞은 부위인지, 순환부전이 있는지(당뇨병, 부종, 화상, 영양실조, 쇼크, 말초혈관 질환자 등)를 잘 관찰하여 주사부위를 선정함으로써 통증과 감염 가능성을 줄이고 약물의 흡수를 높일 수 있다.

(3) 약물의 특성 고려

주사부위와 주사경로 선택에 영향을 주기 때문에 기본규칙을 잘 기억해야 한다.

① 수용액이 현탁액보다 더 빨리 흡수된다.
② 자극적인 약물은 근육 깊숙이 주사한다.
③ 항원은 항상 진피내(피내) 주사를 한다. 이때 조직 손상을 피하기 위해 진피내(피내) 주사부위에 0.1 mL 이상은 주입하지 않는다.
④ 항원은 근육이나 혈관 등 흡수가 빠른 부위에는 심한 알레르기 반응인 아나필락시스를 유발할 수 있으므로 절대로 주사하지 않는다.
⑤ 약물의 양이 5 mL 이상인 경우에는 가능한 한 정맥주사를 한다.
⑥ 약품에 첨부된 제약회사의 약품설명서를 점검한다. 정맥주사용 칼륨(포타슘)과 같은 약물은 주사 전에 반드시 희석해야 한다.

(4) 신체적 불편감을 감소시키기 위한 방법

① 환자의 근육을 이완시키는 자세를 취해준다〈그림 9-4〉.
예) 볼기 등쪽(둔부 배면) 부위 주사 시 자세로는 넙다리(대퇴)를 안쪽돌림(내회전)시켜 엄지발

가락을 안쪽으로 모으고 엎드린 자세(복위)를 취하면 볼기근(둔근)이 이완되어 통증이 감소됨.

② 바이알의 고무부분을 관통해서 주사약을 빼내므로 바늘 끝이 무디어질 수도 있고, 주삿바늘 바깥쪽에 자극적인 약물이 묻어 있을 경우 통증을 유발할 수 있으므로 주사 전에 바늘을 교환한다.

③ 부위와 약물의 특성에 적합한 한도 내에서 가장 적당한 바늘을 선택한다.

④ 주사부위는 건강하고 자극 받지 않은 부위를 선정하고 자극을 피하기 위하여 소독약이 다 마른 후 주사한다.

⑤ 부드럽고 빠른 동작으로 피부를 찔러 주삿바늘 관통으로 인한 통증을 최소화하고 뺄 때도 주삿바늘 부위 피부를 알코올 솜으로 누르면서 재빨리 주삿바늘을 빼내어 조직이 잡아당겨지는 불편감이 없도록 한다.

⑥ 각 주사부위에 주입하는 용액의 양은

- 진피내(피내) 주사 – 주사용액 양이 0.1 mL를 넘지 않도록 한다.
- 피부밑(피하) 주사 – 주사용액 양이 1.5 mL를 넘지 않도록 한다.
- 근육 주사 – 주사용액 양이 큰 근육에는 5 mL, 작은 근육에는 3 mL를 넘지 않도록 한다.
- 정맥 주사 – 주사용액 양에 관계없이 투여 가능하다.

⑦ 주사용액이 조직에 압력을 주지 않도록 천천히 주입한다.

⑧ 금기가 아니라면 주사부위를 문지른다.

⑨ 반복적으로 주사를 맞아야 하는 경우 조직손상을 피하기 위해 부위를 돌려가면서 주사한다.

참고 심리적, 정서적 불편감을 감소시키기 위한 방법

- 대화나 TV, 음악을 통해 주의를 다른 곳으로 전환시킨다.
- 주사부위 주위에 있는 근육을 이완시킬 수 있는 방법을 가르쳐 준다.
- 잠깐 동안 심호흡을 하도록 한다.
- 자세한 설명을 해주고 환자의 감정을 받아들이고 주사 과정을 빨리 끝내도록 한다.

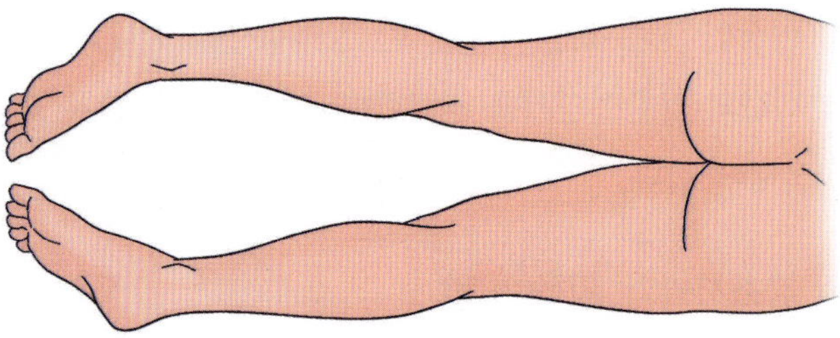

[그림 9-4] 볼기등쪽(둔부 배면) 부위 주사 시의 자세

(5) 주삿바늘로 인한 찔림을 예방하는 방법

주삿바늘이나 날카로운 의료물품을 취급하는 응급의료인들이 흔히 입게 되는 상해가 바로 주삿바늘 찔림이다. 주삿바늘 찔림은 B형 간염, 후천면역결핍증후군(에이즈), 기타 다른 병원균에 감염될 위험이 높아진다.

– 지켜야 할 점

- 사용하고 난 주삿바늘을 뚜껑을 씌우지 않은 채 찔림을 방지하도록 제작된 수집용기에 버린다.
- 사용하고 난 주삿바늘을 구부리거나 꺾어서 버리지 않는다.
- 사용하고 난 주삿바늘의 뚜껑을 절대로 다시 씌워서는 안 된다(단, 동맥혈 가스분석 검사나 혈액배양을 위한 채혈 시는 예외).
- 주삿바늘의 뚜껑을 다시 씌워야 하는 경우에는 뚜껑과 주사기를 바닥에 놓고 주사기를 한손으로 밀어 뚜껑부분에 주삿바늘이 들어가도록 한 다음 다른 한 손으로 고정하도록 한다.

5) 주사기와 바늘

(1) 주사기의 명칭 〈그림 9-5〉

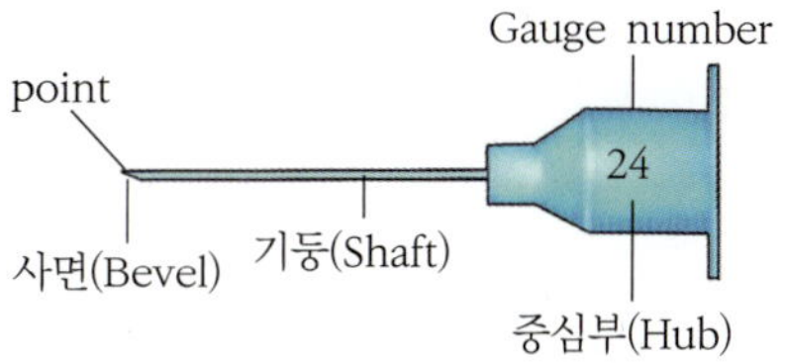

주삿바늘 명칭

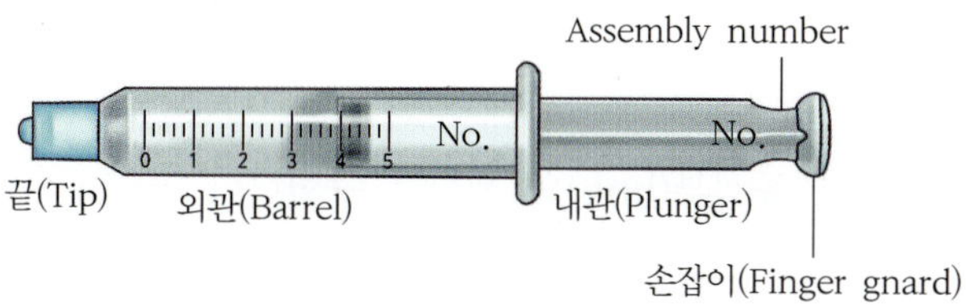

[그림 9-5] 주사기 명칭

(2) 주사기

주사기는 주삿바늘과 연결하는 연결부위(tip), 눈금이 새겨진 외관 또는 바깥부분 그리고 외관(barrel) 안에 들어가는 내관(plunger)의 세부분으로 되어있다. 요즘은 대부분 멸균 처리된 플라스틱 용기의 1회용으로 포장되어 있으며 주사용액 양은 1 mL(1 mL에는 Unit 표시도 있어 insulin을 쉽게 잴 수 있다), 2 mL, 5 mL, 10 mL, 20 mL, 30 mL, 50 mL가 들어갈 수 있는 주사기 등이 있다. 최근 사용하고 난 주사기에 찔려 응급 의료인이 상해를 입지 않도록 새로운 주사기가 개발되었는데, 이 주사기는 대상자에게 주사약물을 주입한 다음 주사기를 빼면 주삿바늘이 주사기 안으로 자동으로 들어가도록 되어 있어 주삿바늘 찔린상처(자상)로 인한 감염을 막을 수 있는 주사기가 있으나 가격이 비싼 것이 단점이다.

(3) 주삿바늘

주삿바늘(needle)은 스테인레스 철로 만들어지고 대부분 1회용으로 사용된다.

주삿바늘을 선정할 때는 끝이 뾰족하고 날카로우며 약물과 주사부위에 적합한 최소한의 굵기이며, 근육의 크기나 주사부위에 적합한 길이의 주삿바늘인가를 고려해서 선택한다. 주삿바늘은 3부분으로 구분되는데 주사기에 끼우는 부위를 중심부(hub), 중심부와 연결되는 가는 원통부위를 기둥(cannula 또는 shaft), 그리고 바늘 끝에 비스듬히 깎인 부분을 사면(bevel)이라 한다. 주삿바늘도 멸균된 1회용 주삿바늘이 사용되고 있다.

① 굵기

Gauge(게이지, G) 번호는 주삿바늘의 굵기에 따라 결정되며 14 G~28 G까지 다양하다. 직경이 클수록 게이지 번호는 작다.

② 길이

1/4~5 inch(0.6 cm~12 cm)까지 다양하다.

③ 용도

- 진피내(피내) 주사용 : 26~27 G, 3/8~5/8 inch
- 피부밑(피하) 주사용 : 24~27 G, 3/8~5/8 inch
- 근육 주사용 : 22~25 G, 1~3 inch
- 정맥 주사용 : 다양

④ 1회용 주삿바늘은 크기를 중심부(hub)의 색깔로 구별한다 : 국제적 통용

(4) 주삿바늘의 삽입각도

- 피부밑(피하) 주사 : 45°
- 근육 주사 : 90°
- 진피내(피내) 주사 : 15°
- 정맥 주사 : 30~45°

[표 9-7] 주사종류에 따른 주사기와 주삿바늘의 크기 및 주사용량

	진피내(피내) 주사	피부밑(피하) 주사	근육 주사	정맥 주사
목적	알레르기 검사	인슐린이나 헤파린 등의 약물투여	피부밑(피하)이나 진피내(피내)로 주사할 수 없는 자극성 약물이나 더 많은 약물 투여	수액이나 응급약물 투여 또는 다른 방법으로 투여할 수 없는 약물의 투여
주사기의 크기	투베르쿨린 주사기	인슐린 주사기 2 mL	2, 2.5, 5 mL	약물의 형태와 용량에 따라 다양
바늘의 길이	3/8~5/8 인치	3/8~5/8 인치	1~3 인치	• 나비바늘 : 1인치, • 혈관카테터(angiocatheter) : 1~1 1/2인치
바늘의 굵기	26~27 G	24~27 G	22~25 G	• 나비바늘 : 18~21 G, • 혈관카테터(angiocatheter) : 14~20 G
주사 용량	0.1 mL 미만	≤ 1.5 mL	1회에 5 mL 이하	주입용량에 제한 없음

6) 주사약 준비

① 목적

진피내(피내) 주사, 피부밑(피하) 주사, 근육 주사, 정맥 주사약을 준비하기 위함.

② 준비 물품

약 카드(처방), 주사약(앰풀, 바이알), 용해제(가루약인 경우 증류수나 0.9% 생리식염수 사용), 주사기와 주삿바늘, 소독솜(알코올이나 베타딘), 투약상(tray), 줄칼(file)(필요 시)

③ 방법

[표 9-8] 주사약 준비 절차

절 차	이론적 근거
1. 손을 씻는다.	
2. 투약상 위에 투약카드와 약을 준비한다.	• 정확히 확인한다.
3. 적합한 용해제를 택한다.	
4. 주사기와 바늘을 준비한다. 일회용 주사기가 오염되지 않도록 한다.	• 외과적 무균법으로 다루어져야 한다.
5. 주사기로 약물을 뽑는다.(앰풀인 경우와 바이알인 경우가 있다)	

[표 9-8] 주사약 준비 절차(계속)

절 차	이론적 근거
a. 앰풀(Ampule)인 경우	
① 앰풀의 세워서 윗부분을 손가락으로 털어 약물이 내려가도록 한다.	• 약물을 전부 밑으로 모아지게 한다.
② 줄이 그어진 목 부분 뒤에 알코올 솜을 대고 뒤로 꺾어 뚜껑을 딴다〈그림 9-6〉.	• 손을 다치지 않게 하기 위함이다.
③ 주사기 바늘의 보호 덮개를 벗기고 주삿바늘이 앰풀 가장자리에 닿지 않도록 해서 바늘을 넣는다.	• 약물의 오염을 방지하기 위함이다.
④ 앰풀과 주사기를 비스듬히 잡고 주사기의 내관을 뽑으면서 앰풀 속의 약을 빼낸다〈그림 9-7〉.	
⑤ 수직으로 세워 주사기와 바늘 속의 공기를 제거한다.	• 주사시 공기색전증을 예방하기 위함이다.
⑥ 주삿바늘에 뚜껑을 씌워 주삿바늘의 오염을 방지한다.	
b. 바이알(Vial)인 경우	
① 송곳으로 바이알의 알루미늄 뚜껑을 제거한다.	
② 소독 솜으로 고무마개를 둥글게 문질러 닦는다.	• 외부균의 침입을 막기 위함이다.
③ 바이알의 내용물이 분말제일 경우 증류수를 주입하여 혼합한다.	• 분말을 용해시키기 위함이다.
④ 뽑을 약의 용량만큼 주사기에 공기를 넣는다〈그림 9-8〉.	• 공기주입량이 너무 많거나 적으면 약 뽑기가 힘들다.
⑤ 바이알을 거꾸로 들어 주삿바늘 끝이 용액 속에 잠기게 하고 지시된 용량만큼 뽑는다〈그림 9-9〉.	• 바늘 끝은 반드시 용액 속에 담겨져야 공기가 없는 정확한 양을 뽑을 수 있다.
⑥ 약이 주사기에 담아지면 바이알에서 주삿바늘을 뽑고 수직으로 세워 주사기와 바늘속의 공기를 제거한다.	
⑦ 주삿바늘의 뚜껑을 끼워 주삿바늘이 오염되지 않도록 한다.	

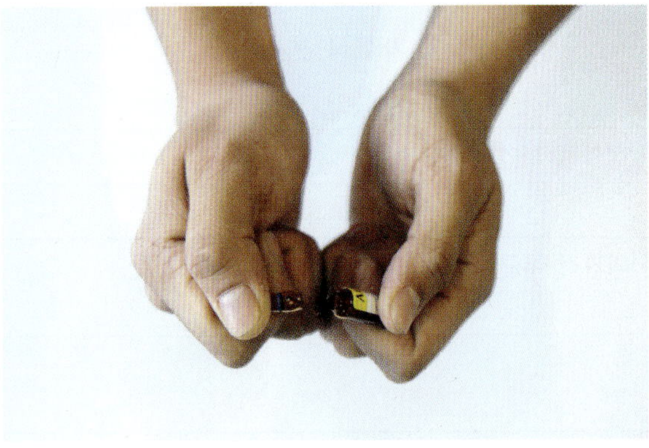

[그림 9-6] 앰풀의 목 부분을 따는 법

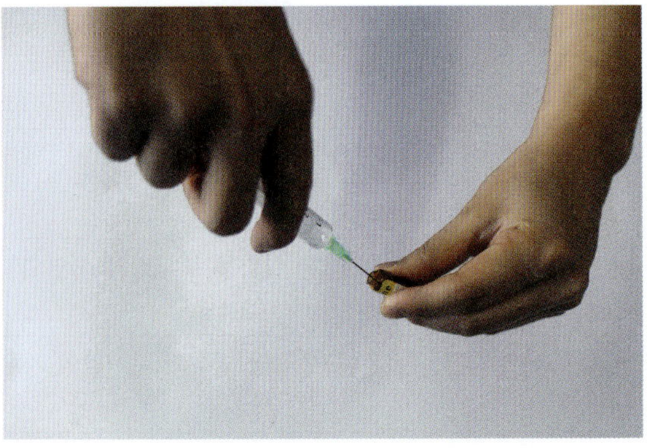

[그림 9-7] 앰풀에서 약을 빼내는 법

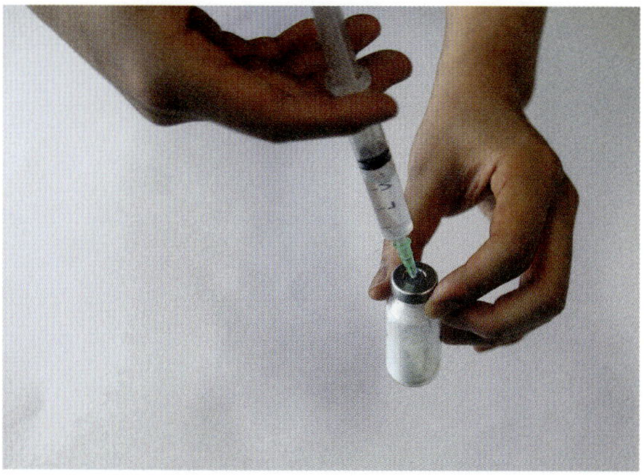

[그림 9-8] 바이알에 공기주입하는 법

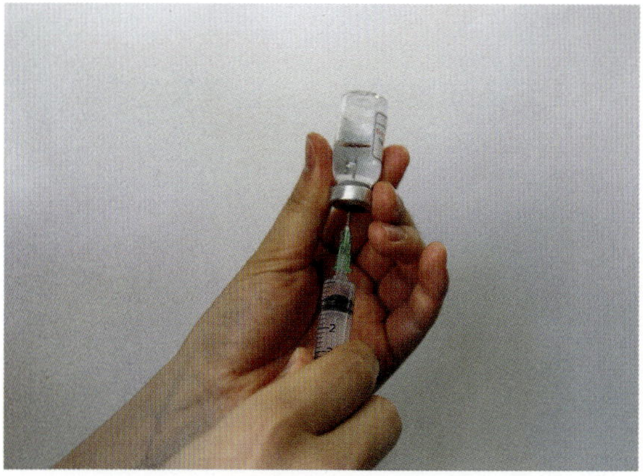

[그림 9-9] 바이알에서 약물을 빼내는 법

7) 주사 방법

(1) 진피내(피내) 주사(Intradermal injection)

진피내(피내) 주사는 표피 바로 밑에 있는 피부의 진피층에 약물을 투여하는 방법이다.

① 목적

투베르쿨린 반응 검사나 BCG 예방접종 시 또는 약물에 대한 과민반응의 유무를 확인하기 위한 피부반응 검사 시 사용된다.

② 부위

아래팔(전완)의 안쪽이 주로 이용되며 위팔(상완)의 가쪽뒷면(측후면), 가슴의 윗쪽부위, 어깨뼈(견갑골) 부위 등이다〈그림 9-10〉.

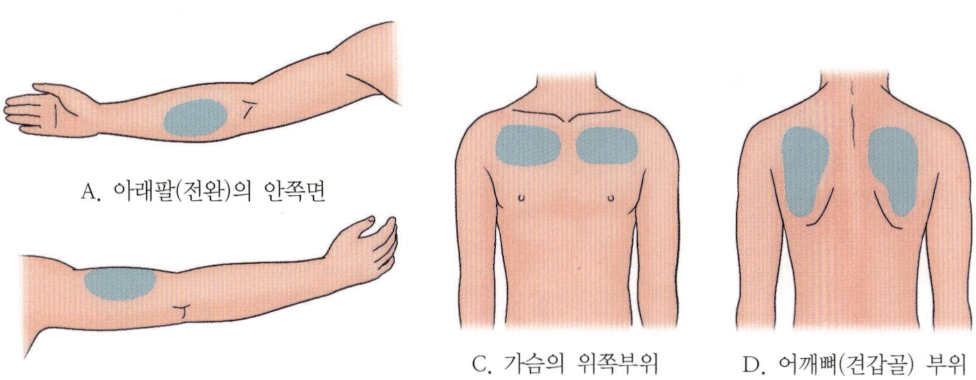

[그림 9-10] 진피내(피내) 주사부위

③ 용량

대개 0.1 mL 미만의 소량을 주사한다.

④ 준비물품

- 주사기(투베르쿨린 주사기나 혹은 1 mL 주사기)
- 주삿바늘(26~27 G)
- 75% 알코올 솜, 지시된 약과 약 카드, 곡반, 투약쟁반

⑤ 방법

[표 9-9] 진피내(피내) 주사법 절차

절 차	이론적 근거
1. 약 처방이 정확한지 확인한다.	
2. 약물을 준비한 후 환자에게 투약의 목적과 절차를 설명한다(주사기에 약물 0.1 mL와 증류수 0.9 mL을 넣어 희석한다).	• 주사로 인한 동통과 불안을 완화하기 위해 정서적 지지를 해준다.
3. 적당한 주사부위를 선택한다〈그림 9-10〉.	
4. 주사부위를 중심으로 주변으로 원을 그리듯 넓혀가면서 알코올 솜으로 닦은 후 부위가 완전히 마르도록 한다.	• 피부에 있는 세균이 바늘을 통하여 조직으로 들어가는 것을 방지하며, 어떤 화학적 반응이 일어날 수 있으므로 건조시켜야 한다.
5. 준비된 주사기 내의 공기를 제거한다.	• 주사 시 공기의 삽입을 방지하기 위함이다.
6. 환자의 아래팔(전완)안쪽이 보이도록 하고 한 손으로 환자의 팔 밑을 받치면 피부가 당겨져 팽팽하게 된다〈그림 9-11〉.	• 바늘 삽입이 용이하도록 한다.
7. 주사기를 잡고 사면이 위로 향하도록 하여 10~15° 각도로 피부층 사이에 삽입하여 수포지름이 5~6 mm가 되도록 천천히 주입한다〈그림 9-11〉.	• 너무 깊숙이 찌르면 진피내를 통과할 수 있다. 적은 약물만을 주입한다.
8. 주삿바늘을 신속히 빼내고 마사지는 하지 않는다.	• 문지르면 약물이 흘러나오거나, 조직으로 스며들어 갈 수 있다.
9. 진단목적일 경우 주사부위 가장자리 두드러기 반응(wheal reaction)을 관찰하고 그 부위를 볼펜으로 그려 15분 후에 판독한다.	주사부위를 관찰하기 위해서이다. • 양성 : 두드러기(wheal)이나 발적이 15 mm 이상 • 의양성 : 두드러기(wheal)이나 발적이 10 mm 내외 • 음성 : 두드러기(wheal)이나 발적이 5 mm 미만
10. 주사부위 판독시간, 반응상태를 기록한다.	

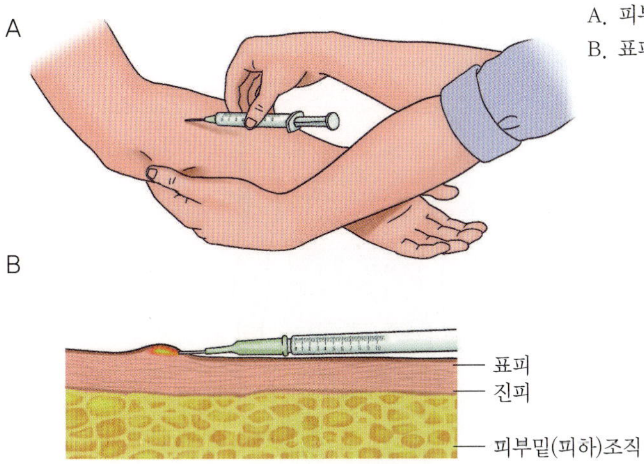

A. 피부를 팽팽히 잡고 15° 각도로 주사한다.
B. 표피 바로 밑에 작은 수포를 만든다.

[그림 9-11] 진피내(피내) 주사법

(2) 피부밑(피하) 주사(Subcutaneous injection)

피부밑(피하) 주사는 피부밑(피하) 조직 속으로 약물을 투여하는 방법이다. 이 부위는 신경수용기가 적게 분포되어 있어 바늘을 삽입해도 비교적 통증이 적고 근육층 만큼 혈액공급이 많지 않기 때문에 근육주사보다는 흡수가 느리지만 혈액순환만 잘되면 약이 조직 속으로 거의 완전히 흡수되는 장점이 있어 흡수된 약물의 양을 예측할 수 있다. 피부밑(피하) 주사로 투여되는 약물로는 예방백신, 수술 전 처치 약물들, 마약, 인슐린, 헤파린 등이 있다.

① 목적

근육주사보다 흡수가 느려 작용이 오래가도록 하며 경구투여가 불가능한 환자나 금식 환자, 무의식 환자, 경구투여보다 신속한 약물의 흡수와 작용이 필요한 경우 소화에 의해서 파괴되는 약물을 투여하기 위하여 사용된다.

② 부위

위팔세갈래근(상완삼두근), 배볼기근(복부둔근), 넙다리곧은근(대퇴직근), 가쪽넓은근(외측광근), 어깨뼈(견갑골)부위, 등볼기근(배둔근), 위쪽 옆구리부위 등이다〈그림 9-12〉.

③ 용량

대부분 1.5 mL를 넘지 않도록 주사한다.

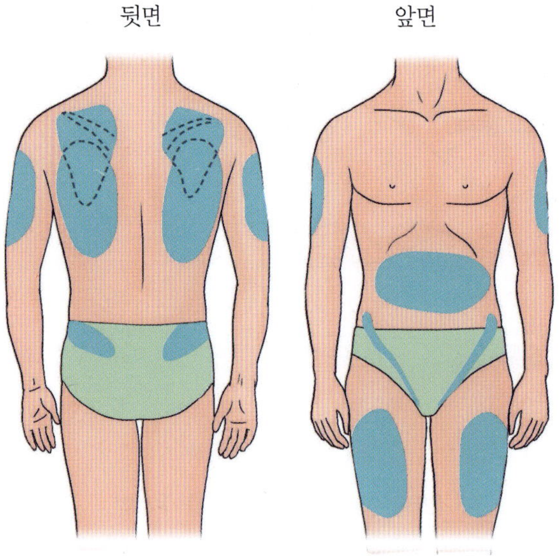

[그림 9-12] 피부밑(피하) 주사부위

④ 준비물품

지시된 약과 약 카드, 주사기(2 mL 주사기), 주삿바늘(24~27 G), 75% 알코올 솜, 곡반, 투약쟁반

⑤ 방법

[표 9-10] 피부밑(피하) 주사법 절차

절　　차	이론적 근거
1. 약 처방이 정확한지 확인한다.	
2. 약물을 준비한 후 환자에게 투약의 목적과 절차를 설명한다.	• 주사로 인한 동통과 불안감을 완화시키기 위해 정서적 지지를 해준다.
3. 환자에게 근육이완 자세를 취하도록 한 후 적당한 주사부위를 선택한다〈그림 9-12〉.	• 동통을 줄이고 흡수를 촉진시키기 위함이다.
4. 주사부위를 중심으로 원을 그리듯 넓혀 가면서 알코올 솜으로 닦은 후 부위가 완전히 마르도록 하고 알코올 솜은 주사기를 찌르거나 뺄 때 사용되지 않는 손의 세 번째와 네 번째 손가락 사이에 끼워둔다.	• 피부에 있는 세균이 바늘을 통하여 조직으로 들어가는 것을 방지하며, 어떤 화학적 반응이 일어날 수 있으므로 건조시켜야 한다. • 주삿바늘을 뺀 다음에 솜을 쉽게 사용할 수 있게 한다.
5. 준비된 주사기 내의 공기를 제거한다. 주사기에 있는 약물을 모두 투여하고자 할 경우에는 주사기 내관에 0.2 mL의 공기를 남겨둔다.	
6. 주삿바늘을 45° 각도로 빠른 동작으로 1.5 cm 가량 삽입한다〈그림 9-13〉. 환자의 피부밑(피하)조직의 상태에 따라 판단하여, 주사부위의 피부를 집어 올리거나, 피부를 팽팽히 펴서 바늘을 삽입한다〈그림 9-14〉.	• 만일 환자가 비만일 경우는 주사부위의 피부에 90° 각도가 되도록 주사기를 잡는다. • 탈감 작용으로 바늘 삽입 시 통각을 감소시키며 바늘 삽입이 용이하다.

[표 9-10] 피부밑(피하) 주사법 절차(계속)

절 차	이론적 근거
7. 내관을 뒤로 잡아당겨 본 후 약물을 주입한다. 혈액이 보이면 주삿바늘을 빼고 다시 약물을 준비하고 혈액이 나오지 않으면 약물을 천천히 조직 속으로 주입한다.	• 혈관으로 약이 들어가면 과민성 반응을 일으킬 수 있다.
8. 주사부위의 피부를 누르면서 주삿바늘을 삽입했던 각도와 동일한 각도로 재빨리 주삿바늘을 뺀다.	• 동통을 최소화시키기 위함이다.
9. 알코올 솜으로 주사부위를 가볍게 문질러 흡수를 돕는다. 보통 피부밑(피하)주사 시는 출혈이 거의 없으나 만약 출혈이 있으면 멈출 때까지 부위를 꼭 누른다.	• 문질러 줌으로써 약물의 확산과 흡수를 돕는다. • 출혈이 있을 때 문지르면 멍이 든다.
10. 투약과 관련된 내용, 환자상태 등을 기록한다.	

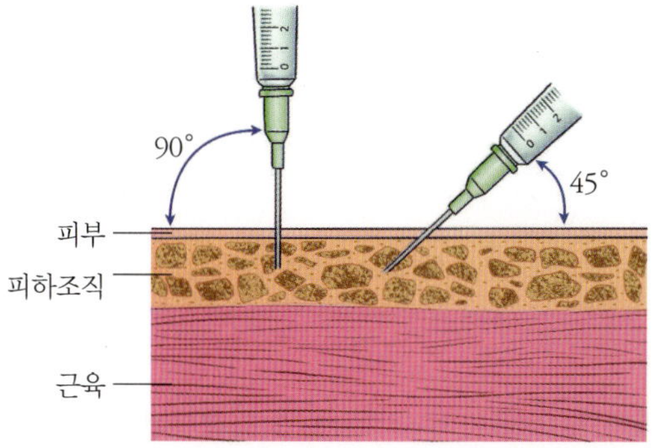

[그림 9-13] 피부밑(피하)주사 시 주삿바늘의 각도 및 삽입위치

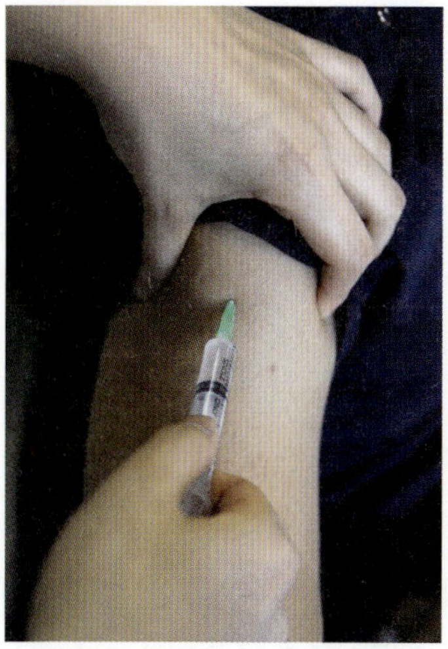

[그림 9-14] 피부밑(피하) 주사법

[인슐린 주사 시]

당뇨로 인슐린을 환자가 자가 주사하는 경우는 대개 배(복부)와 넙다리(대퇴) 앞면을 주사부위로 사용한다. 인슐린 주사 시 피부밑(피하) 주사부위는 조직 손상을 최소화하고 흡수가 잘되도록 하고 불편감을 없애기 위해 순서에 따라 부위를 바꾸어 가면서 놓아야 한다.

주사가 가능한 부위를 표시하는 그림이나 도표를 준비하여 주사부위를 표시함으로써 주사가 특정 부위에 집중되지 않고 여러 부위에 골고루 주사할 수 있도록 해야 한다〈그림 9-15〉.

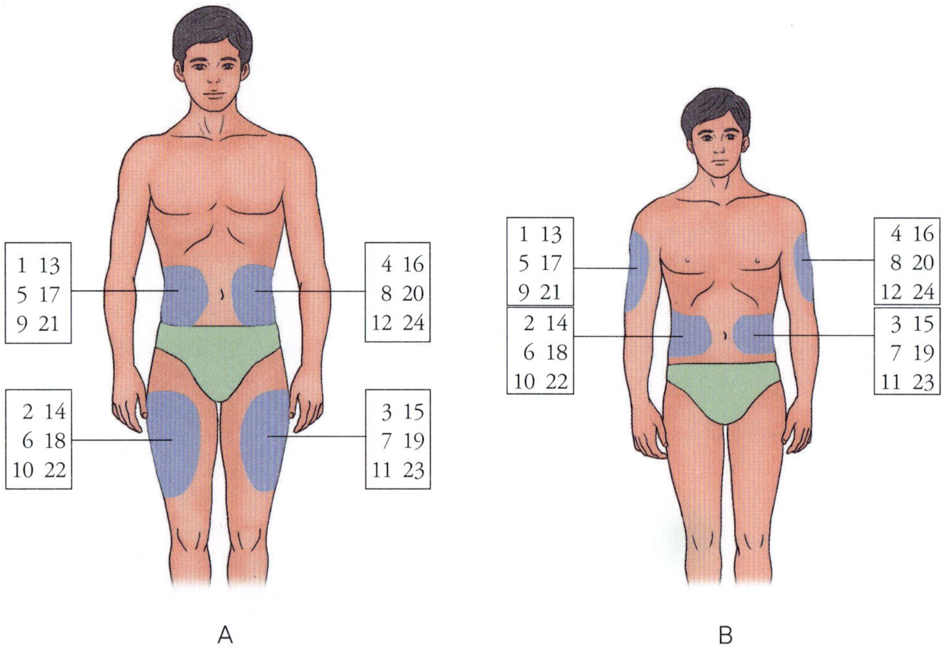

A. 환자가 스스로 주사할 때의 순서　　B. 시술자가 주사할 때의 순서

[그림 9-15] 인슐린 주사 시에 피부밑(피하) 주사부위를 바꾸는 순서

[헤파린 주사 시]

헤파린은 항응고제이므로 투여 시 특별한 방법이 필요하다. 주사부위는 엉덩뼈능선(장골능) 높이 위의 배(복부)에서 적절한 부위를 선택한다. 이 부위는 근육활동에 관여하지 않으므로 혈종형성의 가능성을 줄여준다. 1/2 inch(1.3 cm) 길이의 25 G, 26 G 주삿바늘을 준비해 0.1 mL의 공기를 주사기 내에 넣고 90° 각도로 주사부위를 찌른 다음 공기까지 모두 주입하며 주삿바늘 삽입 후 내관을 뒤로 당겨보지 않도록 한다. 이는 공기를 뒤로 뺄 때 주삿바늘이 움직이면 조직이 상하거나 작은 혈관을 터트려 출혈이 되거나 피부에 멍이 들기 때문이다. 주삿바늘을 뺀 후에도 마사지하지 않도록 한다. 반복해서 투여할 때는 주사부위를 바꾸어 가면서 주사한다.

(3) 근육 주사(Intramuscular injection)

근육 주사는 근육조직 속으로 약물을 투여하는 방법이다. 피부밑(피하)조직에 자극을 주는 약물은 근육 내로 투여하는 것이 안전하며 근육의 크기나 상태에 따라 개인별로 차이는 있으나 근육은 보통 피부밑(피하)조직 보다 많은 양의 용액 주입이 가능하다. 또 근육은 피부밑(피하)조직 보다 혈관 분포가 많기 때문에 근육 주사는 피부밑(피하) 주사보다 흡수효과가 빠르나 신경과 혈관 손상의 위험성이 높으며 고름형성, 괴사, 지속적인 통증, 뼈막염(골막염, periostitis), 아나필락시스, 감염 등의 합병증이 있을 수 있다.

① 목적

신속한 약의 효과를 얻고 경구투여가 불가능한 경우에 시행하며 피부밑(피하) 주사로는 잘 흡수되지 않는 약과 정맥으로 주사할 수 없는 약을 투여하기 위해 또 자극성이 있는 약을 깊이 주사하기 위해서 사용된다.

② 부위

볼기(둔부)의 등쪽(배면), 볼기(둔부)의 배쪽(복면), 가쪽넓은근(외측광근), 넙다리곧은근(대퇴직근), 그리고 어깨세모근(삼각근) 등이다. 근육주사 부위는 신경, 골조직의 손상부위나 화농 및 괴사부위는 피하고 신경이나 혈관 분포가 적은 건강한 근육이 선택되어야 한다. 건강한 근육의 특징은 첫째, 이완 시에는 부드럽고 긴장 시에는 단단하다. 둘째, 이완된 근육에는 단단한 덩어리가 만져지지 않는다. 셋째, 어느 정도 견고하게 눌러도 환자가 불편을 느끼지 않는다.

반복적으로 주사를 맞아야 하는 환자의 경우는 부위를 바꿔줌으로써 한 근육만을 과용하거나 자극하는 것을 피할 수 있으며 영유아를 위해서는 보통 넙다리(대퇴) 전측방의 가쪽넓은근(외측광근)이 근육주사 부위로 사용된다. 이유는 영유아에서는 볼기근(둔근)이 충분히 발달되지 못했기 때문이며 3세 이하에서는 궁둥신경(좌골신경)이 근접해 있어 손상시킬 위험이 크기 때문에 볼기근(둔근)에 주사하는 것은 좋지 않다.

가. 볼기등쪽(둔부의 배면) 부위(dorsogluteal site)

볼기등쪽(둔부의 배면) 부위는 두터운 근육층으로 되어 있으며 근육주사 부위 중 혈관분포가 적어 약물의 흡수속도가 가장 느린 부위이다. 이 부위는 주로 성인이나 볼기근(둔근)이 잘 발달된 아동의 근육주사 시 사용되며 환자의 궁둥신경(좌골신경)이나 주요 혈관 또는 골 조직을 손상시키지 않도록 주의해서 선택한다. 가장 많이 사용되는 부위는 중간볼기근(중둔근)이다〈그림 9-16〉.

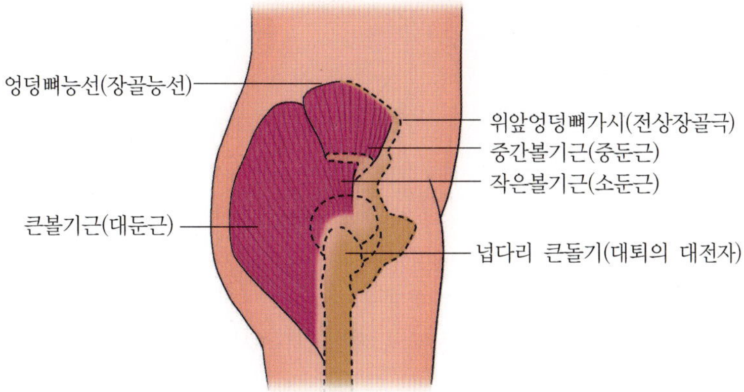

[그림 9-16] 볼기(둔부)에 있는 근육의 측면도

볼기(둔부)의 등쪽에서 주사부위를 찾아내는 방법은 두 가지로 첫째, 엉덩뼈능선(장골능선, iliac creast)의 위쪽에서 하지를 향해 수직선을 긋고 큰돌기(대전자) 상단에서 수평선을 그어 4등분한 위가쪽(상외측) 부위로 엉덩뼈능선(장골능선) 약 5~8 cm(2~3 inch)되는 기점이 주사부위가 된다〈그림 9-17〉.

둘째, 위뒤 엉덩뼈가시(후상 장골극, posterior superior iliac spine)를 촉지하여 넙다리(대퇴)의 큰돌기(대전자, greater trochanter)까지 상상의 사선을 그어 그 위가쪽(상와측)이 주사부위이다〈그림 9-18〉.

이들 부위가 가장 많이 사용되어지나 이 부위는 가상의 선을 그어 주사부위를 결정하므로 부정확성이 문제시되고 있다. 환자의 자세는 엎드린자세(복위)나 옆누운자세(측위)를 취해 볼기근(둔근)의 근육을 이완시킨다.

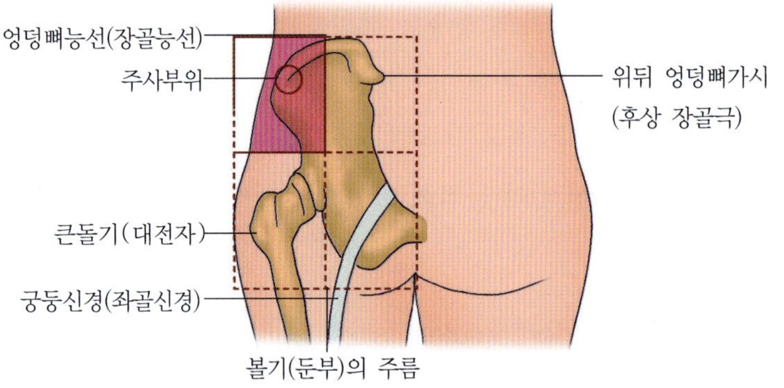

[그림 9-17] 볼기등쪽(둔부의 배면)에서 주사부위를 찾는 법

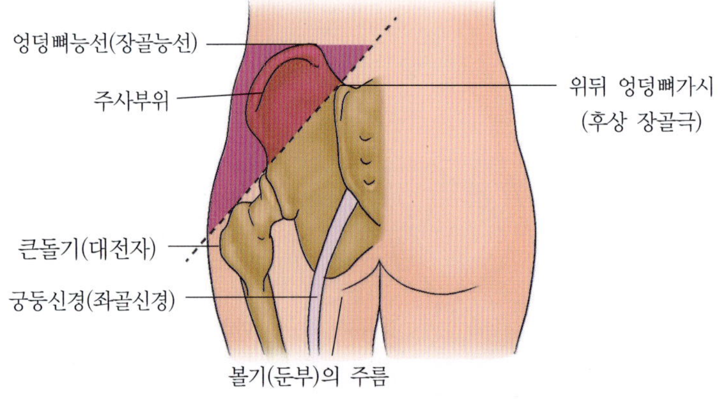

[그림 9-18] 볼기등쪽(둔부의 배면)에서 주사부위를 찾는 법

나. 볼기배쪽(둔부의 복면) 부위(ventrogluteal site)

볼기배쪽(둔부의 복면) 부위에서 정확한 주사부위는 중간볼기근(중둔근, gluteus medius)이다. 이 부위는 큰 신경과 혈관이 없고 지방조직도 적으며 항문과의 거리가 멀어 신생아나 대변 실금이 있는 성인에게 오염의 우려가 적어 근육주사 부위로 많이 사용되는 부위이다.

볼기배쪽(둔부의 복면)에서 주사부위를 찾아내는 방법은 왼쪽 볼기에 주사할 경우 시술자의 오른손을, 오른쪽 볼기에 주사할 경우는 시술자의 왼손을 사용해서 환자의 큰돌기(대전자)에 손바닥을 놓고 위앞엉덩뼈가시(전상장골극)를 찾아 시술자의 집게손가락을 대고 셋째 손가락을 가능한 한 넓게 벌려서 둘째 손가락과 V자를 이루게 하면, 이 두 손가락 사이의 부위가 주사부위가 된다〈그림 9-19〉.

이 부위는 영아, 어린이, 성인에게 적합한 부위이며 특히 볼기등쪽(둔부의 배면)의 근육이 위축되거나 움직이지 못하는 사람, 노인, 걸을 수 없는 사람에게 다량의 약물주입 시 적합하며 Z자형 근육주사 부위로도 이용된다.

환자의 자세는 누운 자세나 무릎과 볼기(둔부)를 구부린 옆누운자세(측위)가 적당하다.

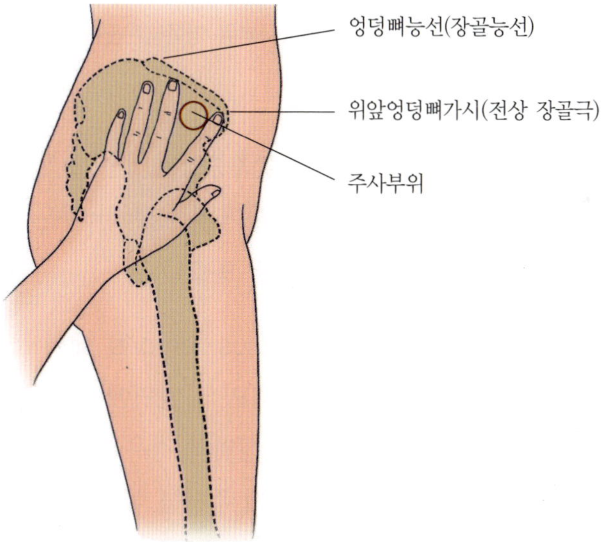

[그림 9-19] 볼기배쪽(둔부의 복면)에서의 주사부위

다. 가쪽넓은근 부위(외측광근 부위, vastus lateralis site)

가쪽넓은근(외측광근) 부위는 성인과 소아 모두에게 잘 발달되어 있고 두껍다. 이 부위는 큰 혈관이나 신경이 없기 때문에 영아의 근육주사 부위로 권장된다〈그림 9-20〉.

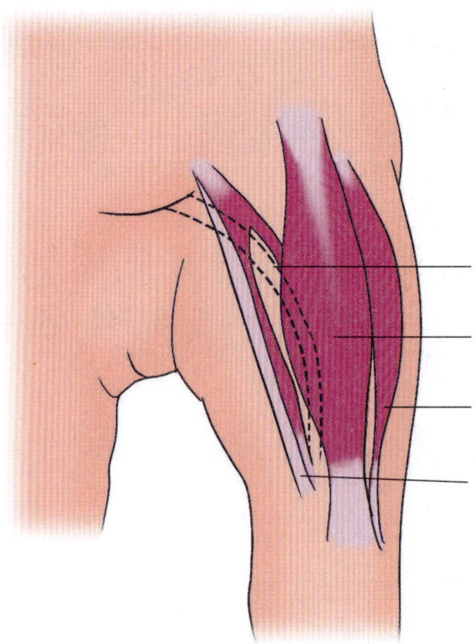

[그림 9-20] 영아의 근육주사부위 가쪽넓은근(외측광근)

이 근육은 넙다리(대퇴)의 앞중심선과 바깥쪽중심선 사이에 있고 넙다리(대퇴)의 큰돌기(대전자)와 가쪽관절융기(lateral femoral condyle) 사이를 3등분한 가운데 부위가 주사부위이며 환자의 자세는 누운 자세나 앉은 자세가 적당하다〈그림 9-21〉.

라. 넙다리곧은근 부위(대퇴직근 부위, rectus femoris site)

넙다리곧은근(대퇴직근) 부위는 넙다리(대퇴)부의 앞면에 위치하며 보행 시에 가장 많이 사용되는 근육으로 신생아와 소아에서 주로 사용되며 성인의 경우 다른 부위가 사용 불가능할 때 사용된다. 이 부위는 자가 주사를 해야 하는 환자가 쉽게 주사를 놓을 수 있는 부위이다〈그림 9-22〉. 환자의 자세는 바로누운자세(앙와위)나 앉은 자세가 적당하다.

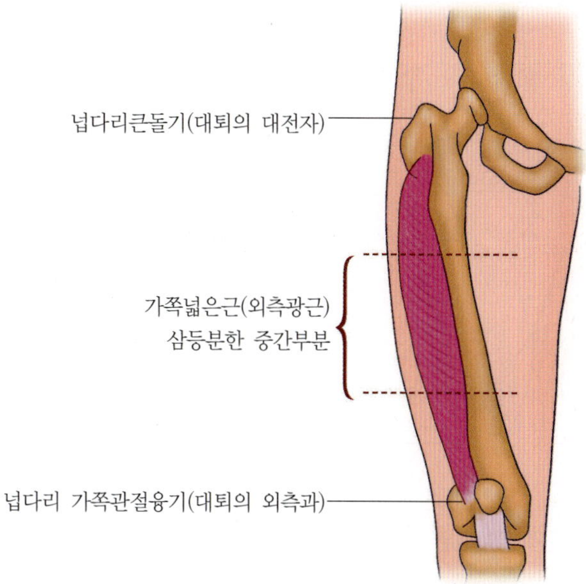

[그림 9-21] 근육주사부위 가쪽넓은근(외측광근)

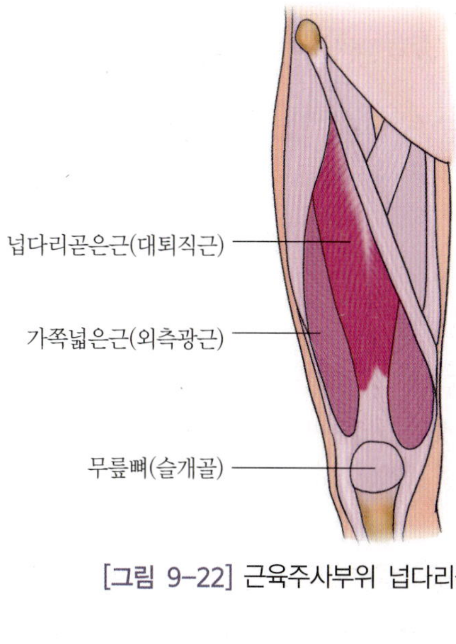

[그림 9-22] 근육주사부위 넙다리곧은근(대퇴직근)

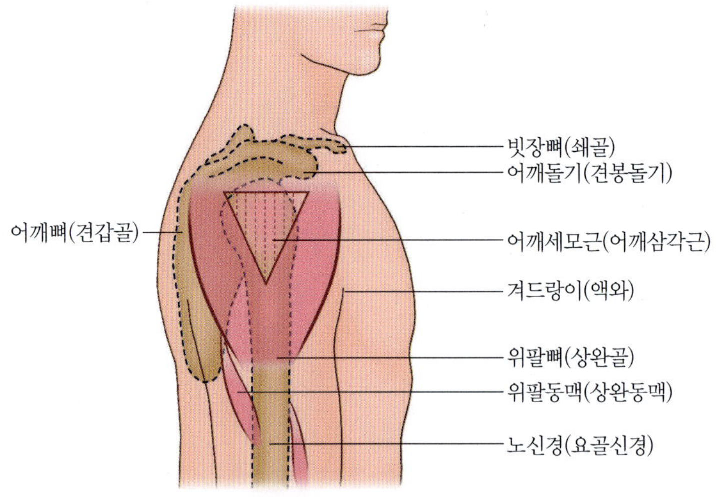

[그림 9-23] 근육주사부위 어깨세모근(삼각근)

마. 어깨세모근 부위(삼각근 부위, deltoid site)

어깨세모근(삼각근) 부위는 위팔(상박)의 가쪽(외측)에 위치하며 근육의 크기가 작고 노신경(요골신경)이나 노동맥(요골동맥)과 인접한 부위이므로 자주 사용되지 않는 부위이다〈그림 9-23〉.

③ 용량

대개 큰 근육은 5 mL 미만이고 작은 근육은 3 mL 미만을 주사하며 이보다 용량이 많을 경우는 2곳에 나누어 주사한다.

④ 준비물품

가. 주사기(3 mL, 5 mL, 10 mL 주사기)

나. 주삿바늘(22~25 G)로 중간볼기근(중둔근)은 20~23 G, 어깨세모근(어깨삼각근)은 23~ 25 G를 주로 사용하며 주사약이나 환자의 근육상태 비만여부 등을 고려하여 주삿바늘을 결정한다.

다. 75% 알코올 솜, 지시된 약과 약 카드, 곡반, 투약쟁반

⑤ 방법

[표 9-11] 근육 주사법 절차

절 차	이론적 근거
1. 약 처방이 정확한지 확인한다.	
2. 약물을 준비한 후 환자에게 투약의 목적과 절차를 설명한다(약을 잰 주사기는 수평으로 놓는다).	• 주사기를 세워두면 중력으로 인해 주사관이 밀려들어가 약이 손실될 수 있다.

[표 9-11] 근육 주사법 절차(계속)

절 차	이론적 근거
3. 환자에게 근육을 이완시키도록 엎드린자세(복위)로, 발끝을 모은 자세를 취하도록 한 후 볼기등쪽(둔부의 배면)으로 하거나, 옆누운자세(측위)로 볼기배쪽(둔부의 복면)의 정확한 위치를 선택한다(가쪽넓은근(외측광근)이나 넙다리곧은근(대퇴직근) 위치도 선택가능하다).	• 근육이 이완된 상태에서 주사를 하면 통증을 덜 느끼게 된다. • 정확한 부위에서 큰 혈관과 좌골신경을 피하여 주사할 수 있다.
4. 선택된 주사부위를 중심으로 주변으로 원을 그리듯이 넓혀 가면서 알코올 솜으로 닦은 후 부위가 완전히 마르도록 하고, 알코올 솜은 주사기를 찌르거나 뺄 때 사용되지 않는 손의 세 번째와 네 번째 손가락 사이에 끼워둔다.	• 피부에 있던 병원균이 바늘을 통해 조직으로 들어가는 것을 방지한다. • 주삿바늘을 뺄 때 솜을 쉽게 사용할 수 있게 한다.
5. 준비된 주사기 내의 공기를 제거한다. 주사기에 있는 약물을 모두 투여하고자 할 경우에는 주사기 내관에 0.2 mL의 공기를 남겨둔다.	
6. 주삿바늘을 90° 각도로 신속하게 찌른다〈그림 9-24〉.	• 신속하게 삽입함으로써 동통을 줄여준다.
7. 주사기를 잡지 않았던 손으로 주사기를 꽉 잡고, 주사기를 잡았던 손으로 내관을 뒤로 잡아당겨 보아 혈액이 보이지 않으면 약물을 천천히 주입한다〈그림 9-25〉.	• 주사관을 당길 때 고정하지 않으면 바늘 끝의 위치가 이동될 수 있다. • 혈류 내로 주사약이 투입되는 것을 예방할 수 있다.
8. 주사부위의 피부를 알코올 솜으로 누르면서 주삿바늘을 삽입했던 각도와 동일한 각도로 재빨리 주삿바늘을 뺀다.	• 주삿바늘을 천천히 빼거나 각도가 다르면 조직이 당겨지면서 동통을 증가시킨다.
9. 알코올 솜으로 주사부위를 가볍게 문질러 흡수를 돕는다.	• 약물의 확산과 흡수를 돕는다.
10. 투약과 관련된 내용과 환자반응 등을 기록한다.	

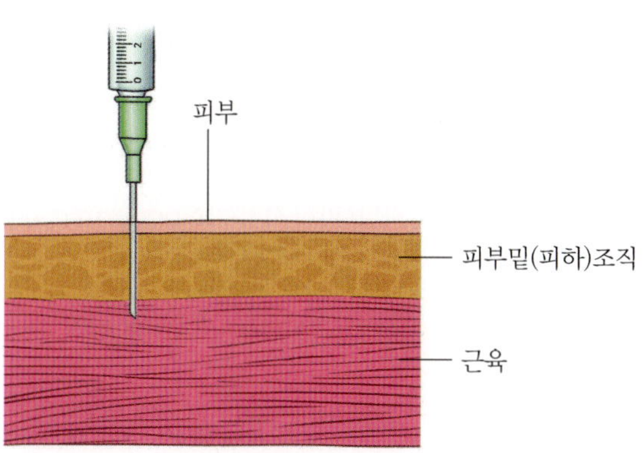

[그림 9-24] 주삿바늘이 근육층에 도달한 모습

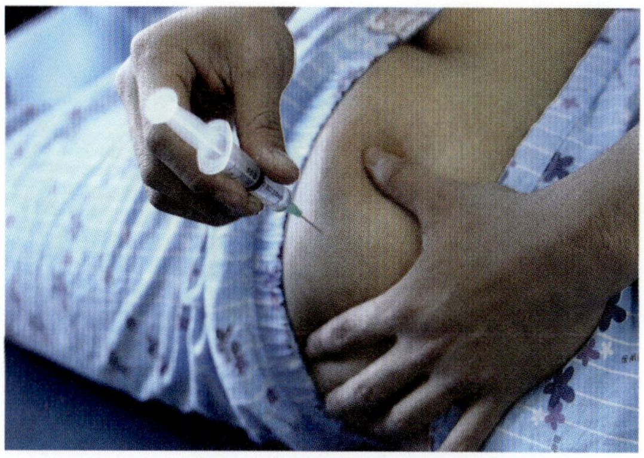

[그림 9-25] 근육 주사법

[자극적인 약의 누출을 방지하는 방법]

① Z-자형 근육주사법(Z-tract technique)

피부나 피부밑(피하)조직에 심한 손상을 주는 약물을 근육 주사할 때 사용하는 방법으로 주사부위는 볼기의 배쪽(둔부의 복면)이 주로 사용된다.

주사기를 잡지 않은 손으로 주사부위의 한쪽 방향으로 피부와 피부밑(피하)조직을 약 2.5~3.5 cm 정도 잡아당긴다〈그림 9-26〉.

근육 주사 부위에 주사기를 90°로 삽입하여 약물을 천천히 주입한다. 약물 주입 후에도 피부를 잡아당긴채 약 10초간 그대로 있다가 주삿바늘을 뺀 후 잡아당겼던 피부를 놓아 제 위치로 돌아가도록 한다. 주사부위의 근육은 다른 피부밑(피하)조직이 덮게 되어 누출을 막게 된다.

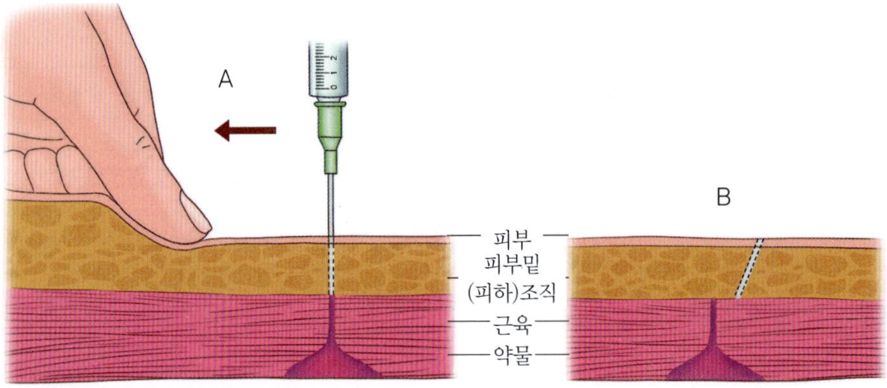

A. 피부를 옆으로 잡아당긴 모양
B. 잡아당긴 피부를 펴 준 다음에 형성된 Z자형 경로

[그림 9-26] Z자형 근육주사법 적용 시 주삿바늘의 삽입 모양

② 공기폐쇄 기법(Air-lock technique)

피부와 피부밑(피하)조직을 자극하는 약물을 근육 주사할 때 사용하는 방법으로 주삿바늘 속의 약물을 모두 주사하는 방법이다.

주사기에 약물을 준비한 후 0.1 mL의 공기를 넣어 바늘을 피부에 삽입하고, 약이 투입된 후 공기까지 투입시켜 약 위에 공기 마개를 만들어 약이 피부표면이나 피부밑지방(피하지방, hypodermic fat)으로 새어나와 통증이나 조직손상이 생기는 것을 막아준다.

[피부밑(피하) 및 근육주사 시 통증을 줄이기 위한 방법]

① 부위와 약물의 종류에 따라 주삿바늘이 정해지지만 가능한 가장 가는 주삿바늘을 선택한다.
② 피부밑(피하)조직에 자극을 주는 약물일 경우 주삿바늘 주위에 약물이 묻어 있지 않도록 한다.
③ 약물 뽑은 후 주삿바늘을 바꾸어 새 것으로 주사한다.
④ 이완된 근육에 주사를 놓는다. 긴장된 근육에 주사 놓을 경우 통증이 심하다. 부위에 따른 적합한 자세를 취하여 이완된 근육을 유지하도록 하며 주사를 놓을 부위가 딱딱하거나 만져보았을 때 단단하면 놓지 않는다.
⑤ 주삿바늘은 빨리 찌른다. 약물 주입 후 같은 각도로 빨리 뽑는다.
⑥ 지정된 용량 이외의 많은 용량을 주사 놓지 않도록 한다. 과량은 보다 더 부위를 압박하고 통증을 유발한다.
⑦ 약물은 서서히 주입하여 주위 조직으로 퍼져나가도록 한다.
⑧ 금기가 아니면 약물 주입 후 마사지 한다. 혈액순환을 도와 흡수를 빠르게 한다.
⑨ 특별히 통증이 심한 약은 주사 놓기 전 주사부위에 얼음을 대준 후 주사한다(국소마취 효과).
⑩ 주사를 두려워하는 대상자와 두려움에 대하여 이야기한다. 대상자의 질문에 진실되게 답해주고 주사의 목적, 약물의 특성에 대해서 설명한다.
⑪ 시간을 갖고 대상자를 지지해 주면 주사 시 수반되는 통증에 대한 두려움을 덜어 줄 수 있다.
⑫ 계속해서 주사 맞을 경우는 부위를 바꾸어 가며 놓는다. 같은 부위에 주사 놓을 때는 통증, 조직자극 증상, 고름집(농양, abscess)의 원인이 될 수 있다.
⑬ 피부밑(피하)조직으로 약물이 새어나옴을 방지하기 위하여 Z자형(Z-track) 근육주사법을 사용한다. 그러면 대상자의 통증도 줄어든다.

(4) 정맥 내 투약(Intravenous medication)

정맥 내 투약은 환자의 혈관 속으로 직접 투여되기 때문에 신속한 효과를 볼 수 있으며 신속한 응급처치가 요구되는 상황에서 응급구조사들이 흔히 수행하는 업무라 할 수 있다.

장점으로는 ① 약물이 완전히 흡수되며 ② 계속적인 정맥 내 주입이 가능하기 때문에 약물의 치료적 혈중 농도를 일정하게 유지할 수 있고 ③ 조직이나 위창자관(위장관)에서 흡수가 잘 안되는 약물이나 흡수 전에 파괴되는 약물을 투여할 수 있고 ④ 한 번의 정맥천자로 정맥로를 확보한 다음 여러 차례에 걸쳐서 쉽게 투약할 수 있으며 ⑤ 정맥 내로 수액과 혈액을 공급할 수 있어 수분과 전해질 균형을 유지하며 영양을 공급할 수 있다.

단점으로는 ① 국소 및 전신 감염 ② 부작용의 신속한 발생 ③ 계속적인 수액주입과 관련된 수액과잉 부담이나 전해질 불균형 ④ 혈관, 신경 및 조직의 손상 등을 들 수 있다.

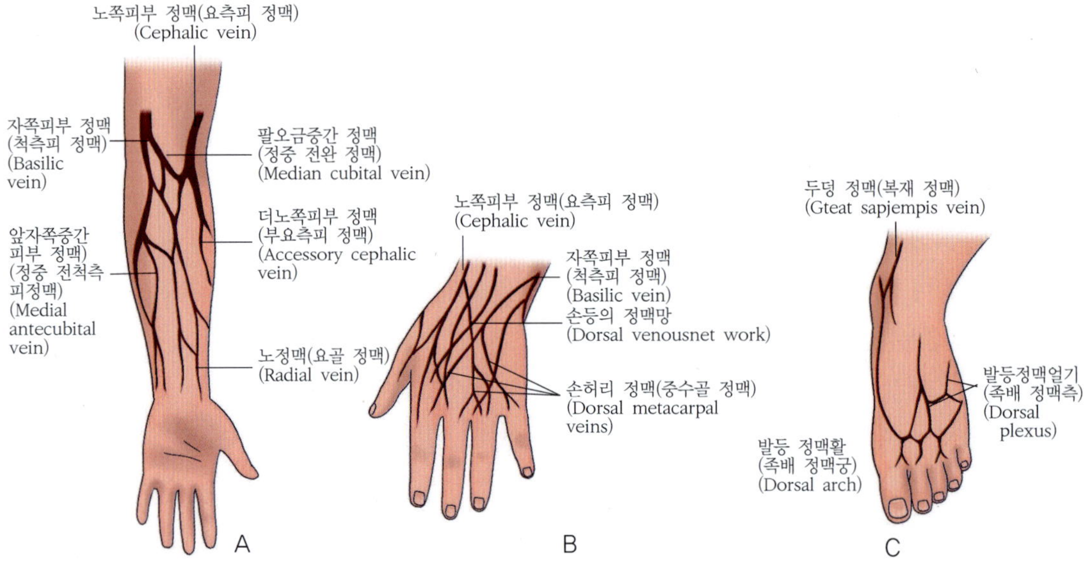

[그림 9-27] 말초의 정맥주사 부위

① 목적

혈액 검사물을 채취하고, 정맥을 통해 1회 약물을 주입하며, 장기 정맥요법을 위해 정맥내의 투여 경로를 확보하기 위해서 사용된다.

② 부위

성인에서는 자쪽피부 정맥(척측피 정맥, basilic vein), 노쪽피부 정맥(요측피 정맥, cephalic vein), 두덩 정맥(복재 정맥, saphenous vein), 손허리 정맥(중수골 정맥, metacarpal vein) 등이 흔히 사용되며 소아에서는 머리덮개 정맥(두피 정맥, scalp vein)이 사용된다〈그림 9-27〉.

정맥주사는 환자의 연령, 용액의 종류, 정맥의 상태에 따라 결정된다. 정맥부위를 찾기 어려운 환자는 피부표면에 가깝고 잘 촉지되는 정맥을 선정하는 것이 좋으며 가능한 사용하지 않는 팔의 정맥을 주사부위로 선정해야 행동의 제약을 덜어줄 수 있다.

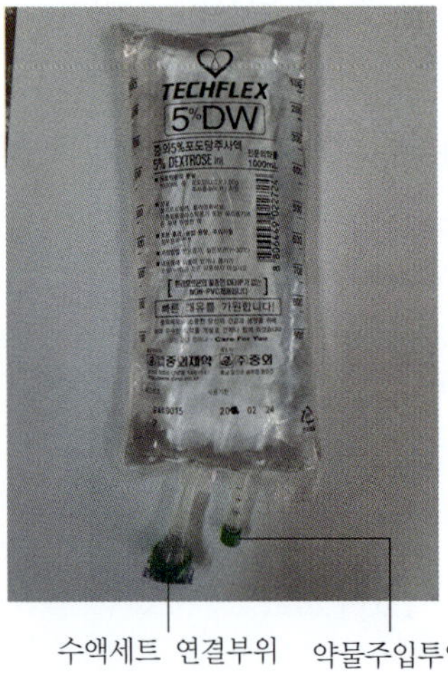

[그림 9-28] 정맥주입용 비닐용기

장기간 정맥주입을 요하거나 고영양(hyperali- mentation) 혹은 중심정맥압을 측정하기 위해서는 빗장밑 정맥(쇄골하 정맥, subclavian vein)을 통해 삽입하기도 한다. 때로 환자의 팔을 보호해야 하는 경우는 팔 지지대(arm board)로 지지해준다.

③ 용량

용액의 양은 의사가 처방하나 대체로 100 mL, 250 mL, 500 mL, 1,000 mL의 병과 비닐용기〈그림 9-28〉 등으로 다양하며 1회 정맥주사를 할 경우는 앰풀과 바이알에 들어 있는 양을 주사하기도 한다.

④ 준비물품

- 지혈대(tourniquet), 75% 알코올 솜, 주삿바늘(스테인레스 주삿바늘, 나비바늘, 혈관카테터 중 선택)〈그림 9-29〉.
- 채혈 시 : 주사기, 혈액검사 용기
- 1회 정맥주사 시 : 지시된 약과 약 카드, 주사기
- 수액의 정맥주입 시 : 약 카드, 반창고, 수액세트, 처방된 수액, 수액병 걸대(IV pole), 지지대(필요 시)〈그림 9-30〉

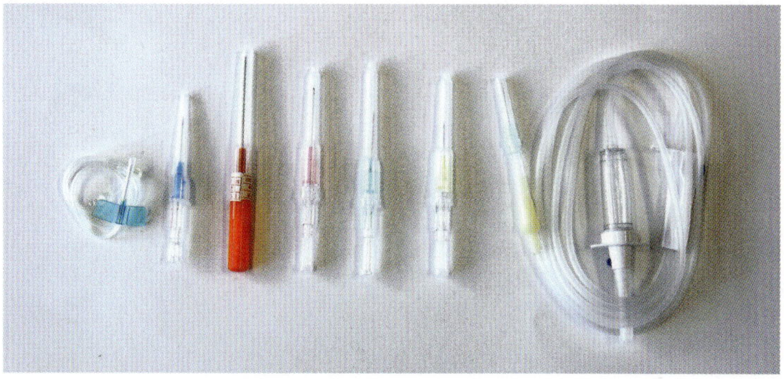

[그림 9-29] 주삿바늘 종류

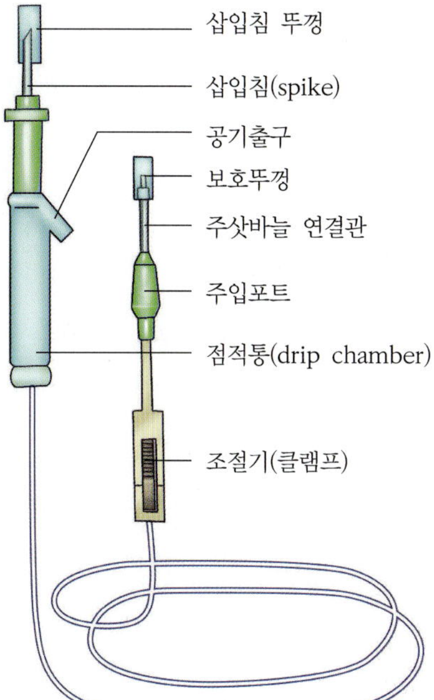

[그림 9-30] 수액세트

[정맥주사용 바늘의 종류]

① 머리덮개 정맥바늘/나비 바늘(Scalp vein needle/Butterfly needle)
바늘은 작은 강철(steel)로 되어 있고 바늘 양쪽에 플라스틱으로 된 날개가 달려 있어 삽입이 용이하며 혈관 벽에 비교적 손상을 적게 주고 주삿바늘의 부착을 안전하게 해주며 움직이기 쉽고 삽입하기 어려운 소아, 노인 혈관에 주로 사용한다.

② Intra catheter : 강철(Steel) 바늘이 플라스틱의 긴 카테터 속에 들어 있어 주사 후 강철(steel) 바늘을 제거하면 남아 있는 카테터로 주입하게 되어 장기간 사용에 좋다. 주로 빗장밑 정맥(쇄골하 정맥, subclavian vein)을 이용한다.

③ Angio catheter(Jelco needle) : 플라스틱 튜브 속에 강철(steel) 바늘이 있어 삽입 후 바늘은 빼고 튜브만으로 주입하게 되며 약 3일 정도 사용하는 것이 좋다. 응급구조사들이 정맥로 확보에 가장 흔히 사용하는 주삿바늘이다.

④ Venous cut down(정맥 절개술) : 정맥에 수술로 폴리에틸렌 튜브를 삽입하는 방법이다.

⑤ 방법

[정맥주사 시 주의사항]

① 외과적인 무균술로 시행한다.

② 수액병의 높이는 1 m가 적당하다.

③ 반창고는 보통 V자나 H자로 조심해서 붙인다.

④ 주삿바늘을 뽑을 때는 가능한 빠른 속도로 뽑아 알코올 솜으로 출혈이 멈출 때까지 꼭 누른다.

⑤ 주삿바늘을 플라스틱 관으로 사용할 때는 조심스럽게 빼고 관의 일부분이 정맥에 그대로 남아 있는지 확인한다.

⑥ 주입속도는 의사가 지시하지만 지시된 주입량의 관찰과 속도유지는 응급구조사의 책임이다.

[용액의 주입속도 계산]

주입속도를 계산하는 방법은 시간당 mL의 수와 분당 방울수를 이용하는 방법이 있다.

① 시간당 mL수의 계산

$$\frac{\text{전체 주입 mL}}{\text{총 주입시간}} = \frac{\text{X mL}}{\text{시간}}$$

예) 3,000 mL를 24시간 안에 주입하려면 시간당 mL는 ?

$$\frac{3{,}000\ \text{mL}}{24\ \text{h}} = 125\ \text{mL/시간}$$

지시된 속도대로 주입되고 있는지 매 30분마다 점검한다.

② 분당 방울수의 계산

$$1\text{분간 방울 수} = \frac{\text{전체 주입량} \times \text{mL당 방울 수 (또는 drip factor)}}{\text{총 주입시간(분)}}$$

(수액세트 기준규격(식품의약품안전청 고시 제2006-51호)에 따라 2009년 11월 6일부터 모든 수액 세트의 1분간 점적 방울수가 20방울/mL로 변경됨)

예) 6시간 내에 1,200 mL의 용액을 주입하려고 한다. Drip factor가 20이라면 분당 방울 수는?

$$\frac{1{,}200\ \text{mL} \times 20}{360\text{분}} = \text{약 66방울/분}$$

예제) 1. 3,000 mL를 24시간에 주입할 경우 분당 방울수(gtt)는?
2. 30 mL를 15분 동안 주입하려면 방울수(gtt)는?
3. 500 mL를 20분 동안 주입하려면 방울수(gtt)는?
4. 250 mg이 함유된 암피실린을 750 mg 주려면 몇 개가 필요한가?
5. 액체로 된 암피실린이 250 mg/5 mL이 있는데 375 mg 주려면 몇 mL를 주어야 하는가?

[정맥천자]

정맥전차(Percutaneous venipuncture)는 주삿바늘을 정맥내로 삽입하는 과정으로 ① 혈액 검사물을 얻기 위해 ② 정맥을 통해서 약물을 1회 주입하기 위해 ③ 계속적 또는 간헐적인 정맥요법을 위해 정맥 내 투여 경로를 확보하기 위해 시행하는 정맥 내 투약 방법이다.

[정맥주입]

전해질 및 산·알칼리 균형 등을 맞추기 위해 500 mL나 1,000 mL의 수액에 약물을 혼합하여 투여하는 것으로 혼합에는 생리식염수나 링거액이 흔히 쓰이며 수액에 첨가되는 약물로는 염화칼륨이나 비타민 등이 가장 흔히 쓰인다.

⑥ 방법

[표 9-12] 정맥내 확보 절차

절　　차	이론적 근거
1. 용액의 종류, 양, 주입 속도 등 처방을 확인한다.	
2. 정맥로 확보에 필요한 물품을 준비한다(주사용액에 수액세트를 연결하고 점적통(drip chamber)에 수액이 1/2 정도 차도록 한 후 수액선의 공기가 완전히 제거될 때까지 수액을 흘려보내고 조절기(클램프)를 잠근다).	• 공기가 튜브 아래로 들어가지 못하게 한다.

[표 9-12] 정맥내 확보 절차(계속)

절 차	이론적 근거
3. 환자에게 진행할 과정에 대해 설명한다.	
4. 필요한 게이지의 젤코 바늘을 준비하고 정맥천자 할 부위를 선택한다. 주사부위는 신체 중심에서 먼쪽에서 점차 가까운 쪽으로 한다.	• 정맥주사로 인한 정맥경화는 정맥혈의 귀환을 방해하기 때문이다.
5. 정맥천자 할 부위를 선택하면 위팔(상박) 위쪽을 지혈대(토니켓)로 주사부위에서 10~20 cm 위쪽에 묶고 환자에게 주먹을 쥐었다 폈다 몇 번 하도록 한다(정맥을 찾는데 시간을 너무 소비하면 지혈대를 풀어준다)〈그림 9-31〉.	• 심장으로 들어가는 정맥혈류를 막으면 정맥이 확장되고, 확장된 정맥은 쉽게 촉지된다. • 지혈대가 주사부위에 가까우면 주삿바늘을 삽입하기가 어렵고 지혈대를 풀 때, 주삿바늘 끝이 혈관에서 빠질 수 있다.
6. 알코올 솜으로 바늘삽입 예정부위를 안쪽에서 바깥쪽을 향해 원을 그리며 직경 5 cm 정도 주위까지 닦은 후 건조될 때까지 기다린다.	• 피부에 있는 세균은 바늘을 통하여 조직이나 혈행으로 들어간다.
7. 우세한 손으로 주삿바늘을 잡고 다른 손으로는 바늘이 삽입될 부위 약 1인치 아래 부분을 눌러 피부를 아래로 잡아당긴다〈그림 9-32〉.	• 정맥과 주위조직을 당기면 바늘이 들어갈 때 정맥이 움직이는 것을 막는다.
8. 주삿바늘은 사면이 위로 향하도록 잡고 30~45° 각도로 혈류방향을 향하도록 하여 삽입한 후 주삿바늘의 각도를 낮추어 정맥을 찾아 혈관을 찌른다〈그림 9-33〉.	• 바늘의 각도가 커지면 정맥에 들어가는 압력이 커져서 정맥을 관통하기 쉽다.
9. 혈관으로 바늘이 들어가면 카테터 내로 혈액이 보인다. 이때 탐침을 빼면서 카테터를 곧게 밀어 넣는다(약 10~15° 각도로)〈그림 9-34〉.	• 정맥압 때문에 자연히 혈액의 역류가 있게 된다.
10. 지혈대(토니켓)를 푼다.	• 용액을 주입시키기 위해서이다.
11. 한 손으로 젤코 바늘의 허브를 잡아 고정시키고 다른 손으로 바늘 속에 있는 강철(steel)을 뒤로 조심스럽게 빼내고 미리 준비된 수액 세트의 끝 보호덮개 뚜껑을 열고 연결시킨다[강철(steel)을 빼기 전에 한 손으로 카테터 끝을 누른다].	
12. 수액 세트를 연결한 뒤 조절기(클램프)를 열어 수액이 잘 떨어지는지 확인한다.	• 주입액이 없으면 혈액은 바늘 안에서 쉽게 응고된다.
13. 반창고로 주사부위를 고정시키고 정확한 분당 방울수를 계산하여 정량이 떨어지도록 조절기(클램프)를 조절한다.	• 정맥으로 주입되는 양은 전신의 혈행에 영향을 준다.
14. 반창고가 단단히 고정되었는지 확인하고 마무리한다.〈그림 9-35〉.	
15. 정맥로 확보에 관한 내용을 기록한다. (주사용액, 주사부위, 시간, 주입용량, 환자 반응 등)	

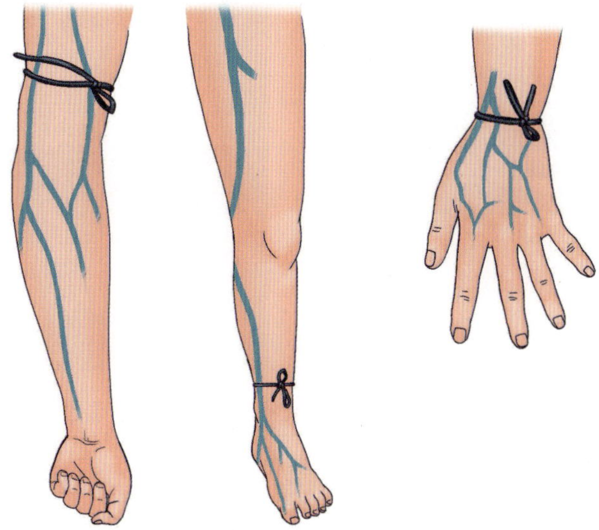

[그림 9-31] 정맥주사 부위를 지혈대로 묶은 모습

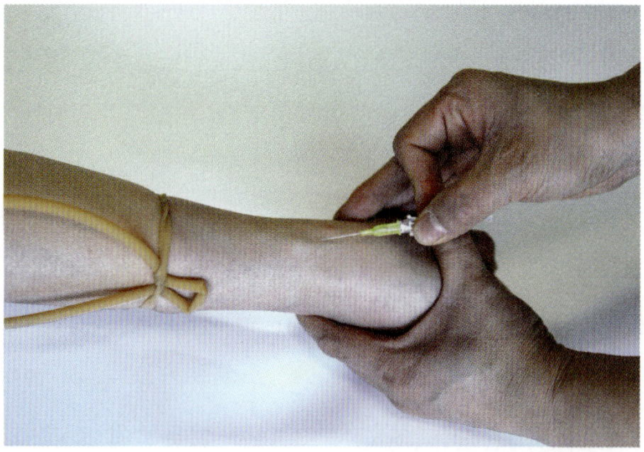

[그림 9-32] 주삿바늘 삽입위치 아래 부분을 눌러 피부를 아래로 잡아당긴다.

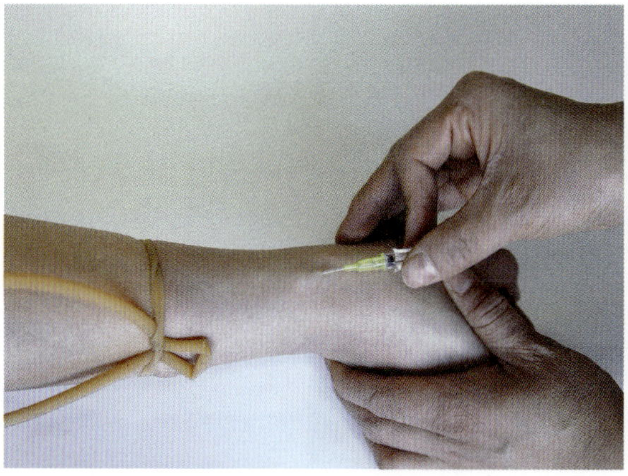

[그림 9-33] 정맥을 찾아 찌른다.

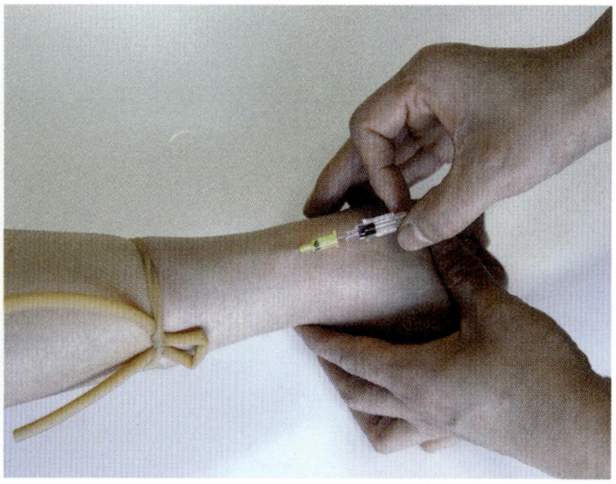

[그림 9-34] 카테터를 곧게 밀어 넣는다.

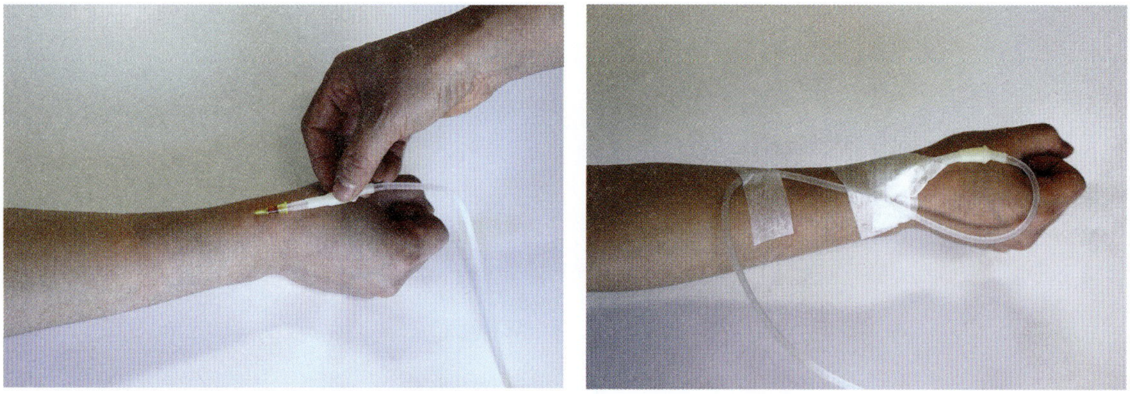

[그림 9-35] 수액세트를 연결하고 반창고를 붙인다.

[동시 또는 간헐적 정맥주입]

50~100 mL 정도의 소량의 수액이나 수액에 혼합된 약물을 단기간 동안 동시에 또는 간헐적으로 투여하는 방법이 있다.

직렬투여 방법에서는 2번 수액을 1번 수액용기의 하단에 있는 Y-주입구에 부착시키고 2번 수액이 1번 수액과 동시에 또는 간헐적으로 투여되도록 한다. Piggybag 투여 방법은 1번 수액세트 상단의 Y-주입구에 2번 수액을 연결하여 2번 수액이나 약물을 간헐적으로 주입하는 것으로 함께 혼합되어서는 안될 때, 두 가지 수액을 각기 다른 시간에 투여하고자 할 때 이용된다.

[정량수액세트(Dosi flow), 정량통수액세트(BURETTE INFUSION SET)를 이용한 정맥주입]

수액세트 아랫단에 100~150 mL 정도의 작은 수액용기가 붙어 있는 정량수액세트(Dosi flow), 정량통수액세트(BURETTE INFUSION SET)를 이용하여 소량의 수액을 간헐적으로 투여할 수 있도록 되어 있어 노인이나 아동의 수액 주입량 조절에 이용된다.

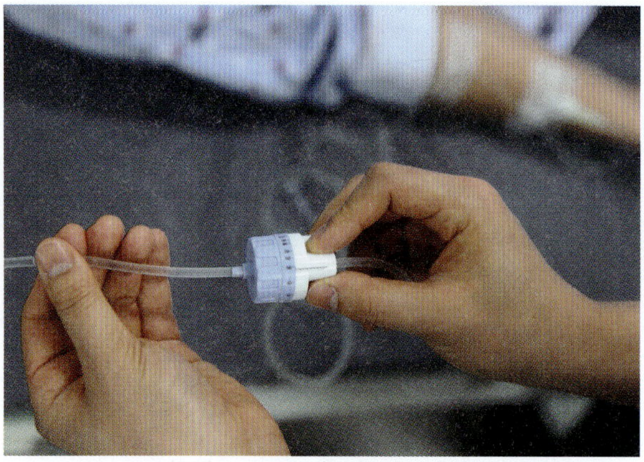

[그림 9-36] 정량수액 세트를 이용한 정맥주입

[수액세트 주입포트로 추가주입(side shooting)하는 방법]

수액 주입을 받고 있는 경우 수액세트의 주입포트를 통해 약물을 추가 투여하는 경우로 '정맥 내 push' 또는 '정맥 내 슈팅(shooting)'이라고 한다. 수액주입을 받고 있는 대상자에게 추가적인 약물 투약이 필요한 경우 새로운 정맥 투여 경로를 찾지 않고 기존 경로로 추가 주입하는 방법이다. 주입되는 약물의 희석을 최소화하기 위하여 정맥천자부위의 가장 가까운 수액세트 주입포트를 찾고 튜브마개(injection port)를 소독솜으로 닦은 후 투여를 준비한다. 주사기에 약물을 준비하고 튜브마개(injection port)에 약물을 투여할 때 튜브마개(injection port) 윗부분의 튜브를 꺾거나 수액세트의 조절기를 잠가서 수액주입을 차단한다. 주입속도는 분당 1 mL의 속도로 친친히 주입한다.

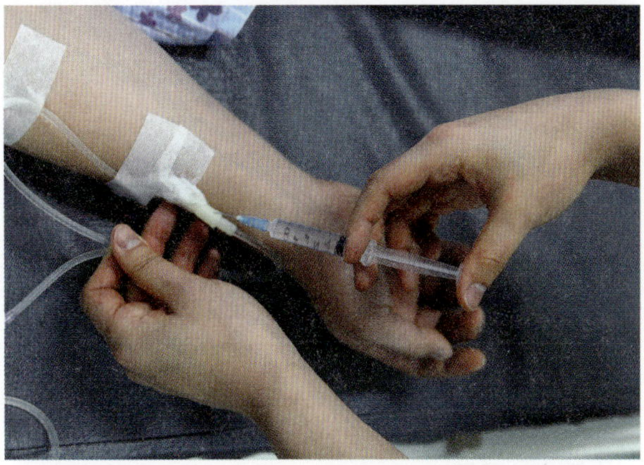

[그림 9-37] 수액세트 주입포트로 추가 정맥주입

[정맥주입펌프(infusion pump)를 이용한 정맥 주사하는 법]

정맥주입펌프(infusion pump)는 소아, 노인, 중증환자, 영양주사를 투여받는 환자에게 정확한 용량의 수액을 투여하기 위하여 사용된다. 정맥주입 속도를 조절하는 장비로 수액세트의 튜브에 압력을 가하여 수액이 일정한 속도로 주입되도록 한다. 대상자의 정맥상태, 수액세트의 튜브 꼬임, 조직 침윤, 공기방울, 주입속도의 변화 시에는 알람이 울려 응급구조사에게 펌프의 점검을 알린다.

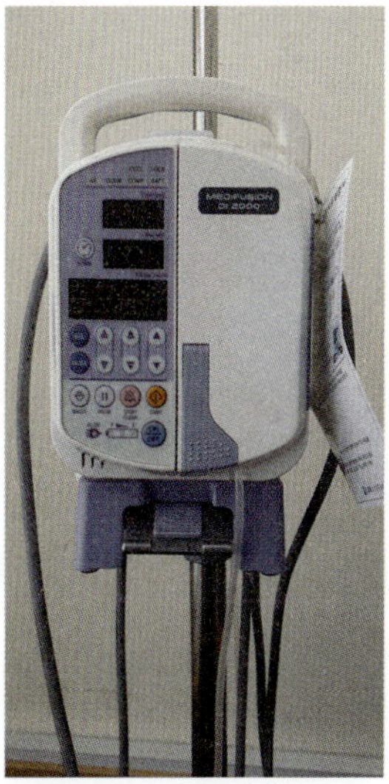

[그림 9-38] 정맥주입펌프 (infusion pump)

[주사기펌프(infusion syringe)를 이용한 정맥 주사하는 법]

주사기펌프(infusion syringe)는 정해진 시간에 소량의 약물(5~60 mL)을 원하는 속도에 맞추어 투여하기 위하여 사용된다. 주사기를 소형 주입기에 연결하고 주입속도를 시간당 mL로 세팅하여 주입하도록 한다.

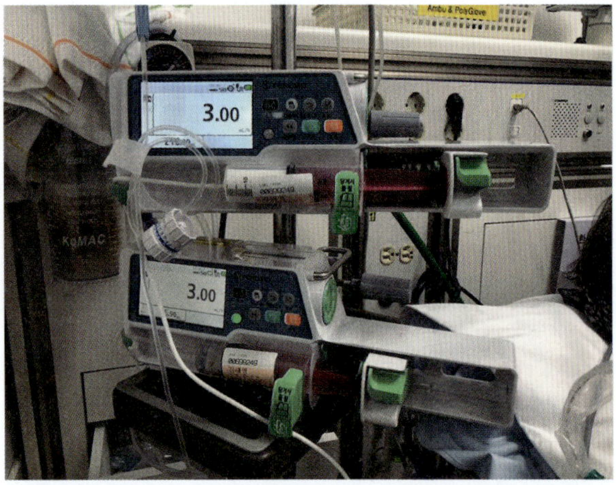

[그림 9-39] 주사기펌프(infusion syringe)를 이용한 정맥주입

[3-way를 이용한 약물주입하는 방법]

응급실이나 중환자실에서 다량의 약물을 주입하거나 진단적 검사 시 조영제를 투여하기 위한 목적으로 3-way를 사용한다. 수액세트 한쪽 끝과 3-way의 한쪽 끝을 연결하는데 3-way의 3방향이 모두 개방되도록 한 후 수액조절기를 열어 3-way 내부를 수액으로 채워 공기가 없도록 한다. 3-way의 한쪽 끝은 연장튜브(extension tubing)에 연결되어 정맥주사(Angiocatheter)에 연결되거나 직접적으로 정맥주사(Angiocatheter)에 연결되도록 한다. 3-way의 주입구 방향을 돌려서 수액세트와 정맥주사(Angiocatheter) 방향을 일직선으로 맞추어 수액이 주입되도록 한다. 약물을 주입하기 위해서는 2~3 mL의 생리식염수가 채워진 주사기 2개와 주입해야 하는 약물 주사기를 준비한다. 3-way 마개를 열고 주입구를 소독한 후 생리식염수 주사기를 끼운 후 당겨보아 혈액이 역류하는지 확인하고 생리식염수를 주입한다. 이 후 준비된 약물을 투약한 후 추가 생리식염수를 주입하고 주입구를 소독한 후 마개를 닫는다.

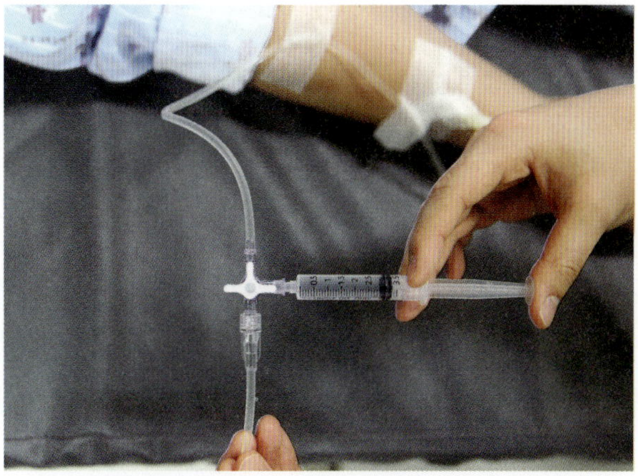

[그림 9-40] 3-way를 이용한 약물주입

[약물 혼합하기(mix)]

새 수액에 약물을 첨가하거나 주입중인 수액에 약물을 첨가하기 위한 방법이다. 수액백의 주입구 또는 약물주입 포트를 소독하고 주사기의 바늘을 삽입한 후 약물을 주입한다. 주사기를 제거한 후 수액백을 부드럽게 흔들어 약물이 혼합되도록 한다. 주입 중인 수액에 약물을 혼합할 때는 수액세트의 조절기를 잠근 후 수액백의 약물주입 포트를 소독하고 주사기를 삽입한다. 이 후 폴대에서 수액백을 내리고 부드럽게 흔들어 약물이 혼합되도록 한다. 충분히 약물이 혼합되면 폴대에 수액백을 다시 건 후 수액세트 조절기를 주입속도에 맞추어 조절한다.

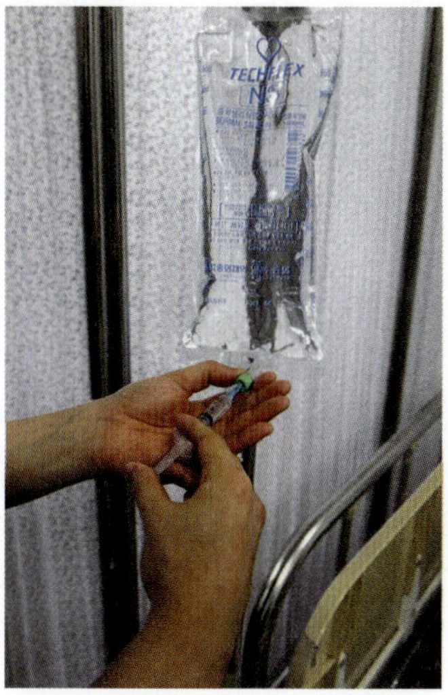

[그림 9-41] 수액에 약물을 첨가하는 방법

> [혈관 검출기]
>
> 혈관검출기는 정맥혈관 위치를 탐지하는 이동용 장비로, 환자가 움직여도 사용이 가능하다. 혈관검출기는 정확한 정맥천자를 위해 누구나 쉽게 사용가능하며 환자와의 접촉이 없는 비침습적인 방법이다.
>
> 사용법은 전원을 켠 후 레이저가 나오면 정맥천자할 피부표면 위에 대면 실시간으로 정확하게 혈관의 위치를 보여준다.

⑦ 주입속도에 영향을 미치는 요인들

가. 아래팔(전완, forearm)의 위치

환자의 팔의 위치 변화가 수액의 흐름을 증가시킨다. 팔을 약간 밑으로 돌리거나, 위로 돌림, 뻗치거나 또는 아래팔(전완)을 베개 위로 올림 등의 동작은 주입속도가 변화된다.

나. 수액튜브의 개방성과 위치

수액튜브는 가끔 체중에 눌리거나 꼬였거나 조절기(클램프)가 너무 단단하게 잠겨서 막히게 되는 경우가 있다. 수액튜브가 주사부위 아래에서 흔들릴 때도 역시 수액의 흐름이 감소한다.

다. 수액 병의 높이

수액 병의 높이를 약간 높이면 압력이 높아져 수액의 주입속도가 빨라진다.

라. 침윤 또는 수액 누출 가능성

부종, 차가운 느낌, 주사부위가 단단해지는 증상 등은 수액의 침윤(infiltration)을 나타낼 수 있고, 주입속도가 감소된다.

⑧ 정맥요법의 부작용

정맥을 통해 약물이나 수액을 주입하는 정맥요법은 철저한 외과적 무균술이 요구된다. 이는 사전 예방을 통해 감소시킬 수 있다.

가. 국소감염(local infection)

주삿바늘의 삽입부위를 통해 미생물이 침범하여 혈류로 들어가 감염이 생긴 경우이다. 증상이 가벼울 때는 주입 1시간 후 오한(chill)과 떨림(전율, shivering)에 따른 발열이 생기며 심하면 주입부위에 통증, 종창, 고름이 있거나 분비물이 생긴다. 이는 주사기구나 응급구조사의 손이 오염되었거나(장갑을 끼는 것이 필요) 정맥천자 부위에 대한 소독이 부적절한 경우 또는 오염된 수액을 주입한 경우에 발생한다. 이때는 주사부위를 바꾸어 주고 국소감염 부위에 냉습포를 대준다. 국소감염은 정맥주사 전에 손을 잘 씻고 수액세트를 24~48시간마다 교환하는 등 철저한 무균술을 적용함으로써 예방될 수 있다.

나. 조직 침윤 또는 혈관의 유출(infiltration or extravasation)

혈관파열이나 주삿바늘이 혈관 벽이나 주위조직에 부주의하게 유치되거나 혈관 내에서 빠짐으로써 발생한다. 수액이 정맥으로 주입되지 않고 주위조직으로 침윤되어 국소부종과 통증을 수반한다. 이 때는 주사부위를 바꾸거나 침윤된 부위를 높여준 다음 냉습포를 적용하면 불편감을 감소시킬 수 있다. 조직 침윤을 막기 위해서는 정맥 주사 시 말초혈관 보다는 가능한 한 큰 혈관을 선택하며 주삿바늘을 반창고로 안전하게 고정시키고 수액주입을 받고 있는 부위의 관절운동을 제한하며 필요시 부목을 사용하여 고정시킨다. 주삿바늘 삽입부위를 자주 점검해 주삿바늘 부위에서 혈액이 흡인되는지 확인한다. 그리고 주시약물을 정맥 내로 밀어 넣을 때 저항이 느껴지면 즉시 주입을 멈추고 주삿바늘의 위치를 확인한다. 최근에는 젤코 바늘의 사용으로 발생률이 감소되고 있다.

다. 정맥염(phlebitis)

주사에 이용된 정맥에 생기는 염증으로 삽입된 주삿바늘과 접촉정맥의 내벽 사이에 섬유소가 증식하여 주삿바늘 주위에 섬유소 막을 형성해 때로는 광범위하게 혈전을 형성하게 된다(혈전성 정맥염). 정맥염이 발생되면 국소적인 통증과 함께 정맥주행에 따른 경결이 나타나 경결된 혈관이 단단하게 만져진다(하지에 더 흔히 발생). 큰 정맥보다 작은 정맥주사 시 더 큰 자극을 받을 수 있으므로 말초혈관에서 정맥염 발생이 더 많이 나타난다. 이때는 주사부위를 바꾸고 혈관 벽의 혈액덩이(혈괴, blood clot)가 떨어져 나가 혈류로 순환되지 않도록 염증부위는 절대로 마사지해서는 안 된다. 혈관 벽에 가해지는 기계적 손상을 최소화하기 위해 정맥주사 시에는 가능한 한 가는 주삿바늘로 천자하는 것이 좋다.

라. 혈종 형성(hematoma formation)

주삿바늘의 삽입 시나 제거 시에 혈관 벽의 손상으로 삽입부위에 변색이 오는 것으로 이는 주삿바늘의 사면이 길고 날카로운 경우에 흔히 발생한다. 또한 주삿바늘을 제거할 때 삽입 각도대로 제거하지 않았을 경우나 주삿바늘 제거 후에 압박을 가하지 않고 문질렀을 경우 피부밑(피하) 출혈에 의해서도 발생한다. 말초혈관이 손상되었을 때는 국소적인 종창과 천자부위가 멍든 것처럼 변색되므로 쉽게 관찰할 수 있다. 이때는 주입을 중단하고 의사에게 보고한다.

마. 급속한 투여로 인한 수분과다증상(overhydration)

약물이 순환계통에 너무 빨리 주사되었을 때 생기는 신체반응으로 수액주입 속도가 너무 빠른 경우에 발생하며 두통, 불안, 현기증, 빠른맥(빈맥), 오한(chill), 허리통(요통), 혈압상승, 호흡곤란 등의 증상이 있다. 정맥주사는 1분 이상 주입되도록 천천히 한다(말초정맥으로 주입된 약제가 심장을 거쳐 뇌까지 순환하는데 약 15초가 소요되므로 1분에 걸쳐 약제를 투여한다면 정맥주입 약 15~20

초 후에는 1/4 가량 주입된 약제의 반응을 관찰할 수 있으므로 부작용이 나타날 경우 전량이 다 들어가기 전에 즉시 주입을 중단할 수 있고 적절한 조치를 취할 수 있다).

사. 색전증(embolism)

순환계통으로 이물이나 공기가 주입된 경우로 목(경)정맥의 긴장, 정맥압의 급격한 상승, 청색증, 저혈압 및 미약한 빠른맥(빈맥)과 같은 우심실 기능 장애소견을 보이며 때로는 대뇌혈류 장애 증상이 나타날 수도 있다. 이때는 수액 주입기구에 있는 공기를 완전히 제거하고 이물질의 삽입 여부를 확인해야 하며 증상이 나타나면 환자의 머리 부분을 낮추고 왼쪽옆누운자세(측위)를 취해준다.

아. 패혈증(septicemia)

뚜렷한 원인없이 정맥요법을 받고 있는 환자에게 홍반, 경결, 고름과 같은 국소증상과 전신증상이 나타난다. 심한 경우는 사망의 원인이 되기도 하며 카테터 삽입으로 인한 패혈증으로 사망한 예가 보고되고 있다. 이때는 원인균에 대한 적절한 항생제를 투여하고 환자상태를 주의깊게 관찰해야 한다.

⑨ 헤파린 록(Heparin lock)을 통한 정맥주사 방법

계속적인 수액주입을 받을 필요는 없으나 간헐적으로 정맥을 통한 약물치료를 받아야 할 경우에 이용되는 방법으로 밀봉된 주사포트(injection port)가 있는 나비 바늘이나 혈관 카테터가 사용된다. 주사포트(injection port)를 통해 보통 4~8시간마다 약물을 주입한 다음에 희석된 소량의 헤파린 용액으로 카테터의 내관을 통과시킴으로써 카테터가 막히지 않도록 하며 이 방법은 환자의 움직임을 제한하지 않으며 잦은 주사로 인한 통증으로부터 환자를 보호할 수 있고 혈액검사물의 수집 시에도 쉽게 채혈할 수 있어 시간적, 경제적 이점이 있다.

가. 준비물

지시된 약과 약 카드, 25 G의 멸균 주삿바늘, 75% 알코올 솜, 투여할 약 용량에 적합한 크기의 멸균 주사기, 헤파린(heparin) 용액이 들이있는 멸균된 주사기와 주삿바늘, 2 mL의 멸균된 생리식염수가 들어 있는 주사기와 주삿바늘.

나. 방법

[표 9-13] 헤파린 록(Heparin lock)을 통한 정맥주사 방법 절차

절 차	이론적 근거
1. 약 처방을 확인하고 헤파린 록(heparin lock)을 이용한 정맥주사 방법에 필요한 물품을 준비한다(보통 1 mL당 100 unit의 헤파린을 준비하여 0.5 mL의 헤파린 용액을 사용하며 희석된 헤파린 용액은 1 mL의 주사기에 담아둔다).	

[표 9-13] 헤파린 록(Heparin lock)을 통한 정맥주사 방법 절차(계속)

절 차	이론적 근거
2. 환자에게 진행할 과정에 대해 설명한다.	
3. 알코올 솜으로 주사포트(injection port)를 닦는다〈그림 9-42A〉.	• 소독효과가 나타난다.
4. 생리식염수가 들어 있는 주사기의 주삿바늘을 포트(port)에 찔러 혈액이 나오는지 주사기 내관을 잡아 당겨본다〈그림 9-42B〉.	• 카테터가 정맥 내에 있는지 확인한다.
5. 0.5~2 mL의 생리식염수를 주입하는데 이는 기관의 실무지침에 따라 생략되기도 한다.	• 만약 환자가 화끈거림이나 찌릿찌릿한 느낌을 호소한다면 대개는 주삿바늘이나 카테터가 정맥 내에 있지 않아 수액이 조직을 침윤하기 때문에 나타나는 증상이므로 다시 시술해야 한다.
6. 처방된 주입속도로 환자를 잘 관찰하면서 약물을 천천히 주입한다〈그림 9-42C〉.	• 부작용이 있는지 대상자를 세심하게 관찰한다.
7. 생리식염수가 든 두 번째 주사기를 부착한 다음 권장량(보통 2 mL)을 주입한다.	• 카테터 내 약물을 밀어 넣기 위함이다.
8. 주사포트(Injection port)에 헤파린이 들어있는 주사기를 끼워 천천히 주사한다〈그림 9-42D〉.	• 개존상태를 유지한다.
9. 헤파린 록을 통해 주사한 내용과 환자의 반응을 기록한다.	
10. 헤파린 록이 막히지 않고 잘 유지되고 있는지 적어도 8시간마다 점검한다(헤파린 록은 보통 48~72시간마다 교환한다).	• 혈액이 역류하는지 흡인해 본다. • 0.5~2 mL의 생리식염수로 카테터 내관을 통과시켜 본다. • 필요 시 새로운 헤파린 용액으로 헤파린 록을 다시 채운다.

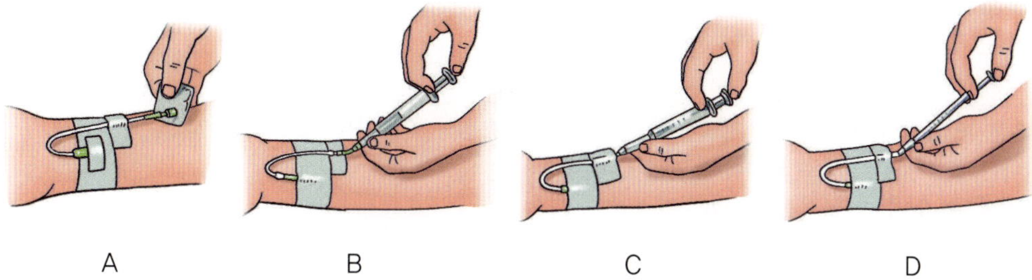

A. 주사포트(Injection port)를 닦아낸다.
B. 생리식염수가 든 주사기로 주삿바늘의 개존 상태를 확인한다.
C. 약물을 주입한다.
D. 헤파린이 든 생리식염수를 주입한다.

[그림 9-42] 헤파린 록(Heparin lock)을 이용한 약물 주입법

⑩ 중심정맥압(Central venous pressure, CVP) 측정

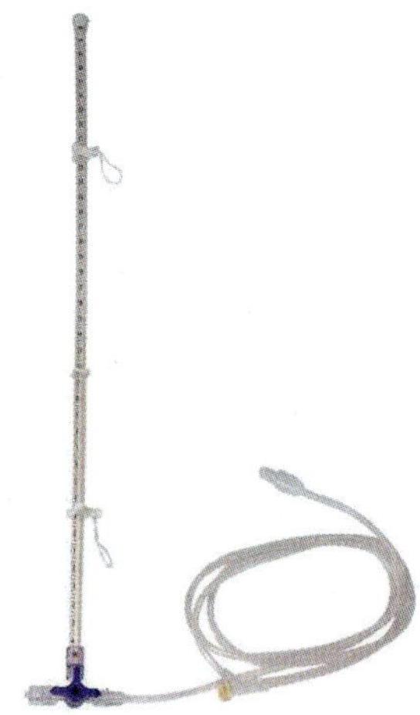

〈그림 9-43〉 중심정맥압 측정기

중심정맥압이란 중심정맥의 혈압을 측정하는 것이다. 전신순환으로부터 우심방으로 귀환하는 혈액의 압력을 반영하므로 순환 혈액상태와 심장기능에 대한 정보를 제공한다. 중심정맥압 측정을 위해서 카테터는 신체의 중심에 위치한 큰 정맥으로 삽입되며 중심정맥 카테터 끝의 정확한 위치는 위대정맥(상대정맥)이나 빗장밑 정맥(쇄골하 정맥) 또는 심장의 우심방에 위치한다. 삽입부위는 보통 왼·오른 빗장밑(쇄골하) 정맥 속으로 삽입하며 또 다른 방법으로는 왼·오른 목정맥(경정맥)을 통해서 삽입하기도 한다.

가. 준비물

Central line, CVP manometer set(3-way, extension tube, CVP manometer), 생리식염수〈그림 9-43〉

나. 방법

[표 9-14] 중심정맥압 측정법 절차

절 차	이론적 근거
1. 환자에게 절차를 설명한 후 맥박과 혈압을 측정하고 심음을 듣고, 섭취량과 배설량 기록을 검토한다(중심정맥압을 평가하는 기준선이 된다)〈사진 9-44A〉.	
2. 환자를 바로누운자세(앙와위)로 똑바로 눕히고 베개를 치운 후 수액세트의 모든 연결부가 안전한지 확인한다〈사진 9-44B〉.	• 가슴 내 정맥압이 상승되므로 들숨(흡기)의 음압이 형성되는 동안 공기 색전증이 초래될 우려를 최소로 줄일 수 있다.
3. 중심정맥압을 측정하는 동안 환자는 기침을 하거나 힘을 주어서는 안 되며 반드시 처음과 같은 자세를 계속 유지하도록 한다.	• 오차를 최소한으로 줄이기 위함이다.
4. 제 4 혹은 제 5 갈비사이(늑간)와 겨드랑(액와)이 중간선이 만나는 곳을 찾아 잉크로 표시하여 언제나 이 지점에서 측정할 수 있게 한다〈사진 9-44C〉.	• 우심방의 높이를 알기 위함이다.
5. 표시해둔 겨드랑이(액와) 중간선과 압력계 눈금의 '0'이 일치하게 잡는데(압력계의 종류가 다양하다) 표시한 겨드랑이(액와) 중심선에 대고 다른 한 끝은 압력계 눈금의 '0'에 맞추어 CVP manometer의 계기가 수직이 될 때까지(기포가 중앙부에 있게 될 때) 압력계 눈금을 조절한다〈사진 9-44E〉.	
6. 수액세트가 주입펌프에 연결되어 있으면 펌프는 이때 끈다.	

[표 9-14] 중심정맥압 측정법 절차(계속)

절　　차	이론적 근거
7. 수액이 환자에게 주입되지 않도록 3-way 조절판을 돌려 압력계로 흘러 들어가게 한다. 천천히 흘러들어가 25 cm 또는 예상되는 압력보다 10~20 cm 높은 곳까지 채워지게 한다〈사진 9-44F〉.	• 예상 압력보다 최소한 10 cm는 더 채워야 측정이 가능하다.
8. 3-way 조절판을 돌려 수액을 차단시켜 압력계의 수액을 환자에게 흘러 들어가게 한다〈사진 9-44G〉.	
9. 압력계의 수액이 환자에게 흘러 들어가다 우심방의 혈압과 일치하는 곳에서 멈추게 되며 곧 환자의 호흡에 따라 높이가 변화되는데 수액의 가장 낮은 지점의 측정치를 읽는다〈사진 9-44H〉.	• 결과를 정확히 판독하기 위해 눈높이에서 수액의 높이를 읽는다. • 중심정맥압의 정상범위는 5~15 cm H_2O이다.
10. 3-way 조절판을 원위치로 돌려 압력계를 차단시키고 수액이 환자에게 들어가도록 한 후 주입속도를 처방대로 맞추어 준다〈사진 9-44I〉.	
11. 환자를 편안한 자세로 해 준다.	
12. 중심정맥압 측정 절차, 측정치와 환자의 반응, 그 외 평가자료를 기록한다.	• 중심정맥압이 '0'에 가까우면 혈량 감소로 인한 쇼크를 의심하고, 중심정맥압이 '15 cm H_2O' 이상이면 혈량과다증이나 심장 수축력 감소를 의심할 수 있다.

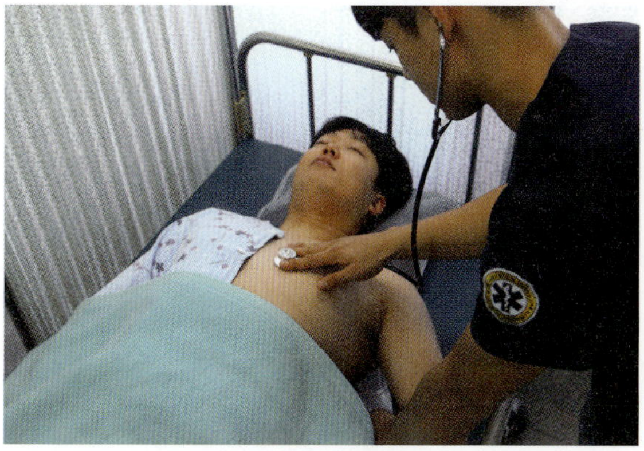

A. 맥박과 혈압을 측정하고 심음을 듣는다.

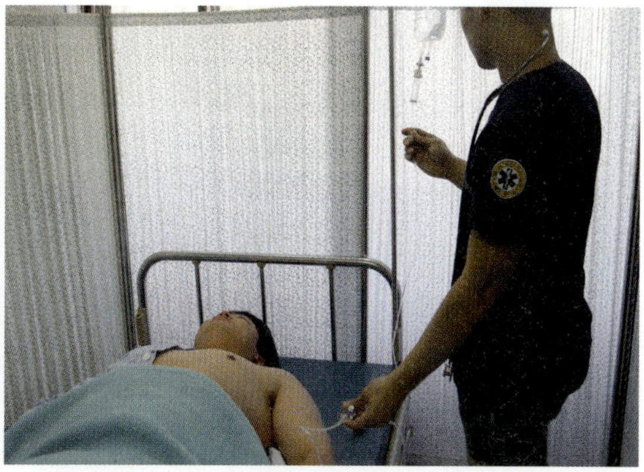

B. 환자를 바로누운자세(앙와위)로 똑바로 눕히고 베개를 치운 후 수액세트의 모든 연결부가 안전한지 확인한다.

[그림 9-44] 중심정맥압 측정법 절차

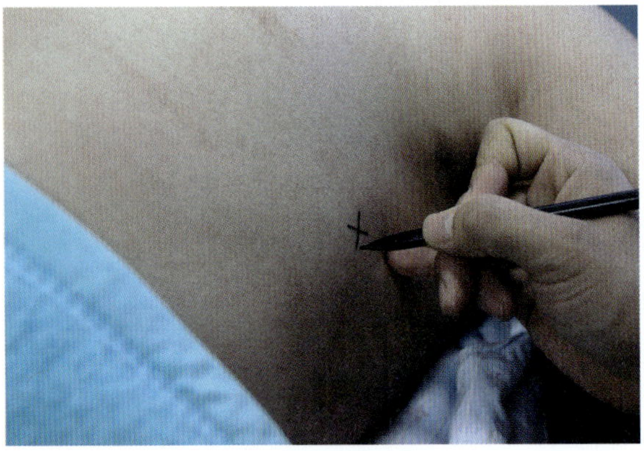

C. 제 4 혹은 제 5 갈비사이(늑간)와 겨드랑(액와)이 중간 선이 만나는 곳을 찾아 잉크로 표시한다.

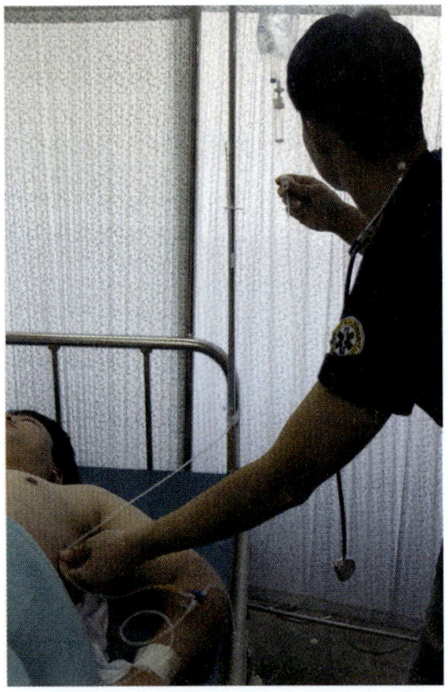

D. 표시한 겨드랑이(액와) 중심선에 대고 다른 한 끝은 압력계 눈금의 '0'에 맞추어 CVP manometer의 계기가 수직이 될 때까지 압력계 눈금을 조절한다.

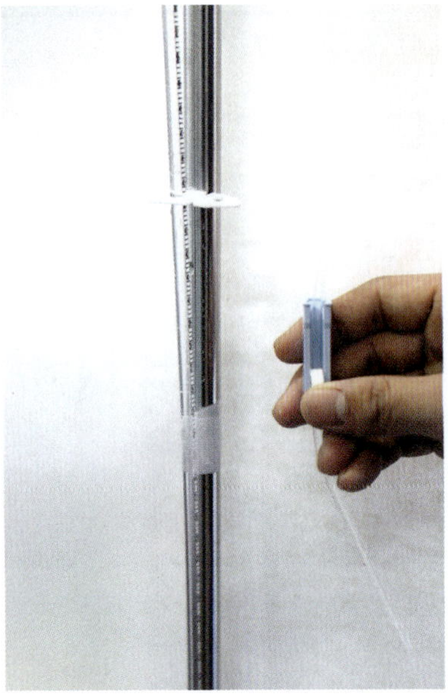

E. 예상되는 압력보다 10~20 cm 높은 곳까지 채워지게 한다.

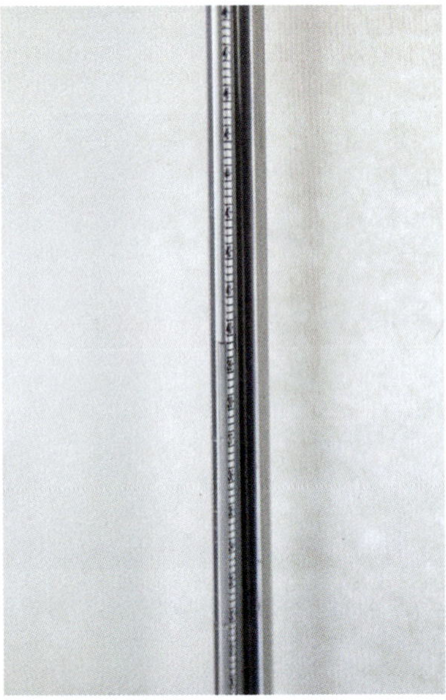

F. 3-way 조절판을 돌려 수액을 차단시켜 압력계의 수액을 환자에게 흘러 들어가게 한다.

[그림 9-44] 중심정맥압 측정법 절차(계속)

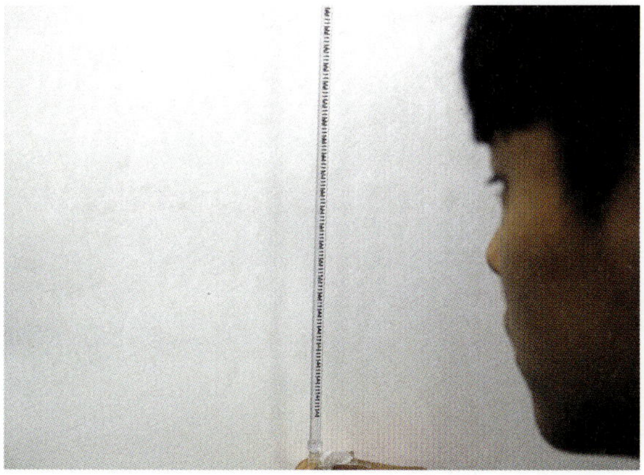

G. 수액의 가장 낮은 지점의 측정치를 읽는다.

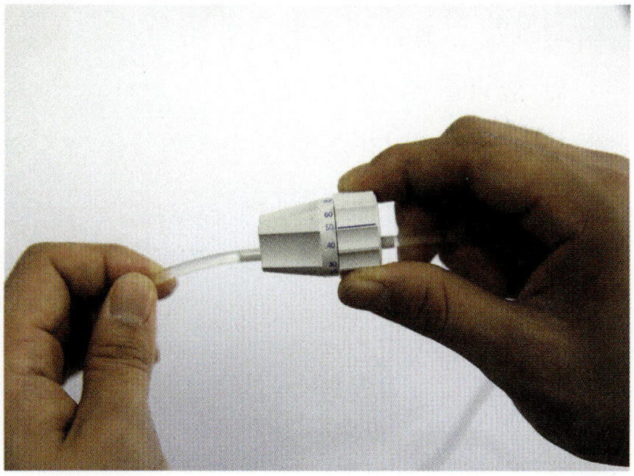

H. 3-way 조절판을 원위치로 돌려 압력계를 차단시킨다.

[그림 9-44] 중심정맥압 측정법 절차(계속)

4. 수혈(Blood transfusion)

수혈은 혈소판(platelet), 적혈구(Red Blood Cell, RBC), 혈장(plasma), 농축적혈구(packed red blood cell) 등의 혈액 구성소나 전혈(whole blood)을 정맥 내로 주입하는 것이다. 혈액을 주는 사람을 공혈자(blood donor)라 하며 혈압, 몸무게, 간염, 성병, 후천면역결핍증후군(에이즈),결핵, 혈우병 등을 검사한다. 혈액을 받는 사람을 수혈자(recipient)라 하며 공혈자의 혈액이 부적합하다면 수혈자 혈구의 응집과 응혈이 나타난다. 따라서 혈액을 주기 전에 환자의 혈액형을 판단하기 위한 임상검사가 필요한데 이를 혈액형(blood typing) 판정이라 하며, 수혈자의 혈액과 공혈자의 혈액 사이의 적합성에 대한 판단과정을 교차적합시험(교차시험, cross matching)이라 한다〈표 9-6〉.

1) 수혈의 목적

① 수술, 외상 또는 심한 출혈로 인해 손실된 순환 혈액량을 증가시킨다.

[표 9-6] 혈액형에 대한 정보조사

혈액형 (적혈구 응집원)	혈장응집소	가능한 공혈자
A	anti B(β)	A, O형
B	anti A(α)	B, O형
AB	none	AB, A, B, O형
O	anti A(α) & anti B(β)	O형

② 심각한 만성적 빈혈을 가진 환자의 적혈구 수를 증가시키고 혈색소의 수준을 유지시켜 산소운반 능력을 증강시킨다.

③ 부족한 혈액인자를 보충하여 혈액을 교정하고 혈우병(hemophilia)을 가진 환자에서 혈장응고요소를 공급한다.

2) 수혈의 종류

(1) 전혈(whole blood)

혈액 내의 여러 성분이 모두 있는 상태이며 성분의 변동 없이 혈액량(blood volume)만 넣어주는 경우로 총 출혈량의 25% 이상의 손실이 예상되는 급성 출혈, 수술이나 저혈량성 쇼크(hypovolemic shock) 등 혈액량이 저하되었을 때 사용된다.

(2) 농축적혈구(packed red blood cell)

혈량은 적절하나 적혈구가 부족한 경우에 농축적혈구를 주는 것이다. 빈혈 환자인 경우 혈액량(blood volume) 증가없이 적혈구만 공급한다. 위창자관(위장관) 출혈이 심한 환자나 심장기능상실(심부전) 환자에게 적용된다〈사진 9-45〉.

(3) 혈장(plasma)

급성 탈수나 화상으로 용적은 부족하나 적혈구는 적절할 때 혈량을 증가시킨다. 혈장 단백질이 저하되었거나 혈액응고 요인(blood clotting factor)이 낮은 환자, 심한 화상 환자에게 수혈할 수 있으며 혈액형을 모르거나 응급 시에도 줄 수 있다.

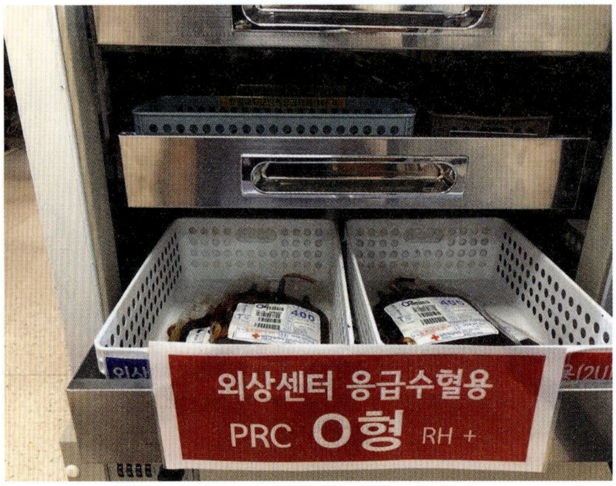

[그림 9-45] 농축적혈구

(4) 혈소판(platelet)

혈소판 수가 매우 낮아 위기에 처해 있는 환자나 혈소판 수가 적은 출혈 환자에게 준다. 응고인자를 자극하며 혈액량을 증가시키지 않고 혈소판만을 투여한다.

(5) 알부민(human-albumin)

ABO Type이나 Rh인자와 무관하게 수혈 가능한 혈량확장제(blood volume expender)로, 콩팥(신장)질환자, 간 질환자, 화상 환자 등 단백질 손실이 많은 환자에게 적용된다.

3) 수혈 방법

① 수혈 신청서를 작성하고 혈액형(blood type) 판정과 교차적합시험(교차시험, cross matching)을 시행한다.

② 혈액은행에서 혈액을 받으면 검사한 혈액형과 수혈할 혈액형이 일치하는지를 확인한다.

③ 혈액팩의 라벨에 기록된 환자이름, 등록번호, 혈액번호, 혈액형(ABO 및 Rh 형), 혈액의 종류를 확인한다.

④ 혈액내부의 공기방울, 혼탁도, 색깔에 이상이 있는지 확인한다(공기의 존재는 미생물이 성장하고 있음을 뜻하고 색깔 이상이나 혼탁은 용혈을 의심할 수 있다).

⑤ 혈액 주입 후의 환자상태를 비교하기 위하여 활력징후를 측정한다.

⑥ 수혈을 시작하기 전 환자나 무의식환자의 경우 보호자에게 혈액형을 다시 한 번 확인하고 수혈의 목적, 방법, 효과, 부작용 등에 대하여 충분히 설명한다.

⑦ 포도당 같은 제제는 전해질을 포함하고 있지 않기 때문에 주입관내 용혈이나 응고를 일으킬 수 있으므로 정맥 주입되고 있다면 생리식염수로 바꾸고 적절한, 바늘인지 확인한다[세포(cell)가 손상 받지 않도록 가능한 한 18 G 같은 큰 주삿바늘 사용].

⑧ 혈액을 연결한 후 점적통에 여과막이 잠길 정도로 혈액을 채운다(혈액이 떨어지는 높이가 높으면 떨어지면서 혈구가 파괴될 수 있다. 따라서 떨어지는 속도가 확인될 정도만큼 혈액을 채운다).

⑨ 분당 100 mL 이상의 속도로 수혈되면 심정지를 유발할 수 있기 때문에 혈액온열장치(blood warmer)를 사용한다.

⑩ 처음 15분 정도는 수혈 부작용이 발생될 수 있으므로 환자상태를 관찰하고 활력징후를 측정한다(대개 부작용은 50~100 cc의 혈액을 주입하는 동안 발생할 수 있다). 활력징후의 변화로 부작용 및 합병증 여부를 가늠할 수 있다.

4) 수혈 시 부작용 및 합병증

(1) 알레르기 반응(allergy reaction)

정상 주사 시 나타나는 아나필락시스 시에는 대처하기가 힘들다. 수혈 몇 시간 이내에 두드러기(urticaria), 발진(rash), 가려움증(itch), 호흡곤란, 흉통이 나타나면 수혈을 중지하고 의사에게 알린 후 지시에 따라 항히스타민제를 투여한다.

(2) 열성 반응(febrile reaction)

첫 15분 동안에 발병하며 갑자기 오한, 발열, 두통, 욕지기(구역), 구토가 나타난다. 즉시 수혈을 중지하고 의사에게 알리고 생리식염수를 주입한다.

(3) 순환의 과중(circulatory overload)

혈액량의 과도한 증가로 나타나며 1시간 이내에 발병한다. 중심정맥압이 상승하며 목(경)정맥 팽만, 빠르고 강한 맥박, 호흡곤란, 허파바닥부(폐저부)에서의 거품소리(수포음, rale), 오한과 발열이 나타난다. 즉시 수혈을 중지하고 환자의 다리를 침대 밑으로 내리게 하거나 앉힌 후 의사에게 알린다. 예방을 위해서는 천천히 주입해야 한다.

(4) 감염(infection)

혈액으로 전염되는 모든 것을 말하며 간염, 매독, 말라리아, 톡소플라스마, 후천면역결핍증후군(에이즈) 등에 감염될 수 있다.

(5) 발열성 반응(pyrogenic reaction)

혈액 투입과정 중에 균이 들어가서 생기는 것으로 배통(복통), 혈압저하, 얼굴 붉어짐, 고열이 나타난다. 즉시 수혈을 중지하고 의사에게 알리고 생리식염수를 주입한다. 혈액배양검사를 실시하고 항생제를 투여한다.

(6) 용혈성 반응(hemolytic reaction)

다른 혈액을 투여할 때 나타나며 수혈 시작 후 10분 이내에 오한, 발열, 호흡곤란, 특히 허리통(요통)을 호소하며 조금 지나면 혈뇨(hematuria)가 나온다. 혈압하강이 나타나며 이때 환자는 매우 비정상적으로 불안해한다. 즉시 수혈을 중지하고 의사에게 알리고 생리식염수를 주입한다. 활력징후를 측정하고 공혈자의 혈액을 재확인하기 위해 교차적합시험(교차시험, cross matching)을 재검사한다.

(7) 공기색전증(air embolism)

수혈과정에서 공기가 들어갔을 경우, 항원-항체반응 시에도 나타난다.

(8) 콩팥기능상실(신부전) 반응(kidney shutdown)

수혈 시작 후 수분에서 수 시간 내에 콩팥(신장)이 작용하지 않아 콩팥기능상실(신부전)으로 사망한다. 투석(hemodialysis)을 통해 치료해야 한다.

5. 국소적 약물투여

약물을 신체부위에 직접 바르거나 넣는 것을 말하며 국소적 약물에는 피부과 약물이나 세척제, 점적제 등이 포함된다.

1) 피부약

(1) 목적

피부약은 다음과 같은 목적으로 사용된다.

① 가려움을 감소시키기 위해
② 피부를 매끄럽고 부드럽게 하기 위해
③ 국소적인 혈관수축이나 혈관확장을 위해
④ 피부의 분비물을 감소시키거나 증가시키기 위해
⑤ 피부에 보호막을 만들기 위해
⑥ 감염의 치료나 예방을 위해 항생제나 방부제를 적용하기 위해

(2) 세척

세척은 다음과 같은 목적으로 사용된다.

① 이물질이나 분비물을 제거함으로써 부위를 깨끗이 하기 위해
② 열이나 냉의 적용을 위해
③ 방부용액과 같은 약물을 적용하기 위해
④ 수술할 부위를 준비하기 위해

2) 눈 세척과 약 넣는 법

눈 세척은 눈의 결막낭을 씻어내는 것으로 멸균된 기구를 사용해야 한다. 안과용 약물은 액체나 연고형태로 투여되며 대개 멸균된 약제가 사용되지만 반드시 무균술을 적용해야하는 것은 아니다. 처방된 약제는 보통 1% 이하로 희석되어 사용된다.

(1) 목적

① 가려움증이나 진통을 완화시키기 위해서
② 눈의 분비물이나 이물을 제거하기 위해서
③ 눈의 검사나 치료를 하기 위해서

(2) 준비물

처방된 약과 약카드, 곡반, 점적기, 약 쟁반, 안과용 세척기, 세척액 담을 멸균된 용기, 멸균된 마른 솜, 안연고, 안점안액, 세척액(보통 37℃ 용액 60~240 mL), 소독 솜(2% boric acid sponge), 멸균장갑, 생리식염수에 적신 멸균된 솜, 안대와 반창고 등

(3) 방법

① 투약 또는 세척의 처방을 확인하고 손을 씻는다.
② 준비물을 확인하고 환자에게 절차를 설명한다.
③ 약 넣을 눈(혹은 세척할 눈)을 확인한다. 환자를 눕히거나 앉혀 머리를 약간 뒤로 젖히면서 환부가 아래로 가도록 한다.
④ 시술자는 환자의 머리 쪽에 서는 것이 좋다. 분비물이 있을 때 소독 솜으로 닦아준다(눈의 안쪽에서 바깥쪽으로 닦는다).
⑤ 세척 시는 환자의 위와 아래 결막을 면봉을 이용하여 가능한 한 벌린 후 눈동자를 위, 아래, 왼쪽, 오른쪽을 쳐다보도록 시키고 세척기는 눈 위 2.5 cm 지점에서 눈구석(안각)의 안쪽에서 바깥쪽으로 세척액이 흐르도록 한다. 세척 후 멸균된 마른 솜으로 눈 주위를 닦아낸다.
⑥ 점적 시는 아래 결막낭을 노출시키고〈그림 9-46〉 필요한 양만큼의 약물을 점안기에 넣어두고 점안기를 결막낭의 1~2 cm 위쪽에 위치하도록 하고 정확한 방울 수를 점안한다. 이는 각막을 보호하기 위함이다.
⑦ 연고를 점안할 때는 아래 결막낭의 윗부분에서 튜브를 잡고서 3 cm 정도의 연고를 눈구석(안각)의 안쪽에서 바깥쪽으로 짜 넣은 후 환자에게 눈을 가볍게 감도록 한다. 물약인 경우는 점안 후 눈물관을 30초 정도 눌러준다. 이는 약물이 전체적으로 퍼지면서 누관으로 흐르는 것을 방지하기 위함이다.

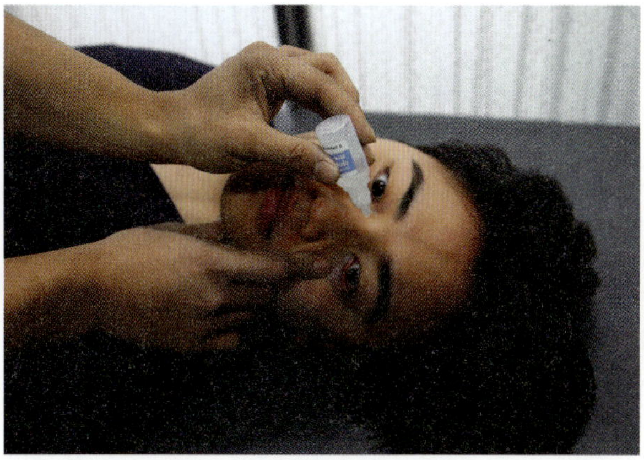

[그림 9-46] 눈에 약을 점적하는 법

⑧ 흘러내리는 약물을 제거하기 위해 눈꺼풀(안검)을 깨끗이 닦는다.

⑨ 필요 시 안대를 대주고 반창고로 고정시킨다.

⑩ 환자의 반응을 평가하고 내용을 기록한다.

3) 귀 세척과 약 넣는 법

(1) 목적

① 바깥귀길(외이도)의 분비물을 제거하거나 치료하기 위해(통증완화)

② 바깥귀길(외이도)의 이물질을 제거하기 위해

(2) 준비물

처방된 약과 약카드, 세척용액을 담을 용기, 수액 걸대, 면봉, 곡반, 세척용액(약 500 mL), 고무발브 세척기(Rubber Bulb Syringe), 초자 세척기(Glass Asepto Syringe), 방수포, 마른 솜, 장갑, 이경(귀보개, ear speculum) 등

(3) 방법

① 투약 또는 세척의 처방을 확인하고 손을 씻는다.

② 준비물을 확인하고 환자에게 절차를 설명한다.

③ 환자의 자세는 치료받을 귀를 위쪽으로 오도록 하여 옆누운자세(측위)를 취해준다.

④ 환자의 귓바퀴(이개)와 바깥귀길관(외이도관)을 평가하고 분비물이 있으면 면봉을 사용하여 깨끗이 닦아낸다.

⑤ 세척 시 환자의 귀길관(이도)이 일직선을 유지하도록 하기 위해 영아의 경우는 귓바퀴(이개)를 후하방으로 잡아당기며 성인의 경우 귓바퀴(이개)를 후상방으로 잡아당겨 잘 보이도록 한다

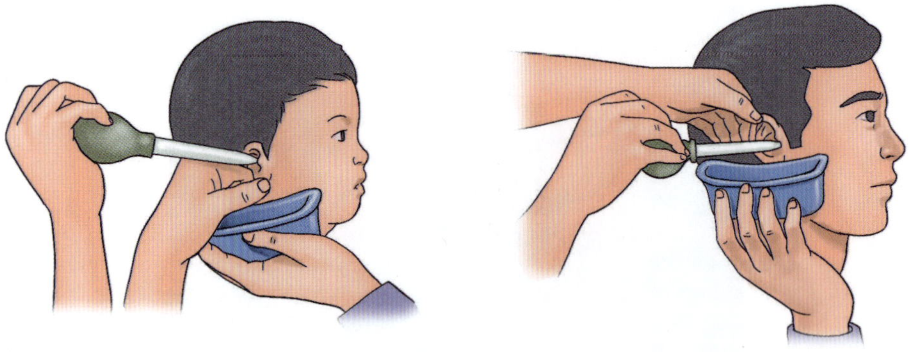

A. 영아 B. 성인

[그림 9-47] 바깥귀길(외이도)가 일직선이 되도록 귀바퀴(이개)를 잡아당기는 방법

〈그림 9-47〉. 이는 귀길관 전체로 약물이 쉽게 흘러가도록 하기 위함이다.

⑥ 주사기의 연결부위를 귀길관(이도)에 삽입한 후 귀인두관(이관, eustashian tube)의 위쪽(상방)을 향해 주사기의 내관을 부드럽게 밀어서 용액을 흘러 보낸다. 준비된 세척액으로 귀인두관(이관)이 깨끗해질 때까지 세척하고 멸균된 마른 솜으로 귀 바깥쪽을 닦는다. 세척 받은 귀가 밑으로 향하도록 환자가 옆누운자세를 취하도록 한다.

⑦ 점적 시는 ⑤와 같은 방법으로 귀길관(이도)을 일직선으로 유지시켜 귀길관(이도)의 한쪽 벽을 따라 정확한 방울수의 약물을 점적한다. 귀의 귓불(이주, tragus)을 부드럽고 단단하게 여러 번 눌러주어 약물이 귀인두관으로 쉽게 흘러가도록 한 후, 귀길관(이도) 내에 솜을 가볍게 삽입하여 약 15~20분간 그대로 둔다.

⑧ 환자의 반응을 평가하고 내용을 기록한다.

4) 코에 약 넣는 법

(1) 목적

① 코점막(비점막) 부종 감소를 위해

② 비강내 분비물을 씻어내기 위해

③ 코안(비강)이나 코곁굴(부비동, paranosal sinus)의 감염을 치료하기 위해

(2) 준비물

① 처방된 약과 약카드, 점적기, 휴지 또는 수건, 곡반, 고무포와 핀 등

(3) 방법

① 투약 처방을 확인하고 손을 씻는다.

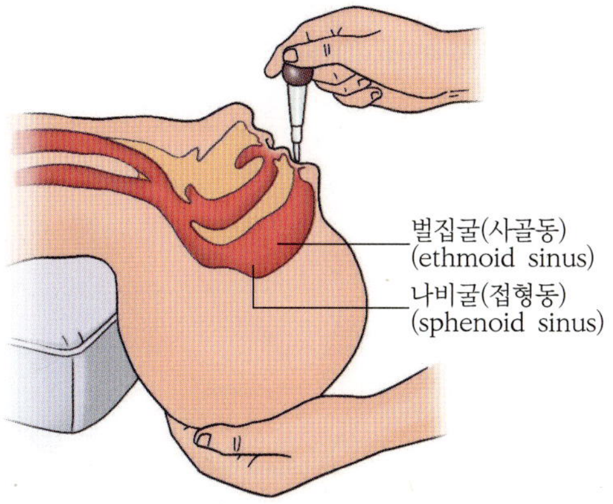

A. 프로엣쯔 자세(Proetz position)

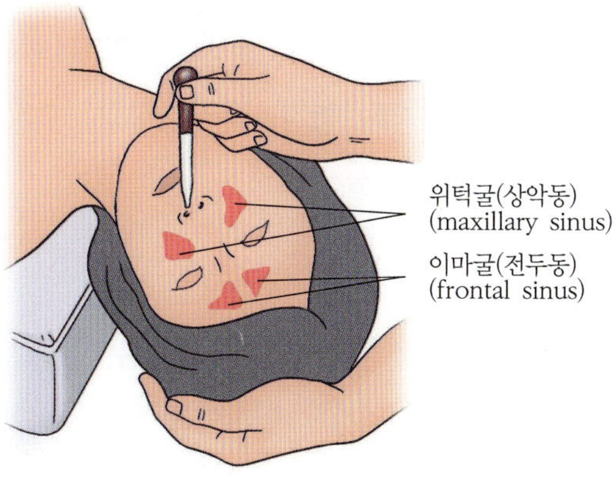

B. 파킨슨 자세(Parkinson position)

[그림 9-48] 코에 약을 점적하는 법

② 준비물을 확인하고 환자에게 절차를 설명한다.

③ 필요하면 코를 풀도록 하여 코안(비강)을 깨끗이 한다.

④ 환자를 바로누운자세(앙와위, supine position)로 눕히고 베개를 어깨 밑에 고여 주어 머리가 침상에 닿도록 한다〈그림 9-48〉. 이것이 프로엣쯔(Proetz) 자세이며 이 자세에서 머리를 한쪽 옆으로 돌리는 것을 파킨슨(Parkinson) 자세라 한다. 프로엣쯔(Proetz) 자세는 나비굴(접형동, sphenoid sinus)과 벌집굴(사골동, ethmoid sinus)의 병변을 치료하고자 할 때 취하며 파킨슨(Parkinson) 자세는 위턱굴(상악동, maxillary sinus)과 이마굴(전두동, frontal sinus)의 병변을 치료할 때 사용된다.

⑤ 코안(비강)을 평가하고 처방된 약을 점적기에서 뽑는다.

⑥ 점적기의 끝을 코안(비강) 바로 위에 위치시켜 벌집굴(사골동) 위코선반(상비갑개, superior nasal concha)의 가운데 선을 향해 약물을 떨어뜨린다〈그림 9-48〉.

⑦ 약 5~10분간 머리를 낮게 한 자세로 있게 한다.

⑧ 환자의 반응과 내용을 기록한다.

5) 질 세척과 약 넣는 법

(1) 목적

① 질을 청결하게 하기 위해

② 가려움증이나 통증을 완화하기 위해

③ 질내 국소염증을 치료하기 위해

(2) 준비물

① 처방된 약과 약카드, 질 세척 세트(1회용), 세척액 용기, 세척액(40.5℃의 용액 1,000~2,000 mL), 방수포, 변기, 휴지, 장갑, 수액 걸대, 윤활제, 위생패드나 타월, 스크린, 국소장치(applicator) 등

(3) 방법

① 투약 처방을 확인하고 손을 씻는다.

② 준비물을 확인하고 환자에게 절차를 설명한다.

③ 스크린을 쳐 프라이버시를 지켜주고 소변을 보도록 한다.

④ 환자를 배횡와위로 유지시켜 샅(회음, perineum)만 노출시키고 다른 부위는 잘 덮어 보온에 유의한다.

⑤ 샅(회음)을 평가하고 깨끗이 한다.

⑥ 세척 시는 배횡와위로 누운 환자의 볼기 밑에 변기를 넣어주어 볼기가 어깨보다 높게 유지하도록 하며 변기 밑에 방수포를 깔아둔다. 세척액을 걸대에 걸고 질보다 약 30 cm 정도 위에서 용액을 통과시킨 후 되돌아 나오도록 한다.

⑦ 좌약 삽입 시 수용성 윤활제를 바르고 장갑을 끼고 질을 노출시킨 후 질 후벽을 따라 좌약을 적어도 8 ~10 cm 정도 질강 깊숙하게 삽입한다〈그림 9-49〉.

⑧ 질 크림이나 젤리 또는 거품 주입 시는 국소장치(applicator)를 약 5 cm 정도 부드럽게 삽입하고 국소장치(applicator)가 빌 때까지 용기의 내관을 천천히 밀어 넣는다〈그림 9-50〉.

⑨ 모두 5~10분 동안은 그 자세로 누워 있도록 한다.

⑩ 환자가 편안하도록 샅(회음)을 닦아주고 주변을 정리한다.

⑪ 환자의 반응과 내용을 기록한다.

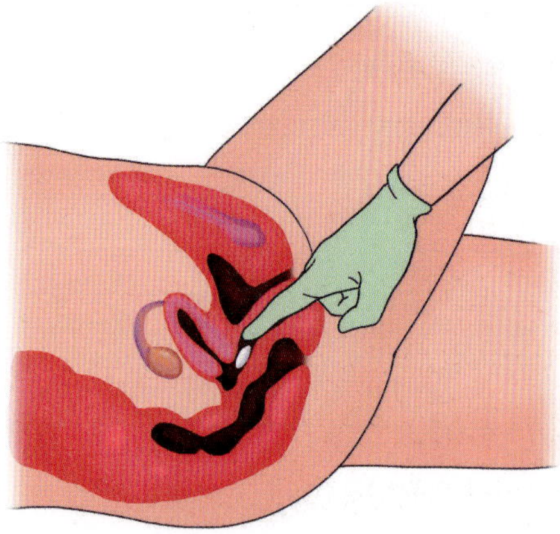

[그림 9-49] 질 좌약 삽입

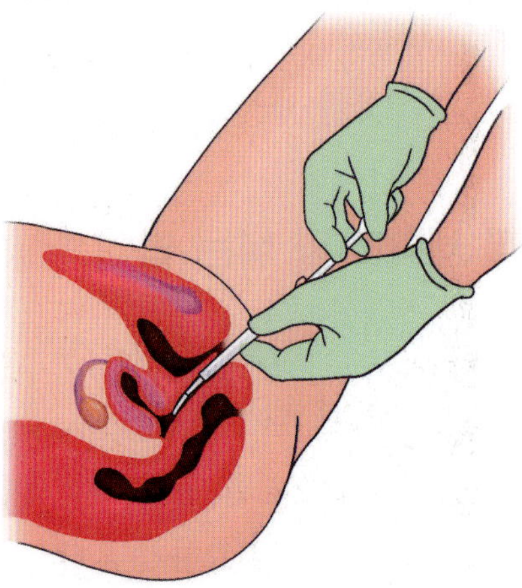

[그림 9-50] 질 세척

6) 곧창자(직장)에 약 넣는 법

(1) 목적

① 국소적인 자극으로 원활한 배변을 하기 위해

② 진정제, 신경안정제, 해열제 등 다양한 약물을 투여하기 위해

(2) 준비물

① 처방된 약과 약카드, 장갑, 윤활제, 고무포, 곡반, 스크린, 휴지, 변기 등

(3) 방법

① 투약 처방을 확인하고 손을 씻는다.

② 준비물을 확인하고 환자에게 절차를 설명한다.

③ 환자의 프라이버시를 위해 스크린을 치고 심스자세(반복위 sim's position)로 눕게 한다.

④ 항문조임근(항문괄약근)을 이완시키기 위해 입으로 숨을 쉬도록 하며 환자의 볼기근(둔근)만 노출시키고 다른 곳은 보온해준다.

⑤ 장갑을 끼고 엄지손가락과 둘째손가락으로 좌약을 잡고 좌약과 둘째손가락에 윤활제를 바른다.

⑥ 윤활제를 바른 둘째손가락으로 곧창자(직장)벽을 따라 부드럽게 좌약을 삽입한다〈그림 9-51〉. 성인의 경우 10 cm 정도, 소아의 경우 5 cm 이하

⑦ 좌약이 점막으로 흡수가 잘 되도록 곧창자(직장)벽에 밀착되도록 해야 하며 대변 속에 있어서는 안 된다. 손가락을 뺀 후 환자가 곧창자(직장)로부터 약을 빼 버리고 싶다는 느낌이 없어질 때까지 몇 초 동안 양쪽 엉덩이를 한데 모아 꽉 누르고 있어야 한다.

⑧ 환자를 편안히 해주며 좌약을 삽입한 후 15~20분간 가만히 누워 있도록 한다.

⑨ 환자의 반응과 내용을 기록한다(배변 후의 상태도 기록함).

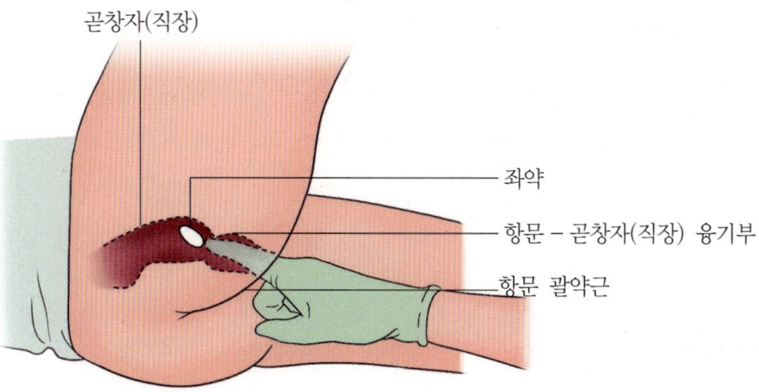

[그림 9-51] 곧창자(직장) 좌약 삽입

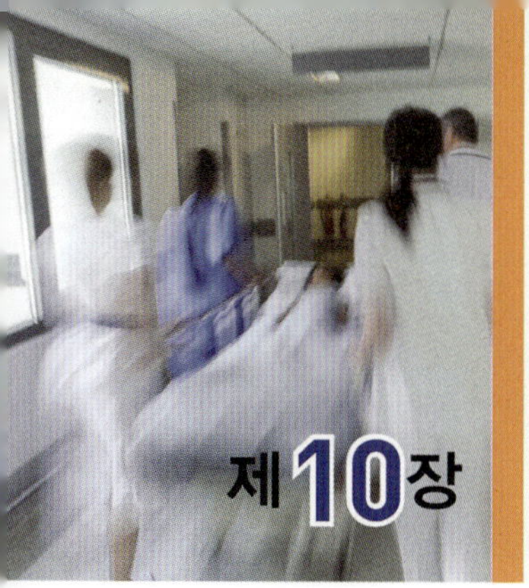

제10장 응급수술 관리

학습목표

이 장을 통하여 다음과 같은 내용을 학습한다.

1. 수술의 유형을 설명할 수 있다.
2. 수술대상자에게 위험을 미치는 영향을 설명할 수 있다.
3. 수술대상자에 대한 수술전 준비를 설명할 수 있다.
4. 기본 수술기구를 설명할 수 있다.
5. 수술 후 대상자 상태를 평가하고 관리를 설명할 수 있다.

수술을 받게 되는 환자는 신체적 스트레스 뿐 아니라 정신적, 심리적 스트레스로 공포와 불안을 느끼며 신체적 이미지 변화와 통증을 겪게 되고 죽음에 직면하기도 한다. 특히 예기치 못하게 갑작스런 응급 수술을 받게 되는 경우 대상자와 그 가족은 더욱 당황하게 되고 높은 스트레스 상태에서 적절하게 대처하지 못할 수 있다. 대상자가 신체적, 정신적, 심리적으로 가장 좋은 상태에서 수술 받고 회복할 수 있도록 적절한 관리를 제공하는 것이 필요하다.
수술주기(perioperative period)는 수술 전(preoperative), 수술 중(intraoperative), 수술 후(postoperative) 단계가 포함된다. 수술 전기는 대상자가 수술하기로 결정한 때부터 수술침대로 옮겨질 때까지의 시간으로 이 시기에는 수술을 받게 되는 대상자의 정신적, 신체적 준비를 돕고 수술과 관련하여 대상자가 알아야 할 내용을 교육한다. 수술 중기는 대상자가 수술 침대에 옮겨진 순간부터 회복실로 옮겨질 때까지의 기간으로 대상자의 안전유지에 주력한다. 수술 후기는 회복실로 옮겨진 다음부터 대상자가 완전히 회복될 때까지의 기간이다. 이때에는 마취에서 깨어나도록 돕고 수술 후 합병증과 불편감을 예방하여 대상자가 가능한 최적의 건강 상태를 달성할 수 있도록 도와준다.

1. 수술 유형

수술은 목적, 긴급성, 위험 정도에 따라 그 유형이 분류된다.

1) 목적에 따른 유형

수술의 유형을 목적에 따라 분류하면 진단적 수술은 질병을 확진하기 위한 수술로 조직 생검(biopsy)이 이에 속한다. 완화적 수술은 질병의 근본치료는 아니지만 증상을 완화시키기 위해 시행되는 것으로 통증을 완화하기 위한 신경근 절제가 이에 속한다. 예방적 수술은 악성이 될 가능성이 있는 조직을 사전에 미리 진단하고 제거하는 것으로 대장의 폴립 제거술이 이에 속한다. 치료적 수술은 손상된 조직이나 기관의 기능이나 모양을 개선하거나 교정하기 위한 것이며, 절제수술은 질병이 있는 부위를 제거하는 수술이다. 성형수술은 조직의 이식 또는 이동과 같은 방법으로 선천적으로 부족한 조직 또는 기형, 후천적으로 부족, 변위한 부분 때문에 생긴 변형을 외견과 기능적으로 정상과 같은 정도의 것으로 바꾸는 것을 목적으로 하는 수술이다. 예를 들면, 피부 모양 변화나 화상으로 인한 치료, 흉터 제거 수술이 해당된다.

2) 긴급성에 따른 유형

수술의 유형중 긴급성에 따라 응급수술은 생명을 구하기 위해 즉각적으로 수행해야 하는 수술이며 긴급수술은 즉각적인 중재가 필요하되 24~48시간 이내 시행해야 하는 수술이다. 심한 외상이나 내출혈 시 생명의 보존이 필요한 응급상황에서의 수술이나 골절, 막창자꼬리(충수)의 염증제거와 같이 빠른 시일 내에 시행되는 수술을 말한다. 계획된 수술(elective surgery)은 생명을 즉각적으로 위협하는 것은 아니지만 수주 혹은 수개월 내로 삶을 개선하기 위한 수술로서 만성 쓸개(담낭)질환자의 쓸개(담낭)절제술, 엉덩관절(고관절) 대치술, 유방재건성형술 등을 예로 들 수 있다.

3) 위험 정도에 따른 유형

위험 정도에 따라 수술유형 중 대수술(major surgery)은 복잡하고 다량의 혈액손실이 일어날 수 있는 신체부위의 광범위한 재구성 또는 변화 등으로 인해 위험 수준이 높은 수술로 장기이식 수술이나 심장수술 및 폐엽 절제술 등을 예로 들 수 있다. 소수술(minor surgery)은 위험 정도가 낮으며 수술 시간이 짧고 국소적인 변화를 나타내는 수술로 유방 조직 생검, 편도절제술 등이 있다.

2. 수술 대상자에게 위험을 유발할 수 있는 영향 요인

대상자의 연령, 전반적인 건강상태, 영양상태, 약물사용과 정신적 건강상태 등은 수술과정에서 대상자에게 위험상태를 유발하는 요인이 될 수 있다.

1) 연령

수술에 대한 영아의 신체 반응은 성인과 많이 다르다. 영아는 혈액량이 제한되어 수분을 추가로 보충하는데 한계가 있다. 또한, 상대적으로 체표면적은 넓고 체온조절 기능이 미숙하여 저체온의 위험이 높다. 콩팥(신장), 간, 면역체계와 같은 기관의 발달도 미숙하여 약물대사나 제거, 감염에 대한 저항력에 영향을 미친다.

노인은 노화로 인한 기능저하로 수술 동안 더 위험에 처할 수 있으며, 신체 수분량 감소, 콩팥(신장)기능 감소, 갈증반응 감소로 수분과 전해질 불균형의 위험 발생이 증가한다. 노인들은 심혈관 질환, 만성 허파(폐)질환, 당뇨병 등과 같은 만성질환을 앓은 경우가 많으므로 투약이나 수술에 대한 반응에 영향을 미친다.

2) 일반적 건강상태

대상자의 일반적 건강상태가 좋으면 수술 시 위험이 적지만, 감염이나 병리적 문제가 있으면 수술 시 위험이 높아진다. 특히, 상기도 감염은 전신 마취 중 환자의 호흡 기능에 부정적인 영향을 미칠 수 있다. 금연은 폐합병증 감소에 필수적이므로 확인하여야 한다.

3) 영양상태

수술 후 조직재생에는 적절한 영양이 필요하다. 영양 결핍 시 상처치유가 어려우며 감염과 수분 및 전해질의 변화가 올 수 있다. 비만은 수술 후 폐렴, 상처감염, 상처분리 등과 같은 합병증을 가져올 수 있다.

4) 투약

약물의 사용은 수술과 관련된 위험을 높일 수 있다. 예를 들면, 혈전 용해제나 항응고제는 혈액응고 시간을 연장시키며, 코르티코스테로이드제는 상처치유를 방해하고 감염의 위험을 증가시킨다. 이뇨제는 수분과 전해질의 균형에 영향을 미친다. 대상자들은 약물들이 상호작용하여 부작용을 일으킬 수 있다는 것을 알지 못하므로 대상자와 가족에게 수술 전에 특별한 건강문제로 인해 처방받아 상용하는 약물이 있는지 또는 처방없이 임의로 상용하는 약물이 있는지에 대해 질문해야 한다.

5) 정신건강상태

정신질환, 정신지체 또는 인지기능에 문제가 있거나 과도한 불안상태의 대상자들은 수술로 인한 스트레스를 이해하고 대처하는 능력이 떨어지며 필요한 협조가 잘되지 않을 수 있다. 정신질환과 관련하여 항경련제나 향정신성 약물을 복용하는 경우 마취제나 진통제와 상호작용하여 위험을 높일 수 있다.

3. 수술 전 준비

1) 대상자 준비

(1) 수술 전 동의

의사는 수술 전 대상자에게 수술과 마취에 관하여 설명하고 "수술과 마취에 대한 동의서"에 최종 서명을 받는다. 이것은 대상자가 자신의 수술과 마취에 대해 이해하고 동의하는 것으로 원하지 않는 수술과 마취를 받지 않도록 대상자를 보호하며, 구두로 수술과 마취에 동의하였던 대상자나 가족의 소송으로부터 병원이나 의료인들을 보호한다. 그러므로 수술 전에 수술과 마취 동의서에 대상자나 보호자가 서명하였는지 확인해야 한다.

(2) 선별검사(Screening test)

수술 전에 대상자의 비정상 소견을 명확히 확인하고자 의사의 처방에 의하여 일반적인 수술전 선별검사나 대상자의 질환과 직접 관련 있는 진단검사를 실시하게 된다.

[표 10-1] 일반적인 수술 전 선별검사

검　사	목　적
혈구검사(CBC)	적혈구, 헤모글로빈, 적혈구용적률은 혈액의 산소운반 능력으로 중요하며 백혈구는 면역기능의 지침
혈액형과 교차적합시험(교차시험)	수혈 가능한 혈액형의 확인
응고(PT, INR, aPTT, 혈소판 수치)	혈액의 응고력 평가, 출혈경향, 혈전형성 가능성 확인
혈청 전해질(Na^+, K^+, Mg^{++}, Ca^{++}, Cl^-, HCO_3^-)	수분과 전해질 불균형 상태 평가
공복혈당(FBS)	수술전후 혈당이 높거나 낮은지 확인 후 처치하기 위함
혈청 요소질소(BUN), 크레아티닌(Cr)	콩팥(신장) 기능 확인
알라닌아미노 전달효소(ALT), 아스파르테이드아미노 전달효소(AST), 젖산탈수소효소(LDH), 빌리루빈	간기능 확인
혈중 알부민, 총 단백질	영양상태 확인
소변검사	요로계 감염과 비정상 성분 확인
가슴 엑스선(X-ray)	호흡기계 상태와 심장의 크기 평가
심전도(EKG)	심장 질환과 전해질 불균형 확인
면역혈청 검사 HBsAg, Anti-HBs Ab, Anti-HCV Ab, Anti-HIV, VDRL	각종세균 및 바이러스에 대한 항원 항체검사는 하는 것으로 B, C형 간염, 에이즈, 매독 등을 진단

(3) 위생 및 피부준비

수술 전에 모든 보철류(안경, 콘택트렌즈, 인공안구, 의치, 가발 등)를 제거해야 한다. 의치는 마취나 수술 중 빠져서 기도를 폐쇄할 수 있으므로 빼서 의치전용보관함에 보관하도록 한다. 수술 중 전기외과적 방법을 사용하게 되면 화상의 위험이 있기 때문에 귀금속은 제거한다. 반지는 수술 후 손가락이 부을 위험이 있으므로 뺀다. 수술 중과 수술 후 대상자의 순환상태를 평가하기 위하여 손톱과 피부 및 입술 색깔을 정확히 확인할 수 있도록 매니큐어, 인조손톱을 제거하고 모든 화장은 수술 전에 지운다.

긴머리는 묶고, 머리핀은 수술 전에 제거하여 수술 중 무의식 상태인 대상자의 머리덮개(두피)를 압박하거나 상처를 입히는 것을 예방한다. 수술모자를 씌워 머리카락과 머리덮개(두피)에 있는 미생물을 차단하고 속옷은 입지 않으며 환의만 입게 한다.

수술전 대상자에게 목욕과 샤워가 처방되기도 한다. 목욕이나 수술부위의 세척과 면도, 소독과 같은 수술환자의 피부 준비(skin preparation)는 피부의 이물질과 미생물을 감소시켜 상처감염의 위험을 방지하기 위함이다. 수술부위 세척은 스펀지를 이용하여 수술부위의 중앙에서 밖으로 세척소독제를 바른다. 주름지거나 패인 배꼽 등은 면봉을 사용하고 솔은 손톱, 손이나 발의 굳은 살 부위를 세척하는데 필요하다. 수술부위 털의 제거는 의사의 지시나 기관의 정책과 절차에 따라 필요할 때만 실시한다. 제모를 하는 경우 피부에 미세한 손상을 유발하여 미생물에 대한 피부의 정상적인 보호 장벽을 파괴함으로써 수술부위감염 발생위험이 증가한다. 이러한 피부손상을 최소화하기 위한 방안으로 면도기 대신에 클리퍼 사용이 권고되었다. 면도기는 피부에 면도날이 직접적으로 닿는 것에 비해, 클리퍼는 직접적으로 피부에 접촉하지 않고 체모를 제거할 수 있다는 장점이 있다. 그 외의 방법으로 제모크림을 사용하지만, 제모크림 사용 시 시간소요 및 알러지 반응 등의 제한점이 있다. 수술부위 피부소독은 수술부위의 중앙에서 시작하여 가장자리 쪽으로 원모양을 그리며 끝낸다. 소독 스펀지는 한 번 사용 후 버려야 하며 피부절개선을 중심으로 사방 약 12인치(30 cm) 정도의 피부를 닦는다.

(4) 위창자(위장)관 및 배설관련 준비

수술시 마취제는 위창자 기능을 악화시키고 구토를 유발하여 질식의 위험을 초래할 수 있으므로 수술 전 8시간 정도는 금식을 권유하여 보통 수술 전날 자정부터 금식시킨다. 미국 마취학회의 지침에 의하면 전신마취, 국부마취, 진정제 및 진통제가 요구되는 수술 전에는 2시간 전까지 맑은 유동식을 섭취할 수 있으며, 가벼운 식사는 수술 6시간 전까지 가능하며, 많은 양의 식사를 한 경우 8시간 정도 경과 후에 수술할 것을 권유하고 있다.

수술 전 청결관장이 처방되기도 하는데 대변으로 수술부위가 오염되거나 변비를 초래하는 것을 예방하기 위함이다. 수술 전 유치카테터 삽입 처방은 방광을 비워 수술시 방광의 손상을 예방하고 소변에 의한 오염을 예방하며, 수술 중이나 수술 후 배뇨량을 정확히 측정하기 위한 것이다. 유치카테터를 삽입하지 않은 수술 대상자는 무의식 동안 실금이나 방광 팽만을 예방하기 위해 병실에서 수술장으로 가기 전에 반드시 소변을 보게 한다.

(5) 약물투여

마취의사나 주치의는 환자가 규칙적으로 복용하는 약물을 수술 당일 일시적으로 중단시키거나 수술 전 약물투여를 처방하기도 한다. 따라서 수술 전 처방을 확인하고 수행여부를 점검한다. 수술전 투약은 구강 또는 정맥주사나 피하주사로 할 수 있다. 디아제팜(Diazepam)과 같은 진정제나 안정제는 불안감을 줄이고 마취유도를 쉽게 하고자 함이며, 모르핀(Morphine)과 데메롤(Demerol)과 같은 향정신성 진통제는 안정을 제공하고 마취제의 양을 감소시키기 위하여 처방된다. 아트로핀(Atropine)과 같은 항콜린작용제는 입안과 허파(폐)의 분비물을 줄이고 후두경련을 예방하기 위하여 제공된다. 수술 전 약물 중 경구투약은 의사 처방에 의해서 진행하는데 다른 지시가 없으면 수술실 가기 60~90분 전에 소량의 물과 투여한다. 피하나 정맥주사는 주로 환자가 수술전 대기 장소나 수술실에 도착한 후 투여한다. 졸림과 같은 약물효과가 있으면 환자에게 미리 알려주어야 한다.

(6) 수술 전 대상자 확인 및 기록

수술을 위한 마지막 단계에서 확인할 사항은 다음과 같다. 수술할 대상자를 확인하고 팔찌를 부착하며, 수술동의서와 마취동의서에 환자와 보호자의 서명이 있는지를 확인한다. 또한, 수술 전 선별검사 결과에 대한 기록지가 있는지를 확인한다. 그리고 대상자가 수술을 위해 금식하고 있는지, 모든 보철류(안경, 콘택트렌즈, 인공눈알(안구), 의치, 가발 등)를 제거하고 피부준비가 되어 있는지, 속옷을 제거하고 환의만 입었는지, 수술 전 투약이 이루어졌는지 등에 대해 점검한다. 수술을 위한 모든 준비가 확인되면 병원의 이송요원을 불러 운반차에 대상자를 안전하게 옮긴 후 대상자와 함께 수술장으로 이송시키도록 한다. 이때 운반차의 난간을 올려 대상자가 떨어지지 않게 한다. 대상자를 수술장으로 보내면서 수술하는 동안 보호자가 기다릴 수 있는 장소에 대해 안내해 준다.

2) 수술실 준비

수술방은 최소 수술 1시간 전에 청결활동을 실시한다. 수술팀은 멸균 작업팀과 비멸균 작업팀으로 구분되는데 수술 집도의나 보조의, 소독 간호사(scrub nurse), 진료보조사(PA, physician assistant) 등과 같은 멸균 작업팀원은 외과적 손씻기로 손을 소독한 뒤 멸균가운 및 멸균장갑을 착용하고 수술에 참여한다. 비멸균 작업팀은 마취의사나 순환간호사(circulating nurse), 수련의, 진료보조사(PA) 등으로 외과적 손소독은 하지 않고 수술과 관련된 작업을 하는 사람을 말한다. 비멸균 작업팀원은 멸균테이블과 다른 멸균테이블 사이와 같은 두 개의 멸균영역 사이를 통과하지 않도록 해야 하며, 멸균지역 가까이에서의 활동을 최소화하고 멸균지역으로부터 적어도 30 cm 이상 거리를 유지하도록 한다. 멸균 작업팀원이라도 멸균물품이나 멸균영역의 오염을 방지하기 위해 멸균영역에서의 움직임은 최소화해야 한다. 멸균 작업팀원 간에 위치를 바꿀 때는 서로 등을 대고 이동하거나, 서로 앞을 보고 이동하여 수술가운 앞부분의 멸균영역을 보호한다. 수술실내에서 착용하는 수술복, 마스크, 모자, 신발 등의 복장은 수술실 외부의 복장과 구분하여 착용해야 한다.

수술환자가 눕게 되는 수술대 위에는 깨끗한 포를 깔고 필요한 지지대와 억제대를 준비한다. 무영등은 여러 방향에서 빛이 비추어져 그림자가 생기지 않고 열이 발생하지 않는 집중 조명등으로 수술부위 쪽을 적절히 비추도록 조절하게 켜서 초점과 강도를 확인한다. 수술 종류와 대상자 상태에 따라 수동심장전기충격기, 대상자 감시 장치, 마취기와 지혈을 위해 조직을 소작하는데 사용되는 전기지짐기(전기소작기, electrocautery, bovie 등), 수술부위의 세척액을 빨아들일 때 사용되는 흡인기(suction) 등 그 외 필요한 여러 장비를 준비하게 된다.

4. 수술 중 관리

병실이나 응급실에서 수술을 받기 위해 수술장에 도착한 대상자는 수술장 입구에서 대상자의 팔찌, 의무기록지와 수술장에 내려온 대상자가 동일 인물인지를 확인하며, 수술을 위해 준비할 사항(수술동의서, 마취동의서, 금식, 보철류 제거, 피부준비 등)이 갖추어져 있는지, 수술명 등을 점검한 후 이상이 없다면 배정된 수술방으로 이송한다.

수술 중에는 대상자를 보호하고, 안전을 유지하며 수술의 원만한 진행을 위해 수술팀과 협조한다. 수술 시에는 수술 자체에 의한 합병증을 최소화하면서 좋은 수술결과를 얻을 수 있도록 수술 술기의 기본 원칙을 준수해야 한다. 팀원 간의 비효과적인 의사소통과 환자의 미참여 등으로 발생할 수 있는 안전사고를 예방하기 위해 환자 확인의 마지막 단계로 '타임아웃'을 시행하여 '정확한 수술환자, 정확한 수술명, 정확한 수술부위를 확인한다.

수술대로 대상자를 옮길 때에는 운반차와 수술대를 확실히 고정하여 대상자가 떨어지지 않도록 주의하고 머리를 보호한다. 팔의 젖힘(과신전, hyperextension)이나 골절을 방지하고 자세로 인해 정맥주사나 삽입된 카테터 등이 빠지거나 눌리지 않도록 주의한다.

수술시 대상자의 자세는 수술이나 마취의 종류, 시행절차, 대상자의 연령과 콩팥(신장), 심장 및 허파(폐)기능, 앓고 있는 질병 등 여러 요인에 의해 결정된다. 수술부위에 접근하기 쉽고 마취제를 투여하거나 마취상태를 모니터하기 쉬우며, 기도를 유지할 수 있어야 한다. 또한, 대상자의 수술절개 부위가 오염되는 것을 방지하기 위해 수술에 필요한 멸균부위를 확보하려는 목적으로 무균 방포(drape)를 이용하여 대상자의 피부절개선을 제외한 전체부위를 싸준다.

1) 마취의 유형

마취는 수술의 유형에 따라 결정되며, 의식의 손실유무에 관계없이 감각의 제한적 소실이냐 전체적 소실이냐에 따라 크게 전신마취나 국소마취로 구분할 수 있다.

(1) 전신마취

전신마취(general anesthesia)는 마취제를 정맥 내 주사나 근육주사로 투입하거나 마스크나 기관 내 삽관을 통해 흡입함으로써 이루어진다. 전신마취는 모든 감각과 의식을 상실시켜 기침과 구역질 반사(gag reflex)와 같은 보호적 반사가 상실되고 뇌의 각성중추(awareness center)의 작용이 차단되어 전신마취 작용인 기억 상실, 진통, 최면, 이완현상이 일어난다. 전신마취의 장점은 대상자가 무의식 상태에 있어 수술과정 동안 불안해하지 않으므로 심장 허파(폐) 기능이 쉽게 조절되며, 수술시간과 대상자의 나이나 신체 상태에 맞추어 마취시간을 조절할 수 있다. 단점은 호흡기계와 순환기계 기능을 저하시킨다는 점이다.

(2) 국소마취

국소마취(local anesthesia)는 인지신경을 억제하여 인지신경이 지배하는 신체의 일부에 대한 신경전도를 억제하여 통각의 전달을 화학적으로 차단하여 얻는 마취효과로 환자의 의식이 있으므로 불안을 감소시키기 위해 진정제를 투여하기도 한다. 국소분무마취(topical ; surface anesthesia)는 피부나 점막에 약물을 직접 도포하는 것으로 리도카인(lidocaine ; xylocaine), 벤조카인(benzocaine) 등이 흔히 사용되며 이 약제들은 쉽게 흡수되고 작용도 빨리 나타난다. 국소마취(local anesthesia ; infiltration)는 작은 상처를 꿰매거나 생검 등 소수술을 할 때 주로 2% 리도카인(lidocaine)이나 테트라카인(tetracaine)과 같은 약제를 특정 부위에 주사한다. 의식하 진정(conscious sedation)은 의식 수준을 최소로 억제하는 것으로 대상자는 의식적으로 기도의 개방성을 유지하고 자극에 적절하게 반응하며 통증 역치가 높아지고 기억상실이 유도되지만 일상생활로 재빨리 회복된다. 다른 진단 검사와 수술을 위해 단독으로 또는 다른 국부마취와 함께 이용된다. 모르핀(morphine)이나 펜타닐(fentanyl)과 같은 정맥용 마약제와 디아제팜(diazepam; valium)이나 미다졸람(midazolam; versed)과 같은 진정제가 흔하게 사용된다.

(3) 국부마취

국부마취(regional anesthesia)는 신체 특정부위의 인지신경을 주행 도중에 차단하여 통각전달을 방해함으로써 감각을 상실시키며 대상자의 의식은 여전히 남아있는 상태이다. 국부마취에는 척수마취, 경질막바깥(경막외) 마취, 신경차단 등과 같은 여러 방법이 이용된다. 척수마취(Spinal anesthesia)는 두 번째 허리뼈(요추, L_{1-2})와 엉치뼈(천골, S_1) 사이에서 허리천자하고 거미막밑(subarachnoid) 공간에 마취제를 주입하여 척수신경의 앞뿌리(전근 anterior root, 운동성 신경)과

뒤뿌리(후근 posterior root, 인지성 신경)을 마취시키는 방법이다. 장점은 의식이 있으며 인후두 반사가 있고 호흡에는 영향을 거의 미치지 않으며 근육이완 효과가 상당히 우수하다는 점이다. 단점은 하지의 세동맥 이완과 운동신경 마비에 따른 정맥환류의 감소로 혈액이 정체되며 순환의 문제가 나타날 수 있다. 그러므로 정맥환류를 돕기 위해 마취 후 머리 쪽을 약간 낮추는 자세를 취해준다. 경질막바깥(경막외) 마취(epidural ; peridural anesthesia)는 허리뼈(요추)천자를 통해 경질막바깥(경막외) 공간(epidural space)에 국소마취제를 주입하며 마취제는 척수액으로 들어가지 않고 척수가 출입되는 신경절에 결합하여 효과를 나타낸다. 아랫배수술, 제왕절개, 하지수술, 간기능과 콩팥(신장)기능장애 환자, 마취 개시 4시간 이내에 음식섭취가 이루어질 환자나 기도확보가 곤란한 환자에게 척수마취나 경질막바깥(경막외) 마취가 이루어질 수 있으며 보다 장시간의 수술이 예상되거나 무통분만 등의 산과마취에는 주로 경질막바깥(경막외) 마취가 이용된다. 신경차단(nerve block)은 신체 일부분에 감각을 공급하는 소신경 그룹에 마취제를 주입하는 방법이다. 팔신경얼기(상완 신경총)와 같은 신경다발에 마취제를 주입시켜 신경자극을 차단하여 팔을 마비시키는 것은 주신경차단(major nerve block)이며, 말초신경차단(minor nerve block)은 얼굴 신경 같은 단일 신경을 차단하는 것이다.

2) 기본 수술기구와 봉합 재료

외과적 수술에는 많은 기계와 기구가 사용된다. 메이오(mayo)대는 멸균포를 덮고 수술시 사용되는 멸균기구와 물품을 펼쳐 놓는 기구대이다. 일반적으로 절개와 관련된 기구들이 메이오(mayo)대 위에 준비한다. 절개세트(incision set)에 포함되는 기구들은 수술의 종류와 각 병원에 따라 약간 차이가 있으나 절개에 사용되는 기본기구에는 예리한 기구와 조직을 붙잡는 기구, 조직을 넓히는데 사용되는 견인기, 봉합(꿰맴) 기구 등이 있다. 물품을 포장한 세트(set)의 멸균포를 열 때는 개봉하기 전에 찢어지거나 물에 젖은 흔적, 멸균 유효기간을 확인하여 멸균여부를 확인해야 하며 멸균물품은 사용 직전에 열어 무균적으로 관리되도록 해야 한다.

(1) 자르는 기구

① 칼날(Knife blades)과 칼손잡이(Knife handle)

조직의 절개나 절제를 하기 위해 일반적으로 3종류의 칼날이 사용되는데 15번 칼날은 다목적으로 널리 사용되며 칼날이 작아 정밀한 가장자리 절제술과 상처교정, 이물질 제거와 같은 난해한 작업에 적당하다. 10번 칼날은 큰 절제가 필요할 때 사용되며, 11번 칼날은 날카롭기 때문에 절개 배농이나 작은 봉합사 제거 등에 사용된다. 주로 사용되는 칼의 손잡이는 3번 표준 바드/파커(Bard/Parker) 스타일이 주로 사용된다.

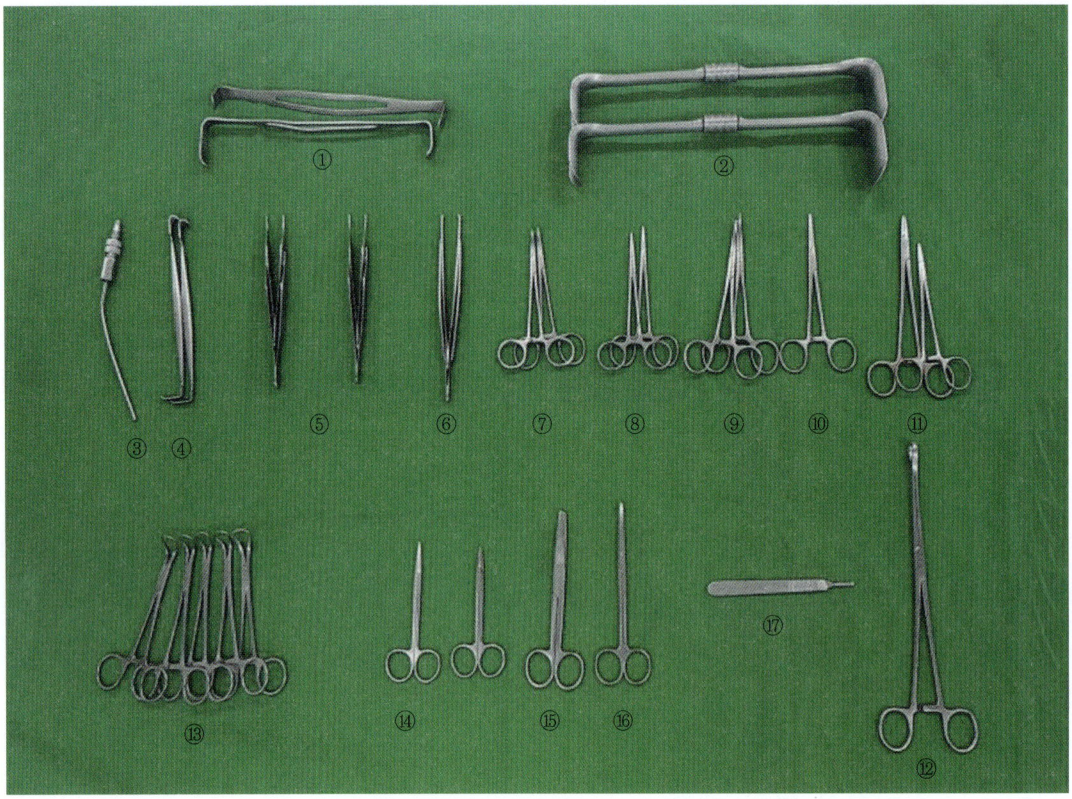

①	Army retractors	배(복부)안 깊은 부위의 조직을 당겨 수술부위를 넓힐 때 사용
②	Richardson-Eastman retractors	배(복부) 수술시 시야확보를 위해 배막(복막)과 주위조직을 잡는 기구
③	Suction tip	상처나 몸의 공간 내 분비물을 흡인하기 위해 흡인기에 연결하여 사용
④	Mathieu retractors	끝이 갈고리 모양으로 정확한 부위를 잡고 넓히는데 사용
⑤	Adson tissue forceps	조직절개나 피부봉합(꿰맴)을 쉽게 하도록 조직을 잡는데 사용하거나 드레싱에 사용
⑥	General surgery tissue forceps	
⑦	Curved mosquito	혈관이나 조직을 압박할 때 사용
⑧	Straight mosquito	
⑨	Curved Kelly	모스키토(mosquito) 사용 시보다 큰 혈관이나 조직을 압박할 때 사용
⑩	Curved hemostats	
⑪	Needle holders	봉합(꿰맴)바늘을 잡는 기구
⑫	Sponge holding forceps	거즈나 수술용품을 집을 때 사용
⑬	Towel clips	방포의 고정에 사용
⑭	Iris scissors	상처와 몸의 공간을 제거하거나 조직, 봉합사, 드레싱을 자르는데 사용
⑮	Mayo scissors	
⑯	Metzenbaum scissors	
⑰	Knife handle	수술 칼날을 끼워 사용할 수 있는 손잡이

[그림 10-1] 메이오(Mayo)대에 정리된 기구들

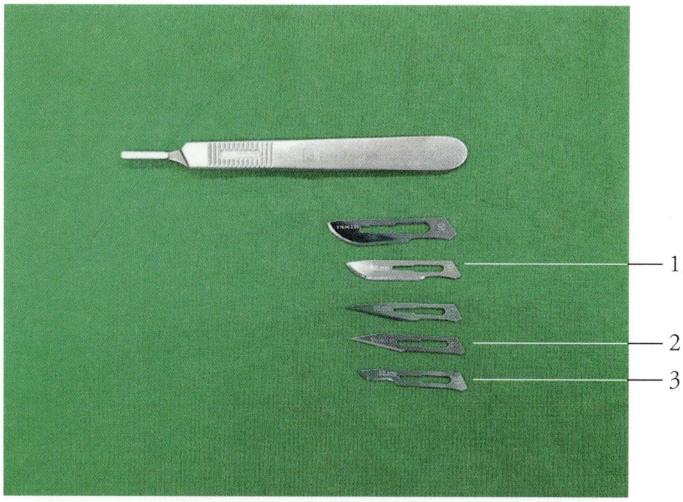

[그림 10-2] 칼손잡이와 칼날 (1: 10번, 2: 11번, 3번: 15번)

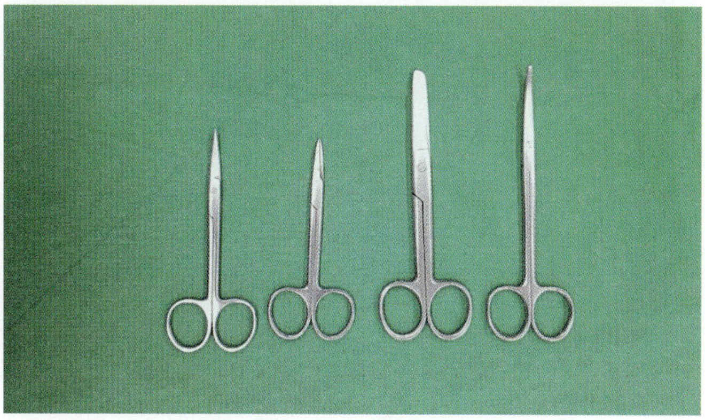

[그림 10-3] 멧젠바움(Metzenbaum) 박리가위(상), 다용도 봉합(꿰맴)가위(중), 아이리스(Iris) 조직가위(하)

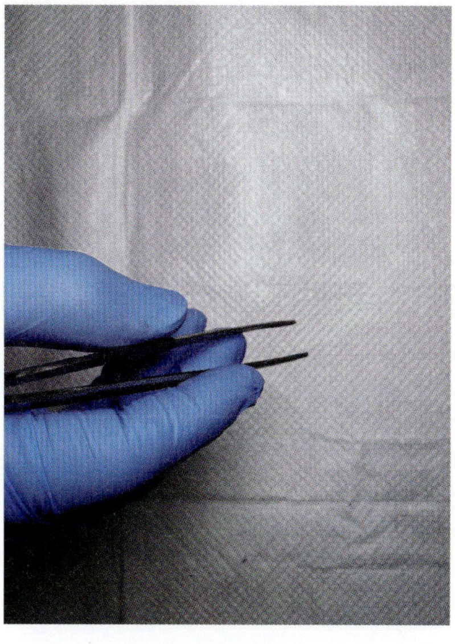

[그림 10-4] 집게(forcep) 잡는법

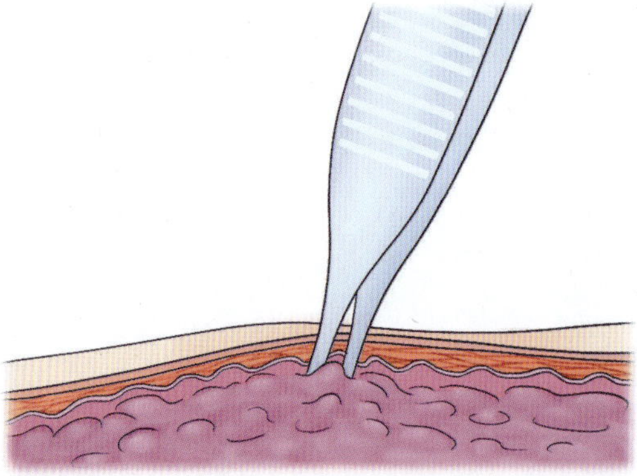

[그림 10-5] 집게(forcep)로 조직을 잡을 때는 표피와 진피의 손상을 막기 위해 얇은 근막 피부밑(피하) 조직을 잡는다.

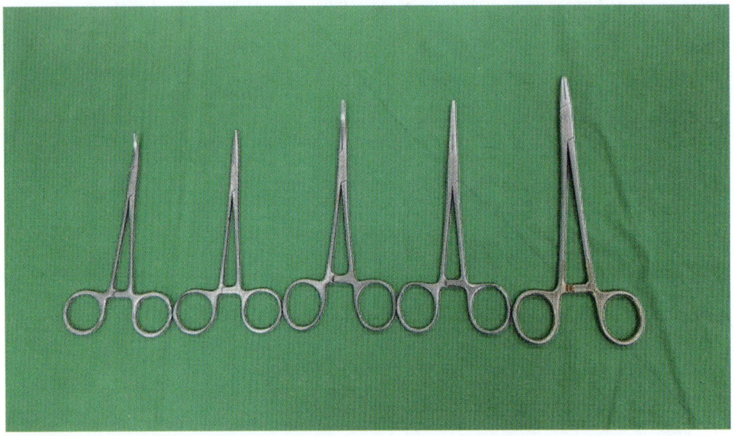

[그림 10-6] 끝이 굽어있는 모스키토(mosquito), 표준(standard)형 켈리(Kelly), 지혈겸자(hemostats)와 끝이 톱니 모양으로 되어 있는 바늘잡개(needle holders)

② 가위(scissors)

상처치료에 주로 사용되는 가위 중 날이 굽어진(curved) 형태이거나 곧은(straight) 아이리스(iris) 또는 조직가위는 작고 날카로우며 정교하기 때문에 정확한 조직절제가 필요한 가장자리 절제술과 상처교정술에 사용된다. 큰 조직의 교정술이나 상처 밑파기가 필요할 때는 끝이 둔한 멧젠바움(metzenbaum) 박리가위를 사용한다. 한쪽 날은 둔하고 다른 하나는 뾰족한 날을 갖는 봉합(꿰맴) 가위는 봉합사나 접착용 테이프, 드레싱 등을 자르는데 다용도로 사용된다.

(2) 붙잡는 기구

① 집게(forceps)

조직을 잡거나 압박할 때, 무균의 거즈나 수술용품을 집을 때 사용한다. 조직을 잡을 때는 날카로운 이를 가진 애드슨(Adson) 집게가 일반적으로 사용되는데 이가 없는 평평한 집게는 평평한 톱니면에 의해 조직이 으깨지거나 쉽게 다치므로 바람직하지 않다. 집게를 사용할 때는 표피나 진피를 직접 잡지 않도록 해야 하며 피부 밑 피하조직의 얇은 근막을 조심스럽게 잡음으로써 상처경계가 안정되고 부주의하게 진피에 가해지는 손상을 피할 수 있다.

② 지혈겸자(hemostats)

지혈겸자는 끝이 미세한 톱니모양으로 되어 있어 지혈을 목적으로 작은 혈관을 조여 고정하기 위해 사용되거나, 얇은 근막을 잡고 고정시키는데 사용되며, 상처난 조직의 깊은 곳까지 노출시키거나 관찰하는데 사용될 수 있는 도구이다. 일반적으로 표준(standard)형의 지혈겸자(hemostats)가 사용되나 섬세한 작업이 필요한 상처에는 모스키토(mosquito) 지혈겸자를 사용한다.

(3) 견인기(retractor)

상처 또는 몸의 공간(체강)을 벌리거나 수술부위를 넓게 노출하기 위해 부위에 따라 여러 종류가 사용된다. 피부와 같이 얇은 조직을 당길 때는 스킨 후크 리트렉터(Skin hook retractor)가 사용되며, 배(복부)안 수술이나 깊은 부위를 당길 때는 아미 리트렉터(Army retractor)와 같은 형태가 사용된다. 웨이트레이너 리트렉터(Waitlaner retractor)는 수술시 절개부위를 넓히기 위해 사용되며 지속적으로 배(복부)막을 넓혀주기 위해 셀프리테이닝 리트렉터(Self-retaining retractor)와 같은 형태로 사용된다.

(4) 바늘(needle)과 바늘잡개(needle holders)

조직의 봉합(꿰맴)에 사용되는 대부분의 커브바늘을 잡을 때는 끝이 톱니모양으로 되어 있는 웹스터(Webster) 바늘잡개가 사용된다. 봉합(꿰맴)에 사용하는 굽은 바늘은 두 가지 형태로 구분된다. 표준원형바늘(tapered needle)은 둥글면서 부드러우며 바늘끝이 점차 가늘어지고 예리한 바늘이다. 역절단 바늘(reverse cutting needle)은 바늘의 불룩한 부위에 날카로운 가장자리가 있어 피부를 부드럽고 손상없이 통과할 수 있다. 역절단 바늘은 피부와 힘줄(건), 뼈막(골막) 등 단단한 조직과 자궁목(자궁경부), 입천장, 혀와 코의 점막조직에 사용된다. 표준원형 바늘은 손상받기 쉬운 조직인 경막, 신경, 피부밑(피하)조직, 배막(복막), 근막, 근육의 봉합(꿰맴)과 허파(폐), 작은창자(소장), 큰창자(대장) 같은 창자(장)조직의 봉합(꿰맴)에 사용된다.

바늘잡개로 바늘을 잡을 때는 바늘귀로부터 전체 바늘길이의 1/3 정도되는 지점을 잡도록 한다. 수술시 바늘을 조직이나 공간(cavity) 내에 두고 꿰매어지게 되는 것을 방지하기 위해 조직이나 몸의 공간을 열기 전에 사용하게 될 바늘의 수를 확인하고, 수술부위를 꿰매기 전에 사용된 바늘이 적절히 회수되었는지 바늘의 수를 확인하고, 피부밑(피하) 봉합(꿰맴)이나 피부 봉합시 다시 한 번 바늘의 수를 확인(needle count)해야 한다.

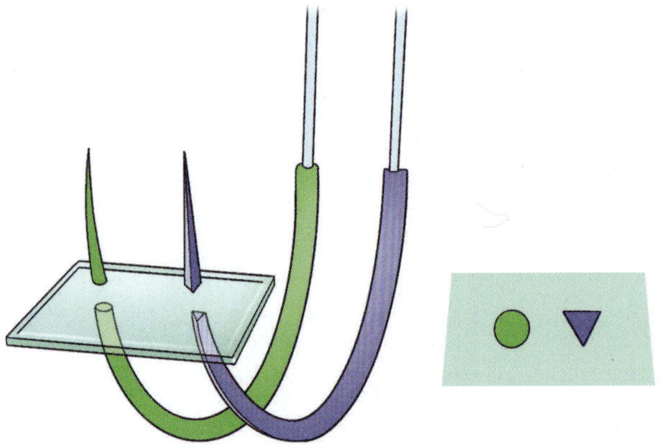

[그림 10-7] 둥글면서 부드러우며 바늘끝이 점차 가늘어지는 표준원형 바늘(tapered needle : 좌)과 바늘의 볼록한 부위에 날카로운 가장자리가 있는 역절단 바늘(reverse cutting needle : 우)

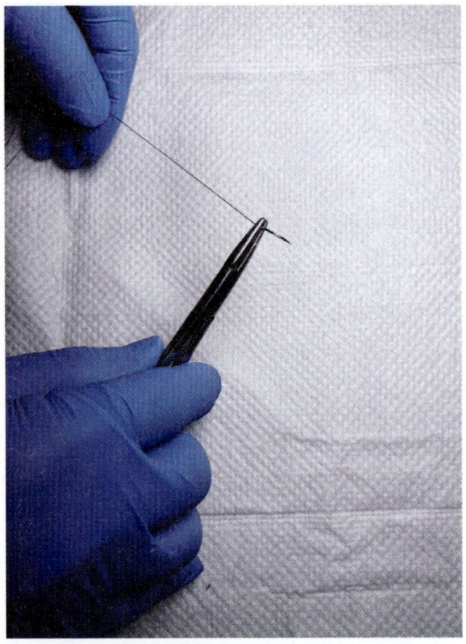

[그림 10-8] 바늘잡개로 바늘을 잡을 때는 바늘 귀로부터 전체 바늘길이의 1/3 정도되는 지점을 잡고, 꿰맴바늘이 표피와 진피를 뚫은 후 피부밑(피하) 조직에서 돌리기 전까지 피부와 직각으로 들어가게 한다.

(5) 봉합사(꿰맴재료)

창상의 봉합에 사용되는 봉합사는 혈관을 묶어서 지혈효과를 가져오거나 손상받은 조직이 치유될 때까지 지지해 주는 역할을 한다. 봉합사는 멸균을 유지해야 하므로 사용직전 포장에서 꺼내어 실온의 생리식염수에 적시어 사용한다. 봉합(꿰맴)이나 결찰을 할 때 봉합사의 길이는 적당해야 하는데 너무 짧으면 봉합(꿰맴)이나 묶음을 하기 어려우며, 너무 긴 경우 취급이 곤란하고 오염의 가능성이 높다.

① 흡수성 봉합사

흡수성 봉합사는 조직의 치유과정 중 체내 효소와 체액에 의해 조직에 흡수된다. 봉합의 장력을 줄이고자 하거나 깊은 상처의 봉합에 사용된다. 비흡수성 봉합사는 조직치유 과정 중 조직에 흡수되지 않는 것으로 경피 또는 피부 봉합(꿰맴)에 사용된다. 비흡수성 봉합사를 피부봉합(꿰맴)에 사용할 경우 상처치유 과정 중 봉합사의 자국이 많이 남게 되므로 상처치유가 완전히 되기 전에 봉합사를 제거해야 한다.

② 더마본드

더마본드(Dermabond)는 조직 접착제이며 멸균상태로 상처에 대고 도포하여 상처를 고정함으로써 조직이 꿰매어질 수 있도록 하는 것이다. 마취가 필요없이 상처 가장자리를 손가락이나 집게(겸

[표 10-2] 봉합사(꿰맴재료) 종류

분 류	종 류	사 용 도
흡수성	창자실(Gut)	점막봉합(꿰맴)에 사용되었으나 지금은 거의 사용되지 않는다.
	크롬 창자(장)실(Chromic gut)	구강점막, 샅(회음)부위, 음낭부위 등의 봉합(꿰맴)에 사용된다. 뻣뻣함 때문에 불편하며 건조 상태로 사용하면 조직손상이나 끊어질 우려가 있으므로 사용직전 따듯한 생리식염수에 적셔 유연성 있게 사용한다.
	폴리글리콜릭산(PGA, Polyglycolic acid : 덱손, Dexon), Dexon 1)	피부밑(피하)봉합(꿰맴)에 사용된다. PGA와 PDS는 비교적 생체 내 신장강도를 오래 유지한다. 단섬유로 되어있어 감염률이 적으며 매듭의 안정성이 좋고 마찰계수가 높고, 조직통과시 지연현상이 있다.
	폴리글락틴910(Polyglactin : 바이크릴, Vicryl)	다용도 흡수성 봉합사(꿰맴재료)이다. 40일까지 코팅된 vicryl은 신경, 심혈관 조직을 제외하고 모든 부위에 사용하기 적합하다.
	폴리글리캅프론 (poliglecaprone 25 : 모노크릴, Monocryl)	피부밑(피하)봉합(꿰맴)에 사용된다. 단섬유로 신장강도가 높고 조직반응도가 낮으며 다루기 용이하다. 마찰이 적고 매듭의 안정성이 좋으며 가장 유연한 합성 흡수성 봉합사이다. 90~120일 안에 흡수된다.
	폴리다이옥사논(PDS, Polydioxanone)	단섬유로 부드럽고 유연한 봉합사로 6주 동안 조직에 지지를 제공하고 흡수는 최소 약 90일에서 6개월까지 흡수된다.
비흡수성	명주실(Silk)	다루기 쉽지만 감염 가능성이 높다.
	나일론(에틸론, Ethilon : 더말론, Dermalon)	피부봉합에 가장 많이 사용된다. 조직반응도 적고 감염률도 낮으나 재료의 기억력(다시 포장된 형태로 돌아가려는 성질)이 크기 때문에 탄탄한 봉합(꿰맴)을 위해 여러 번의 매듭이 필요하다.
	폴리프로필렌(프로린, Prolene)	안정적 유지와 흡수율이 적어 심장혈관 수술이나 조직유착이 쉬운 반복적 제왕절개수술시 복근 봉합에 사용된다. 나일론 보다 강하고 조직반응과 감염률이 낮으며, 단섬유로 감염부위에 사용해도 감염전이가 일어나지 않는다. 감염된 상처와 같이 최소한의 봉합사 반응이 필요한 곳에 사용한다.
	다크론(Dacron : 메르실린, Mersilene)	꼬아 놓은 실로 다루기 쉽고 매듭이 탄탄하여 정교함이 필요한 얼굴상처에 사용된다. 혈관수술, 혈관문합 등에 선택해서 사용한다.
	폴리뷰테스터(Polybutester : 노바필, Novafil)	단섬유로 강도가 강하면서도 기억력이 적어 다루기 편하며 매듭의 안정성이 강하다. 상처의 부종에 따라 늘어날 수 있는 능력을 갖고 있어 부피에 따라 확장 및 축소가 가능하고 비대성 흉터 형성의 위험을 줄인다.

(https://teachmesurgery.com/skills/theatre-basics/suture-materials/)

자)로 접근시키고 접착제를 도포하여 상처꿰맴 시간이 짧으며 접착제 적용 후 손으로 30~60초 정도 지지하면 된다. 일반적인 봉합(꿰맴)은 여러 종류의 봉합클립(Clip) 스테이플링(staples), 테이프(tape; steri strips), 와이어(Wire) 등을 이용하기도 한다. 외과에서는 가능하면 반흔 조직 형성과 기능 소실을 최소화하면서 봉합을 하는데, 봉합사와 클립 등은 부위마다 다르지만 안검은 3일, 관절은 14일 경과후 제거하나 대개 7~10일 후에 제거한다.

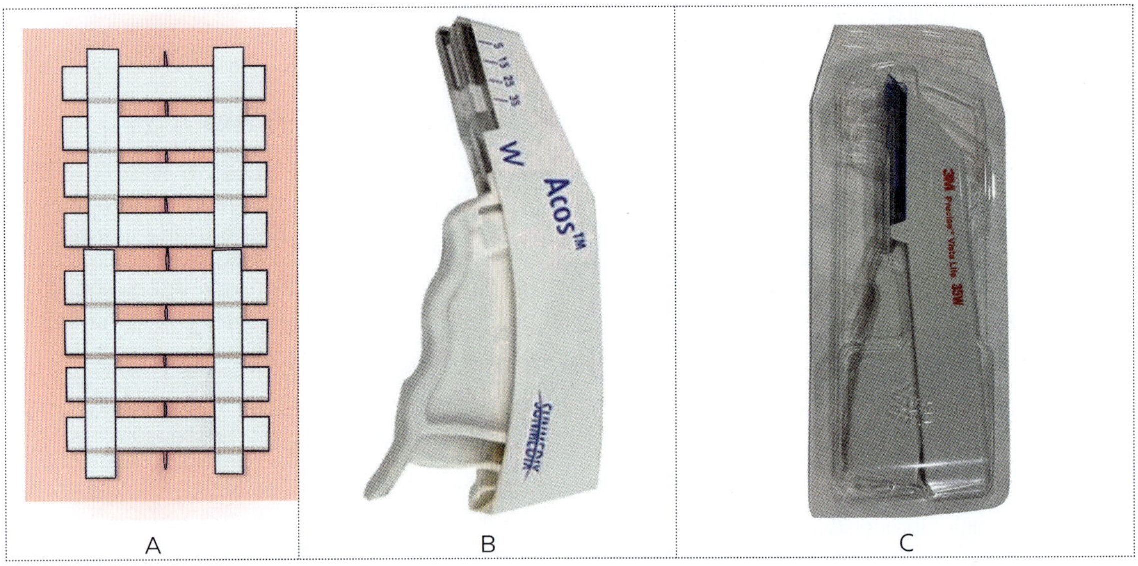

[그림 10-9A] 테이프로 완전히 덮으면 상처가 벌어질 수 있으므로 양쪽으로 대칭되게 2~3 mm 간격으로 붙이고 끝부분에 테이프를 붙여 조기제거를 막는다.
(https://multimedia.3m.com/mws/media/9154180/steri-strip-skin-closure-application-video.mp4)

[그림 10-9B] 의료용 스테이플러

[그림 10-9C] 의료용 스테이플러 제거기

③ 테이핑

테이핑은 상처 봉합(꿰맴)술에 비해 많은 장점을 가지고 있다. 마취가 필요없고, 적용이 쉬우며, 상처주변에 균등한 압력의 적용이 가능하고, 봉합(꿰맴)자국이 남지 않으며, 의료인이 아니어도 적용이 가능하다. 또한, 장력이 적고, 직선이며, 상처가 표면에만 있는 경우나 봉합사를 제거한 후 상처를 지지하기 위한 경우에 많이 사용되는데 적절한 부위는 이마, 턱, 광대뼈 부위, 가슴, 팔다리의 관절 이외의 부위 등이다. 단, 불규칙한 상처, 혈액이 분비물을 없앨 수 없는 경우, 머리덮개(두피), 관절에는 효과적으로 테이프를 사용하기 어렵다. 테이프는 상처의 중앙부분을 가장 먼저 붙이고 각 테이프 사이간격을 2~3 mm 정도 떨어져 양쪽으로 대칭되게 상처의 가장 자리 쪽으로 붙여간다. 상처를 테이프로 완전히 덮으면 테이프 아래 상처가 오히려 벌어질 수 있으며, 씻거나 수분이 있으면 테이프가 조기에 떨어져 상처가 벌어질 수 있다. 테이프는 신축성이 없기 때문에 손가락과 같은 부분을 원형으로 둘러싸면 혈류를 방해하는 수축링으로 작용할 수 있으므로 사용해서는 안 된다.

④ 봉합기

봉합기(꿰맴기, skin stapler)를 이용한 상처 스테이플링(Stapling)은 수술 절개부의 봉합(꿰맴)이나 머리덮개(두피), 몸통, 팔다리의 예리한 직선 상처봉합에 사용될 수 있으며 빠른 봉합이 가능하고 상처의 신장강도가 단순봉합에 비해 높으나 스테이플의 제거가 단순봉합에 비해 불편하다. 집게를 이용하여 상처 절단면을 접근시키고 스테이플러를 피부에 부드럽게 대고 스테이플링한다. 피부를 너무 세게 누르고 스테이플링 하면 조직 내에 너무 깊게 들어간다. 스테이플은 각 부위의 전형적인 봉합술을 유지하는 시간만큼 유지시키고 스테이플 제거는 해당기구 제조사의 제거기를 사용하여 제거기 아래턱은 스테이플의 아래에 넣고 윗 턱은 위쪽에 걸쳐서 누르면 스테이플이 제거된다.

3) 상처봉합(꿰맴) 술기

상처를 봉합(꿰맴)할 때 매듭이 사용된다. 가장 흔히 사용되는 매듭은 외과적 매듭으로 이것의 장점은 처음에 이중으로 묶어 조금 더 안정적이어서 잘 풀리지 않고, 묶으며 부드럽게 실을 당길 때 잘 미끄러지지 않는 점이다. 기구를 이용한 묶기는 경피 또는 진피봉합(꿰맴) 모두에서 사용된다.

① 상처를 꿰매고자 할 때 중요한 점은 각각의 조직층을 반대편과 잘 맞추는 층 맞춤이다. 깊은 근막은 깊은 근막과 맞추어야 하며 표층의 근막은 표층의 근막과, 진피는 진피와, 표피는 표피와 맞추어야 한다. 각 층을 서로 맞추지 못하면 불필요한 큰 흉터를 만들며 상처가 부적절하게 회복된다.

② 초기 봉합(꿰맴)시 상처의 모서리는 벌어진다. 바른 상처의 벌림은 상처표면보다 살짝 상승된 모양을 만든다. 상처는 시간이 지남에 따라 보통 수축하는 성질이 있기 때문에 피부표면보다 상승된 상처는 회복되어 가면서 평평해지고 보기 좋게 되어지나 벌려지지 않은 상처는 수축하여 선형의 고랑을 만들고 시간이 지나면 미용적으로 보기 좋지 않은 흉터를 만들게 된다.
상처의 벌림을 위해서는 바늘을 피부에 넣을 때 정확한 술기를 사용하고 봉합(꿰맴)모양을 적합하게 하는 것이다. 봉합(꿰맴)바늘이 표피와 진피를 뚫은 후 피부밑(피하)조직에서 돌리기 전까지 피부와 직각으로 들어가야 한다. 바른 봉합(꿰맴)의 모양은 사각형이나 병모양의 형태이고 상처가 약간 벌려져야 한다. 바르지 못한 바늘의 사용과 봉합(꿰맴)은 상처를 내전시켜 함몰된 상처를 만들게 된다. 시술자는 손가락을 바늘잡개의 손잡이 링에 끼우지 말고 바늘잡개를 바르게 사용하여 바늘이 표피에 90° 각도로 들어갈 수 있도록 해야 한다.
수직매트릭스 봉합(꿰맴)은 상처의 벌림을 위한 유용한 방법으로 처음 바늘땀은 상처의 모서리에서 멀리 떨어진 곳(약 1~1.5 cm)에서 시작하여 반대편 조직의 같은 거리만큼 떨어진 곳으로 지나게 한다. 두 번째 바늘땀은 바늘의 진행방향을 반대로 하여 표피나 진피층에서 작은 땀(약 1~2 mm)으로 반대편 표피를 붙인다. 두 번째 바늘땀은 진피만 지나게 되어 표피의 모서리를 잘 맞게 도와준다. 이 봉합(꿰맴)법은 팔꿈치, 손등과 같이 상처의 모서리가 잘 찢어지거나 접히는 약한 피부가 있는 부위에서 유용하며 한 번의 봉합(꿰맴)으로 심부와 표층부를 모두 꿰맬 수 있으므로 상처의 사강을 없애기 위해 흡수성 봉합사로 심부봉합(꿰맴)을 해야 하지만 분리해서 꿰매어 충분히 깊지 않아 곤란한 상처의 경우 이 봉합(꿰맴)이 적합하다.

③ 상처를 꿰맬 때 상처의 모서리는 장력을 최소화해야 한다. 꿰매어 상처의 모서리를 맞출 때 봉

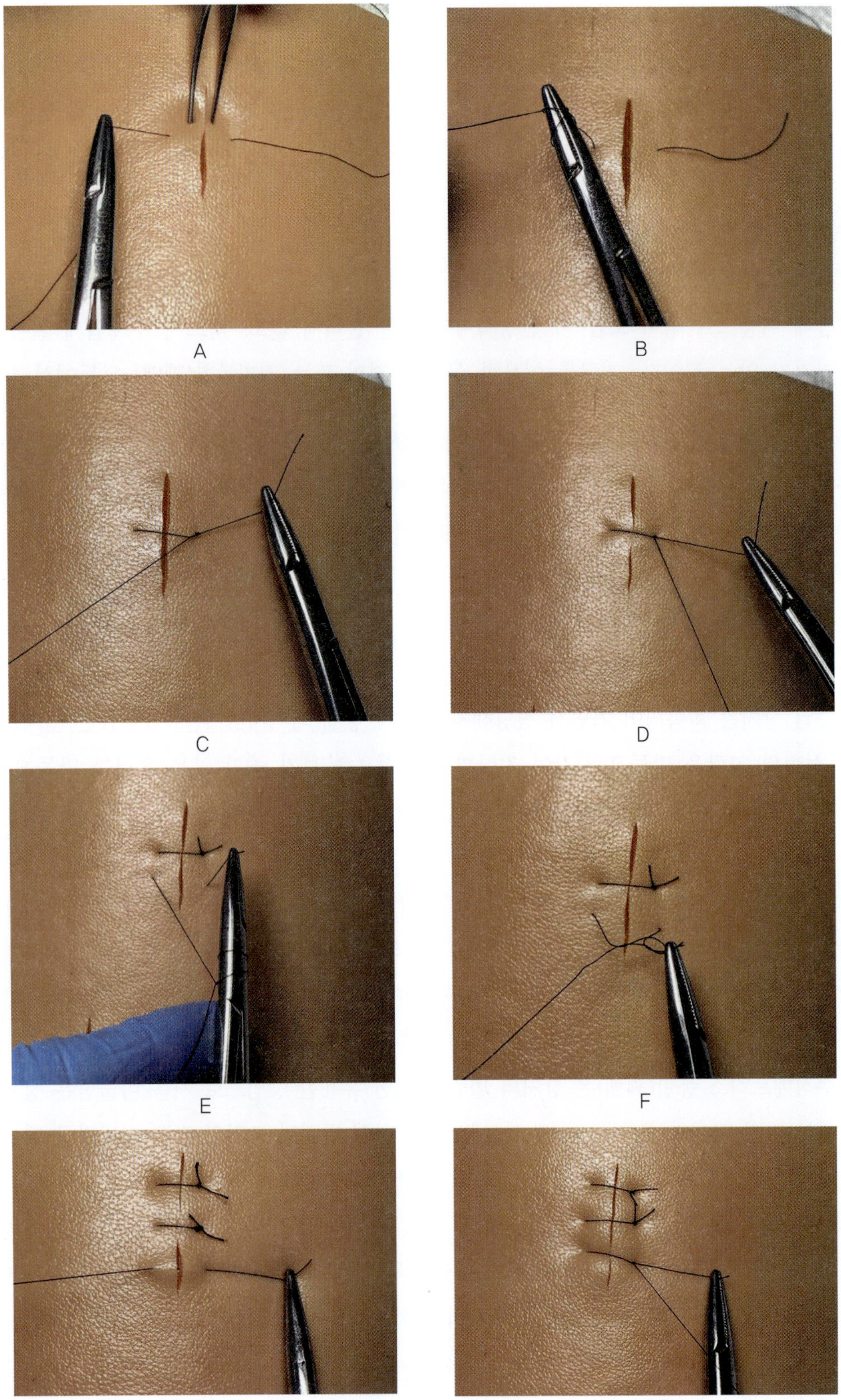

[그림 10-10] 기구를 이용한 외과적 매듭

합(꿰맴)의 고리 내에 장력이 발생되는데 상처 모서리 실핏줄의 순환을 원활히 하기 위해 최소한의 장력만 발생하도록 힘을 주지 말고 모서리를 맞추어 매듭지어야 한다. 첫 번째 묶음을 너무 힘 있게 하여 모서리를 맞추면 허혈이 발생되며 상처봉합(꿰맴) 후 모서리의 추가적인 부종 발생은 좋지 않은 결과를 초래한다. 또 봉합(꿰맴)을 촘촘히 하는 것도 각각의 봉합(꿰맴)에 걸리는 장력을 줄여 상처경계에 작용하는 장력을 줄일 수 있다. 그러나 봉합(꿰맴)의 수가 많을수록 이물질로 작용하여 감염의 가능성을 높일 수 있으므로 봉합사의 수와 상처경계의 장력 사이에 균형을 맞추어 꿰매어야 한다. 일반적으로 봉합(꿰맴)과 봉합(꿰맴) 사이의 거리는 상처의 모서리와 바늘 땀 사이의 거리와 같게 한다. 매듭은 상처 바로 위에 위치한 경우 이물질로 작용할 수 있으므로 상처와 떨어져 한 쪽 방향에 있도록 한다.

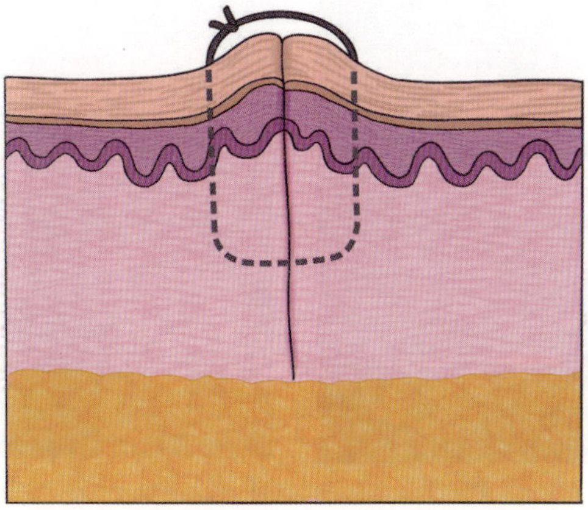

[그림 10-11] 바른 봉합(꿰맴)은 상처 양면 조직의 층 맞춤과 상처 모서리가 약간 외전된 상태로 사각형이나 병 모양의 형태로 꿰매어져야 한다.

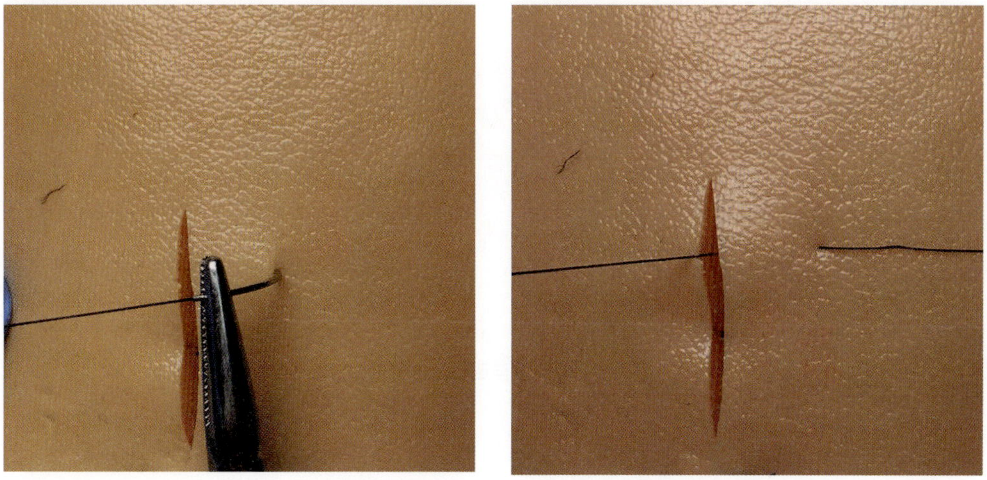

A B

[그림 10-12] 수직매트릭스 봉합(꿰맴)법

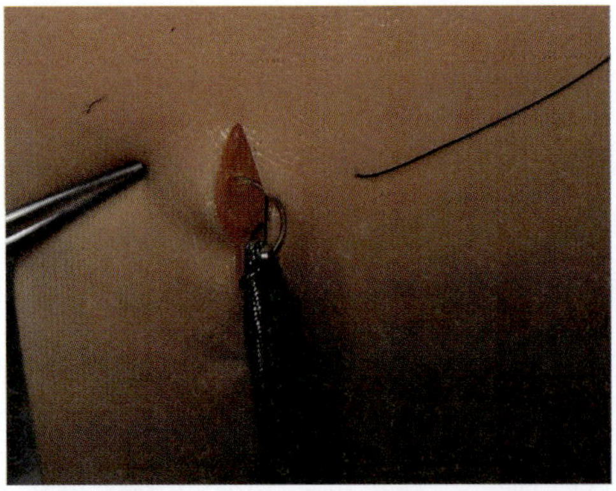

C

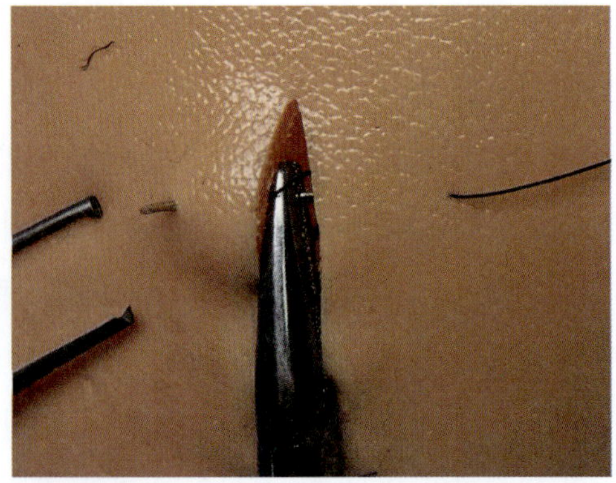

D

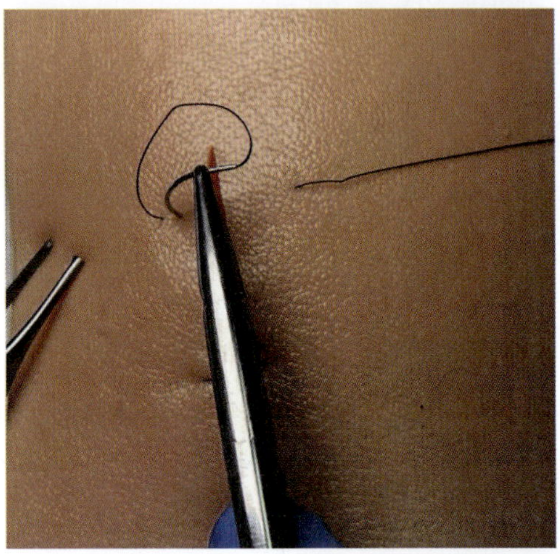

E

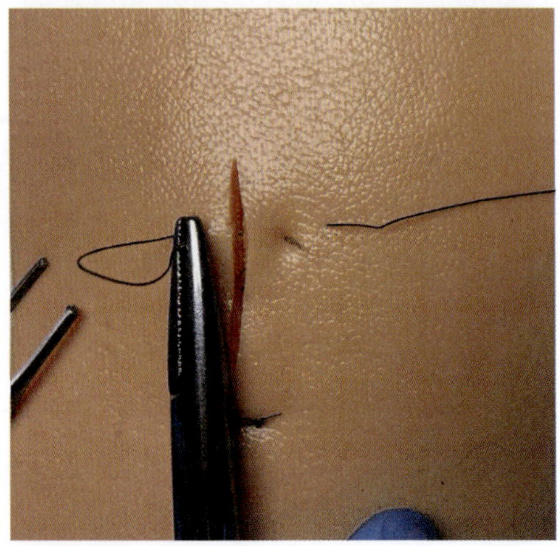

F

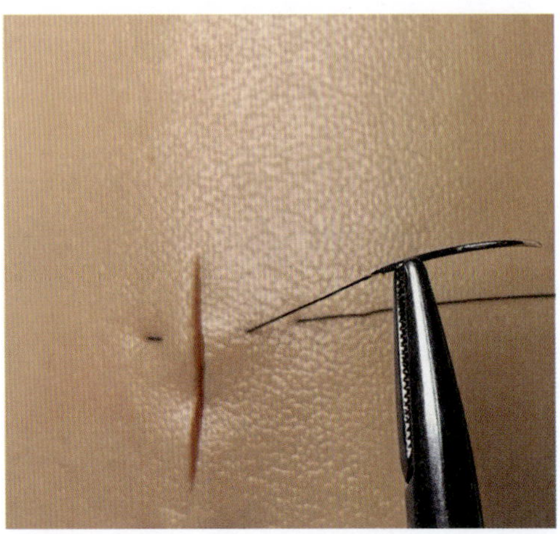

G

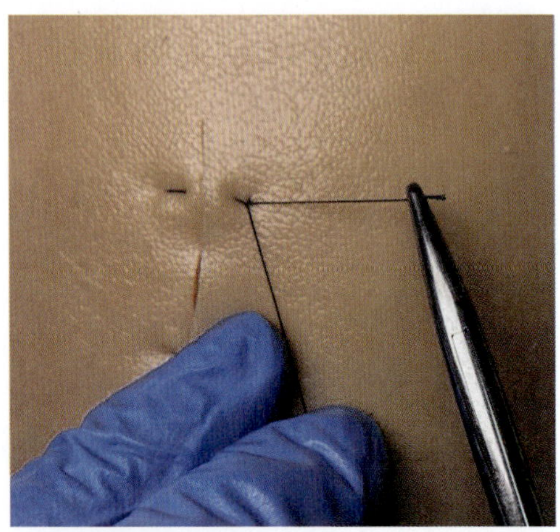

H

[그림 10-12] 수직매트릭스 봉합(꿰맴)법(계속)

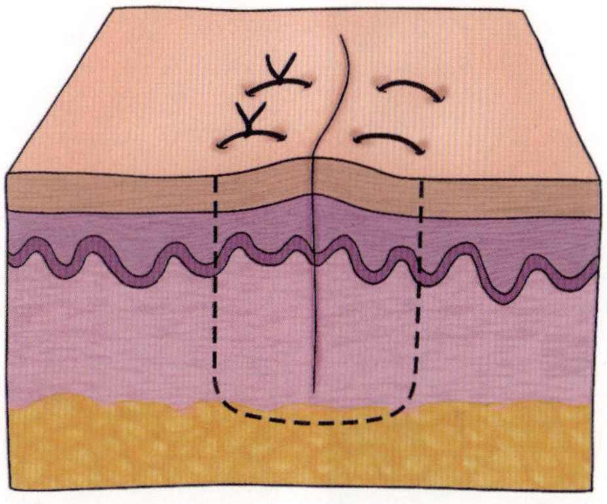

[그림 10-12] 수직매트릭스 봉합(꿰맴)법

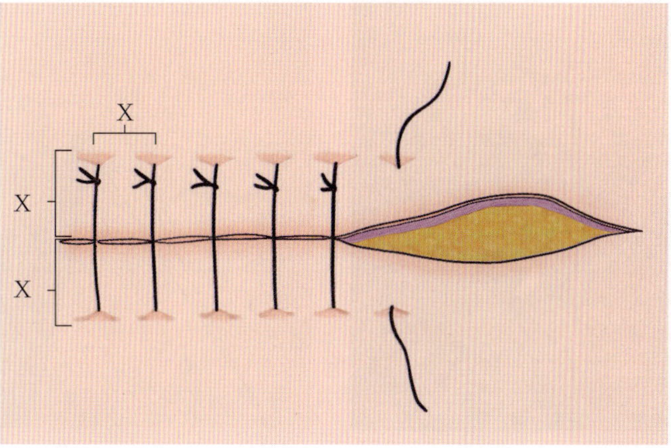

[그림 10-13] 봉합(꿰맴)과 봉합(꿰맴) 사이의 거리는 상처 모서리와 바늘 땀 사이의 거리와 같게 하고 매듭은 상처와 떨어져 한 쪽에 있도록 한다.

④ 상처의 길이가 5 cm 이상이며, 건강하고 봉합(꿰맴)으로 허탈상태에 빠지지 않을 생존 가능한 피부의 직선상처에는 연속봉합(꿰맴)법이 사용될 수 있다. 봉합(꿰맴)은 경피적 단속봉합(꿰맴)의 표준방법으로 시작하며 처음 매듭을 묶고 절단하지 않는다. 원매듭에 연결된 바늘을 두 번째 바늘땀부터는 상처방향의 45°로 삽입하며 계속 꿰매게 되는데 봉합사는 피부표면에서 상처방향에 직각으로 나타난다. 마지막 바늘땀은 느슨한 고리를 형성하여 바늘잡개로 잡고 손에 있는 봉합사를 바늘잡개 주위로 돌려 첫 묶음을 하여 피부에 맞게 잡아당긴다. 몇 번의 기구매듭 묶음을 하여 매듭을 완성한다.

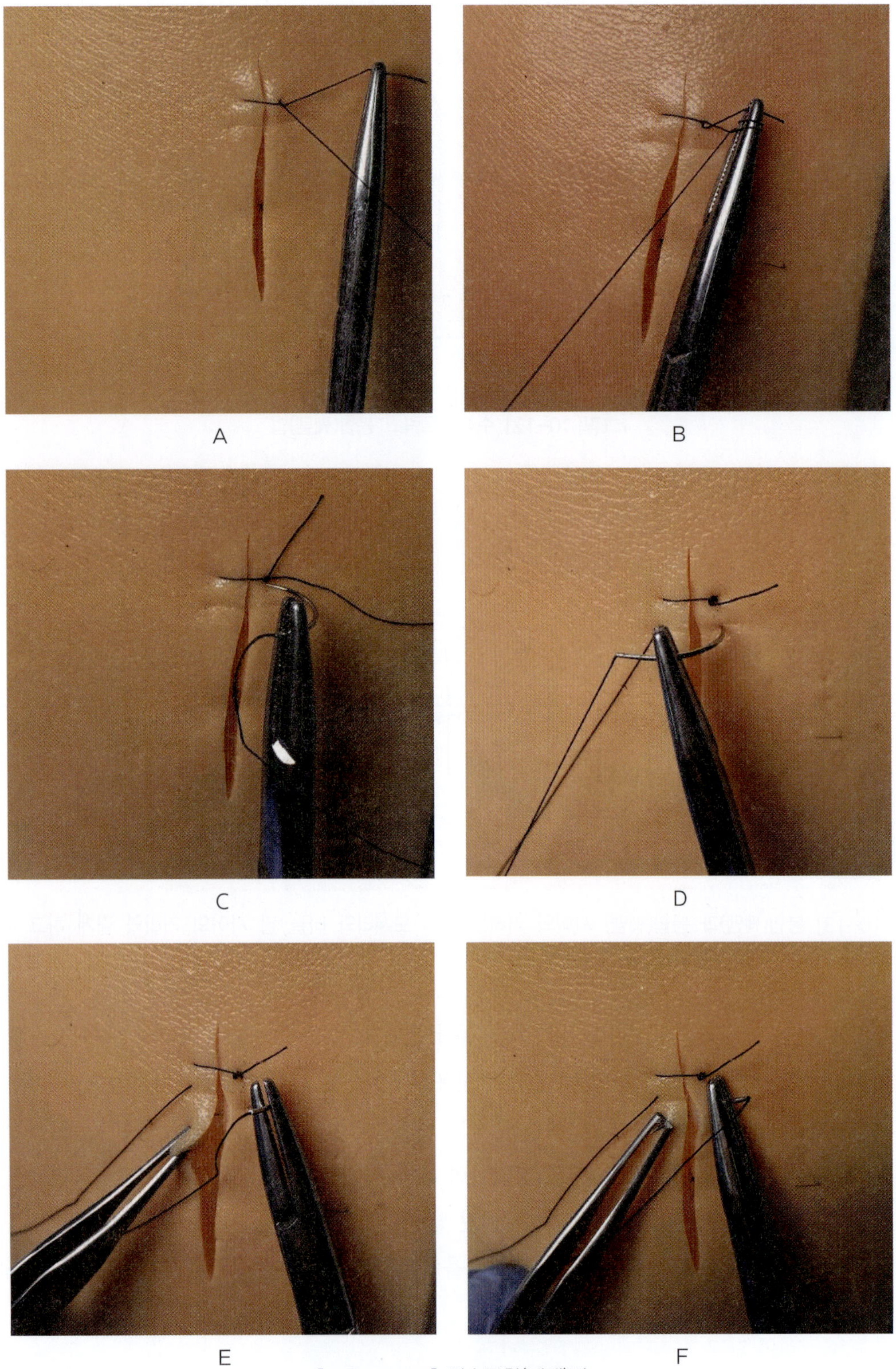

[그림 10-14] 연속봉합(꿰맴)법

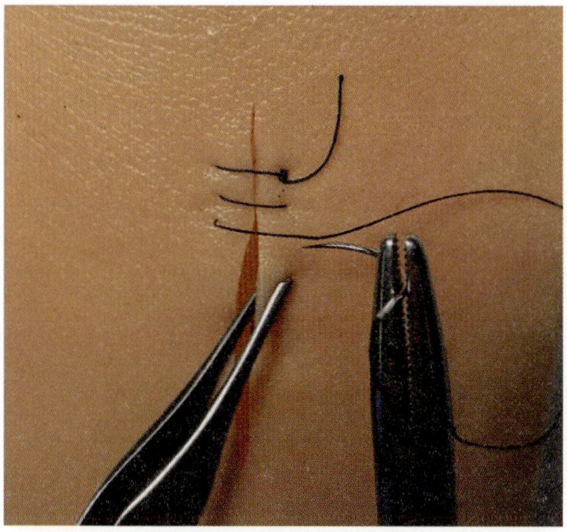

G

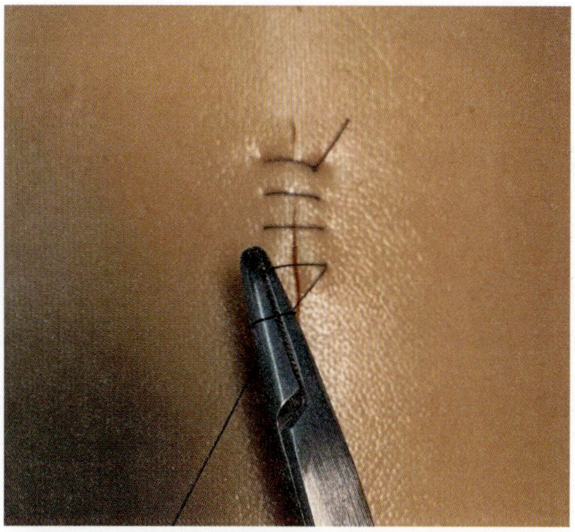

H

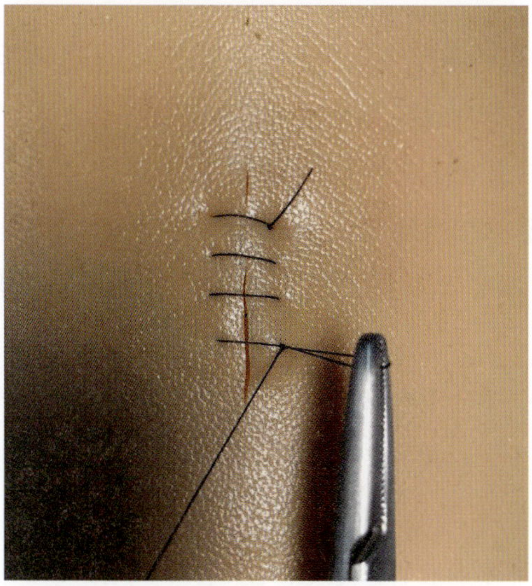

I

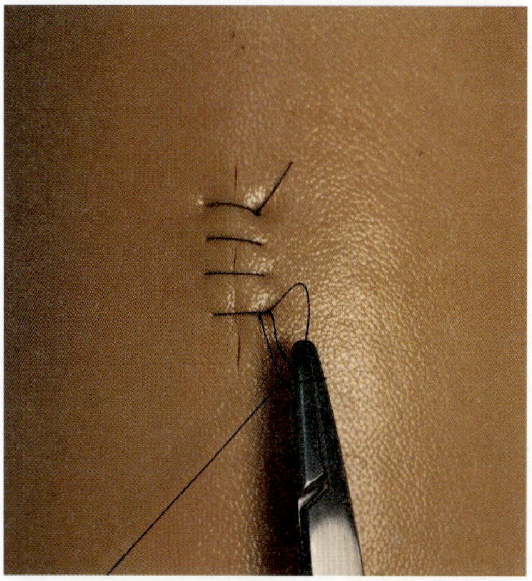

J

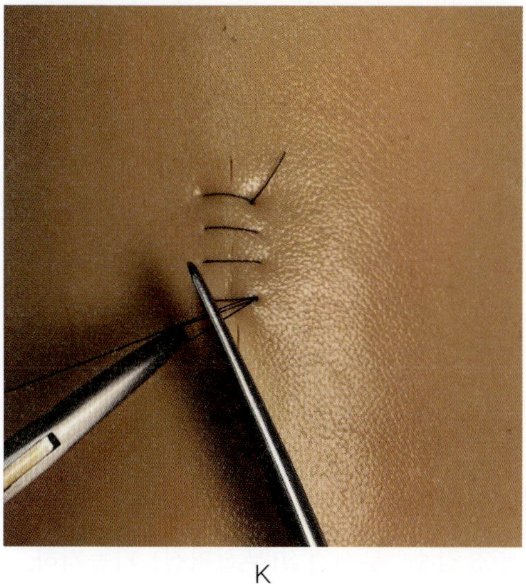

K

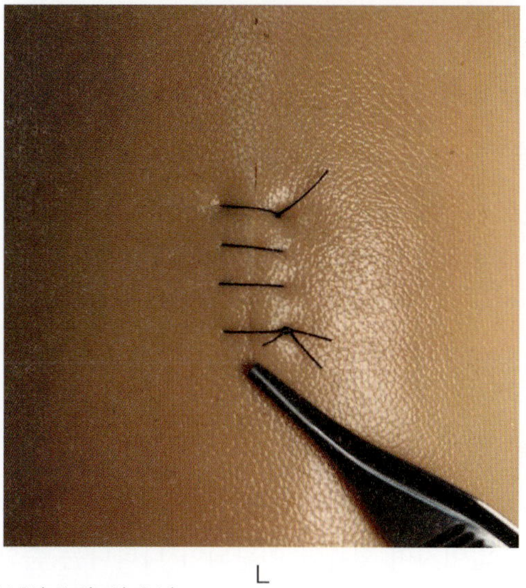

L

[그림 10-14] 연속봉합(꿰맴)법(계속)

5. 수술 후 관리

수술 후 대상자 관리는 대상자의 회복을 위해 매우 중요하다. 마취의 종류에 따라 수술 후 대상자의 의식 정도는 각각 다르지만 일반적으로 마취는 대상자가 주위 환경자극에 반응하고 스스로 움직일 수 있는 능력을 손상시킨다. 또 수술이 신체의 예방적 기전과 항상성을 방해하여 호흡기계와 순환기계, 신경계, 소화기계에 걸쳐 다양한 합병증을 나타낼 수 있다. 그러므로 수술 후에는 합병증을 예방하고 빠른 회복을 돕기 위해 집중적인 대상자 관찰과 평가, 수술이나 마취와 관련된 적절한 대상자 관리가 요구된다.

1) 수술 후 호흡기계 관리

기도막힘은 수술 후 대상자 사망의 중요한 요인이다. 수술 후 호흡기계 합병증으로는 기도막힘, 근이완제 사용으로 인한 호흡억제, 마취 시 사용된 기도내관의 후두자극에 의한 후두경련, 공기가슴증(기흉), 무기폐, 쉰 목소리, 후두통증 등이 있다. 마취에서 아직 깨지 않은 무의식 대상자는 기도막힘이 되지 않도록 베개를 베지 않은 바로누운자세(앙와위)에서 얼굴을 옆으로 돌려주고 대상자 옆에 흡인기를 준비해 놓는다. 이 자세는 대상자의 혀에 의한 인두의 막힘을 방지하고, 점액성 배액이나 구토물이 입 밖으로 배출되도록 한다.

기도 내에 분비물이 있는 경우 흡인기를 이용하여 제거하며 호흡의 깊이, 횟수, 양상과 활력징후, 청색증 등을 관찰하고 이상 유무를 확인한다. 산소 공급 시에는 가습을 유지하여 가래의 배출을 돕는다. 척수마취를 한 대상자의 경우 8~12시간 정도 베개 없이 똑바로 누워 있도록 지시되기도 한다.

기도확보와 산소흡입과 가습요법, 기도분비물을 제거하기 위한 흡인, 심호흡과 기침, 자세변경 등은 호흡기계 합병증을 예방하기 위한 활동이다. 수술 후 통증이 심한 상태에서 호흡기계의 끈끈한 분비물을 제거하기 위해 심호흡과 기침을 하는 것은 어려우므로 의사의 지시대로 진통제를 투여한 후 심호흡과 기침을 유도하여 객담 배출을 할 수도 있다.

수술 후 호흡기계 합병증을 최소화하기 위하여 수술전 심호흡과 기침에 대해 교육과 훈련을 시키는 것도 중요하다. 어떤 대상자에게는 호흡기계 합병증 예방을 위하여 산소공급, 기관지 확장제와 객담 용해제 투여, 가습요법을 함께 실시한다.

2) 수술 후 순환기계 관리

수술 후 순환기계 장애는 심장수술이나 노인대상자 수술 후 흔히 나타나며 주로 혈압하강이나 혈압상승, 부정맥 등이다. 혈압하강의 원인은 출혈, 급격한 자세변경, 마취 및 수술종료 후 교감신경계 자극이 없어지며 혈관이 이완되어 나타나는 순환혈액량 감소, 부신겉질(부신피질) 기능저하, 심장질환, 수혈, 색전증 등에 의해 나타난다. 출혈시에는 수혈이나 수액을 주입하며, 마취 및 수술 종료에 의한 혈압하강에는 산소공급과 혈압상승제 투여, 수액공급을 하게 된다. 급격한 자세변경시 순환혈액량 감소와 심박출량의 일시적 저하로 체위성 저혈압이 나타나므로 자세의 변경은 서서히 하도록 한다. 색전 형성에 의한 혈압하강의 경우 산소투여와 항응고제 투여, 혈압상승제가 투여된다. 공기색전의 경우 좌측 누운 자세를 취하고 머리를 낮춰준다.

혈압상승은 저산소혈증, 이산화탄소(CO_2) 축적, 수혈이나 수액의 과잉공급, 뇌압상승, 방광팽만, 혈압 상승제 투여 등에 의해 나타날 수 있다. 혈압상승의 원인이 수혈이나 수액의 과잉투여에 의해 발생하였다면 수분의 체외배설을 위해 이뇨제가 투여되며, 머리를 높게 해주고 혈압하강제를 투여한다.

3) 수술 후 통증관리

수술 후 절개부위에 대한 통증호소는 대상자의 성격, 성별, 나이, 수술부위, 수술내용, 사용된 마취의 종류에 따라 개인차를 나타낸다. 또 불안, 공포, 불면, 전신권태, 호흡곤란과 객담배출 장애 등 호흡기계 장애, 가슴 내 통증과 빠른맥(빈맥) 등의 순환계 장애, 배고픔, 욕지기(구역), 구토, 배(복부)팽만 등 소화기계 장애, 배뇨곤란 등 비뇨기계 장애, 동일한 자세의 장시간 유지 등에 의해 더욱 심하게 나타날 수 있다. 수술 후 통증은 대상자에게 고통을 초래한다. 특히, 상복부 수술이나 가슴절개술에 의한 통증은 폐활량을 감소시키고 객담배출 장애를 초래하여 폐렴이나 기관지염 등의 호흡기계 합병증을 유발하게 된다. 그러므로 적절한 진통제 투여는 대상자의 통증을 완화할 뿐 아니라 심호흡과 기침유도로 객담배출을 용이하게 하여 호흡기계 합병증을 예방할 수 있다. 진통제는 통증호소 초기에 투여하는 것이 효과적이다. 통증이 심해진 후에는 투여량을 증가시켜야 하므로 바람직하지 않다. 대상자의 흥분이나 출혈, 방광팽만, 배액관의 막힘, 부적절한 자세, 압박붕대나 석고붕대에 의한 조직의 압박 등도 통증의 원인이 될 수 있으므로 수술부위 이외의 통증 유발요인이 있는지 주의 깊게 살피고 그 원인을 제거해야 한다. 수술 후 통증은 일반적으로 3일 정도 지속되나 가장 심한 시기는 수술 후 24~48시간으로 이 시기에는 의사의 지시에 따라 마약성 진통제를 규칙적인 시간 간격으로 투여하게 된다. 마약성 진통제의 투여 후에는 의식과 호흡저하, 혈압하강 등을 주의 깊게 관찰해야 한다.

4) 수술 후 상처관리

수술 후 꿰맨 상처는 대부분 드레싱으로 덮여있다. 드레싱의 목적은 외상, 옷이나 침구류 등과의 접촉에 의한 자극이나 감염으로부터 상처를 보호하고, 상처부위의 배액을 흡수하며, 상처부위를 지지하고 고정하기 위함이다. 특히 상처부위의 지혈과 부기(부종)방지를 위해서는 압박드레싱을 실시한다. 일반적으로 많이 사용되는 건조한 멸균거즈 드레싱을 한 경우 드레싱 교환이 상처부위의 괴사조직을 제거하는데 효과적이지만 재생된 상피조직이 제거될 수 있으므로 출혈이나 분비물이 없는 깨끗한 상처의 드레싱 교환은 자주할 필요가 없다. 깨끗한 상처는 꿰맨 후 상피화 과정이 완료되는 상처회복의 초기단계 동안(수술 후 48시간 정도) 건조드레싱으로 덮어주는데 드레싱의 두께를 두껍게 할 경우 조직의 산소이용도를 감소시키지만 상처의 수분유지를 향상시킨다. 꿰매어진 상처를 덮는데 사용되는 옵사이트(opsite)나 테가덤(tegaderm) 등과 같은 합성 드레싱은 산소와 같은 기체 통과가 자유로울 뿐 아니라 세균의 통과를 막아주는 접착성 필름이다. 드레싱이 깨끗하고 건조한 상태인지 규칙적으로 점검하여 배액량이 너무 많으면 출혈, 감염, 상처 벌어짐의 가능성을 의심한다. 수술 후 3~5일간의 심하거나 보통 정도의 통증은 정상이나, 지속적으로 격렬한 통증이 있거나 통증이 심해지는 경우 내부출혈이 있거나 감염일 수 있다.

수술상처의 감염은 병원감염으로 전신적인 패혈증(septicemia)과 광범위한 조직손상을 가져올 수 있으며, 상처부위의 국소적 염증은 상처부위 출혈을 초래할 수 있고, 상처유합을 방해하여 회복을 지연시키므로 감염이 발생되지 않도록 주의해야 한다. 국소감염의 증상은 발적, 국소부종, 화끈감, 통증 및 누름통증(압통), 염증부위 기능상실 등이다.

5) 상처소독과 드레싱

① 준비물품

일회용 장갑, 멸균장갑, 마스크(필요시), 멸균드레싱 세트(4×4거즈, 소독용액 담을 용기, 소독용액, 2개의 집게(forcep), 거즈드레싱과 외과용 패드), 테이프 또는 바인더, 오염물품 처리 방수봉투, 기타 필요한 물품과 도구

② 방법

[표 10-3] 상처소독과 드레싱 절차

절 차	이론적 근거
1. 손을 씻고 필요한 물품을 준비한다.	
2. 대상자에게 설명하고 편안한 자세에서 프라이버시를 존중하며 상처부위를 노출시킨다.	
3. 오염물품 처리 방수봉투의 윗 단을 접어 둔다.	• 방수봉투 바깥부분이 오염된 드레싱에 의해 오염되는 것을 방지하기 위함이다.
4. 필요시 마스크를 착용한다.	• 비말에 의해 상처가 오염되는 것을 예방하기 위함이다.
5. 바인더나 테이프를 제거한다. 접착테이프를 사용하였으면 한쪽 손으로 피부를 누르고 다른 한손으로 상처의 바깥쪽에서 안쪽으로 당겨 테이프를 제거한다.	• 봉합(꿰맴) 부분이나 상처에 압력을 예방하기 위해 테이프를 상처의 바깥쪽에서 상처부분 쪽으로 당긴다. 특히 털이 많은 피부는 불편감 완화를 위해 피부를 고정하며 조심스럽게 당긴다.
6. 일회용 장갑을 끼고 드레싱이나 패드를 제거하여 오염물품 처리 방수봉투의 외부에 닿지 않게 하여 봉투 안에 넣는다.	• 미생물의 전파를 방지하기 위해 방수봉투의 외부가 오염되지 않게 한다.
7. 배액관이 있는 경우 배액관이 없어지지 않도록 주의하면서 안쪽의 드레싱을 제거하여 방수봉투에 넣는다.	

[표 10-3] 상처소독과 드레싱 절차(계속)

절　차	이론적 근거
8. 상처와 배액의 형태와 색깔, 냄새를 살펴본다.	• 배액의 색깔과 냄새가 다른 경우 감염을 나타내는 증상일 수 있다.
9. 손을 씻고 멸균드레싱 세트를 개봉하여 물품을 준비한 후 멸균장갑을 착용한다.	
10. 집게(forcep)로 소독용액에 적신 거즈를 잡고 상처를 소독한다.	
11. 〈그림 10-15〉와 같은 방법으로 소독하며 각 영역에는 별도의 솜을 사용한다.	• 상처소독은 멸균된 부위부터 시작하여 깨끗한 부위, 오염된 부위 순으로 닦는다. 외과적 상처는 절개부위에서 바깥쪽으로, 위에서 아래쪽으로 소독한다.

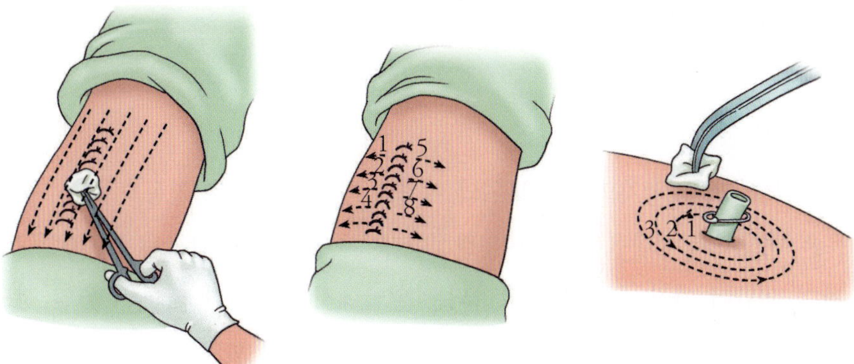

[그림 10-15] 상처 소독방법

A. 수술상처가 있는 가운데 부위를 가장 먼저 소독하며 위에서 아래로 소독하고 소독솜은 버린다. 점차 양쪽 바깥쪽으로 소독한다. B. 절개부위에서 바깥방향으로 소독한다. C. 펜로즈(Penrose) 배출관 주위를 먼저 닦는다.

절　차	이론적 근거
12. 배액관은 삽입된 관쪽에서 바깥 방향으로 소독하고 매번 별도의 소독솜을 사용하여 닦아야 하며 배액관이 소독된 절개부위에 닿지 않도록 한다.	• 오염된 영역에 접촉한 소독솜은 미생물이 묻어 있게 된다.
13. 마른 거즈로 상처주변의 피부를 건조시킨다.	• 습기는 상처치유를 촉진하므로 절개부위나 상처는 건조시키지 않는다.
14. 절개부위와 배액관 주변에 드레싱을 적용한다. 규격에 맞게 준비된 거즈나 거즈를 접어 배액관 주변에 적용한다.	• 거즈를 잘라 사용하는 경우 절개면의 실은 염증이나 감염을 일으킬 수 있다. 배액관 주위의 드레싱은 배액을 흡수하고 배액의 자극에 의해 피부가 벗겨지는 것을 방지한다.
15. 배액관과 절개부위 위에 한 번에 하나씩 멸균 드레싱을 적용하여 드레싱한다.	각각의 드레싱 층은 중력에 의해 흐르는 배액을 많이 흡수한다.
16. 외과용 패드를 대고 장갑을 벗은 후 테이프나 바인더를 적용하여 고정한다.	

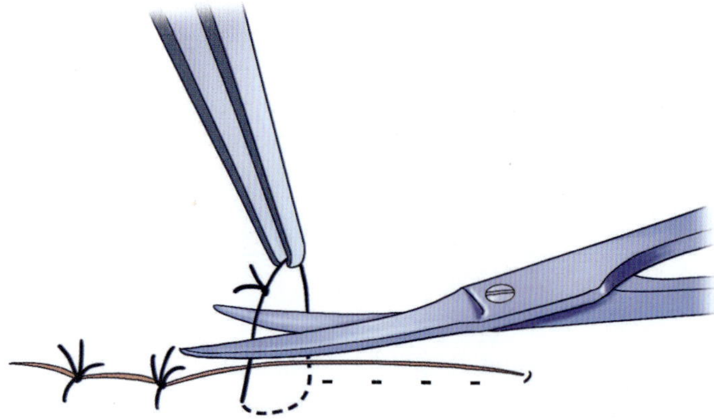

[그림 10-16] 봉합사 제거는 상처로부터 봉합사를 당긴 상태에서 봉합사 매듭 밑을 피부 면에 근접해서 자르고 매듭을 집게(forcep)로 잡고 매듭방향으로 당겨 제거한다.

6) 봉합사 제거

꿰맨 상처의 회복은 각 대상자와 상처부위와 여건에 따라 다르므로 활동과 목욕, 봉합사의 제거시기, 주의점 등은 대상자의 상황을 고려하여 결정한다. 대개 피부 봉합사는 7~10일 정도 지나 제거하는데 미용적인 외관이 가장 중요하게 고려되는 얼굴에서는 가능한 빠른 4~5일 정도에 봉합사를 제거하는 것이 바람직하다. 관절부위는 상처를 지탱할 기계적인 힘이 필요하므로 긴 기간이 필요하며 특히 상체에 비해 하체는 신체의 의존성과 상대적으로 느린 치유를 나타내므로 더 오랫동안 봉합사를 유지한다.

봉합사의 제거가 결정되면 봉합사의 위치와 매듭을 찾기 쉽도록 과산화수소 면봉으로 봉합(꿰맴)선의 마른 응혈을 부드럽게 제거한다. 봉합사 제거는 상처로부터 봉합사를 당긴 상태에서 봉합사의 매듭 밑에서 피부 면에 근접해서 잘라야 이전에 피부 밖으로 노출되어 있어 오염된 것으로 간주되는 봉합사가 피부 속으로 다시 들어가지 않는다. 치료용 집게로 매듭을 단단히 잡고 매듭방향으로 당겨 피부 아래의 봉합사를 제거한다〈그림 10-16〉. 일반적으로 3번째, 5번째, 7번째 등의 봉합사를 먼저 제거하는데 상처 벌어짐이 발생하지 않으면 나머지 봉합사를 제거한다. 봉합사 제거부위는 드레싱을 적용하여 보호한다. 치유되는 상처의 부가적인 지지를 위해 봉합(꿰맴)테이프가 지시되기도 한다.

7) 상처배액과 흡인

외과적 수술시 배출관의 사용목적은 수술부위의 혈액이나 림프액, 농과 각 장기의 분비물을 배액시켜 인체 내부에 분비물이 축적되어 감염되는 것을 방지하고 수술상처의 회복을 돕기 위함이다. 대부분 수술시 수술부위에 직접 삽입해 두거나 수술부위는 꿰매고 수술부위 근처에 작은 상처를 내어 삽입해둔다. 피부 밖으로 나와 있는 펜로즈 배출관(penrose drain)〈그림 10-17〉이나 튜브 배출관

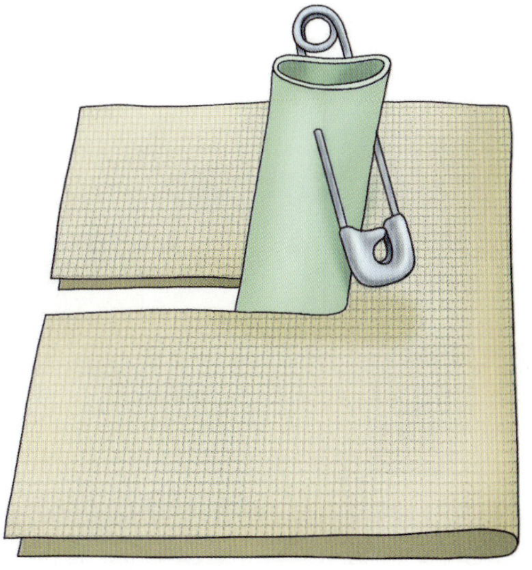

[그림 10-17] 펜로즈 배출(배액)관(penrose drain)에 거즈드레싱을 하여 안전핀의 피부자극을 방지하고 배출(배액)되는 분비물을 흡수한다.

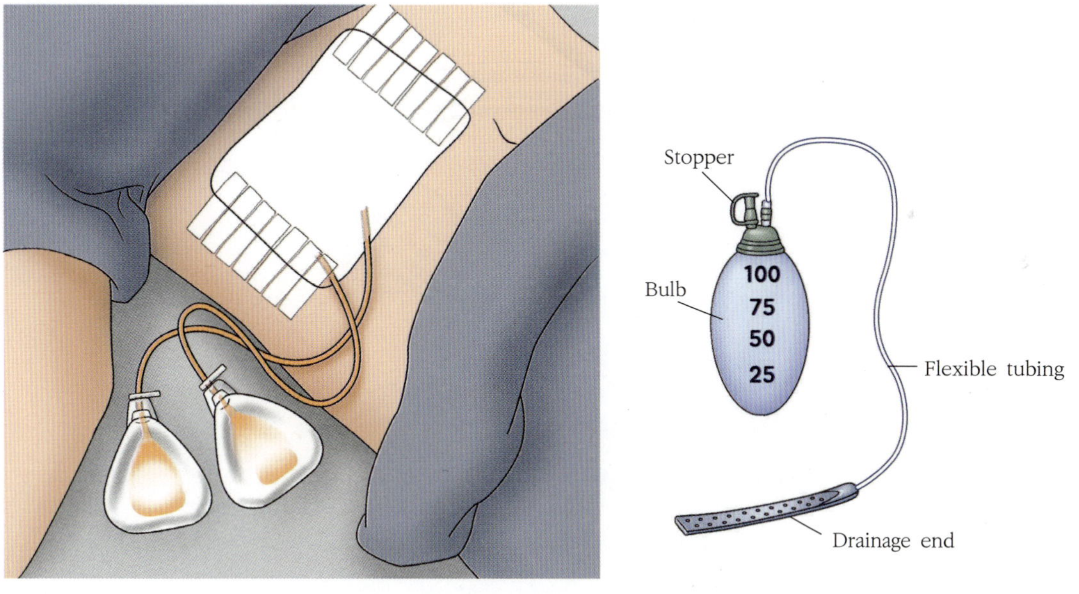

[그림 10-18] 잭슨-프랫(Jackson-Pratt) 배출(배액)

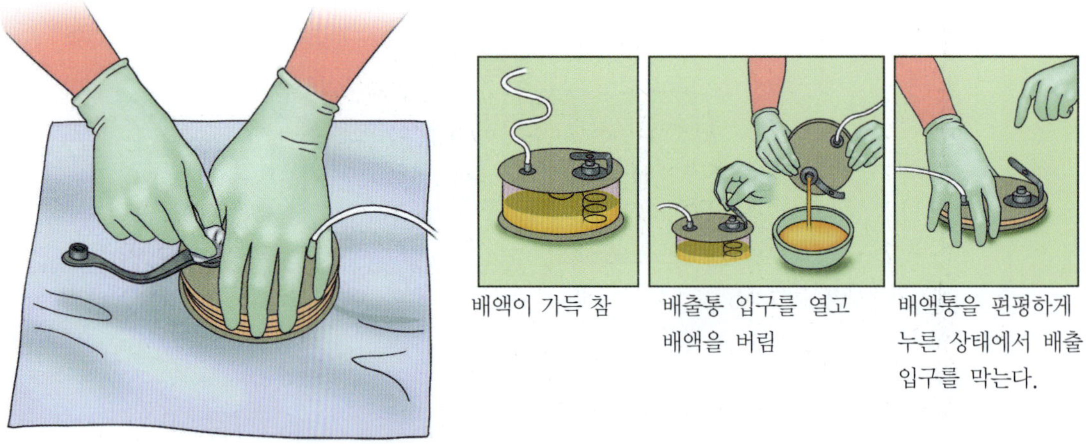

[그림 10-19] 헤모박(Hemovac)을 다시 연결할 때는 배출통(배액통)을 편평한 곳에 놓고 한 손으로 배출통(배액통) 내의 공기가 제거되도록 누른 상태에서 다른 손으로 배출통(배액통) 입구와 마개를 소독솜으로 닦은 후 배출(배액) 마개를 막아 폐쇄성 상처배출(배액) 시스템이 작동하는데 필요한 진공상태를 유지해준다 (https://www.drugs.com/cg/hemovac-drain-care.html).

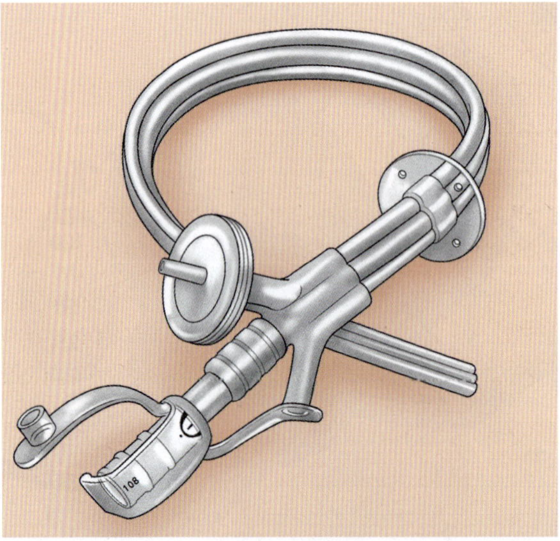

[그림 10-20] 흡인배출관(Sump drain). 다량의 분비물이 예상될 때 사용 (https://www.rqhealth.ca/service-lines/clinical-quality-professional-practice/files/D.2.pdf)

(tube drain) 끝에는 안전핀을 꽂아 배출관의 바깥부분이 창상내로 들어가는 것을 방지한다. 배출관과 피부 사이에는 거즈드레싱을 해주어 안전핀이 피부를 자극하는 것을 방지하고 배액되는 분비물을 흡수할 수 있도록 한다. 펜로즈(penrose) 배출관을 갖는 경우 수술부위를 소독할 때는 주요 수술봉합(꿰맴) 부위를 배출관이 삽입된 찔림상처(자상) 부위보다 깨끗한 것으로 간주하여 주요 수술봉합(꿰맴) 부위를 먼저 소독해야 하며 배출관이 삽입된 찔림상처(자상) 부위 소독에 사용된 물품은 주요 수술부위와 접촉하지 않도록 한다.

폐쇄성 상처배출(배액) 시스템(closed suction drain)은 조직에 잭슨-프랫(Jackson-Pratt)〈그림 10-18〉 또는 헤모박(Hemovac)〈그림 10-19〉 같은 배출관(배액관)을 수술 부위에 직접 삽입하여 연결하여 배액물질이 자체 음압에 의해 배출(배액)관을 통해 배출(배액)통까지 배액되도록 폐쇄체제를 유지함으로써 배출(배액)관의 오염에 의한 상처감염을 저하시킨다. 폐쇄성 배출(배액) 시스템의 용기의 2/3 이상 고이면 음압이 소실되면서 배액기능도 소실되므로 용기를 자주 비워준다. 비울 때는 반드시 장갑을 착용하고 배출(배액)관 입구를 건드리지 않도록 한다. 다시 연결할 때는 배출(배액)통을 편평한 곳에 놓고 한손으로 배출(배액)통내의 공기가 제거되도록 누른 상태에서 다른 손으로 배출(배액)통 입구와 마개를 소독솜으로 닦은 후 배출(배액) 마개를 막아 음압이 작용하도록 하여 폐쇄성 상처배출(배액)에 필요한 진공상태를 유지해준다. 배액관 적용 후 24~72시간 이내에 분비물이 감소하면 제거한다. 흡인배출관(Sump drain)은 세척이나 흡인이 가능한 2~3개의 구멍을 가지고 있으며 배액관 내의 압력은 대기압 수준으로 유지되므로 조직이 배액관을 폐쇄할 가능성은 거의 없는 특징이 있으며 다량의 배액이 예상되는 경우 유용하게 사용된다〈그림 10-20〉.

8) 자세와 운동

수술 후 금기가 아니라면 대상자는 2시간 간격으로 자세를 변경함으로써 허파(폐)의 확장을 돕고 호흡기계 합병증을 예방할 수 있다. 의사의 처방에 따라 움직이게 되는데 수술 후 조기에 움직임은 호흡기계, 순환기계, 비뇨기계, 위창자(위장)계 합병증을 예방하고 근위축을 방지한다. 다리 운동은 다리근육을 수축시키고 근육내 정맥의 혈액정체를 방지하여 혈전성 정맥염과 색전증을 예방하고 혈류의 흐름을 개선한다. 수술 후 대상자의 움직임(기동)은 침대에 앉는 것부터 시작하여 점차 늘여 나가도록 한다.

9) 수분공급과 식이

수술 전이나 수술동안 소실된 체액을 보충하기 위해 처방된 수액을 공급한다. 마취에서 깨지 않은 상태이거나 마약성 진통제에 의해 위창자관(위장관) 운동이 억제된 경우에는 구토나 이에 의한 흡입성 폐렴을 유발할 수 있으므로 구강섭취가 제한된다. 구강섭취를 제한하는 경우 갈증을 호소하면 젖은 거즈나 얼음조각을 입에 머금게 하거나 입을 헹구어 낼 수 있도록 해준다. 충분한 수분의 공급은 기도분비물을 묽게 하여 기침을 통한 점액배출을 쉽게 한다. 적절한 수분균형을 확인하기 위해 섭취량과 배설량을 측정한다.

수술범위나 수술부위, 대상자의 상태에 따라 금식과 비경구적인 수액 투여가 처방되기도 하지만 대체로 수술 후 점차 물, 미음, 죽, 가벼운 식사, 정상 식사의 순으로 식이가 처방된다. 마취제와 진통제, 수술로 인한 부동상태는 꿈틀운동(연동운동)을 억제하여 창자(장)내 가스 정체로 인한 배(복부)팽만을 유발하므로 입안(구강) 섭취는 꿈틀운동(연동운동)이 돌아온 것을 확인한 후 허용한다.

10) 배설 관리

마취제는 일시적으로 방광근육의 긴장도를 저하시키나 보통 6~8시간 후에는 정상으로 회복된다. 두덩뼈(치골)나 질, 곧창자(직장) 부위의 수술은 특히 요정체를 일으키는 경우가 흔하다. 특별한 이유 없이 수술 후 8시간 이내에 배뇨하지 못하면 방광의 팽만여부를 평가하고 의사에게 보고한다. 방광 팽만 시에는 자연배뇨를 촉진하는 방법을 사용하여 배뇨를 유도하나 적절히 배뇨하지 못하면 도뇨관 삽입이 처방된다. 카테터 삽입이나 소변량이 적은 경우 요로계 감염을 초래하기 쉬우므로 대상자 상황에 따라 적절한 경구 수분 섭취나 조기 움직임(기동)을 실시하고, 필요시에만 도뇨하도록 해야 한다.

수술시 마취와 진통제의 사용, 부동은 꿈틀운동(연동운동)을 느리게 하여 창자(장)내 가스정체로 인한 배(복부)팽만을 유발할 뿐 아니라 수술 후 소량의 부드럽고 섬유소가 적은 식사로 인해 변비가 초래될 수 있다. 적절한 수분섭취와 수술 후 조기의 움직임과 더불어 마취로부터 소화기계 회복 정도에 따라 경구 섭취량을 점차 증가시킴으로써 배(복부)팽만에 의한 배(복부)통증과 변비를 예방해야 한다.

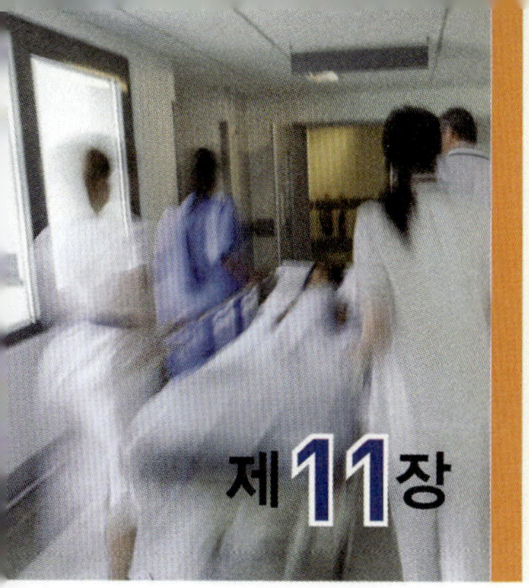

제11장 임종관리

학습목표

이 장을 통하여 다음과 같은 내용을 학습한다.

1. 죽음에 대한 개념을 설명할 수 있다.
2. 사망의 과정을 설명할 수 있다.
3. 임종 심리 단계를 설명할 수 있다.
4. 임종과 사망 시 임상적 징후를 설명할 수 있다.
5. 사망 후 임상적 징후를 설명할 수 있다.
6. 시후 처치의 목적을 설명할 수 있다.
7. 사후 처치를 절차에 따라 수행할 수 있다.
8. 사후 처치와 관련된 행정적·법적 조치를 적합한 절차에 따라 수행할 수 있다.
9. 호스피스의 개념을 설명할 수 있다.

죽음은 인간으로서 피할 수 없는 상황이므로 존엄하게 관리하기 위하여 응급구조사는 삶과 죽음에 대한 개념 및 태도가 확고하게 정립되어야 하며 사망의 과정과 징후, 유족을 위한 중재에 대하여 이해하고 있어야 한다.

1. 죽음에 대한 개념

1) 개념

죽음은 인간의 출생에서부터 이미 삶과 따로 떼어 놓을 수 없는 불가분의 관계에 있다. 죽음은 보편적으로 '사람은 누구나 죽는다. 그리고 언제 죽을지 모른다. 생존 시 경험할 수 없다. 누구나 나의 죽음을 대신해 줄 수 없다' 등으로 표현되며, 필연적이다. 환자들의 종교 또는 그의 믿음에 따라 영혼과 육신이 갈라지는 것(영혼과 육신의 분리), 영원한 생명으로의 여행 등으로 믿어지는 것으로, 또한 연령에 따라 그 의미를 달리한다. 예를 들면, 5살 어린이일 경우 다시 살아날 수 있다고 생각하며, 9살 정도의 어린이는 가까운 사람의 죽음을 인정하지 않고, 다른 사람의 죽음은 인정하며 돌아올 수 있다고 막연히 생각하며, 9살 이후에는 남의 죽음을 돌이킬 수 없다는 것을 이해한다. 청소년기와 대학기에는 죽음에 대해 현실적 사고는 하지만 남의 일로 생각한다. 종교적, 철학적으로 생각하지만 자신의 일로 생각하지 않고 회피하려 한다. 성인의 경우 노령화 되어감에 따라 자신도 죽을 수 있음을 현실적으로 받아들이며 임종에 대해 관심을 갖는다.

인간의 죽음을 정의하는 의학적 입장을 살펴보면, 뇌사와 심장사의 기준이 아직 논란의 대상이 되고 있다. 그러나 현대에는 장기이식의 발달과 관련하여 뇌사를 인간의 죽음으로 판정하려는 경향이 일어나고 있으며, 이에 대한 연구가 전 세계적으로 되고 있다. 우리나라에서는 1983년 대한의학협회의 죽음의 정의 위원회에서 뇌사 판정 기준안을 제시한 바 있었으나, 동시에 발표한 죽음의 정의가 '심장 및 호흡 기능과 뇌 반사의 불가역적 정지 또는 소실을 죽음이라 한다'로 되어 있어 뇌사를 죽음으로 인정하기에는 거리가 먼 실정이었으나, 2001년도에 대한의사협회가 회복 불가능한 환자에 대해 환자나 가족이 요청할 경우 치료를 중단하는 소극적 안락사를 인정하는 내용의 '의사윤리지침'을 제정하였다. 단, 회생 가능성이 없는 환자에 대한 연명 치료중단 인정 등의 내용을 담고 있다. 그리고 2006년 '의사윤리지침'은 회생 가능성이 없이 무의미한 치료를 받는 환자에 대하여 환자 또는 그 보호자가 연명치료의 중단 또는 퇴원을 요구하는 경우 의사는 그러한 의료행위를 보류나 철회 또는 중단할 수 있도록 개정하였다. 이에 더하여 회복 가능성이 있는 환자, 의식불명의 환자 또는 스스로 의사표시를 할 수 없는 환자까지 치료 중단의 범위를 확대하였다. 연명치료에 대한 지속적인 논의의 결과로 연명의료결정법이 2016년 제정되어 2018년부터 시행되었다. 이러한 의료상황의 변화와 더불어 보건의료인은 소생 불가능한 환자를 돌보는 경우가 많아졌는데 보건의료인의 입장에서 볼 때 생명의 존엄성 존중이란 생명을 무조건 연장하라는 것인지 아니면 임종 시에는 치료나 돌봄을 중단하여 자연사하도록 내버려두어야 하는지, 자연사하도록 환자를 내버려 둘 때 돌봄의 의무를 포기하는 것은 아닌지, 중간 입장을 취한다면 현대의 치료와 돌봄을 어느 정도 적용해야 하는지 갈등을 경험하게 된다.

소생 불가능한 환자나 그 가족은 죽음의 과정을 겪는 동안 신체적, 정신적, 경제적으로 심한 손상을 입게 되는데 이때 보건의료인의 돌봄이나 태도는 그들 모두에게 영향을 미치므로 보건의료인은 죽음의 과정을 겪는 대상자에게 전인적 관리를 제공해야 한다.

2) 사망의 과정

사망의 과정은 심정지가 발생한 이후부터 시작된다. 심정지가 발생한 직후의 상태를 임상적 사망(clinical death)이라 하며, 조직이 비가역적으로 손상되어 회복될 수 없는 상태를 생물학적 사망(biological death)이라고 한다〈그림 11-1〉.

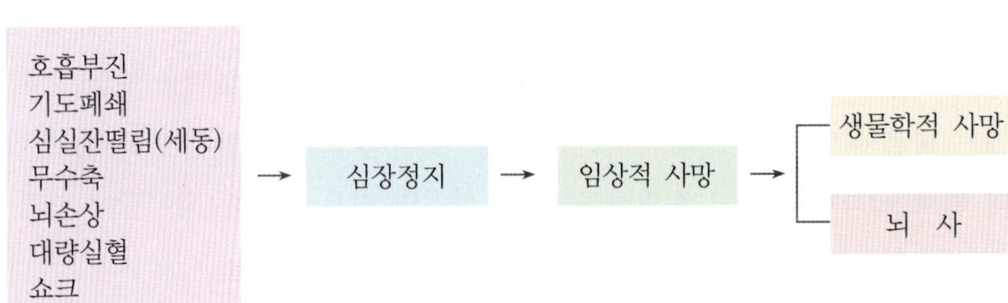

[그림 11-1] 사망의 과정

임상적 사망은 마지막 호흡이나 마지막 심장의 수축으로부터 시작된다. 임상적 사망은 호흡, 순환 및 뇌 기능이 정지된 상태이지만, 혈액순환이 회복되면 심정지 이전의 중추신경 기능을 회복할 수 있는 상태를 말한다. 임상적 사망 상태에 있는 환자는 외부의 자극에 반응하지 않고 동공이 산대되며, 반사 기능이 소실되어 외견상 사망한 것처럼 보인다. 임상적 사망 기간은 심정지 상태에서 대뇌가 비가역적인 손상을 받지 않고 견딜 수 있는 4~6분에 불과하므로 임상적 사망 상태에서 심폐소생술이 시작되지 않고 4~6분이 경과하면 생물학적 사망으로 전환된다.

임상적 사망의 지속시간은 심정지가 발생하기 전까지의 신체 상태에 따라서도 달라진다. 즉, 심정지가 발생하기 전에 만성질환을 앓고 있었거나 고령인 환자에서는 이미 조직의 손상이 진행되어 있는 상태에서 심정지가 발생하였으므로, 심정지 후 4~6분 이내에도 생물학적 사망으로 진행할 수 있다. 반면, 소아 환자나 저체온 상태의 환자에서는 심정지 후 상당한 시간이 경과한 후에도 생물학적 사망으로 진행되지 않을 수도 있다. 따라서 심정지 환자에서는 환자의 질병상태, 연령, 체온 등을 고려해야 한다.

생물학적 사망은 개체 내 대부분의 세포가 비가역적 손상을 받아서 다시는 소생될 수 없는 상태를 말한다. 각 조직의 비가역적 손상은 개체의 생물학적 사망을 초래하게 된다. 특히 뇌 이외의 기관(장기)의 기능은 유지되고 있으나 대뇌가 비가역적으로 손상된 상태를 뇌사라고 한다.

뇌사 판정의 기준은 1968년 하버드 의과대학의 뇌사정의특별위원회(Ad Hoc Committee at Harvard Medical School)에서 '비가역적인 혼수(irreversible coma)'라는 용어의 정의로서 1) 모든 외부 자극에 무반응, 2) 1시간 동안 관찰 시 자발적인 신체 움직임 부재, 3) 3분간 인공호흡기 제거에도 자발적 호흡 부재, 4) 척수반사를 비롯한 모든 반사의 소실, 5) 평탄한 뇌파의 다섯 가지 구체적인 뇌사의 판정 기준을 제시하였다. 저체온과 약물 중독 상태를 제외 기준으로 하였고, 24시간 후 재확인해야 한다고 하였다. 이 기준에서는 척수반사로 판단되는 움직임이 있거나 자발운동이 관찰될 경우 뇌사로 진단할 수 없었다.

1995년 미국신경과학회(American Academy of Neurology, AAN)는 18세 이상 성인의 뇌사 판정기준을 실질적이고 구체적으로 수정하였다. 이 기준에서 척수 기원의 사지의 반사 혹은 자발 움직임은 뇌사 환자에서 간헐적으로 나타날 수 있고 뇌사 판정과 양립될 수 있다고 기술하였다. 이러한 움직임에는 팔을 굽히거나 사지를 들어 올리거나 주먹을 쥐거나 다리를 갑자기 움직여 걷는 모습을 하거나 기관내관(endotracheal tube)으로 손이 올라오는 등을 구체적으로 제시하였다.

우리나라의 경우 1983년 대한의사협회 산하 '죽음의 정의 위원회'에서 최초로 뇌사 판정 기준안을 제정하였고, 1998년 '뇌사 판정기준 및 뇌사자 장기 이식 기준 개정안'을 발표한 이후 현재까지 그대로 사용하고 있다.

[표 11-1] 대한의사협회의 뇌사판정 가이드라인(1998)

장기등 이식에 관한 법률 제18조 제2항, 동법 시행령 제21조 뇌사판정의 기준(별표1)은 다음과 같다.

■ 장기등 이식에 관한 법률 시행령[시행 2019. 7. 16.] [대통령령 제29984호, 2019. 7. 16., 일부개정] [별표 1]

뇌사판정의 기준(제21조 관련)

1. 뇌사판정의 기준
   뇌사판정대상자를 뇌사자로 판정하기 위해서는 제2호(선행 조건) 및 제3호(판정 기준)에 모두 적합해야 한다.

2. 선행 조건
   가. 원인질환이 확실할 것
   나. 치료될 가능성이 없는 기질적(器質的)인 뇌병변(腦病變)이 있을 것
   다. 깊은 혼수상태로서 자발호흡(自發呼吸)이 없고 인공호흡기로 호흡이 유지되고 있을 것
   라. 치료 가능한 약물중독(마취제, 수면제, 진정제, 근육이완제, 독극물 등으로 인한 중독을 말한다)이나 대사성(代謝性) 장애의 가능성이 없을 것
   마. 치료 가능한 내분비성 장애[간성혼수(肝性昏睡), 요독성혼수(尿毒性昏睡), 저혈당성뇌증(低血糖性腦症) 등을 말한다]의 가능성이 없을 것
   바. 저체온상태[직장온도(直腸溫度)가 섭씨 32° 이하인 상태를 말한다]가 아닐 것
   사. 쇼크상태가 아닐 것

3. 판정 기준
   가. 외부 자극에 전혀 반응이 없는 깊은 혼수상태일 것
   나. 자발호흡이 되살아날 수 없는 상태로 소실되었을 것
   다. 두 눈의 동공이 확대·고정되어 있을 것
   라. 뇌간반사(腦幹反射)가 완전히 소실되어 있을 것(다음의 반사가 모두 소실된 것을 말한다)
      1) 광반사(光反射, Light reflex)
      2) 각막반사(角膜反射, Corneal reflex)
      3) 안구두부반사(眼球頭部反射, Oculo-cephalic reflex)
      4) 전정안구반사(前庭眼球反射, Vestibular-ocular reflex)
      5) 모양체척수반사(毛樣體脊髓反射, Cilio-spinal reflex)
      6) 구역반사(嘔逆反射, Gag reflex)
      7) 기침반사(Cough reflex)
   마. 자발운동, 제뇌경직(除腦硬直), 제피질경직(除皮質硬直), 경련 등이 나타나지 않을 것
   바. 무호흡검사 결과 자발호흡이 유발되지 않아 자발호흡이 되살아날 수 없다고 판정될 것
      ※ 무호흡검사
      자발호흡이 소실된 후 자발호흡의 회복 가능 여부를 판정하는 임상검사로서 그 검사방법은 다음과 같다. 100% 산소 또는 95% 산소와 5% 이산화탄소를 10분 동안 인공호흡기로 흡입시킨 후 인공호흡기를 제거한 상태에서 100% 산소 6ℓ/min를 기관내관(氣管內管)을 통하여 공급하면서, 10분 이내에 혈압을 관찰하여 혈액의 이산화탄소분압($PaCO_2$)이 50torr 이상으로 상승하는 것을 확인하였음에도 불구하고 자발호흡이 유발되지 않으면 자발호흡이 되살아날 수 없다고 판정하며, 검사가 불충분하거나 중단된 경우에는 혈류검사로 추가 확인해야 한다.
   사. 다음의 구분에 따른 방법에 따라 가목부터 바목까지의 규정에 따른 판정 결과를 재확인하였을 때에도 그 결과가 같을 것
      1) 뇌사판정대상자가 6세 이상인 경우: 1차 판정부터 6시간이 지난 후에 실시
      2) 뇌사판정대상자가 1세 이상 6세 미만인 경우: 1차 판정부터 24시간이 지난 후에 실시
      3) 뇌사판정대상자가 생후 2개월 이상 1세 미만인 경우: 1차 판정부터 48시간이 지난 후에 실시
   아. 다음의 구분에 따른 방법에 따라 뇌파검사를 하였을 때에 평탄뇌파가 30분 이상 지속될 것
      1) 뇌사판정대상자가 1세 이상인 경우: 사목에 따른 재확인 이후에 실시
      2) 뇌사판정대상자가 생후 2개월 이상 1세 미만인 경우: 사목에 따른 재확인 이전과 이후에 각각 실시

3) 임종 환자의 관리 요구

(1) 심리적인 측면

① 상실, 두려움, 절망이 나타난다.

상실이란 자신의 의미 있는 것을 박탈하는 것이다. 남편이나 부인은 자신의 역할에 대한 상실, 신체적 상실을 느낄 것이다. 또한 죽음에 대해 무력하다는 것에 대해서 절망하게 된다.

② 임종 심리의 5단계

엘리자베스 퀴블러로스(Elizabeth Kübler Ross)는 '죽음과 임종(on death and dying)'이라는 그의 저서에서 죽음에 직면하였을 때 경험하는 슬픔의 과정을 다섯 가지로 제시하였다. 그러나 반드시 순서대로 거치지는 않는다. 때로는 왔다 갔다 하기도 하고 몇 개의 과정이 중복되어 동시에 보여지기도 하며, 이런 과정 말고도 다른 반응이 나타나기도 한다.

가. 제 1 단계 : 부정(denial)

의사의 실수라 믿고 자신의 질병의 정확성에 대해 충분한 준비가 되지 않은 상태로 여러 사람에게 노출만 시키고 속으로는 새로운 의료방법이나 기적이 일어나길 기다린다. 응급구조사는 현실적인 견해를 갖도록 도와주어야 한다.

나. 제 2 단계 : 분노(anger)

'내가 왜' 죽어야 하며 벌받을 만한 일을 했는가에 대해 생각하고 적개심을 갖는다. 모든 의료인에게 폭언을 하고, 치료와 관리에 혹평을 한다. 응급구조사는 환자의 활동을 관심과 인내로 이해하며 환자의 분노를 표현하도록 도와준다. 분노는 상실감과 무력감에 대한 정상적인 반응임을 대상자가 이해하도록 돕는다. 분노 반응 속에 깔린 요구를 처리한다.

다. 제 3 단계 : 타협(bargaining)

훌륭한 행위는 칭찬받고 나쁜 행동은 벌을 받는다고 배워왔으므로 자신을 예전의 나쁜 행동에 대한 대가라고 생각한다. 환자는 잘못된 생활을 뉘우치는 기도, 독백을 하며 살아남을 수만 있다면 회개를 하기 위해 무슨 일이라도 할 것을 말한다. 응급구조사는 주의깊게 듣고 죄의식과 분별없는 두려움에 대해 대상자가 이야기하도록 지지해 줌으로써 안정감을 갖도록 돕는다.

라. 제 4 단계 : 우울(depression)

타협이 불가능하다고 생각될 때 이 단계로 넘어가는데 이 시기에는 누구와도 만나기 싫어하며, 하루 종일 아무하고도 이야기하지 않고 온종일 혼자 있는다. 이것은 피하려야 피할 수 없는 현실이 분명하기 때문이다. 응급구조사는 대상자에게 슬픔을 표현하도록 허용한다. 대화를 기대하지 말고 조용히 앉아서 비언어적 의사소통한다. 가족이나 친척들이 말없이 대상자와 함께 있어 주는 것의 중요함을 이해하도록 돕는다.

마. 제 5 단계 : 수용(acceptance)

자신의 죽음을 인정하고 죽음을 기다리는 단계로 환자는 매우 평화로운 상태가 된다. 환자 가족들은 환자에게 무엇을 말할지 또는 어떻게 행동을 해야 할지 몰라 당황하게 되므로 가족 관리가 필요하며, 응급구조사는 환자가 인간으로서의 위엄을 가지고 평화롭게 임종을 맞이하도록 최선을 다해야 한다. 가족과 친구들이 대상자의 사회활동 참여 요구의 감소와 짧고 조용한 방문의 필요성을 이해하도록 돕는다.

③ 심리적인 요구

- 미완성된 일을 완성하고자 한다.
- 존엄성을 유지하면서 익숙한 장소에서 임종을 맞고 싶어 한다.
- 통증 경험을 적게 하고 싶어 한다.
- 자신의 즐거웠던 과거를 회상한다.
- 유가족에게 닥칠 계획을 세우고 싶어 한다.
- 자신의 이야기를 들어주길 원한다.
- 진실성 있는 태도를 원한다.

(2) 영적인 측면

많은 환자들이 종교로부터 그들을 지탱해 주는 큰 위안을 얻는다. 상황에 따라서 환자가 성직자를 만나서 종교 행사를 할 수 있게 도와야 한다. 모든 환자들이 특정한 종교적 신념을 갖고 그에 따르는 것은 아니지만 대부분이 어떤 형태의 영적인 관리를 필요로 한다. 환자들은 자신의 삶이 의미가 있다고 느껴야 하며, 많은 환자들이 죽음에 직면해서는 희망이 필요하다는 것을 느낀다. 도움을 주는 사람이 자신의 종교적 신념이 중요하다는 것을 알게 해줘야 하며, 필요하다면 성직자가 방문하도록 계획을 세워야 한다.

(3) 신체적인 측면

① 임종 시 임상적 징후

가. 근육의 긴장도 상실

- 얼굴근육의 이완(예 : 턱이 늘어짐)
- 대화곤란
- 삼킴(연하)곤란과 점차적인 구역질(개구) 반사 상실
- 위창자(장)관 활동 저하 : 욕지기(구역), 배(복부)가스축적, 배(복부)팽만 및 대변정체(특히 마

취제나 진정제를 사용했을 때)

- 최소의 신체 움직임
- 조임근(괄약근)의 조절력 감소로 인한 대·소변 실금

나. 순환 속도 저하

- 감각 작용의 감소
- 팔다리에 반점 형성과 청색증
- 발, 손, 귀, 코의 순서로 피부가 차가워짐(그러나 환자는 체온상승으로 따뜻함을 느낄 수 있음)

다. 활력징후 변화

- 맥박이 느려지고 약해짐
- 혈압 하강
- 빠르며 얕고 불규칙적이나 비정상적으로 느린 호흡

라. 감각 손상

- 시각이 흐려짐
- 미각과 후각이 손상됨
- 죽음 직전에는 의식수준이 몹시 다양해짐
- 청각은 마지막으로 상실됨

② 사망 직전의 임상적 징후

① 확대되고 고정된 동공

② 동작 불능

③ 반사 소실

④ 더 빠르고 약해진 맥박

⑤ 체인스톡 호흡

⑥ 인두의 점액 축적으로 호흡 시에 소리가 남

⑦ 혈압 하강

③ 사망 시 임상적 징후

1993년 대한의학협회는 뇌사 판정 기준을 다음과 같이 정립하였다.

가. 외부 자극에 전혀 반응이 없는 깊은 혼수상태

나. 자발호흡의 불가역적 소실

다. 양안 동공의 확대고정

라. 뇌줄기(뇌간) 반사의 완전 소실

마. 자발 운동, 대뇌제거 경축(제뇌경축, decerebrate rigidity) 경련 소실

바. 불가역적인 호흡정지

사. 30분 이상의 평탄한 뇌파

만약 환자가 인공적인 지지물을 사용하는 경우에는 적어도 24시간 동안 뇌전도 상에 뇌파의 부재가 사망의 징후이고, 의사만이 사망을 선언할 수 있다.

4) 임종 중 관리

가능하면 조용한 환경을 제공해 주며 보호자가 울지 않도록 미리 얘기해 준다. 가족은 환자가 죽은 후 울 수 있도록 지지해 준다. 죽기 전 가장 좋은 말은 "나도 곧 따라 갑니다"로 일체감을 조장함으로써 안심, 위안을 얻을 수 있도록 도와준다. 죽음에 대한 정의는 호흡이 멈추었을 때, 심장이 멈추었을 때, 뇌파(brain wave)가 끊어졌을 때를 기준으로 한다.

2. 사망 후 관리

1) 사망 후 임상적 징후

(1) 맥박, 호흡이 없다.

(2) 동공반사가 없다.

(3) 사후체온하강(사후 한랭, algor mortis)은 사망 후에 체온이 점차 하강하는 것을 말하며, 혈액순환이 정지되고 시상하부의 기능이 끝나게 되면 체온이 실내 온도가 될 때까지 1시간에 약 1℃씩 하강한다. 동시에 피부는 탄력성을 상실하여 쉽게 파괴될 수 있다.

(4) 시반(시체얼룩, livor mortis)은 혈액순환이 정지된 후에 피부가 변색하게 되는 것을 말하며, 이는 적혈구가 파괴되고 헤모글로빈이 방출되어 주위 조직이 변색되는 것으로서 신체의 가장 낮은 부위에 나타난다.

(5) 사후경축(rigor mortis)은 사망 후 2~3시간 후에 신체가 경직되는 것을 말하며, 보통 96시간이 지나면 끝난다. 근육 내에서 글리코겐이 응고되어 유산이 생성되는 화학적 반응으로서 사망 직후부터 머리, 목, 몸통, 사지 부위로 진행된다.

(6) 부패(putrefaction)는 박테리아에 의해 부패되는 것으로 여름에 더 잘 부패된다. 죽은 후 3~4

일쯤 되면 부패한다. 미라화(mummification)는 건성 괴사, 건조된 곳에서 발생한다.

2) 사망과 동시에 진행되는 변화에 의한 추정

(1) 건조

각막의 경한 혼탁	12시간
각막의 심한 혼탁 및 동공 불투명	48시간

(2) 사후체온하강

수족 및 안면에 냉감	1~2시간
착의부분까지 냉감	4~5시간
체온하강(1시간 당 1℃)	10시간까지
체온하강(1시간 당 1℃ 이하)	10시간 이후

(3) 시반(시체얼룩)

출현 개시	빠르면 30분 (평균 1시간)
융합 개시	1~2시간
지압 및 전위에 의한 소실	4~5시간
전신에 출현	12시간
최고도에 달함	14~15시간

(4) 사후경축(사강)

심근 및 가로막(횡격막)에 경직 개시	30분
골격근의 경직 개시	1~2시간
경직이 전신에 출현	6~8시간
재경직 출현	5~6시간
전신에서 강하게 출현	12시간
심근 및 가로막(횡격막)에서 소실 개시	12~15시간

(5) 만기 시체현상

골반강 내 혈색소 침윤	24시간
가슴안(흉강) 혈색소 침윤	24~36시간
하복부 피부의 변색	2~3일
부패망 형성	2~4일
부패수포 및 표피 박리	2~4일
성인의 백골화(대기 중)	1개월 이상

소아의 백골화(대기 중)	2주 이상
'미라화' 형성(성인)	수개월
'미라화' 형성(소아)	2주 이상
시랍 형성(adrpocere formation) 개시	1~2개월
시랍 완성	2~4개월
전신 시랍형성	1년
연조직 소실(토양 중)	3~5년
골조직 내 지방소실	5~10년
골 붕괴	50년

(6) 실질 냉각 시간 측정법(virtual cooling time method(Fiddws & Patten))

시체와 주위 온도와의 온도 차가 최초 85%까지 체온이 하강하는데 필요로 하는 시간을 실질적 냉각시간(vitrual cooling time)이라 정하고 곧창자(직장) 체온을 2~3시간 간격으로 2회 측정하고 그 측정지에서 실질적 냉각 시간을 산출한다. 이 값에서 사망에서 최초의 곧창자(직장) 내 온도 측정 때까지의 경과시간을 산출하여 사망 시간을 추정하는 방법으로 사망 시에서 곧창자(직장) 체온 측정까지의 주위온도가 일정하여야 하며 만일 주위온도의 변동이 심한 경우는 부정확하다.

(7) 기타 변화

구더기 출현	10시간
정낭 내 정자운동 능력 잔존	3~4일
표모피 형성(수 중 시체)	3~5일

3) 사후관리

사체의 사후경직이 오기 전에 바른 자세를 취한다.

(1) 목적

가. 사망한 환자의 외모를 가능한 한 깨끗하게 하기 위함이다.
나. 사체가 경직되기 전에 적당한 위치로 만들기 위함이다.
다. 시체실로 보낼 준비를 하기 위함이다.
라. 유족에게 신체적·정신적 지지를 제공한다.
마. 법적으로 필요한 조치를 취한다.

(2) 유의할 점

가. 사후관리는 사망한 지 30분 후에 한다.

나. 사후관리에 직면한 응급구조사는 침묵과 존경할 만한 엄숙한 태도와 섬세하고 능숙한 기술을 요한다.

다. 응급구조사는 너무 감정적이어서는 안 되며 가족에게 신체적, 정신적 지지를 해 줄 수 있어야 한다.

라. 외부로 연관된 모든 구멍은 막아준다(항문, 질강, 코, 귀 등).

마. 만일 환자가 전염병으로 사망했을 경우는 이를 증명서에 기재하여야 한다.

바. 만일 의사가 부검(autopsy)을 원하면 특별한 양식대로 절차를 밟아야 한다(직접 대상자 가족에게 승낙을 받도록 한다).

(3) 준비물품

일회용 장갑, 가운, 감염성 폐기물을 담을 봉지, 세숫대야, 목욕 수건과 따뜻한 물, 수의(깨끗한 가운), 흡수패드, 사체 포장용 홑이불, 사망자 이름표 2개, 안전핀, 작은 베게나 수건, 거즈 드레싱, 반창고, 솜, 붕대, 사망자의 소지품 봉지

(4) 사후관리 절차

[표 11-2] 사후관리 절차

절 차	이론적 근거
1. 가족이 원하면 보건의료인이 사후처치를 돕도록 한다.	
2. 바로누운자세(앙와위)로 팔은 손바닥을 아래로 하여 양옆에 붙이거나 배 위로 가로질러 놓는다.	• 사체를 자연스럽고 편안하게 보이게 하며 손바닥 변색과 사후강직이 오기 때문이다.
3. 사체의 머리 밑에 베개를 고여주거나 10~15도 정도 머리부분을 올려 주어 혈액의 정체(hypostasis)로 인한 얼굴의 변색을 방지한다.	• 혈액이 얼굴부위에 퍼져 변색되는 것을 방지한다.
4. 몇 초 동안 누르고 있으면서 안검을 감겨준다.	• 자연스런 모습을 만들기 위해 눈을 감긴다.
5. 자연스러운 모습을 위해 의치도 끼워 넣는다. 입을 다물게 하기 위해 턱 밑에 타월을 말아서 받쳐준다.	• 사후경축이 오면 의치를 끼우기 어렵다.
6. 각종 튜브를 제거하거나 잠그거나 튜브를 피부에서 2.5 cm 이내로 자른 후 그 부위에 테이프를 붙여 놓는다(단, 기관의 정책과 부검여부에 따라 방법이 다를 수 있다).	• 부검에 관한 지침이 있으면 그에 따른다.
7. 더러워진 드레싱은 깨끗한 드레싱으로 교환한다.	• 미생물에 의한 악취를 제거한다.
8. 분비물에 의해 더러워진 신체부위는 닦아준다(전신 목욕은 필요없다).	• 사체를 유족에게 보일 준비를 한다. 전체 목욕은 장의사가 한다.

[표 11-2] 사후관리 절차(계속)

절 차	이론적 근거
9. 조임근(괄약근)의 이완으로 대·소변이 배출될 수 있으므로 엉덩이 밑에 흡수용 패드를 대어 준다.	• 괄약근 이완으로 대·소변이 배출될 수 있다.
10. 머리를 빗질하여 빗기고, 핀이나 밴드를 하고 있으면 제거한다(이 같은 기구는 얼굴이나 머리덮개(두피)의 변색이나 손상을 유발한다).	• 단정한 모습을 보이게 하며 딱딱한 물건은 표피에 손상을 줄 수 있다.
11. 보석은 제거한다(특별한 경우에 결혼반지 등은 손가락에 테이프로 붙여 놓기도 한다).	• 귀중품의 분실을 막는다.
12. 윗 홑이불은 사체 어깨까지 말끔하게 맞추어 덮어주고 가족을 위해 부드러운 조명과 의자를 제공한다.	• 사체를 보여줄 준비를 하고, 품위와 존엄성을 유지한다.
13. 사체에 두 개의 이름표를 부착한다. 하나는 사체의 발목이나 손목에, 다른 하나는 수의 표면에 붙인다.	• 영안실에서 사체의 확인 시 필요하다.
14. 사체에 대한 모든 준비가 끝나면 영안실로 보낸다. 대상자의 귀중품이나 의복은 목록을 작성하여 그 가족이 가져갈 수 있도록 안전하게 보관한다.	

(5) 사후관리와 관련된 행정적·법적 조치의 적합한 수행 절차

가. 사망의 확인은 의사에 의해 확인되어야 하며, 이 확인이 있고 난 뒤에 생명유지를 위한 모든 장치를 제거해야 한다. 보건의료인은 사망한 시간과 확인한 의사명을 정확히 기록한다.

나. 입원 24시간 이내에 사망, 자살, 살인, 사인을 모를 때와 같은 사망의 경우 부검을 하게 되는데, 의사는 가족에게 부검 승낙을 요청하며, 부검에 대한 승낙은 법적 요구사항이다. 이는 보건의료인의 업무는 아니며, 단지 환자 가족에게 간단한 설명을 해주면 된다.

다. 의사는 사망확인서에 서명하고, 보건의료인의 책임은 의사가 사망확인서에 서명했는지 확인하는 것이다.

라. 보건의료인은 장기기증을 약속한 경우 그 사항에 대해 확인한다.

마. 사망자가 전염병일 경우 질병이 퍼지지 않도록 사체의 사후 처치에 특별한 조치가 필요하다.

3. 임종과 죽음에 대한 보건의료인의 반응

보건의료인들은 죽어가는 대상자들이나 가족과의 반복되는 상호작용 때문에 역할 긴장을 경험할 수 있다. 대상자의 죽음이 흔히 발생하는 종양병동, 호스피스기관, 집중치료실 및 응급실, 병원 전 현장에서 일하는 보건의료인들은 이런 업무 담당을 선택했을지라도 대상자들이 죽을 때 여전히 실패감을 느낄 수 있다. 사람들은 죽음, 특히 그들 자기 죽음에 대하여 생각하거나 말하는 것을 최대한 피하려고 하며, 오로지 부정적인 용어로 거의 생각하고 있다. 사람들의 이런 태도와 달리 보건의료인은 그들이 말기질환을 지닌 대상자를 효과적으로 도울 수 있기 전에 죽음에 대한 자신의 느낌을 분석해 보는 시간을 가져야 한다.

보건의료인들은 임종과 죽음에 대해 토의하고자 하는 대상자들의 시도를 다음과 같은 방법으로 방해하는 경향이 있다.

첫째, 주제를 바꾼다.
둘째, 안심시키는 말을 한다.
셋째, 앞으로 발생할 일을 부인한다.
넷째, 숙명론자가 된다.
다섯째, 죽음에 대해 더 이상 거론하지 못하게 하는 태도를 보임으로써 상담하는 것을 차단한다.
여섯째, 대상자를 멀리하거나 회피한다.
일곱째, 대상자의 돌봄을 소홀히 하여 점차 대상자가 의존적으로 무력감을 느끼게 된다.

죽어가는 사람과 사별한 자를 돌보는 것은 총체적인 신체적·사회심리적 돌봄에 필요한 모든 기술들이 동원되어야 하므로 보건의료인의 가장 복잡하고 도전적인 책임들 중의 하나이다.

보건의료인들은 죽음 및 임종에 대한 그들 자신의 태도가 직접적으로 돌보는 능력에 영향을 미칠 것이므로 효과적으로 돌보기 위해서는 이런 태도를 파악해야 한다.

4. 예기치 않은 죽음을 당한 유족을 위한 중재

심하게 상처 입은 사고 희생자가 응급실에 실려 오거나 이제껏 잘 지내오던 환자의 상태가 갑자기 나빠졌을 때 응급구조사가 생각하는 것은 환자의 생명을 구하는 것이다. 따라서 응급구조사의 모든 에너지를 환자를 소생시키는데 쏟아부어야 하므로 환자 가족들이 엄청난 스트레스에 어떻게 대처하는지에 대해 생각할 시간적 여유를 갖지 못한다.

아무리 노력해도 환자는 사망할 수 있으며 응급구조사도 탈진하게 된다. 그러나 그 가운데서도 유족들은 당신의 도움을 절실하게 필요로 한다. 어느 누구도 가족 구성원의 급작스러운 죽음에 대해 사람들이 어떻게 반응할지 예측할 수 없다. 그러나 애도의 과정을 이해하는 것은 응급구조사로 하여금 폭넓게 다양한 반응을 다룰 수 있도록 도움을 준다. 적절한 협조 체계는 슬픔에 잠긴 유족에게 죽음이라는 현실을 받아들이는 여러 대처 방법을 실행하도록 한다. 유족의 슬픔은 가능한 한 안정시키고 심한 스트레스를 줄일 수 있도록 하며 평정을 유지하는 데 도움을 줄 수 있다.

유족의 돌봄에 대한 요구에 적절히 대처하는 것은 슬픔, 상실감, 죄의식 등 자신의 감정을 표현할 기회를 제공하고, 주의깊게 들어주며, 격려하고, 죽은 사람과의 관계를 종결하고, 새 환경에 적응하고, 새로운 대인관계를 갖도록 하며, 필요하면 성직자의 도움이 있음을 확인시키는 것이다.

가족이 슬픔을 표현할 때 가족의 종교적·문화적·종족적 및 개인적 가치관을 존중하고 경청, 침묵, 일반적인 조언, 개방형 질문 사용 등과 같은 치료적 의사소통 전략 등을 사용한다. 슬픔, 죄의식, 분노, 두려움, 외로움과 같은 감정들은 시간이 지남에 따라 안정될 것이라고 알리고, 신체적·심리적 건강을 증진시키는 평상 시의 활동들을 다시 시작하도록 제안하며 유사한 상실을 경험했던 지지집단들을 찾아보도록 격려한다.

1) 급작스러운 죽음이 발생했을 때

예를 들어, 구급대원이 골프를 치다가 갑자기 쓰러진 후 사망한 70세 남자를 응급구조사가 병원으로 옮겨 왔다고 가정하자. 가족에게 사체를 확인시키기 위해 연락을 해야 한다. 어떻게 할 것인가? 만일 응급구조사가 가족이 병원에 오도록 연락을 해야 한다면 침착함을 유지하고 절대로 전화로 사랑하던 사람이 죽었다고 알리지 말고 "저는 S병원의 응급구조사입니다. 당신 남편이 지금 심하게 다쳤으니 가능한 한 빨리 응급실로 와 주시기 바랍니다. 당신을 여기까지 데려다 줄 분은 계신가요?"라고 말한다. 가족이 도착했을 때 처음 만나는 의료진은 간단한 질문만 하고 그들의 슬픔을 개방적으로 표현할 수 있게 해준다. 항상 이 일은 의사가 하도록 한다. 왜냐하면 가족에게 그들이 사랑하던 사람이 적절한 의학적 응급처치를 받았다는 것을 확인시켜 안심하게 할 수 있다. 그러나 의사가 도착하기 전에 유족 중의 한 사람이 당신에게 "그가 죽었나요?"라고 묻는다면 진실을 말해야 한다. "그래요. 그는 사망했어요. 자세한 내용은 의사가 설명하도록 해 드리지요"라고 말한다. 단 한 명의 가족이 오면 원목이나 다른 성직자와 연락하여 함께 머물 수 있도록 도와준다. 절대로 혼자 있게 해서는 안 된다. 대부분의 응급구조사는 무엇인가를 해야 한다고 생각하면서도 현재 아무런 도움이 되지 못한다고 느낄 것이다. 그때 스스로 공적인 관계가 아닌 친구로서 생각한다. 손을 뻗쳐 가족 구성원의 어깨를 두드리거나 손을 잡아준다. 그리고 반응을 기다린다. 가족들과 울고 싶은 기분을 느끼면 울어도 좋다. 그러나 자제심을 잃어서는 안 된다.

가족의 종교를 기록하고 경우에 따라 종교적 의식을 거행하기를 원한다. 가족은 흔히 사체 보기를 원한다. 보여주는 것은 좋으나 비행기나 교통사고에 의해 보기 흉한 경우 가족이 무엇을 보게 될지에 대해 미리 준비하고 가능한 깨끗한 상태를 보여줄 수 있도록 해야 한다. 사체를 보는 것은 유족이 죽음이라는 현실을 받아들이는 것을 도와주는 데 필요하다. 때로는 슬픔에 잠겨 있는 유족을 안정시키기 위하여 의사가 진정제를 처방할 수도 있으나 그것으로 애도의 과정을 연기할 수도 있다.

기억할 것

환자의 담당 의사가 죽음의 순간에 그 자리에 있을 때를 제외하고는 반드시 모든 급작스러운 죽음은 지역 검시관과 경찰에게 보고하여야 한다. 말기 질병을 제외하고는 병원에 들어온 후 48시간 이내에 일어난 모든 죽음에 대해 보고해야 한다.

2) 가정으로 돌아가기

유족이 떠나기 전에 환자의 개인 소지품을 준다. 옷가지들은 검시관이 필요로 하므로 검시관에게 준 것이 무엇인지 목록을 적어놓도록 한다. 만일 희생자의 유족이 혼자 산다면 슬픔에 빠져 자살을 시도할지 모르므로 유족을 기다려줄 누군가를 찾도록 노력해야 한다. 유족에게 상담이나 도움이 필요하면 병원의 사회봉사기관 전화번호를 적어준다. 가능하면 한 달 후에 유족들과 연락하여 도와줄 수 있도록 하면 좋은 일이다.

3) 자연유산이나 조산에 직면한 가족을 돕는 방법

자연유산이나 조산에 직면한 가족에게는 부주의하고 비난 섞인 언급을 하지 않도록 한다. 예를 들면, "당신은 언제든지 또 다른 아이를 가질 수 있어요", "이 모든 것은 되도록 잘하려고 해서 생긴 일이에요"라고 말하는 대신 "당신이 계획하던 무엇인가를 잃어버린다는 것은 무척 괴로운 일이예요"라고 말한다. 그들에게 질문하거나 그들의 감정을 표현하도록 기회를 준다. 그들의 슬픔은 단지 시작 단계일 뿐이며 쇼크를 회복하는 데는 충분한 시간이 필요하다.

그들은 다른 사람들에게 어떻게 그리고 왜 그들이 아기를 잃었는지에 대해 설명해야 할 부담을 안게 된다. 따라서 다른 방으로 옮기기를 원하는지 물어본다. 아마 신생아실로부터 멀어지면 마음이 한결 편안해질 것이다. 남편을 아내 곁에 머물도록 하여 슬픔을 달래고 손상된 자아상을 보강하도록 도와준다. 지속적이고 적절한 육체적 돌봄을 제공하여 산모를 깨끗하고 편안하게 유지해 줌으로써 처치자의 도움을 느끼게 한다. 자연유산을 당한 경우 산모의 이해 능력을 파악하고 산모가 묻는 질문에 대한 답을 미리 준비하라. 예를 들면, "그 아기를 어떻게 하실 거죠?" 그러면 그녀에게 병리적 검증 과정에 대해서 말해주고 성별을 물으면 알고 있는 한도 내에서 대답해 준다. 산모가 병원을 떠나기 전에 계속해서 출혈이 있을 경우 즉시 의사에게 알리고 병원에 와서 검진을 받도록 한다. 만일 부모가 아기를 위해 장례식을 결정하면 산모가 병원으로 돌아와야 하더라도 참석 여부를 확인해야 한다.

5. 호스피스의 개념과 목적

1) 호스피스의 개념

호스피스는 여러 가지로 정의되는데, HOSPICE의 어원은 라틴어의 hospes에서 유래된 것으로 이는 host와 guest를 의미하는 것이며 손님에게 편안한 장소나 공간을 제공하고 돌보는 것에서 시작되었다. 웹스턴 사전(1972)에는 여행자를 위한 숙소, 또는 병자나 가난한 사람들을 위한 집이라고 하였으며, 의학사전(1998)에는 죽어 가는 사람과 가족에 대한 신체적, 심리적, 영적 돌봄의 형태로 지지적인 서비스에 중점을 둔 프로그램을 실시하는 공공시설로, 그리고 미국호스피스 협회(National Hospice Organization: NHO)에서는 '말기환자와 가족을 계속적인 프로그램으로써 지지해 가는 것이다'라고 정의하였다.

임종 대상자나 죽음을 앞에 놓고 매일의 생활을 영위해야 하는 사람들에게 절실한 것은 그들이 질병에서 받는 고통이나 증상에서 벗어나는 것이다. 즉, 환경의 안정성, 능숙한 돌봄의 유지, 임종 대상자와 그 가족들이 도움을 받고 있다는 안정감을 갖게 하는 것이다. 이에 호스피스 운동이 전개되었다. 호스피스 운동은 말기 환자가 임종을 앞둔 대상자의 비인간적인 대우에 대한 반응으로 또는 고도로 발달한 현대 과학기술로 인한 비인간화 내지는 비인격화 현상에 대한 반응으로 전개되기 시작한 인간성 회복 운동이라 할 수 있다. 호스피스 개념은 죽음을 앞둔 대상자와 임종 시 환자를 단순히 돌봄보다는 말기 환자의 고통이나 증상 완화를 위해 기술과 동정을 적용시키는 기회를 마련하는 포괄적인 프로그램이다. 즉, 말기질환과 관련된 통증 완화, 영적 및 정서적 지지를 제공하는 시스템이다.

2) 호스피스의 목적

호스피스의 목적은 다음과 같다.

첫째, 임종 6개월 이내의 말기 암환자의 육체적 고통을 완화하고 증상을 관리한다.
둘째, 그들의 남은 시간을 가능한 한 편안하게 지낼 수 있도록 삶의 질을 높인다.
셋째, 삶을 긍정적으로 받아들이며 죽음을 삶의 자연스러운 일부분으로 받아들인다.
넷째, 환자와 그 가족의 요구에 부응하도록 신체적, 사회심리적, 영적 요구를 충족시키며 지지하여 죽음을 준비하도록 돕는다.

3) 호스피스의 형태

호스피스 프로그램은 다양하여 가정 호스피스(home care), 호스피스 전문 기관(Free-standing hospice unit) 혹은 병원 내 호스피스 프로그램 등으로 대상자 및 가족 모두에게 지지를 제공하도록 고안되었다.

본래의 호스피스 프로그램은 원칙적으로 악성 질환으로 말기상태에 있는 사람에게 초점을 두었으나 진행성 신경 질환이나 다발성 경화증과 같은 많은 대상자에게도 제공된다.

(1) 병원 호스피스

병원 부속형 호스피스라고도 하며 병원 내의 일부 병동에서 호스피스 활동을 하는 것을 의미한다. 일반적으로 병원에서는 급성 질환 관리에 초점을 두며 완화적 관리는 별로 중점을 두지 않기 때문에 어려운 문제도 발생한다. 급성 질환 관리와 호스피스에서의 관리가 다르기 때문에 직원에게 필요한 훈련도 각각 다르다. 그러나 호스피스 병동의 철학이나 정신을 타 병동에도 적용시켜 직원을 교육시킬 수 있으며 통증과 증상 관리의 숙련가인 호스피스 간호사가 타 병동 간호사를 교육 시킬 수 있다. 간혹, 병원의 직원이나 다른 사람들이 호스피스 병동을 '죽음의 장소'로 보는 경우가 있어 바람직하지 못한 점도 있으나 기존 의료시스템을 사용할 수 있으며 기존 의료인력을 훈련시켜 이용할 수 있는 여러 가지 장점 이외에도 호스피스 간호사가 너무 소진될 경우 비교적 쉽게 관리인력을 대치시킬 수 있는 장점이 있다. 그러나 타 병동에 비해서 인력이 더 요구되고 보호자, 방문객, 호스피스 요원들을 위해서 많은 공간이 필요한 것이 문제점이다.

(2) 산재형 호스피스

산재형 호스피스는 제 2 의 호스피스 프로그램으로 1975년 미국에서 개발되어 성루가루즈벨트 병원에서 처음 시작되었으며, 병원 내에 호스피스 팀이 구성되어 돌봄을 수행하게 된다. 이러한 형태의 호스피스는 환자들이 주로 내과병동이나 암병동에 입원하게 되나 병상이 남아 있을 경우, 빈 병상을 활용할 수 있다는 측면에서 편리한 점도 있다. 병실 내의 다른 환자들과 함께 지낸다는 것이 문제점이며 방문 시간 등도 병원의 규정에 맞추어야 하는 어려움이 있다. 가장 곤란한 점은 호스피스 환자는 회복하여 퇴원하는 일이 거의 없으며, 다른 병실의 환자가 회복되어 퇴원하는 것을 보는 것이 호스피스 환자에게 심리적 불안을 야기시킬 수 있다는 것이다.

(3) 가정 호스피스 프로그램

오늘날 많은 환자들은 가정에서 가족들과 함께 마지막 날을 보내기를 소망하지만, 대부분의 환자들이 병원과 같은 기관에서 최후를 맞이하게 된다. 가정 호스피스 프로그램의 목적은 고통억제 뿐만 아니라 정서적인 인간 상호관계, 재정상의 영역에 속하는 문제들까지도 해결하고자 한다.

미국이나 영국에서는 가정 호스피스를 많이 실시하며 그 형태도 다양하다. 병원에 기반을 둔 호스피스 가정관리는 병원 내에 호스피스 사무실을 두고 모든 업무를 분담하고 지휘하게 되며 환자가 입원하였다가 퇴원한 후 추후관리를 가정관리를 통해할 수 있는 편리한 점이 있다. 가족과 대상자는 어느 때이든, 누구에게든지 도움을 요청할 수 있으며 만약 필요하다면, 병동의 입원 허가를 얻을 수 있다. 대상자의 상태에 따라서 가정관리를 받다가 병원에 입원하게 되면 1일 24시간 관리를 하여야 하는 가족에게도 도움과 휴식을 제공하게 되므로 편리하다.

(4) 자문팀

또 다른 프로그램은 자문 팀이 중심이 된다. 이 팀은 주로 말기 환자 병동의 주 구성원인 간호사와 의료인으로 구성되어 병원 내 모든 병동의 말기 환자에게 주치의로부터 요청이 있으면 도와주는 것이다. 이 자문팀은 병원 자체 연수를 담당하는 중요한 기능도 한다.

(5) 독립형 호스피스

독립형 호스피스는 별도의 건물을 가지고 별도로 호스피스만을 운영하는 것을 의미하며, 대부분 병원에 있으면서 독립된 형태로 운영하는 경우가 많다.

4) 호스피스 대상자 선정

호스피스 대상자의 선정 기준은 호스피스 프로그램마다 조금씩 차이가 있을 수 있지만 거의 유사하여, 다음과 같다.

첫째, 암으로 진단받은 자로 호스피스 관리가 필요한 자
둘째, 암으로 또는 치유가 불가능한 질병으로 진단을 받은 자
셋째, 의사의 동의가 있거나 의뢰된 자
넷째, 의식이 분명하고 의사소통이 가능한 자
다섯째, 더 이상의 의학적인 치료로 효과를 기대하기 어려운 자로 증상 완화 치료가 필요한 자

이상의 기준으로 호스피스 관리 대상자를 선정하여 대상자의 인격성을 보장하기 위하여 사전 동의를 받고 호스피스 관리를 제공하게 된다.

5) 호스피스 관리의 주요 원칙

호스피스 관리 형태는 낮 동안, 밤 동안, 24시간 동안으로 나누며 가정 돌봄, 병원 자체 돌봄, 사별자 돌봄 등으로 제공되고 있다. 호스피스 관리의 목표는 죽어가는 사람을 편안하게 해주는 관리로서 입원 환자나 가정의 환자를 모두 포함하여 증상을 완화하고 대상자와 가족 모두에게 신체적 및 정서적 지지와 안위를 제공함으로써 가능한 한 평온하고 위엄 있게 자연스러운 죽음을 맞도록 함이다.

양질의 호스피스 관리의 주요 원칙은 다음과 같다.

첫째, 대상자의 증상 조절이며 통증은 우선적으로 조절해 준다.

둘째, 격리감을 감소시킨다. 어느 곳에서나 제공될 수 있으며 연속적인 관리를 받을 수 있도록 계획되어야 한다.

셋째, 대상자와 가족을 관리의 단위로 삼아야 한다. 생활 속에서 변화된 상황을 수용하는 것과 관련된 심리적 문제와 경제나 집안의 구조 및 설계와 같은 실제적인 문제가 따르기 때문이다.

넷째, 대상자의 요구가 잘 충족될 수 있도록 여러 분야의 종사자들 사이에 협동 체계가 이루어지는 것이 매우 중요하다.

6. 사전돌봄계획과 연명의료

우리나라에서는 2016년 2월 3일 호스피스·완화의료와 연명의료를 함께 다루는 「호스피스·완화의료 및 임종 과정에 있는 환자의 연명의료결정에 관한 법률」(이하 "연명의료결정법")이 제정 공포되었다. 이 법은 호스피스·완화의료와 임종 과정에 있는 환자의 연명의료와 연명의료중단등결정 및 그 이행에 필요한 사항을 규정함으로써 환자의 최선의 이익을 보장하고 자기결정을 존중하여 인간으로서의 존엄과 가치를 보호하는 것을 목적으로 한다. 2017년 8월 4일부터 호스피스 완화의료 관련 부분이 시행되었으며, 2018년 2월 4일부터 연명의료중단 등 관련 부분이 시행되었다.

1) 사전돌봄계획의 개념

사회적으로 확대되고 있는 죽음이라는 주제 및 개인의 자기 결정권이라는 것은 과도한 의료비용에 대한 우려를 낳게 되었으며 이것을 바탕으로 하여 '사전돌봄'이라는 개념이 도입되었다.

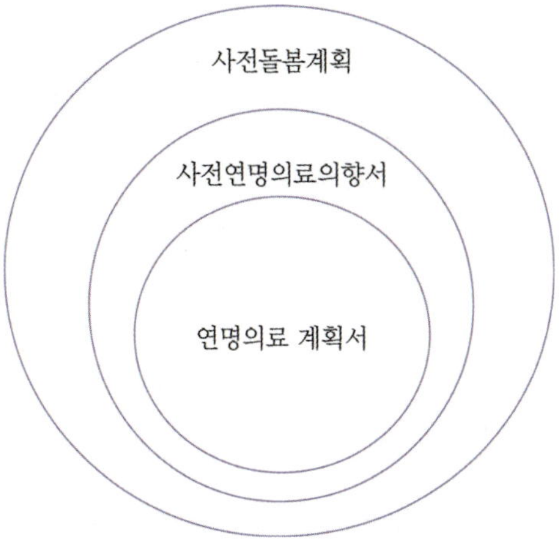

[그림 11-2] 사전돌봄계획의 범주

[표 11-3] 사전연명의료의향서와 연명의료계획서의 차이점

	사전연명의료의향서(Advance directives)	연명의료계획서(POLST/MOLST)
문서 종류	법적 문서	의사의 처방 및 의무기록
작성 주체	모든 성인(18세 이상 건강인 포함)	의사
작성 대상	개인	질환의 중증 상태나 말기 상태의 환자
활용 시점	미래	현재 혹은 가까운 미래
내용	치료 방향에 대한 전반적인 소망, 지시, 대리인 지정	특정 의료 행위에 대한 지시
대리 작성	허용되지 않음	환자가 자기의사 결정능력이 없는 경우 지정된 대리인이 가능
기록 관리	개인/가족이 보관하거나 등록	의료 기관

의사결정을 하지 못하는 상황을 대비하여 평소 본인의 가치와 소망 등을 반영하여 의료돌봄에 대한 의견을 가족, 친구 등을 포함한 주변인들과 나누는 과정을 포괄적으로 담는 개념으로서 사전돌봄계획(Advance Care Planning, ACP), 사전연명의료의향서(Advance Directives, AD), 연명의료계획서(Physician Orders for Life-Sustaining Treatment POLST 혹은 Medical Orders for Life-Sustaining Treatment, MOLST)의 범주로 구분되어진다.

(1) 사전돌봄계획(Advance Care Planning, ACP)

의사결정을 할 수 없는 상황에 직면할 경우를 대비하여 본인의 가치와 소망을 반영하여 의학적 돌봄에 대한 의견을 가족, 친구 등을 포함한 주변인들과 나누는 공동의사결정 과정, 생전유언 등을 포함한 포괄적인 개념이며 대리인 지정을 포함한다.

(2) 사전연명의료의향서(Advance Directives, AD)

의사결정을 할 수 없는 상황에 직면할 경우를 대비하여 의학적 돌봄에 대한 선호 혹은 거부를 법적 효력이 있는 문서로 작성하는 것으로 대리인 지정을 포함한다.

(3) 연명의료계획서(Physician Orders for Life-Sustaining Treatment, POLST 혹은 Medical Orders for Life-Sustaining Treatment, MOLST)

위급상황에서 환자나 대리인의 의사를 반영하여 특정 의학적 치료에 범위를 결정하고 이를 의사의 지시로 의무기록으로 작성하는 것이다.

2) 연명의료의 개념

연명의료는 "임종 과정에 있는 환자에게 하는 심폐소생술, 혈액투석, 항암제 투여, 인공호흡기 착용의 의학적 시술로서 치료 효과 없이 임종 과정의 기간만을 연장하는 것"(호스피스·완화의료와 연

명의료 결정법 제2조 4호)으로 정의되어 있다. 환자의 주된 병적 상태를 되돌리지 못하면서 생명을 연장하는 치료를 연명의료(life-sustaining treatments, LST)라고 하며, 환자의 영양 공급, 호흡 및 혈압 등의 유지를 위한 인공영양, 인공호흡기, 수액 및 혈압상승제뿐 아니라 때로 신장 투석, 항생제 등의 각종 치료행위를 광범위하게 포함한다.

3) 연명의료의 유보 · 중지

2009년 발표된 「연명치료 중지에 관한 지침」에서는 회복 가능성이 없는 환자의 품위 있는 삶을 위하여 연명치료를 적용하거나 중지할 상황에 있는 의료인에게 행위의 범위와 기준을 제시하는데 목적을 둔다고 기술하였다.

(1) 연명치료에 관한 결정을 다음의 내용을 기초로 한다.

가. 환자의 자기 결정권

나. 환자의 상태에 대한 의학적 판단

(2) 연명치료의 적용 또는 중지에 관한 절차

가. 제1단계 : 임종 환자 또는 뇌사상태 환자

임종 환자는 의학적 판단과 가족의 동의에 따라 연명치료를 중지할 수 있다. 뇌사이거나 뇌사에 준하는 환자는 의사의 의학적 판단에 따라 연명치료를 중지할 수 있다.

나. 제2단계 : 의사결정 능력이 없으며 특수 연명치료를 적용해야 할 환자

환자가 특수 연명치료를 받고 있거나 받아야만 생존할 수 있는 상태라면 첫째, 환자가 기왕에 구체적이고 명시적으로 표시한 의사를 존중한다. 둘째, 만약 환자의 명시적 의사 표시가 없다면, 객관적인 의학적 판단과 환자의 추정적 의사 또는 최선의 이익을 고려하여 의료기관윤리위원회에서 특수 연명치료의 중지 여부를 판단한다.

의료기관윤리위원회는 담당 의사 이외에 2명 이상의 전문의사가 환자의 의학적 상태를 판단하도록 해야 하며, 환자의 추정적 의사는 포괄적인 사전 의료지시, 환자의 나이·직업·경력, 평소의 종교·신념이나 생활 태도 등을 고려하여 판단하여야 한다.

의료기관윤리위원회는 위의 사항 이외에 가족들의 동의, 환자로 인한 가족들의 정신적 고통, 이미 지출하였거나 앞으로 지출할 비용 등으로 인한 경제적인 어려움 등을 고려할 수 있다. 의료기관윤리위원회는 당해 의료기관에서 연명치료 중지 여부뿐만 아니라 다른 의료기관으로 전원 여부도 결정할 수 있다.

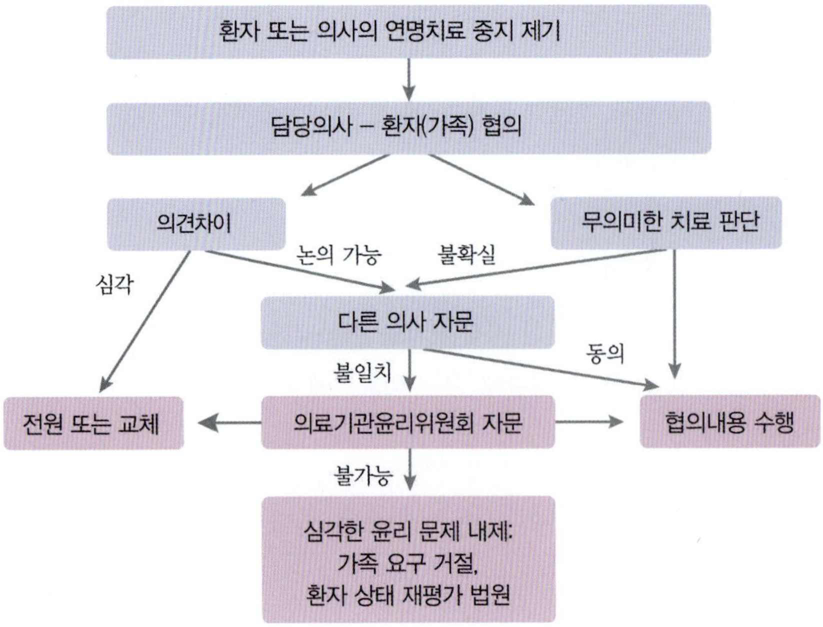

[그림 11-3] 연명치료에 관한 의견 조정 절차

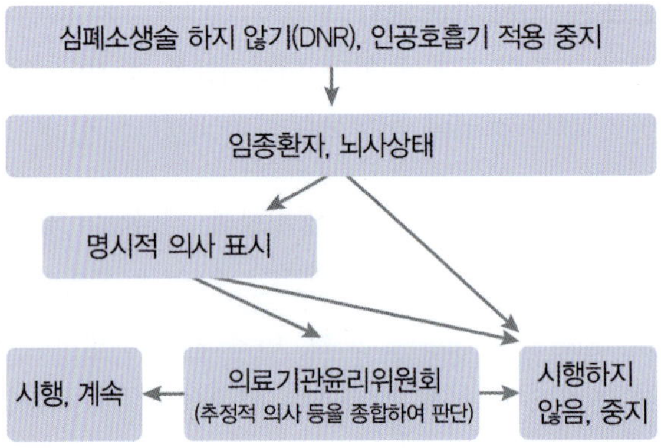

[그림 11-4] 심폐소생술과 인공호흡기의 적용 중지의 절차

(2) 연명치료의 중지

심폐소생술과 인공호흡기는 시행하지 않거나 중지할 수 있으며, 다른 특수 연명치료는 환자의 원인 상병과 상태를 고려하여 같은 절차에 따라 중지할 수 있다. 심폐소생술 하지 않기(Do Not Resuscitation: DNR)와 인공호흡기 적용 중지의 결정은 〈그림 11-4〉와 같은 절차와 과정을 거치도록 한다.

4) 연명의료결정 관련 사례

(1) 사례 1

1997년 서울 ○○병원에 두부수상으로 인한 경막외출혈 환자가 실려 왔다. 자발 호흡이 불가능하여 인공호흡기로 생명을 연장하고 있었으며, 환자의 부인이 치료비에 대한 경제적 부담을 이유로 퇴원을 요구하였으며 의료진이 퇴원 시 사망 가능성을 설명한 후 집에 도착하여 인공호흡 보조장치와 기관삽관 튜브의 제거를 하자 5분 후 사망하였다. 긴 시간의 법정 공방 끝에 치료를 계속 유지하였을 시 환자가 살 수 있었다고 판단하여 환자의 부인에게는 살인죄를, 관련된 의사 2명에게는 살인방조죄를 대법원이 판결(대법원 2004. 6. 24. 선고 2002도995)하였다. 환자의 요구로 인한 퇴원의 경우 처벌을 받게 된 판례가 나온 것으로 인하여 보호자의 연명의료 요구나 중단의 요구가 있어도 임종기 환자의 소생과 연명이 의학적으로 불가능하여 연명의료가 환자에게 불이익이며 불필요하다는 판단은 의료진의 전문영역으로 서로 존중하여 왔으나 이 사건을 계기로 연명의료의 불필요성과 상관없이 대부분의 경우 임종 직전에 연명의료를 시행하는 쪽으로 바뀌게 되었다.

(2) 사례 2

2008년 폐암 진단을 위한 조직 검사를 시행 받던 중 과다출혈 등으로 인한 심정지 발생 후 심폐소생술 시행으로 인한 자발순환 회복 후 저산소성 뇌손상으로 인한 지속적 식물 상태가 되었다. ○○ 할머니의 가족들은 평소 무의미한 생명 연장을 거부하고 자연스럽게 죽고 싶다고 말하였으며, 연명치료장치 제거 등을 요구하는 소송(서울서부지방법원 2008가합6977)을 제기하였다. 해당 법원은 2008년 11월 28일 가족들의 청구를 기각하고, 환자의 청구만을 받아들여 '병원은 환자에 대하여 인공호흡기를 제거하라'는 '연명치료중단 판결'을 선고하였다. 2009년 6월 23일 병원 측이 환자의 호흡기를 제거했으나 ○○ 할머니는 자발 호흡을 하며 생존하였으며, 201일을 생존하고 2010년 1월 10일 사망했다.

사회적인 반향이 컸던 본 사건으로 인해 2009년 대한의사협회, 대한의학회, 대한병원협회는 '연명치료 중지에 관한 지침'을 발표하였으며, 나아가 2018년 '호스피스·완화의료 및 임종 과정에 있는 환자의 연명의료결정에 관한 법률이 제정되었다.

■ 호스피스 · 완화의료 및 임종과정에 있는 환자의 연명의료결정에 관한 법률 시행규칙 [별지 제1호서식] 〈개정 2019. 3. 26.〉

(앞쪽)

연명의료계획서

※ 색상이 어두운 부분은 작성하지 않으며, [ ]에는 해당되는 곳에 √표를 합니다

<table>
<tr><td>등록번호</td><td colspan="3"></td><td>※ 등록번호는 의료기관에서 부여합니다.</td></tr>
<tr><td rowspan="4">환자</td><td colspan="2">성 명</td><td colspan="2">주민등록번호</td></tr>
<tr><td colspan="4">주 소</td></tr>
<tr><td colspan="4">전화번호</td></tr>
<tr><td colspan="4">환자 상태 [ ] 말기환자 [ ] 임종과정에 있는 환자</td></tr>
<tr><td rowspan="2">담당의사</td><td colspan="2">성 명</td><td colspan="2">면허번호</td></tr>
<tr><td colspan="4">소속 의료기관</td></tr>
<tr><td>호스피스 이용</td><td colspan="2">[ ] 이용 의향이 있음</td><td colspan="2">[ ] 이용 의향이 없음</td></tr>
<tr><td rowspan="2">담당의사 설명사항 확인</td><td>설명 사항</td><td colspan="3">[ ] 환자의 질병 상태와 치료방법에 관한 사항
[ ] 연명의료의 시행방법 및 연명의료중단등결정에 관한 사항
[ ] 호스피스의 선택 및 이용에 관한 사항
[ ] 연명의료계획서의 작성 · 등록 · 보관 및 통보에 관한 사항
[ ] 연명의료계획서의 변경 · 철회 및 그에 따른 조치에 관한 사항
[ ] 의료기관윤리위원회의 이용에 관한 사항</td></tr>
<tr><td>확인 방법</td><td colspan="3">위의 사항을 설명 받고 이해했음을 확인하며, 임종과정에 있다는 의학적 판단을 받은 경우 연명의료를 시행하지 않거나 중단하는 것에 동의합니다.
[ ] 서명 또는 기명날인 년 월 일 성명 (서명 또는 인)
[ ] 녹화
[ ] 녹취
※ 법정대리인 년 월 일 성명 (서명 또는 인)
(환자가 미성년자인 경우에만 해당합니다)</td></tr>
<tr><td>환자 사망 전 열람 허용 여부</td><td colspan="4">[ ] 열람 가능 [ ] 열람 거부 [ ] 그 밖의 의견</td></tr>
</table>

「호스피스 · 완화의료 및 임종과정에 있는 환자의 연명의료결정에 관한 법률」 제10조 및 같은 법 시행규칙 제3조에 따라 위와 같이 연명의료계획서를 작성합니다.

년 월 일

담당의사 (서명 또는 인)

210mm×297mm[백상지(80g/㎡) 또는 중질지(80g/㎡)]

■ 호스피스 · 완화의료 및 임종과정에 있는 환자의 연명의료결정에 관한 법률 시행규칙 [별지 제6호서식] 〈개정 2019. 3. 26.〉

(앞쪽)

사전연명의료의향서

※ 색상이 어두운 부분은 작성하지 않으며, [ ]에는 해당되는 곳에 √표시를 합니다.

등록번호		※ 등록번호는 등록기관에서 부여합니다.
작성자	성 명	주민등록번호
	주 소	
	전화번호	
호스피스 이용	[ ] 이용 의향이 있음	[ ] 이용 의향이 없음
사전연명의료의향서 등록기관의 설명사항 확인	설명 사항	[ ] 연명의료의 시행방법 및 연명의료중단등결정에 대한 사항 [ ] 호스피스의 선택 및 이용에 관한 사항 [ ] 사전연명의료의향서의 효력 및 효력 상실에 관한 사항 [ ] 사전연명의료의향서의 작성 · 등록 · 보관 및 통보에 관한 사항 [ ] 사전연명의료의향서의 변경 · 철회 및 그에 따른 조치에 관한 사항 [ ] 등록기관의 폐업 · 휴업 및 지정 취소에 따른 기록의 이관에 관한 사항
	확인	위의 사항을 설명 받고 이해했음을 확인합니다. 년 월 일 성명 (서명 또는 인)
환자 사망 전 열람 허용 여부	[ ] 열람 가능 [ ] 열람 거부	[ ] 그 밖의 의견
사전연명의료의향서 등록기관 및 상담자	기관 명칭	소재지
	상담자 성명	전화번호

본인은 「호스피스 · 완화의료 및 임종과정에 있는 환자의 연명의료결정에 관한 법률」 제12조 및 같은 법 시행규칙 제8조에 따라 위와 같은 내용을 직접 작성했으며, 임종과정에 있다는 의학적 판단을 받은 경우 연명의료를 시행하지 않거나 중단하는 것에 동의합니다.

작성일 년

작성자

등록일 년

등록자

210㎜×297㎜[백상지(80g/㎡) 또는 중질지(80g/㎡)]

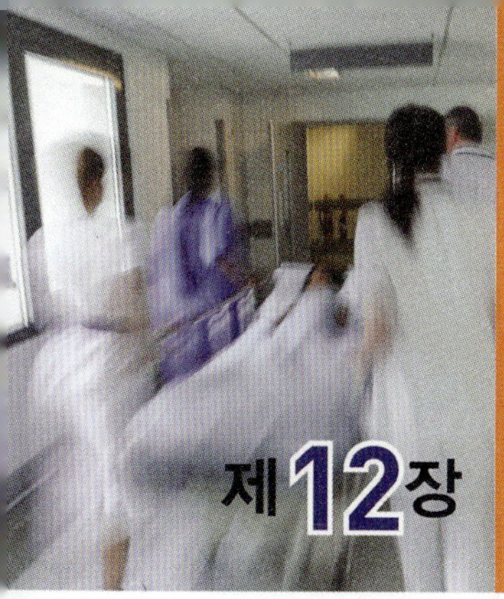

제12장 기 록

학습목표

이 장을 통하여 다음과 같은 내용을 학습한다.

1. 응급환자 기록의 정의를 설명할 수 있다.
2. 응급환자 기록의 용도를 설명할 수 있다.
3. 병원 전 처치 기록지 작성법을 설명할 수 있다.
4. 병원 응급실 기록지 구성요소 및 유의할 사항을 설명할 수 있다.
5. 병원내 다른 부서의 기록지 구성요소를 설명할 수 있다.

응급환자 기록이란 환자의 손상 및 질병에 관계되는 모든 환자 상황과 병원 전 응급처치팀 및 병원내 응급의료팀이 환자에게 제공한 검사, 치료 및 결과에 관한 사항을 기록한 문서로서 양식은 병원 전 처치 기록지와 병원 응급실 기록지로 나눌 수 있다.
특히 응급환자에 관한 기록은 표준화되어야 업무의 효율성을 높이고 응급의료서비스의 질을 향상시키며 응급의료종사자 및 의료의 환자에 대한 정보 전달 매체가 되고, 법적 근거자료로서 보존의 의무기한이 제정되어 있어 의료사고를 포함한 각종 분야에 법적 자료로 활용될 수 있다.

1. 응급환자 기록의 정의 및 용도

응급환자 기록이란 환자의 손상 및 응급 질병에 관계되는 모든 환자 사항과 병원 전 응급처치팀 및 병원내 응급의료팀이 환자에게 제공해 준 검사, 치료 및 결과에 관한 사항을 기록한 문서이다. 그러므로 환자에게 내려진 진단, 치료 사실 및 그 결과를 입증할 수 있는 완전하고 정확한 내용이 기록되어야 하며 긴급, 응급, 비응급 등 모든 환자의 의료정보를 기록하여야 하며, 특히 응급구조사가 환자에 대한 응급처치를 시행했을 때, 당시의 환자 상태, 증상이나 징후의 변화, 처치 내용과 처치시간 등에 대하여 기록을 하여야 한다. 응급구조사가 작성하는 기록은 현장에 출동하여 환자에게 제공하는 모든 응급처치 사항과 진행 과정 및 결과를 정확하게 기록하는 환자에 관한 최초의 응급환자 기록이 되며, 현장에서부터 병원에 도착할 때까지의 모든 상황이 기록된다는 면에서 매우 중요하다. 응급환자 기록에 의하여 환자 상태 및 응급처치 내용이 의료인에게 전달되며, 의료사고를 포함하는 각종 분야에 법적 자료가 될 수 있다. 그러므로 응급환자 기록은 환자의 증상을 사실대로 정확하게 기술되어야 한다. 응급구조사가 기록한 출동 및 처치 기록을 보존하는 법적(응급의료에 관한 법률 시행규칙 제40조) 기간은 3년간이며, 이 기간 동안은 구급차 등의 운용자와 의료기관의 장은 반드시 응급구조사의 출동 및 처치 기록을 보관하여야 한다.

응급환자 기록의 용도는 다음과 같다.

(1) 응급환자에게 일관성 있게 계속적인 치료를 제공할 수 있는 유용한 근거자료가 된다.

과거 병력과 병원 전 치료의 내용을 알게 되므로 진단과 치료의 방향을 쉽게 결정할 수 있고 이전 치료와 연계성 있는 치료를 제공할 수 있게 된다.

(2) 응급환자 치료를 담당한 여러 치료자들 사이에 의사전달의 도구가 된다.

각 전문분야의 치료자들이 한 치료팀을 이루어 접근하여 각자의 관찰사항, 발견사항, 의견, 치료 방향 제안 등을 서로 교환하는 가운데 양질의 의료 제공이 가능한 것이다. 이들 치료자들을 응급환자 기록이라는 매체를 통하여 자신의 의견과 검사, 치료 사항을 다른 치료자들에게 전하고 동시에 다른 치료자들의 내용을 알게 되는 것이다.

(3) 응급의학 연구 및 교육에 필요한 임상자료가 된다.

후향적 방법(retrospective study)으로 의학 연구를 할 때 가장 좋은 자료는 응급환자의 기록이다. 연구 주제에 해당하는 응급환자 기록을 검토함으로써 응급의학을 연구하고 전공의나 1급 응급구조사 등의 응급처치 교육에도 중요한 자료로 사용된다.

(4) 법적 문제가 발생했을 경우 증거 자료가 되어 병원, 의사 및 환자를 보호한다.

의료감사, 적정진료 보장 등 환자와 제 3자 등 양자 간에 법적 문제가 발생할 경우 응급환자 기록은 중요한 증거자료로 사용되며 때로는 병원, 응급구조사나 의사, 환자를 보호하게 된다. 또한 완벽하고 정확한 환자 치료 및 관리 기록은 의료과오에 대한 최상의 방어가 된다.

(5) 응급환자에게 제공된 의료의 질을 검토하고 평가하는 데 기본 자료로 쓰인다.

응급환자 기록은 의학적 검사, 총체적 질관리(Total quality management, TQM)에 절대적으로 필요하다. 응급의료체계의 문서 양식은 가능한 완벽해야 한다. 문서 양식은 반응시간, 의료감사, 적정진료 보장 등 환자에게 제공된 응급처치의 질을 평가하고자 할 때 응급환자 기록을 검토하게 된다. 진단의 타당성, 입원의 타당성, 재원기간 연장의 타당성, 응급치료의 적절성 및 치료 결과를 평가하고자 할 때 흔히 병원 전 및 응급실 내 응급환자 기록을 많이 사용하고 있다.

(6) 응급진료비 산정의 근거 자료가 된다.

응급환자 기록에는 환자의 진료행위가 모두 기록되어 있으므로 이를 근거로 진료비가 산정되고 있다.

2. 병원 전 처치 기록지 작성법

응급구조사가 쓴 병원 전 처치 기록지(Prehospital Care Report, PCR)는 사건에 대한 실제 사실에 입각한 기록이다. 올바르게 쓴 병원 전 처치 기록지는 응급출동 동안의 평가와 처치에 대해 정확한 정보를 제공해준다. 무엇을 언제 했는지, 중재 효과는 어땠는지 정확히 기록해야 한다. 병원 전 처치 기록지는 법정 소송에서 응급구조사에게 가장 좋은 증거 자료가 될 수 있고 응급구조사가 현장에 구급출동 중의 사건들에 대해 영구적으로 완벽하게 쓰여 있는 유일한 기록이다.

병원 전 처치에 대한 기록은 그 목적이 다음과 같다.

(1) 환자의 초기상태와 병원 전 응급처치 기록은 응급의료팀이 떠난 후에 병원에서의 치료에 근거 자료가 되며 일관성 있는 처치를 할 수 있다.

(2) 응급환자의 기록은 환자의 병원 전 법적 문서 기록이 되며, 보통 환자의 영구적인 응급환자 기록의 일부분이 된다.

(3) 기록은 처치에 대한 환자의 거절이나 이송 거절을 문서화 할 수 있다.

(4) 문서 양식은 반응 시간, 차량 번호, 신고자, 날씨, 환자 정보가 포함되어야 한다. 기타 약물 투여 기록지와 심전도 프린트(EKG strip) 같은 것이 첨부되어야 한다. 모든 정보는 법적 효력을 발생한다. 또한 모든 서식지에 서명을 해야 한다.

병원의료진(의사와 간호사)은 응급구조사가 출동 때마다 얻었던 정보보다 더 많은 정보를 필요로 할 수도 있다. 예를 들어, 응급구조사가 현장에 도착했을 때부터 환자의 의식 상태의 변화를 시간에 따라 알기를 원할 수도 있다. 응급구조사의 병원 전 처치 기록지(PCR)는 환자가 병원에 도착하기 전의 환자 상태에 대한 정보를 응급실 의료진에게 제공해줄 수 있다. 병원 전 처치 기록지는 평가 소견을 비교하고 악화나 호전 상태를 평가하는 데 기준이 된다. 의료진은 현장평가와 환자의 초기평가 동안 다른 적절한 소견들과 손상 기전에 대해 알고 싶어 할 것이다.

만약 환자가 병원에 입원했다면 입원실이나 중환자실 의료진은 환자가 기억할 수 있는 것보다 그의 원래 상태에 대해 더 많은 정보를 필요로 할 수 있다.

게다가 병원 전 처치보고서는 의료진이 직접 만날 수 없었던 현장에 있었던 가족, 구경꾼, 최초 반응자들이나 다른 목격자들에게서 얻어진 정보를 제공한다. 또한 사건으로 이끌었던 상황이나 손상 기전을 파악한다면, 응급구조사에게 더 좋은 치료를 제공하는 데 도움이 될 수 있다. 병원 전 처치 기록지는 계속적이고 효과적인 환자처치를 보장하도록 도와주는 중요한 기록이 된다.

응급의료에관한법률 제49 조에는 (출동 및 처치기록) ① 응급구조사가 출동하여 응급처치를 행한 때에는 지체없이 출동사항과 처치내용을 기록하고 이를 소속 구급차 등의 운용자와 당해 응급환자의 진료의사에게 제출하여야 한다. 다만, 응급구조사에 갈음하여 의사 또는 간호사가 탑승한 경우에는 탑승한 의사(간호사만이 탑승한 경우에는 탑승간호사)가 출동 및 처치기록과 관련한 응급구조사의 임무를 수행하여야 한다.

② 제1 항의 규정에 의한 기록을 제출받은 진료의사가 소속된 의료기관의 장은 매월 그 기록을 의료기관의 소재지를 관할하는 응급의료지원센터에 제출하여야 한다.

③ 구급차 등의 운용자와 의료기관의 장은 제 2항의 규정에 따라 제출받은 기록을 보건복지부령이 정하는 기간 동안 보존하여야 한다.

④ 출동 및 처치기록의 내용 및 방법 등에 관하여 필요한 사항은 보건복지부령으로 정한다.

응급구조사의 출동 및 처치 기록지에는 출동 사항, 환자 정보, 주 증상 및 병력, 이학적 소견, 의사 지시 내용, 응급구조사 소견, 응급처치 내용 등이 포함되어 있다. 기록지 작성 시에는 주 증상, 병력 등에는 환자가 표현한 말을 그대로 옮기도록 한다. 운행보고서는 응급상황에서 작성되는 경우가 많으나 기록 내용에 누락이 없도록 노력하되, 기록 작성을 위하여 응급처치가 지연되어서는 안 된다.

1) 기록지 유형

응급구조사가 작성하는 응급환자 기록으로는 크게 세 가지로 구분할 수 있다.

(1) 임시 기록지

응급구조사가 출동하면서 응급처치를 시행하는 사항까지 간략하게 기록하는 것으로, 이는 보고사항이 인쇄된 양식지에 간단하게 기록하여 응급처치 시행 후 환자가 안정된 후 필요한 부분을 발췌하여 응급구조사의 출동 및 처치 기록지를 작성하게 된다.

(2) 출동 및 처치 기록지

임시 기록지의 사항과 추가적인 사항을 기재하는 양식으로서, 환자이송 후에 응급의료진에게 전달하는 기록지로서 보고서의 기본적인 요소는 ① 환자에 대한 정보 ② 신체검진 소견과 신경학적 소견 ③ 응급구조사의 진단소견 ④ 환자에게 실시한 응급처치 ⑤ 출동사항이다.

(3) 특수 보고서

총상환자, 성폭행을 당한 환자, 개에게 물린 환자, 감염병 환자, 아동학대, 응급구조사의 응급처치를 거부하는 등의 특별한 사항을 자세하게 기록하는 보고서이다. 보고서를 작성하지 않는 경우에는 범죄사실을 방조하거나 감염병의 만연을 일으킬 수 있는 결과를 초래할 수 있다. 특수 보고서는 출동 및 처치 기록지의 일부로서 기록되기도 한다.

2) 요청 및 출동에 관한 사항의 기록

출동사항에는 응급의료진의 출동을 요청한 기관과 출동을 지시한 기관에 관한 기록이 포함되며, 그 내용으로는 요청(지시) 기관명, 출동을 지시한 전화 상담원의 이름과 전화번호, 요청(지시) 방법(유선 또는 무선), 출동 지시 날짜, 반응 시간, 출동 위치, 사이렌(경광등)의 사용 등이 있다. 특히 이러한 정보들은 생명이 위급한 응급환자 발생 시 그 반응 체계를 신속히 평가하기 위해서 필수적이다.

3) 환자 정보의 기록

환자정보에 포함되는 내용은 환자 성명, 환자의 보호자 또는 신고자의 성명, 전화번호, 환자의 나이, 주 증상, 병력, 환자의 위치 등이 있으며, 응급구조사가 출동한 시간과 현장에 도착한 시간을 기록하도록 되어 있다.

(1) 주 증상 및 병력의 기록

주 증상은 환자가 주로 호소하는 임상증상을 말하며, 환자에게 "어디가 불편하십니까?"라고 물어본다. 환자가 호소하는 증상 중에서, 가장 중요한 증상을 기록한다. 과거 병력은 고혈압, 당뇨병, 알레르기, 천식, 심장질환, 허파(폐)질환, 약물 복용력 등의 중요한 내용만을 질문하여 해당란에 표기한다. 현병력은 현재의 주 증상을 일으킨 경위를 시간경과에 따라 간략하게 기록한다. 환자의 통증은 P-Q-R-S-T의 순서로 서술 기록한다.

① 유발요소(provokes) : 통증을 유발하는 것은 무엇인가? 통증을 호전시키거나 악화시키는 요소는 없는가?
② 증상의 특성(quality) : 칼로 찌르는 듯한/ 둔하고 무디게/ 쑤시는 듯한/ 화끈거리는 등으로 가능한 자세하게 기술한다.
③ 증상부위(region) : 통증이 나타나는 부위
④ 심각성(severity) : 통증의 정도로 경증, 중간, 중증 등으로 표현한다.
⑤ 시간(time) : 통증이 시작된 시간, 통증이 계속된 시간, 재발된 시간

(2) 신체검진 소견 기록

신체검진 소견은 응급구조사가 환자를 진찰한 후에 발견되는 객관적인 사실을 기록하는 것이다. 가능한 환자의 활력 징후, 순환 및 호흡기능의 평가, 중추신경계의 평가를 위한 의식상태 평가를 중점적으로 기록한다. 즉, 불필요한 진찰을 시행함으로써 응급처치와 병원으로의 이송이 지연되지 않도록 하여야 한다.

① 환자 자세 : 환자가 처음으로 발견되었을 때의 자세

② 호흡기 상태 : 기도, 호흡수, 호흡의 규칙성, 호흡상태 등

③ 순환기 상태 : 맥박수, 맥박의 규칙성, 모세혈관 재충혈 시간 등

④ 의식수준 : AVPU 척도를 이용한다.

A : 명료(alert) – 시간, 사람, 장소 등에 대하여 정확히 인지하고 있는 상태

V : 언어 지시에 반응(verbal response) – '눈을 뜨세요, 혹은 손을 들어 보세요' 등에 반응

P : 통증 자극에 반응(pain response) – 통증자극을 주어야만 환자가 반응하는 상태

U : 무반응(unresponsive) – 통증 자극을 주어도 환자가 전혀 반응하지 않는 경우

⑤ 육안적 소견 : 상처의 부위, 손상유형, 손상정도, 변형 등

⑥ 2차 평가의 소견

(3) 응급 상태의 평가 기록

환자의 응급 상태를 긴급(immediate), 응급(urgent), 비응급(non-urgent), 지연(사망)으로 분류하여 표기하도록 되어 있다.

4) 응급구조사의 추정진단

응급구조사가 현장에서 얻은 환자의 증상과 신체검진 소견을 토대로 의심되는 질환을 기록한다. 추정진단은 환자에서 얻을 수 있는 최소한의 의료정보와 신체검진 소견만(1차평가 및 2차평가)으로 진단하는 것이다. 그러므로 가능성이 높은 질환이나 손상을 추정하는데 불과하다. 정확한 진단명을 맞추기 위하여 집착하지 말고, 환자의 응급상황에 적절한 응급처치를 우선적으로 시행하여야 한다.

5) 응급처치 내용

응급구조사가 환자에게 실시한 처치내용 즉, 환자자세 변화, 목(경부)고정, 산소투여, 부목고정 등의 응급처치에 관한 기록은 처치 내용과 처치한 시간을 기술하도록 되어 있으며, 무선 또는 유선으로 지도의사의 지시를 받았을 경우는 지시한 의사의 이름을 기록하도록 되어 있다. 응급처치를 시행하였을 경우에는 사소한 사항이라도 모두 기록하여야 한다. 응급처치의 내용에 포함되어 있는 사항은 심폐소생술에 관한 사항, 정맥주사에 관한 사항, 심전도 감시 유무, 부목고정, 척추고정, 붕대처치를 포함하는 외상처치에 관한 내용이다. 특히 심폐소생술이 시행되었을 경우에는 심폐소생술의 시작 시간, 호흡 보조 방법, 심폐소생술 결과에 관하여 기술하도록 되어 있다.

6) 확인

출동보고서를 작성한 후에 응급구조사는 자신의 소속 기관, 자격 번호, 성명을 기재하고 서명하여야 한다. 운행보고서에는 이송한 병원의 응급의료진에 의한 확인 서명이 있어야 한다.

7) 특히 유의해야 할 병원전 기록사항

응급의료시스템(EMS) 기록에서 특히 유의해야 할 상황이 있다. 환자의 거부, 이송이 불필요한 상황에서 출동요청, 복합 부상 환자, 대량 사상자 발생상황 등이 그 예이다. 이런 상황이나 다른 특별한 상황에서 출동 중 발생한 사항도 특히 주의해서 기록해야 한다.

(1) 환자의 거부(patient refusals)

처치를 거부하는 환자의 두 가지 유형이 있다. 첫 번째 유형의 환자는 심하게 다치지 않아서 병원에 가려고 하지 않는 환자이다. 예를 들면, 가벼운 자동차 충돌사고를 당한 운전자가 있다. 안전벨트를 매고 계기판에 부딪히는 바람에 무릎에 찰과상을 입었다. 정신이 멀쩡하고 사물을 구별할 수 있으며 다른 상처는 없다. 그래서 환자는 나중에 아프면 병원에 가겠다고 한다. 이러한 유형의 환자는 대개 병원 전 처치보고서에 있는 "처치 거부"라고 표시된 칸에 서명을 받아두면 된다. 그리고 구급대로 다시 돌아오면 된다.

두번째 유형의 환자는 좀 더 걱정스러운 경우이다. 이 환자는 도움이 필요해 보이는데도 거부한다. 이러한 경우를 '**의료 진찰 거부**'(against medical advice, AMA)라 하는데, 법적으로 '의료 진찰 거부'는 응급구조사의 설득에도 불구하고 필요한 처치와 이송이 이루어지지 못한 경우를 말한다. 이러한 경우, 특히 환자의 상태가 악화될 가능성이 매우 높기 때문에 문제가 된다. 하지만 스스로 결정을 내릴 수 있고 자포자기한 경우가 아니라면 환자에게는 처치와 이송을 거부할 권리가 있다. 응급구조사에게 법적 결정권이 없더라도(법원의 결정이 필요한 경우가 있음), 환자가 스스로 처치를 거부할 수 있는 판단 능력이 있는 상태임을 기록해 놓아야 한다. 주마다 법이 다르기는 하지만 환자가 상황을 이해하고 처치를 거부할 경우 잠재된 위험을 알고 있으며, 그 위험과 함께 처치 거부에 대한 책임도 자신에게 있음을 인정하는 절차가 필요하다. 환자의 정신상태와 행동을 중점적으로 평가한다. 약물이나 알코올과 관련되어 보이는 환자라면 특히 주의를 한다. 환자의 정신상태가 정상이며 구조자의 현장 진단, 대체 치료법, 처치 거부의 결과에 대해 환자가 이해했다는 것을 분명히 기록한다. 그 외에 거부의 이유도 기록한다.

환자의 판단 능력에 대해서 기록을 했더라도 환자가 처치를 거부하는 경우에는 평소보다 훨씬 더 철저한 기록이 필요하다. 환자 유기에 대한 책임의 가능성 및 그 결과가 엄청나기 때문이다. 환자가 단순히 병원 전 처치보고서에 서명하는 것만으로는 충분치 않다. 환자에게 손상에 대해서 설명했는데도 처치와 이송을 거부했을 경우 발생할 수 있는 위험을 환자도 알고 있다는 것을 함께 기록한다. 환자에게 손상으로 인한 합병증도 알린다. 또 위험과 관련된 사항을 상의하고 그 내용을 기록한다. 환자의 가족이나 친지들과 관련된 사항도 모두 기록한다. 현장에서 심각한 손상을 처리한다는 것은 거의 불가능하기 때문에 환자의 사망 가능성은 분명히 해야 한다. 극단적으로 보일 수 있으나 이러한 위험이 단순히 경고가 아님을 나타내야 한다. 환자가 자신이 죽을 수도 있다는 걸 알면서도 처치를 거부하고 그 후 감염으로 다리 절단 수술을 받았다면 그는 위험을 심각하게 여기지 않았다는 것을 배심원에게 설명해야 할 것이다.

환자의 이송 거부를 결정하기 전에 여러 방식으로 의료지도 의사와 접촉해야 한다. 의료지도 의사와 의논할 경우, 의료지도 의사가 제공한 정보와 조언 또는 지시를 모두 기록한다. 환자가 직접 의사와 접촉한 경우 그 사실도 기록한다. 다시 강조하지만, 환자가 상황과 위험을 이해하고 있으면서도 이송을 원치 않는다는 점을 기록한다. 환자에게 상태가 악화될 경우 또는 생각이 바뀔 경우 구급차를 부르거나 응급실로 가라고 알려주었다는 것도 명시한다. 현장에 있는 일반인이나 경찰관에게 환자의 처치거부에 대한 증언을 부탁할 수도 있지만 항상 필요한 것은 아니다. 기록에는 현장에 있던 사람들의 진술 및 인용이 포함된 완벽한 설명도 있어야 한다. 예를 들면, 환자의 부인과 아들이 환자에게 병원으로 가자고 간청을 한다면, 그들의 진술도 기록한다. 소속된 응급의료시스템(EMS)에 대한 특별한 치료거부 양식이 있다면 그 양식도 마찬가지로 완성한다. 그러나 이러한 추가기록이 그 상황을 완벽하게 기록한 문서를 대신할 수 있는 것은 아니다.

(2) 불필요한 서비스(services not needed)

일부 구급대에서는 응급구조사가 환자에게 구급차 이송이 필요하지 않다고 결정을 내려도 된다. 이런 정책으로 구급차 이용률이 감소하기는 하겠지만 이송 거부로 인한 위험은 환자의 처치거부로 인한 위험보다 훨씬 더 크다. 이 경우에 이송이 불필요했음을 명백하게 보여주는 기록이 있어야 한다. 환자 거부의 경우처럼 응급실 의사와 나눈 대화 내용과 환자에게 전달한 충고를 모두 기록한다.

또 다른 이유로 이송이 불필요한 경우도 있다. 때로는 부상자가 전혀 없는 경미한 사고현장에 구급차가 출동하는 경우이다. 이때 구급대원이나 경찰관과 같은 최초 반응자는 구급차 이송을 취소할 수 있다. 구급차가 출동 도중에 취소되었다면, 취소를 통보한 담당자와 통화 시각을 기록한다. 현장에 도착하고 환자가 없음을 알게 되면, 그대로 기록한다. 현장에 도착하자마자 현장 요원이 구급차 이송을 취소하면 환자와 접촉하지 않았음을 기록하고 취소를 통보한 사람과 해당기관을 기록한다. "환자없음"과 "경미한 부상, 환자의 이송 거부" 사이에는 엄청난 차이가 있다. 이송을 거부한다 해도 아주 가벼운 부상자까지 평가한다. 그들을 환자로 간주하고 정확하게 평가한 결과를 기록한다.

(3) 대량 재해(mass casualty incidents)

다수의 환자들, 대량 부상자 그리고 재해는 특별한 기록을 요하는 경우이다. 이때 처치와 이송이 필요한 환자의 많은 수에 응급구조사는 당황할 수도 있다. 때로는 한 대 이상의 구급차 요원들이 많은 환자를 관리한다. 어떤 응급의료요원은 단지 지원자 역할만 하고 실질적으로 환자 처치는 하지 못할 수도 있다. 완벽한 환자 정보를 얻는 것이 불가능할 수도 있다. 그리고 한 환자의 완벽한 기록을 마친 후 다음 환자를 관리하는 것이 현실적으로 어려울 수도 있다. 이러한 상황에서 응급구조사는 완벽한 기록 요구와 환자의 상황 사이에서 적절히 판단해야 한다. 가능하면 빠르고, 많은 정보를 기록하여야 한다. 추가사항으로 나중에 기록을 완성할 수 있으며, 환자 이송과 관련된 세부 사항을 기억할 수 없는 경우, 짐작해서 쓰지 않는다. 오직 사실에 입각한 정확한 정보만을 기록하도록 한다. 기록의 끝부분에 상황을 설명하는 간단한 메모로 빠뜨린 정보를 되찾을 수 있도록 하는 방법이 있다.

일부 응급의료 기관에서는 다수의 환자가 발생한 사건에 대해 특수 기록 형식을 사용하기도 한다. 그러나 대부분은 현장 출동에 관계한 사람은 누구라도 작성할 수 있는 일반 사건 보고서나 기록 형식을 사용한다. 상황 기록과 관련된 절차나 해당 지역의 정책을 잘 알아야 한다. 대부분 **환자분류표**(triage tag)를 사용하여 각 환자의 생명과 관련된 주요 정보를 신속히 기록한다. 분류표의 충분한 공간에 환자의 주요 정보, 즉 이름, 주요 손상, 활력징후, 처치 그리고 우선순위(응급, 비응급)를 기록할 수 있다. 환자에게 부착한 분류표는 현장에서는 그대로 유지한다. 나중에 병원 전 처치보고서에 분류표의 정보를 옮겨 적을 수 있다. 해당 지역의 정책이 어떠하든지 간에, 부상자가 다수 발생한 상황이나 재난 상황에서는 환자 처치를 소홀히 하지 않은 상태에서, 가능하면 완벽하고 정확하게 기록하도록 노력한다.

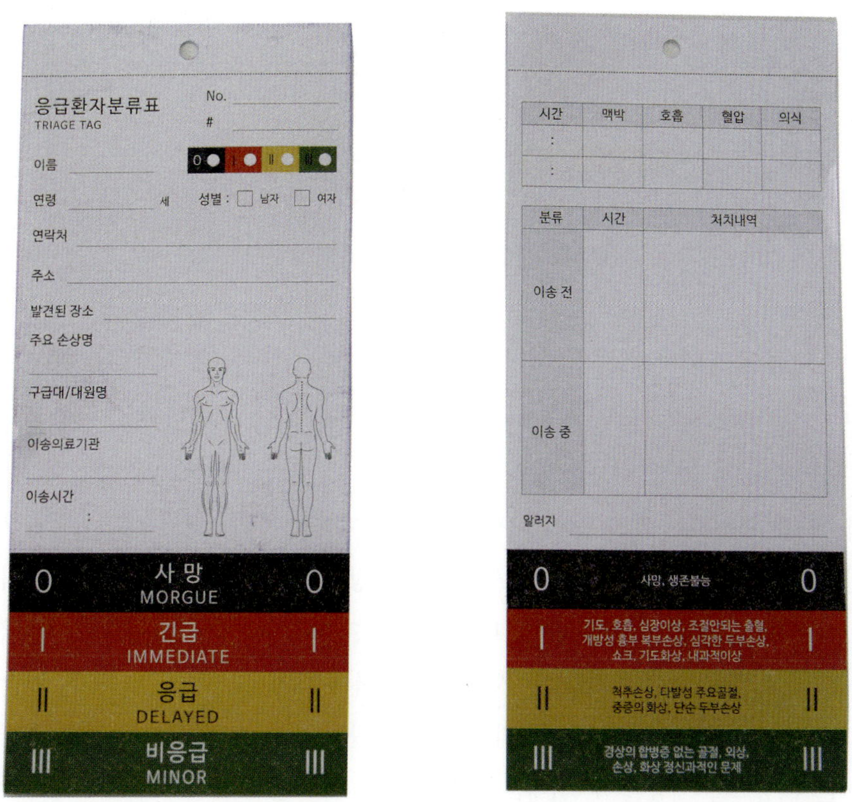

[그림 12-1] 환자분류표(환자의 생명과 관련된 주요 정보가 기록된 분류표로 다수의 환자가 발생한 대량재해시 손상을 입은 환자에게 부착하는 표)

(4) 부적절한 기록의 결과

부적절한 기록으로 의학적, 법적 문제를 야기할 수 있다. 부적절한 기록에 대한 의학적 결과가 가장 심각한 문제라 할 수 있다. 여러 단계에서 교육을 받고 있는 보건의료감독들이 응급구조사의 병원 전 처치보고서를 참고로 해서 환자에 대한 처치계획을 세우기도 한다. 확신이 없다면, 환자의 의학적 문제를 짐작하지 마라. 부정확하고 부실한 기록은 구급차 출동이 끝난 후 여러 시간, 심지어 여러 날에 걸쳐 환자처치에 영향을 주기도 한다. 만약 특정약품에 대한 알레르기에 관해 기록하지 않았거나 부정확한 병력을 기록했다면 심각한 결과를 초래할 수도 있다. 기록이 깔끔하지 못해 읽을 수 있는 사람이 아무도 없다면, 그 안의 정보가 아무리 중요하다 해도 무용지물이 되고 만다. 지금 기록을 제대로 해야 나중에 치료를 제대로 할 수 있다.

부적절한 기록으로 인해 법적으로 문제가 생기면 그 결과는 엄청나다. 부실한 기록은 적절한 처치가 이뤄지지 않았다고 볼 수 있으므로 응급구조사에게 책임을 물을 수 있다. 예로, 환자가 이송을 거부할 때 위험을 주지시켰다는 것을 분명히 기록하지 않았다면, 법적으로는 응급구조사에게 책임이 있다. 또한, 전기충격이 충격이 필요한 심정지 리듬을 보이는 환자에게 즉시 제세동했다는 것을 기록으로 명백히 밝히지 않으면 부적절한 처치에 대한 비난을 면하기 어려울 것이다. 아무리 완벽하게 모든 것을 처리했더라도 기록이 서툴고 불완전하거나 정확하지 않으면 하찮은 소송거리를 찾아 헤매는 변호사들은 이를 놓치지 않을 것이다. 하지만 훌륭한 기록에는 이런 불미스러운 일이 따라다니지 않는다. 기록이 없으면 한 일도 없다는 점을 명심하라.

부정확하고 불완전하며 읽기 어려운 기록은 이를 작성한 응급구조사에게도 안 좋은 영향을 끼친다. 정보를 빠뜨리고 절차가 잘못되고 글씨체가 엉망이면, 경솔하고 능력이 부족하다는 인상을 주게 된다. 반면, 좋은 기록은 응급구조사의 직업적 위상을 고취시킨다.

8) 병원전 기록에 대한 결론

전문응급구조사인 당신은 기록에 책임이 있다. 때로 기록을 남기는 일이 내키지 않을 수도 있지만, 기록은 구급 출동 시 가장 중요한 부분에 속한다. 기록을 정확하고 완벽하게 작성하며, 알아볼 수 있도록 적절하게 완성하는 것은 직업상 필수적인 임무이다. 전문직업인으로서 응급구조사는 이러한 책임을 인식해 그 임무를 다할 때 다른 사람에게 긍정적인 본보기가 된다. 기록에 대한 비밀보장에 관해서는 더 이상 강조할 필요도 없다. 비밀보장은 환자가 가진 법적 권리이다. 직접 기록한 환자사례와 의학적으로 관련되어 있지 않은 사람과는 기록에 대해 의논하지 않는다. 일반적으로 처치를 이어받을 보건의료제공자나 보험회사, 범죄 수사와 관련된 경우 경찰관, 그리고 소환장이 발부된 경우 법원에 환자 정보를 제공할 수 있다. 또 기록이 처치의 질 보증관계나 연구에 사용될 수도 있다. 이때는 환자의 이름이 노출되지 않도록 해야 한다.

앞으로는 컴퓨터 차트가 보편화될 것이다. 시중에 나와 있는 여러 가지 전자시스템으로 자료를 컴퓨터에 입력하여 수신기관에 정보를 보내면 즉시 내용을 프린트로 받을 수 있다. 이때도 효과적인 기록의 원칙을 여전히 적용해야 한다는 것을 기억해야 한다.

3. 구급활동일지

응급환자가 발생한 현장 구급단계에서 작성되는 구급활동일지는 처치의 적절성을 높여 응급환자의 생존율과 만족도를 높이기 위해 다음과 같은 목적을 갖는다.

첫째, 응급환자에 대한 지역사회 및 구급단계의 구체적인 자료를 수집한다.
둘째, 수집된 자료를 바탕으로 병원전 응급의료체계 역학적 지표를 산출한다.
셋째, 산출된 지표에 근거하여 지역사회 및 구급단계 응급처치의 질을 향상시킨다.

법적근거로는 119구조·구급에 관한 법률 제22조 「구조·구급활동의 기록」, 119 구조·구급에 관한 법률 시행규칙 제18조 「구급활동 상황의 기록 유지」가 있다.

「구급대원은 구급활동일지(이하 '구급활동일지'라 한다)에 구급활동 상황을 상세히 기록하고, 소속 소방관서에 3년간 보관하여야 한다. 또한 구급대원이 응급환자를 의사에게 인계하는 경우에는 구급활동일지(이동단말기로 작성하는 경우를 포함한다)에 환자를 인계받은 의사의 서명을 받고, 구급활동일지(이동단말기에 작성한 경우에는 전자적 파일이나 인쇄물을 말한다) 1부를 그 의사에게 제출하여야 한다.

119구급대원이 출동한 모든 환자(이송 및 미이송 모두 포함)가 작성대상이며 구급활동일지, 심폐정지환자 응급처치 세부상황표, 중증외상환자 응급처치 세부상황표, 심뇌혈관질환자 응급처치 세부상황표작성시 주의사항 등을 포함한다.

작성 시 주의사항(공통사항)은 아래와 같다.

① 작성기준에 해당하는 모든 환자에 대하여 구급활동일지 및 해당환자(심정지, 중증외상, 심·뇌혈관계) 응급처치 세부상황표를 작성함.
  • 해당여부에 대한 기준이 모호한 경우 일단 작성 후 수정함.

② 모든 항목을 완결성 있게 작성함.
  가. 해당하는 항목이 있는 경우 [ ] 안에 ∨로 정확하게 체크.
  나. 의문점이 있거나 불명확한 경우는 의료지도를 통해 확인하여 작성하거나 수정함.
  다. 해당하는 항목이 보기에 없는 경우, 가장 유사한 항목에 기입하거나 기타 항목에 직접 해당 내용을 작성함.

라. 목격자 또는 보호자에게 심정지 관련한 내용을 취득하여 작성함(심폐정지환자 응급처치 세부 상황표).

마. 자동심장충격기나 심전도 감시장치 등을 통해 얻은 심전도는 세부상황표 뒷면을 이용하여 첨부하도록 함(심폐정지환자 응급처치 세부상황표).

③ 모든 시간은 24시간제로 작성함

– 예시: 오후 2시 → 14:00, 23:59분 이후 자정은 00:00 표기, 24:00(×) 12:00(×)

④ 모든 시각의 기록은 최초에 출동 시각을 기록한 시계를 기준으로 하여 기록함.

⑤ 각 항목의 '기타'란은 체크하지 않는 것을 원칙으로 하고, 유사항목도 없이 불가피하게 체크할 경우에는 그 내용을 상세히 기재함.

⑥ 의료기관에 구급활동일지 부본을 제출하거나 단말기에 작성하여 전송하는 경우 제출한 다음에는 변경이 불가능하므로 제출하기 전에 기재사항을 정확하게 작성한다. 만일 피소되었을 경우 '허위공문서 작성 및 행사'를 면할 수 없음.

⑦ 구급활동일지는 미이송한 경우에도 환자이송란을 제외한 부분을 모두 기재할 수 있도록 함.

■ 119구조 · 구급에 관한 법률 시행규칙 [별지 제5호서식] 〈개정 2019. 1. 1.〉

소방서 119구급대(안전센터) 전화) –	구급활동일지				결재	119구급대장(센터장)
차량번호	구분	[ ]특수일반 [ ]특수전문 [ ]헬기 [ ]펌뷸런스 [ ]기타				

구급출동	신고일시	. . . : : :	신고자	성명 / 연락처 ; 신고방법 [ ]일반전화 [ ]휴대전화 [ ]기타( )
	출동시각	:	환자 인적 사항	성명 / 나이 세 / 성별 [ ]남[ ]여 / 생년월일
	현장 도착	:		주소 (Tel)
	환자 접촉	:		직업 [ ]영아 [ ]유아 [ ]학생 [ ]주부 [ ]자영업 [ ]직장인 [ ]무직 [ ]기타( ) [ ]외국인(국적 :)
	거리	km	보호자 등	성명 / 관 계 / 전화번호
	현장 출발	:	환자발생 위치	
	병원 도착	:	환자 발생 장소(택일)	[ ]집 [ ]집단거주시설 [ ]도로 [ ]도로외 교통지역 [ ]오락/문화 시설 [ ]학교/교육시설 [ ]운동시설 [ ]상업시설 [ ]의료관련시설 [ ]공장/산업/건설시설 [ ]일차산업장 [ ]바다/강/산/논밭 [ ]기타( )
	귀소 시각	:	환자 증상 (복수 선택 가능)	■ 통증([ ]두통 [ ]흉통 [ ]복통 [ ]요통 [ ]분만진통 [ ]그 밖의 통증) ■ 외상([ ]골절 [ ]탈구 [ ]염좌 [ ]열상 [ ]찰과상 [ ]타박상 [ ]절단 [ ]압궤손상 [ ]화상) [ ]의식장애 [ ]기도이물 [ ]기침 [ ]호흡곤란 [ ]호흡정지 [ ]심계항진 [ ]가슴불편감 [ ]심정지 [ ]경련/발작 [ ]실신 [ ]오심 [ ]구토 [ ]설사 [ ]변비 [ ]배뇨장애 [ ]객혈 [ ]토혈 [ ]혈변 [ ]비출혈 [ ]질출혈 [ ]그 밖의 출혈 [ ]고열 [ ]저체온증 [ ]어지러움 [ ]마비 [ ]전신쇠약 [ ]정신장애 [ ]그 밖의 이물질 [ ]기타( )
	출동 유형	[ ]정상[ ]오인 [ ]거짓[ ]취소 [ ]기타		

환자 발생 유형	[ ]질병	병 력 ([ ]없음 [ ]미상)	[ ]고혈압 [ ]당뇨 [ ]뇌혈관질환 [ ]심장질환 [ ]폐질환 [ ]결핵 [ ]간염 [ ]간경화 [ ]알레르기 [ ]암(종류:) [ ]신부전(투석여부:) [ ]기타( )
	[ ]질병외	[ ]교통사고 / 사상자	[ ]운전자 [ ]동승자 [ ]보행자 [ ]자전거 [ ]오토바이 [ ]그 밖의 탈 것( ) [ ]미상
		[ ]그 외 외상 (택일)	[ ]낙상 [ ]추락 [ ]그 밖의 둔상 [ ]열상 [ ]자상 [ ]관통상 [ ]기계 [ ]농기계
		[ ]비외상성 손상 (택일)	[ ]중독 [ ]익수 ■ 질식([ ]연기흡입 [ ]외력에 의한 압박 [ ]이물질에 의한 기도막힘) ■ 화상([ ]화염 [ ]고온체 [ ]전기 [ ]물) [ ]화학물질 [ ]동물/곤충 [ ]자연재해 [ ]온열손상 [ ]한랭손상 [ ]성폭행 [ ]상해 [ ]기타( )
		범죄의심	[ ]경찰통보 [ ]경찰인계 [ ]긴급이송 [ ]관련기관 통보
	[ ]기타		[ ]임산부 [ ]단순주취 [ ]기타( )

구분	항목								사고부위(복수선택 가능)
환자 평가	의식상태	1차(:) [ ]A [ ]V [ ]P [ ]U			2차(:) [ ]A [ ]V [ ]P [ ]U				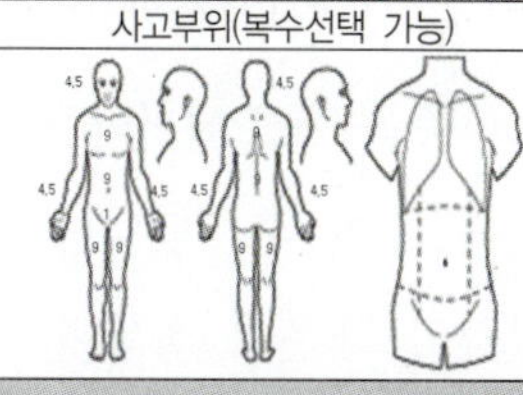
	동공반응	좌	[ ]정상 [ ]축동 [ ]산동 [ ]측정불가		[ ]반응 [ ]무반응 [ ]측정불가				
		우	[ ]정상 [ ]축동 [ ]산동 [ ]측정불가		[ ]반응 [ ]무반응 [ ]측정불가				
	활력 징후 [ ]불가 [ ]거부	시각	혈압	맥박	호흡	체온	SpO_2	혈당체크	
		:	/ mmHg	회/min	회/min	℃	%	mg/dL	
		:	/ mmHg	회/min	회/min	℃	%	mg/dL	
	환자 분류	[ ]응급 [ ]준응급 [ ]잠재응급 [ ]대상 외 [ ]사망([ ]추정)							
	구급대원 평가 소견	◦주 호소: ◦발생시간([ ]추정):							

응급처치 (복수선택 가능)	■ 기도확보:[ ]도수조작 [ ]기도유지기(airway) [ ]기도삽관(Intubation) [ ]성문외 기도유지기(supraglottic airway) [ ]흡인기 [ ]기도폐쇄처치 ■ 산 소투여: L/min([ ]비관 [ ]안면마스크 [ ]비재호흡마스크 [ ]BVM [ ]산소소생기 [ ]포켓마스크 [ ]네뷸라이저 [ ]기타( ) ■ CPR([ ]실시 [ ]거부 [ ]DNR [ ]유보) [ ]ECG ■ AED([ ]Shock [ ]Monitoring) [ ]기타( ) ■ 순환보조([ ]정맥로 확보 [ ]수액공급(cc) 확보) [ ]약물투여( ) ■ 고정([ ]경추 [ ]척추 [ ]부목 [ ]머리) ■ 상처처치([ ]지혈 [ ]상처드레싱) [ ]분만 [ ]보온([ ]온 [ ]냉)

의료 지도	의료 지도	[ ]연결 [ ]미연결 / 요청시간 :	요청방법	[ ]일반전화 [ ]휴대전화([ ]음성 [ ]화상) [ ]무전기 [ ]기타( )
	의료지도 기관	[ ]소방 [ ]병원 [ ]기타( )	의료 지도 내용	[ ]응급처치:[ ]airway [ ]Intubation [ ]supraglottic airway [ ]ECG [ ]AED [ ]CPR [ ]IV [ ]BVM [ ]산소투여 [ ]고정 [ ]상처처치 [ ]혈당체크 [ ]보온 [ ]기타( ) [ ]약물투여:[ ]N/S [ ]D/W [ ]NTG [ ]기관지확장제 [ ]에피네프린 [ ]아미오다론 [ ]기타( ) [ ]병원선정 [ ]환자평가 [ ]CPR유보 · 중단 [ ]이송거절 [ ]이송거부 [ ]기타( )
	의료지도 의사	성명		

구분	차수	이송 기관명		도착시간 (km)	의료기관 등 선정자	재이송 사유	환자 인수자
환자 이송	1차		[ ]관할 [ ]타 시 · 도	: (km)	[ ]구급대 [ ]119상황실 [ ]구급상황센터[ ]환자/보호자 [ ]기타( )	■ 병상 부족([ ]응급실 [ ]수술실 [ ]입원실 [ ]중환자실) [ ]전문의 부재 [ ]환자/보호자의 변심 [ ]의료장비 고장 [ ]1차 응급처치 [ ]주취자 등 [ ]기타( )	[ ]의 사 [ ]간호사 [ ]응급구조사 [ ]기 타
	2차		[ ]관할 [ ]타 시 · 도	: (km)	[ ]구급대 [ ]119상황실 [ ]구급상황센터[ ]환자/보호자 [ ]기타( )	■ 병상 부족([ ]응급실 [ ]수술실 [ ]입원실 [ ]중환자실) [ ]전문의 부재 [ ]환자/보호자의 변심 [ ]의료장비 고장 [ ]1차 응급처치 [ ]주취자 등 [ ]기타( )	[ ]의 사 [ ]간호사 [ ]응급구조사 [ ]기 타

연계 이송	[ ]	소방 활동	[ ]	※ 본 구급대는 환자의 추가 손상 및 악화(사망 등) 방지를 위해 응급처치에 적합하고 최단시간 이내에 이송이 가능한 병원으로 이송을 권유 하였으나 씨가 원하는 병원으로 이송함에 따라 발생하는 민사 · 형사상 책임을 지지 않습니다. 위 내용을 고지합니다. (서명 또는 인)
미이송	[ ]취소 ■ 타차량([ ]병원차 [ ]경찰차 [ ]자가용 [ ]택시 [ ]헬기) [ ]환자 없음 [ ]현장처치 [ ]이송거부 [ ]이송거절 [ ]경찰인계 [ ]이송 불필요 [ ]사망 [ ]기타( )			

출동 인원	의 사	소속: 성명: (서명 또는 인)				
	구급대원(1)	[ ]1급 [ ]2급 [ ]간호사 [ ]구급교육 [ ]기타	계급	소방	성명	(서명 또는 인)
	구급대원(2)	[ ]1급 [ ]2급 [ ]간호사 [ ]구급교육 [ ]기타	계급	소방	성명	(서명 또는 인)
	운전요원	[ ]1급 [ ]2급 [ ]간호사 [ ]구급교육 [ ]기타	계급	소방	성명	(서명 또는 인)
	기 타	[ ]1급 [ ]2급 [ ]간호사 [ ]구급교육 [ ]기타			성명	(서명 또는 인)
장애 요인	[ ]없음 [ ]장거리 이송 [ ]보호자 요구 [ ]원거리 병원 [ ]원거리 출동 [ ]만취자 [ ]폭행 [ ]언어폭력 [ ]환자 과체중 [ ]기관협조 미흡 [ ]환자위치 불명확 [ ]교통정체 [ ]폭우 [ ]폭설 [ ]기타( )					
일련 번호		재난번호			뒷장이 동시에 기록되도록 제작	

210mm×297mm[백상지(80g/㎡) 또는 중질지(80g/㎡)]

4. 응급실 기록지(emergency room record)

응급실 내에서 응급환자 기록의 서식은 각 의료기관에 따라 다양하나 최소한 갖추어져야 할 기본 서식들과 그 서식에 포함되어야 하는 기본 내용은 거의 비슷하다. 어떤 형태의 서식이든 간에 응급실 내의 환자 기록 전체를 통하여 진단과 치료의 타당성을 입증할 수 있고, 결과를 명확히 기록할 수 있어야 한다. 환자가 응급실에 도착했을 때 인적사항을 기록하게 되며 응급구조사는 그 환자의 입원시간, 방법, 체온, 맥박 등을 기록하고 의사는 환자의 주호소, 발병시기, 질병시기, 질병의 양상, 병력, 가족력, 신체상태 등을 기록한 후 예상되는 진단명과 치료계획을 기록한다. 그리고 질병의 경과, 환자의 상태변화, 치료, 검사내용 등을 기록한다. 한편 진단을 위하여 임상병리검사, 방사선검사, 조직검사 등 여러 검사를 실시하면 그 검사의 결과 보고서들이 모두 해당 환자의 응급환자 기록에 첨부되며 응급실에서 환자가 입원실로 입원되고 퇴원하는 시점에서는 응급치료에 관한 모든 기록이 모여서 응급실 환자 기록이 발생되는 것이다. 예를 들어, 응급실을 통해 입원한 환자에게 급성 담낭(쓸개)염이란 진단을 내리려면 응급실 환자 기록에서부터 환자가 오른쪽 배(복부)부의 통증을 호소했거나 백혈구 수가 증가하였다는 기록이 있어야 한다. 또 입원 후 담낭(쓸개) 절제 수술을 한 후 "담낭(쓸개)염"이라는 조직 검사결과가 있어야 한다. 또 퇴원 당시 환자는 걸을 수 있었고 체온이 정상이고 수술부위가 깨끗이 치유되고 있다는 등의 상태가 기록되어 있어야 한다. 만약 그렇지 않을 경우 환자가 자의퇴원을 한다는 기록이 있어 퇴원 당시의 상황을 입증해 주어야 한다.

잘 고안된 서식에 정확하고 완전한 내용을 기록해야만 응급환자 기록이 제 기능을 다할 수 있다. 이 서식은 응급실에서 진료를 받은 환자 모두에게 작성되는 것이다. 응급실 기록은 법적 문제에 활용되는 경우가 많기 때문에 진료내용 이외에도 환자의 인적사항과 질병, 상해의 주변상황들을 가능한 한 자세히, 정확히 기록해야 한다. 응급실 기록지에는 다음의 내용들이 기록되어야 한다.

(1) 환자의 인적사항
(2) 내원방법(자가용, 택시, 경찰차, 구급차……)
(3) 도착시간 및 환자를 동반한 사람
(4) 병력 또는 상해의 경위
(5) 신체상태 및 검사소견(임상병리검사, 방사선검사……)
(6) 진단명 및 치료사항, 응급구조사의 추정진단
(7) 환자의 처리(입원, 타 병원으로 이송, 귀가, 외래진료 약속, 사망……)
(8) 응급실 퇴실 시 환자의 상태

(9) 주의사항 및 앞으로의 치료지시

(10) 의사의 서명

응급실 기록지 뒷면은 치료에 대한 환자의 동의서, 기록내용 열람 또는 복사승낙서, 그리고 자의퇴원의 경우 서약서 등으로 활용되기도 한다. 미국에서 병원 응급실에서 환자에게 하는 지시나 주의사항을 반드시 기재하도록 권고하고 있다. 이 내용을 기재할 때 복사본이 제공되도록 서식을 만들어 환자에게 사본을 주면, 구두로 설명하는 과정에서 발생할 수 있는 착오를 방지할 수 있다. 앞으로의 치료에 관한 지시나 주의사항을 철저히 하는 것은 환자 진료에도 꼭 필요할 뿐 아니라 법적 문제가 발생할 경우 병원을 보호하는 자료가 되기도 한다.

사고로 인한 상해 환자일 경우, 상처의 형태, 원인, 환자가 발견된 장소, 병원으로 이송 방법, 알코올이나 약물 중독 여부, 그리고 치료내용 등을 자세히 기록해야 한다. 응급실 환자가 입원을 하면 응급실 기록지는 입원기록과 함께 보관되며, 입원하지 않은 경우에는 외래기록지와 함께 보관된다.

응급환자의 급증으로 인해 권역별 응급의료센터가 신설되고, 1급 응급구조사의 병원 내 역할이 확대되면서 응급구조사의 응급의료센터 내 기록 양식이 필수적으로 요구되고 있다.

그러나 현재 응급의료에 관한 법률에서는 1급 응급구조사의 기록이 병원 전 환자 이송 시 내용만 기록하게 되어 있어 병원 내 응급의료센터에서의 응급구조사의 응급처치 내용을 기록할 수 있는 별도의 양식이 마련되지 않은 상태이다. 따라서 법률이 제시한 응급구조사의 병원 전 처치 기록지, 즉 응급구조사의 출동 및 처치 기록지 양식을 응용하여 다음과 같은 양식으로 1급 응급구조사의 응급의료센터내 환자평가 및 응급처치 내용을 기록하는 것을 권고한다.

5. 병원 EMR(Electro-Magnetic Resonance)

EMR(Electro-Magnetic Resonance)이란 전자기공명식 펜 입력을 말한다. 개인용 컴퓨터(PC, Personal Computer)가 보편화된 1990년대 중반 이후 종이 차트의 부피로 인한 보관의 어려움을 해소하고, 새 차트 작성의 간편성과 재조회의 용이성을 개선하기 위해 도입된 전산화 차트이다. 주요 기재 사항은 환자의 인적 사항, 병력, 진찰 결과, 치료 결과, 수술 기록, 입퇴원 기록, 외래 진료 사항 등이 있다.

응급의료센터에서의 응급구조사 응급처치 기록지

(앞면)

<table>
<tr><td colspan="5">응급구조사 응급처치 기록지</td></tr>
<tr><td colspan="5">응급환자 분류 긴급( ) 응급( ) 비응급( )
개정외상점수(revised trauma score)(소아외상점수, pediatric trauma score):</td></tr>
<tr><td>환 자 성 명</td><td></td><td>주민등록번호</td><td colspan="2"></td></tr>
<tr><td>주 소</td><td colspan="4">(전화:)</td></tr>
<tr><td>보 호 자 성명</td><td></td><td>환자와의 관계</td><td colspan="2"></td></tr>
<tr><td>주 소</td><td colspan="2"></td><td>전화번호</td><td></td></tr>
<tr><td>응급환자발생 장 소</td><td colspan="4"></td></tr>
<tr><td>환자 발생 시간</td><td></td><td>현장 도착시간</td><td colspan="2"></td></tr>
<tr><td>환자 발생 구분</td><td colspan="4">사고 재해 급성질환 만성질환의 급속악화 기타( )</td></tr>
<tr><td>환자발생의 구체적 사 유</td><td colspan="4"></td></tr>
<tr><td>현장 및 이송간 주요 응급처치</td><td colspan="4"></td></tr>
<tr><td>의사지시 내용</td><td colspan="4"></td></tr>
<tr><td>응급구조사 소견</td><td colspan="4"></td></tr>
<tr><td colspan="5">환자 입원시 상태평가</td></tr>
<tr><td>기도유지상태</td><td colspan="4"></td></tr>
<tr><td>호 흡 상 태</td><td colspan="4"></td></tr>
<tr><td>순 환 상 태</td><td colspan="4"></td></tr>
</table>

(뒷면)

<table>
<tr><td colspan="2">주증상 및 병력</td></tr>
<tr><td>주 증 상</td><td></td></tr>
<tr><td>현 병 력</td><td></td></tr>
<tr><td>과거병력</td><td></td></tr>
<tr><td colspan="2">역학적 관찰</td></tr>
<tr><td colspan="2">◦ 생체징후(Vital sign)
◦ 동공크기 및 동공반사
(Pupil size & Light reflex)</td></tr>
</table>

시간	:	:	:
혈압	/	/	/
맥박			
호흡			

구분	우측(오른쪽)	좌측(왼쪽)
동공크기	○정상 ○축동 ○산동	○정상 ○축동 ○산동
동공반사	○반응 ○무반응	○반응 ○무반응

◦ 의식상태

응급구조사 응급실내 처치내용

환자 타병원 이 송 상 황	이송사유:
	이송병원 및 이송거리
	이송시 환자상태
	이송시 응급구조사 처치내용

등록 번호 성명 주민 등록	성별

응급실 기록

<table>
<tr><td colspan="2">도착시간</td><td colspan="2"></td><td>퇴원시간</td><td colspan="3">. . 오전, 오후</td></tr>
<tr><td colspan="2">환자 주소</td><td colspan="2"></td><td>전 화</td><td></td><td>직 업</td><td></td></tr>
<tr><td rowspan="2">동행자</td><td>이름</td><td></td><td>주민번호</td><td></td><td></td><td>직 업</td><td></td></tr>
<tr><td>주소</td><td colspan="2">상 동</td><td>전 화</td><td></td><td>관 계</td><td></td></tr>
<tr><td colspan="2" rowspan="2">내원수단</td><td colspan="6">□구급차 □경찰차 □기타( )</td></tr>
<tr><td colspan="6">□택시(번) □자가용(번)</td></tr>
<tr><td colspan="2">사고 장소</td><td colspan="6"></td></tr>
<tr><td colspan="2">사고 경위</td><td colspan="6"></td></tr>
</table>

(EM duty note)
C.C: Upper abd pain(쓰리듯이 아프다 함) (Onset: 10/12 아침)
예 – 통증: 무(0)
N/V(−/−) diarrhea(−)
9/20일부터 abd discomfort 있어 local에서 Tx 받았으며 금일 아침 갑자기 upper abd pain 있어 ER visited.
Phx) DM/HT/Tbc/allergy(+/−/−/−)
BST: 115 혈압 110/70 맥박 84회 호흡 20 체온 36.6℃
PHx: NIDDM Dx & Tx 6년전 SCH
PO Med :
−local: stomach ca(?) 정 ××

ER initial lab
CBC: 7,900/11.4 134.0/380K
Simple abdomen: fecal impaction

Problem list
=1 epigastric hunger pain
onset:

등록 번호	성별
성명	
주민 등록	

응급실 기록

S: N/V(−/−) hunger pain(−) dyspepsia(+)
weight loss(−)

O: V/S: 110/70 − 84 −20 − 36.6℃

soft & flat abdomen
tenderness in epigastrium
palpable

A) R/O PUD
R/O stomach Ca
P) 1. check up R−lab
2. abdominal U/S or Abd CT
3. FSG
4. adequate antacid

#2. DM
S: 당뇨
O: BST: 115 mg %
A: NIDDM
P: 1. Check up Hb A. C
2. exercise & DM diet control 김 ××

등록번호	성별
성명	
주민등록	

응급실 기록

주 소: 서울시 은평구 녹번동		전 화 :
주 진단명: 1.		의사서명 :
2.		
알레르기 기왕력 :		혈압 100/70 mmHg 맥박 92/분 호흡 20/분 체온 36℃ 체중 kg
주소(C.C): Hematemesis (onset) 20. 01. 01 AM 6:00		
Abdominal pain 컵으로 4잔		
		환자내원 7시 50분 인턴 진찰 시 분 레지던트 진찰 시 분
전신증상: □구역 □구토 □설사 □변비 □기침 □가래		WBC FBS Hb BUN/Cr Hct Na/K/Cl FLT
□호흡곤란 □콧물 □현훈 □식욕부진		
□기타( )		
현 병 력: 상기 M/62 환자는 88년 gastric ulcer Dx.		입원실 병실 외래 과 전원 자의퇴원 사망
92. hematemesis로 본원 OPD tx 받아온 환자로		
(R/O varix bleeding)		
20.01.01 abd. pain abd. distension 있어		
본원 내과 OPD 방문 후 장검사 예약 받았으나 금일 아침 6시 상기 C/C 있어 ER		
visit		
과 거 력: □당뇨 □고혈압 □결핵 □간염 □뇌졸중 □기타( )		
투 약 력 :		
가 족 력 :		
사 회 력 :		
이학적 소견 전신외과: □정상 □급성병색 ☑만성병색 의식상태: ☑ 정상 □몽롱 □혼미 □혼수 두 경 부: □성상두개형상 □경부강직 □경정맥 확장 눈: ☑ 결막창백 □공막황달 □기타( ) 흉부: 심박동(☑ 규칙 □불규칙) □잡음 호흡음(□정상 □거칠음 □감소) □나음 □천명)		

복 부: □유연 □강직 ☑평평 □비대 (□간 □비장 □신장)
장음(□감소 □정상 □증상) □압통 ☑반사압통
□복부근육강직 □비정상종괴
신경학적 검사
지남력(☑시간 ☑장소 ☑사람) 언어(□정상 □비정상)
동공(□대칭 □비대칭) 대광반사(□정상 □감소 □소실)
안저(□부종 □출혈) 시력(/) 시야( )
외안근운동: 안구진탕:
안명: 감각
운동
연반사(□정상 □감소)
혀운동(□정상 □비정상)(□좌 □우)
심부건반사(□이두박근 □삼두박근 □무릎 □발목)
소뇌증상 :
병적반사: 바빈스키(/) 발목간대성 경련(/)
뇌막자극증상: □경부강직

추정진단 :	
계 획 :	

의사서명: Lee XX

등록 성별 번호 성명 연령

간호정보조사지 (응급의료센터)

내원시 정보

구분: □일반 □보험 □자보 □산재 □무연고

내원일시: 년 월 일 시 분(오전 / 오후)

내원수단: Ⅰ. --- □걸어서 □택시 □자가용 □119 □129

□기타 ( ) □앰뷸런스

Ⅲ. --- □걸어서 □안고 □Stretcher cart □Wheel chair

동 반 자: 성명 ( ) □남 □여, 연령 ( ),

(사고발생보고자)

□환자자신 □친구

□119 대원 □경찰 □기타 ( )

소속 ( ) 이름 ( )

내원경로: □직접 □외래 □타병원

전원병원명: ( ) □소견서 □필름 (X-ray / CT)

사고종류: □교통사고 (차외 / 차내) • 차량종류 ( )

• 탑승위치 (운전석 / 조수석 / 뒷자석) • 가해방향 (좌 / 우 / 전 / 후)

• 안전벨트 착용여부 (예 / 아니오)

□추락사고 • 높이 ( )

□Blunt Trauma ( )

□Penetrating, Stab Wound ( )

□Burn ( )

□중독 - 종류 ( )

□기타 및 미상 ( )

사고발생시간: 년 월 일 시 분 (오전 / 오후)

사고발생장소: ( )

병 력

주 증 상:

발 병 일:

시 간	혈 압	맥 박	체 온	호 흡

체중: kg

의 식 상 태: □Alert □Drowy □Stupor □Semicoma □Coma

과거병력: □무 □고혈압 □당뇨 □심장질환 □간염
□기타
□수술력 (예 / 아니오), 내용 ( )
Family History:
수혈력: □무 □유, 혈액형 ( )
알레르기: □무 □유, Allergen: ( )
현재 투약내용: ( )
Alcohol: (−), Smoking: (−)
내원시 교육: □접수안내 □보호자는 대기실에 □금연 □금식
□낙상방지 □소지품 관리
작성 간호사: ( ) 피교육자: ( )

Impression ;

결 과

<table>
<tr><td>입 원</td><td>병실: ( ) □의사동반 □이동수단
□Old chart □X-ray film (& old) □혈액
□검사물: ( ) □소지품</td></tr>
<tr><td>귀 가</td><td>□귀가약 □처치 및 치료: ( )
□귀가시간: 년 월 일 시 분 (오전 / 오후)
□Follow up teaching</td></tr>
<tr><td>자의귀가</td><td>□사유: ( ) □자의귀가서
□귀가수단: ( ) □의사동반
□귀가시간: 년 월 일 시 분 (오전 / 오후)</td></tr>
<tr><td>전 원</td><td>□전원사유: ( ) □자의귀가서
□전원의뢰서(소견서) □검사 결과지 □X-ray film □CT
□의사동반 □후송병원: ( )
□후송수단: ( )
□후송시간: 년 월 일 시 분 (오전 / 오후)</td></tr>
<tr><td>사 망</td><td>□Expire □DOA □영안실 이동 □사체귀가
□사망진단서 □시체검안서: 발행인 ( )
발행일 (년 월 일)
신청인(가져가는 분): 성명 ( )
환자와의 관계 ( )
주소 ( )
주민등록번호 ( )</td></tr>
</table>

등록번호: C. C:

성 명: 성별/나이(/)

도착시각: 년 일 시

VITAL SIGN	B/P	P	R. R	B. T	도착경위
시 분					
시 분					
시 분					

Consult

DEP.	DOCTOR	C. TIME	CONNECT	ARRIVE	RESULT

C. C

Onset) 년 월 일 시 분

P. I:

P. Hx: Tb( )/DM( )/HTN( )/ASTHMA( )

Drug allergy/Op. Hx:

Smoking/Alcohol

P. Ex:

G/A)

M/S)

HEENT) Conjunctiva:

Sclera:

Face:

Mouth:

Neck node:

CHEST) Symmetric (-)

Breath. sound -

Heart beat -

LUNG) Lung:

Rale: –

Wheezing: –

Alxl.) Soft / Flat / Rigid / Distended

Temder-RUQ LUQ B. S-hyper normal

RLQ LLQ hypo absent

Ext) Pitting edema (-) CVA tend. (Rt / Lt)

Other)

ROS :

GENERAL)	Fever (-)	Chill (-)	Wt. Loss (-)	
HEENT)	Headache (-)	Dizziness (-)	Tinnitus (-)	Sore Throat (-)
CHEST)	Cough (-)	Sputum (-)	Hemoptysis (-)	Palpitation (-)
ABDOMEN)	A/N/V/D/C (-/-/-/-/-)		Abd dist (-)	Dyspepsia (-)
	Hematemesis (-)		Melena (-)	
	Tenderness(-)	Rebound	Tenderness (-)	Hepatomegaly(-)
	Splenomegaly(-)			
G--U)	Frequency (-)	Dysuria (-)	Hematuria (-)	Incontinence (-)
	Anuria(-)	Oliguria(-)		

Back & Ext

Pitting Flank Pain: –

Skin Rash: –

Other)

IMP: 1)

2)

3)

4)

Lab: R/L)	CBC c Diff	PT/PTT	U/A(R/N)	Na/K	Glu/Amyl
S/L	S-GOT/GPT	T-Bil	S-amo/S-Osm/S-ket		BUN/Cr
ABGA		EKG	Preg. test		Cl/Ca

X-Ray:

CHEST: PA AP(P)	Lat(R/L)	Decub(R/L)
HEENT: NECK AP	Skull AP & Lat	
ABDOM: Simple Abd(S/E)	KUB	Pelvic AP
SPINE: Cx.(AP.Lat/S.)	T-L(AP/Lat)	L(AP/Lat/S)

OTHER:

Rx:

Sign

등록번호: C.C:
성 명: 성별/나이(/)
도착시각: 년 월 일 시 분(오전 / 오후) PHx:

VITALSIGN	B/P	P	B.R	B.T	M.S.(A/V/P/U)	도착경위
1) 시 분					L. O. C ( )	
2) 시 분					PUPIL (/)	
3) 시 분					L / R (/)	
4) 시 분					C / V (/)	

Consult

DEP.	Doctor	C. Time	Connect	Arrive	Result

C.C:

P.I:

Onset) 년 월 일 시 분
Vector)
PastHx:
Tb/DM/THN(--/--/--)
Drug All/OP Hx. (-/-)

R. TRAUMA SCORE	◉ AIRWAY/VENT
● G. C. S. SCORE	E-tube
♧ EYE OPENING	02( )L/min
4. Spont.	◉ CHEST
3. to voice	clear
2. to pain	R / L
1. none	Crackles
♧ VERBAL RESP.	Rhonehi
5. oriented	wheezes
4. confused	◉ ABDOMEN
3. inappro. word	tender
2. incompr. sound	RUQ LUQ
1. none	RLQ LLQ
♧ MOTOR RESP	rigid
6. obeys	distended
5. localized	◉ BOWEL SOUND
4. withdraws	hypo/normal
3. abnl. flexion	hyper/absent
2. abnl. extension	
1. none	

◉ SUM:	◉ PULSES
	R / L
R. TRAUMA SCORE	radial
● GCS: 4, 3, 2, 1, 0	femoral
● SBP: 4, 3, 2, 1, 0	tibial
● R. R: 4, 3, 2, 1, 0	pedal
	◉ Motor
◉ SÜM:	R / L
	U/Ext
	L/Ext
	SLR

IMP :	1)				
	2)				
	3)				
	4)				
	5)				
Lab :	R/I.) CBC c Diff	PT/PTT	U/A(R/N)	NaK	Glu/Amyl
	S/I.) S-GOT/GPT	T-Bil	S-amo/S-Osm/S-ket		BUN/Cr
X-RAY :	Chest AP(P)	Cx-spine Lat(P)			Pelvic AP(P)
C - T :	Brain(c B. S. C. E)	Chest(Hent)	Abdomen		Pelvic(c B. S)
CHEST :	PA Lat(R/L)	Decub.(R/L)	Rlb S		Sternal V
HEAD :	Skull(S/AP & Lat)	Water's V	Zyg-AV	N-BV	Mand. S
ABDOM :	Simple Abd(S/E)	KUB			
SPINE :	Cx(AP & Lat/S/Open M	Cx(Flex & Ext Lat)	T(AP/Lat)		
	T-L(AP & Lat)	L(AP & Latt/S)	Coccyx V		
U. Ext :	Shoul. AP & Lat(B/R/L)	Both Should. Stree V	Scapula AP & Axi(B/R/L)		
	Humerus AP & Lat(B/R/L)	Elb AP & Lat(B/R/L)	Forearm AP & Lat(B/R/L)		
	Wrist AP & Lat(B/R/L)	Hand AP & Ob(B/R/L)	Finger AP & Lat(B/R/L)		
L. Ext :	Pelvic Ap	Pelvic inlet & outlet	Hip AP & Lat(B/R/L)		
	Femur AP & Lat(B/R/L)	Knee AP & Lat(B/R/L)	Knee Skyline V(B/R/L)		
	Both Knee Stress V	Tibia AP & Lat(B/R/L)	Ankle AP & Lat(B/R/L)		
	Ankle Mortis V(B/R/L)	Foot AP & Obl(B/R/L)	Cacaneal Axial V(B/R/L)		
Other :					
Rx :					

Sign

6. 기타 병원 기록지

다음에 나열되는 서식들은 병원의 유형과 규모를 막론하고 기본적으로 갖추어야 하는 기본 서식들과 각각의 필수 기재 사항들이다. 이들 서식 외에도 분야에 따라 추가적인 서식을 사용할 수 있다. 모든 서식에는 의료법에서 요구하는 대로 날짜와 기록자의 서명이 반드시 포함되어야 한다.

1) 진단 요약 색인 기록지(diagnostic summary index)

이 서식은 일반적으로 자주 사용되지는 않지만, 입원 순서대로 내용을 요약하여 기록의 맨 앞에 첨부하는 서식이다. 매 입원마다 입퇴원일과 진단명, 수술명을 기재하는 것이며 특히 여러 번 입원한 환자의 경우에는 이러한 서식을 사용하면 편리하고, 약물에 대한 과민반응, 알레르기, 특이 체질 등 앞으로 치료에 참고할 사항 등을 함께 기록할 수 있다.

2) 입 · 퇴원 기록지(admission and discharge record)

입·퇴원 기록지는 일반적으로 기록지의 맨 앞에 철하며 "face sheet" 또는 "summary"라고도 한다. 이 서식에 기록되는 내용은 환자의 인적사항과 진료내용 요약의 두 가지로 크게 구분된다. 환자와 연고자의 인적사항들은 환자에게서 직접 얻는 것이 가장 좋고 불가능한 경우에는 입원시에 환자를 동반한 직계가족에게서 얻어야 한다. 부정확한 인적사항은 연계된 진료를 방해하고 이후 환자관리 및 진료 정보 처리에 혼란을 초래할 수 있다. 특히 진찰권번호, 이름, 주민등록번호는 잘못 기록하는 일이 없어야 하며 이를 위하여 원무과와 응급환자 기록과의 긴밀한 협조체제가 필요하다.

사산아와 도착 당시 사망(dead on arrival, DOA) 환자는 입원환자로 간주하지 않으며 입·퇴원 기록지는 작성되지 않는다. 다만, 별도의 기록지에 해당 내용을 기록해야 한다.

3) 퇴원 요약지(discharge summary)

퇴원 요약지는 일명 clinical resume이라고도 하는데 입원기간 동안 환자 질병의 경과, 검사, 치료 및 결과를 한 눈에 볼 수 있도록 요약해 놓은 기록이다. 이것은 주치의나 담당 전공의가 환자 퇴원 직후에 기록하여야 하며 다음의 내용들을 포함해야 한다.

(1) 주소(主訴, chief complaint, C.C.) 및 질병상태

(2) 임상검사, 방사선검사, 특수검사, 그리고 신체조사의 결과

(3) 최종 진단명

(4) 치료내용과 그 효과

(5) 앞으로의 치료계획 및 퇴원약 처방

퇴원 후 주의사항(약, 식사, 운동량 등), 치료 지시, 외래 진료 예약 또는 타 병원으로의 전과 내용 등을 기록한다.

(6) 기록자의 성명, 입·퇴원일

인턴이 기록한 경우 레지던트나 주치의가 부가서명(countersign)해야 한다.

퇴원 요약지를 작성하는 목적은 첫째, 응급환자 기록의 내용을 짧은 시간에 효율적으로 검토하여 환자 진료에 참고하기 위함이다.

둘째, 전공의들이 전문의 시험에 응시할 때 구비서류로 활용된다.

셋째, 보험회사에서 진료비 지불액을 산정할 때 참고자료로 사용하는 등 진료목적 이외에 진료내용을 필요로 하는 경우 쉽게 사용할 수 있다.

4) 병력 기록지(history)

환자의 병력을 자세하게 기록하여 진단과 치료의 방향을 계획하는 데에 도움을 준다. 환자를 제일 처음 접한 인턴이 기록하는 것이 일반적이며, 담당 전공의나 주치의가 이를 검토한 후 부가 서명해야 한다. 입원 후 24시간 이내에 작성하는 것이 원칙이며 수술이 예정된 환자는 수술 전에 작성해야 한다. 환자로부터 직접 병력을 진술받는 것이 가장 좋지만, 환자가 진술할 수 없는 경우 가장 잘 알고 있는 가족으로부터 정보를 얻어야 한다.

병력기록지 서식은 항목별 개요서식(out-line form)과 공란서식(blank sheet form) 및 해당항목 표시서식(check list)의 세 가지가 있으며 병원별로 적절히 선택하여 사용할 수 있다. 너무 형식적으로 고정된 서식보다는 상황에 따라 융통성 있게 기록할 수 있는 '항목별 개요 서식'과 '공란 서식'이 더욱 적절하다. 어떤 서식을 사용하든지 간에 아래의 내용들이 포함되어야 한다.

(1) 주소(chief complaint, CC)
(2) 현재 질병상태(present illness, PI)
(3) 과거병력(past history, PH)
(4) 개인력(personal history)
(5) 가족력(family history, FH)
(6) 신체 각 계의 조사(review of system, ROS)

5) 기간 중 병력 기록지(interval history)

퇴원한지 1개월 이내에 같은 병명으로 재입원하는 경우 사용하는 기록지이며 주로 전공의가 기록한다.

6) 신체검진 기록지(physical examination)

신체 각 부분을 자세히 조사하여 발견된 사항을 기록하며 시진, 촉진, 타진, 청진의 4가지 기본사항 이외에 Vital sign, HEENT 등이 포함되어 있다.

7) 단기간 입원 기록지(short-form medical record)

입원기간이 48시간 이내인 단기간 입원환자(예: 편도절제술, 방광경검사, 포경수술 등)에게 사용하며, 이 서식을 사용할 경우 퇴원요약지 기록은 필요 없다. 하지만, 합병증이 생기거나 예상치 못한 사망이 발생하면 정규서식을 사용하여야 한다.

8) 경과 기록지(progress note)

질병에 경과에 대해 의사 및 기타 치료자가 직접 기록하고 서명하는 서식으로서 환자의 상태, 정도에 따라 필요한대로 작성하며 최소 1일 1회 이상 기록한다. 또한, 치료에 참여한 치료자 누구나 작성 가능하며 직종, 기록날짜, 서명을 기재해야 한다.

(1) 입원기록: 입원당시 환자의 상태, 입원의 이유 등을 간단히 요약

(2) 경과기록: 환자의 임상결과를 발생한 순서대로 기록하며 환자의 상태에 따라 수시로 기록한다.

(3) End of Service Note: 다음 교대 근무자에게 인계하는 기록

(4) 전과기록

- 전출기록: 환자를 보내는 과에서 기록
- 전입기록: 환자를 새로 받은 과에서 기록

(5) 최종 경과 기록지: 퇴원 당시 환자의 상태를 요약한 기록

9) 수술 기록지(operation record)

수술을 담당했던 의사가 작성하며, 수술 후 48시간 이내에 작성하는 것을 원칙으로 한다. 집도의(전문의)와 보조의(전공의)의 서명이 꼭 있어야 한다. 작성 내용에는 수술팀의 이름, 수술전 진단명, 수술후 진단명, 수술명, 수술시 발견된 사항, 수술절차, 수술후 환자상태, 수술일자, 수술의사 서명이 포함되어야 한다.

10) 의사의 지시 기록지(doctor's orders, physician's orders)

주치의는 환자의 진단과 치료에 필요한 검사, 처치, 투약 등을 전공의나 간호사에게 지시하며, 이를 반드시 기록으로 남겨야 한다. 또한, 날짜와 지시자 서명을 기재해야 한다. 퇴원지시는 퇴원전에

반드시 있어야 하는데 사망환자, 자의퇴원 및 탈원의 경우에는 퇴원지시가 없으며, 자의퇴원인 경우는 '자퇴서약서'가 첨부되어 있어야 한다.

11) 협의 진단 기록지(consultation record)

주치의가 자기전문분야가 아닌 영역에 문제가 발생되었거나 의심이 가는 경우, 보다 정확한 진단과 치료를 위하여 그 분야 전문의에게 협진을 의뢰한다. 이때 협의 진단기록지 윗부분에는 주치의가 의뢰하는 내용을 기재, 서명하고, 아랫부분에는 협의진단의(Consultant)의 의견을 기재하고 서명한다. 이러한 서식이 없을 때는 의사지시기록지에 Consult order를 내리고 경과기록지에 회답 내용을 기록하기도 한다. 또한, 수술을 실시한 경우에는 수술동의서, 마취전·후 신체조사 기록지, 수술기록지, 회복실 기록지가 있어야 하며 수술시 조직을 절제한 경우에는 조직검사 보고서가 있어야 한다.

12) 임상병리 검사 보고서(laboratory report)

질병의 진단과 경과 관찰, 치료 및 예후 판정을 위한 검사를 시행한 후, 객관적이고 전문적인 검사 보고서를 작성하여 환자의 질병 진단 및 치료 방침 수립에 도움을 준다. 임상병리검사 지시는 주치의사가, 검사실시는 주로 임상병리사가 한다.

13) 조직병리 검사 보고서(pathology report)

수술 시에 제거 조직은 반드시 조직병리 전문의가 검사해야 한다. 조직병리 전문의는 생검, 부검 그리고 수술 시에 제거한 조직을 검사한 후 보고서를 작성하고 서명을 하여야 하며 원본을 응급환자 기록에 첨부하여야 한다.

(1) 조직검사 보고서(tissue report)
(2) 부검 보고서(autopsy report)

14) 그래프 기록지(graphic record)

환자의 체온, 맥박, 호흡을 측정한 결과를 기록하며, 측정자와 담당전공의 서명이 있어야 한다.

15) 활력징후 기록지(vital sign record)

체온, 맥박, 호흡, 혈압을 측정하여 환자의 치료 반응 및 질병 경과를 확인하는 기록지이다.

16) 검사결과 기록지(flow sheet)

검사결과 기록지는 검사 과정 중 나온 결과를 기록한 기록지로서 의사는 판정기준을 바탕으로 결과를 해석하고 치료 방향 및 예후를 결정한다.

17) 간호 기록지(nurses' record)

간호 업무를 수행하면서 환자의 상태를 매일매일 기록하는 문서로서 법적 증거자료로 활용될 수 있으며, 수행한 처치에 대한 날짜, 시간, 서명이 반드시 포함되어야 한다. 기록 사항에는 다음과 같은 것들이 있다.

(1) 입원일시와 입원방법
(2) 입원 시 환자상태
(3) 주 증상과 시행된 치료, 검사명
(4) 검사물 채취 관련 사항
(5) 주치의사에게 알린 시간과 방문시간
(6) 전과 및 협의진단 관련 사항
(7) 퇴원시 상태(사망 퇴원인 경우에는 사망일, 시간, 사망확인 의사이름)

18) 방사선 기록지(X-ray report)

방사선 촬영 후, 촬영된 필름에 나타난 영상을 방사선과 전문의가 판독한 내용을 기록하는 문서이다. 진단 방사선기록지와 치료 방사선기록지가 있다.

19) 심전도 검사 보고서(electrocardiographic report)

심장의 박동 상태를 전위를 통해 기록하는 검사 기록지로서 심장전문의가 판독한 내용이 포함되어 있다.

20) 뇌파 검사 보고서(electroencephalographic report)

뇌파검사는 뇌중추신경계의 자발적 신경 활동을 전극을 통해 수신하여 뇌파기기 내에서 증폭, 여과 과정 등을 거쳐 두 전극간의 전위차를 이용하여 파형으로 변환하여 기록하는 검사이다. 경련성 질환, 두통, 뇌혈관 질환, 뇌종양, 의식장애, 뇌막염, 뇌사판정 등의 여러 질환의 진단 및 치료, 예후 관찰 및 추적 검사 등의 목적으로 사용되며 신경과 전문의사가 판독한 내용도 포함되어 있다.

21) 마취 기록지(anesthesia record)

마취를 한 환자는 마취전·후 신체조사 기록지, 마취 기록지를 작성해야 하며, 마취과 전문의가 기록하고 서명한다. 마취 전 신체조사 기록은 수술 전 48시간 이내, 마취 후 신체조사 기록은 수술 후 24시간 이내에 한다.

22) 회복실 기록지(recovery room record)

수술 및 마취 후의 환자 및 회복실 이용 환자의 의식상태, 활력징후, 투약, 처치 및 간호활동 내용을 기록하는 서식지로, 시간 경과에 따른 연속적인 자료를 제공함으로써 환자의 상태를 쉽게 파악하기 위함이다. 퇴실결정의사는 퇴실결정을 내린 마취과 의사가 서명한다.

회복실 간호사는 입실시의 간호사와 퇴실시의 인계 간호사가 각각 서명해야 한다.

23) 수혈 기록지(transfusion record)

수혈은 법적문제발생 가능성이 있으므로 정확한 수혈기록지를 작성, 보관하여야 한다. 환자와 공여자의 혈액형, 교합성(적합성) 검사, 공여자확인 번호, 수혈시작과 종료시간, 수혈량, 부작용 유무, 수혈의사 서명이 포함되어야 한다.

24) 산과 기록지(obstetrical record)

(1) 산전 기록지(prenatal record)

이 기록은 임신초기에 산과 외래를 방문할 때 시작되어 분만 전까지 정기적으로 와서 기본적인 산전관리를 받을 때마다 기록되는 것이다. 산전 기록지는 분만 시 중요한 참고 자료가 되므로 언제든지 확인할 수 있어야 하며, 분만 후에는 입원차트에 포함시켜 함께 철한다.

산전 기록지에는 다음의 내용들이 기록되어야 한다.

① 가족력(family history)
② 월경력(menstrual history)
③ 병력(medical history)
④ 현재 임신(present pregnancy)
⑤ 이전 임신력(previous pregnancies)
⑥ 신체검진(physical examination)
⑦ 골반검사(pelvic examination)
⑧ 임상병리검사(laboratory examination)
⑨ 연속적 산전관리 기록(subsequent prenatal visits)

(2) 진통 및 분만 기록지(labor and delivery record)

병력, 신체조사 결과를 기록하고 진통과 분만과정을 기록한다. 진통은 다음과 같이 세 단계로 구분하며 각 단계의 자세한 상황을 기록하여야 한다.

- 제 1기 : 진통이 시작된 순간부터 자궁경부(자궁목)가 완전히 열릴 때까지
- 제 2기 : 자궁목(경)이 완전히 열린 후부터 태아의 분만까지
- 제 3기 : 태아의 분만부터 태반이 나올 때까지

진통기록지에는 진통 시작시간, 양수막 파열방법(자연적 또는 인위적), 체온, 맥박, 호흡, 태아의 심음, 자궁수축 및 자궁목(경)의 확장, 제 1기, 제 2기, 제 3기에 소요된 시간, 태위, 분만방법, 분만 시 겸자사용 여부, 신생아의 성별, 체중, 상태 및 아프가(Apgar) 점수, 태반과 제대의 상태, 샅(회음) 외측 절개 또는 파열, 파열방향과 정도, 파열부위의 꿰맴, 진통제, 마취제, 자궁수축제 등의 사용 약물, 출혈량(정상분만에서는 500 mL 이상, 제왕절개에서는 1,000 mL 이상이면 과다출혈로 간주), 합병증 또는 기형 등의 내용이 모두 기록된다.

(3) 산후 기록지(postpartum record)

① 산후 경과기록 및 퇴원요약기록(obstetric progress – discharge summary)

② 산후 간호 기록지(nurses' postpartum record)

25) 신생아 기록지(newborn record)

신생아는 출생과 동시에 새로운 병원등록번호를 부여받으며, 신생아에 관한 기록을 산모 기록과 분리하여 보관하는데, 일반 서식 이외에 몇 가지 특수 서식을 사용한다.

(1) 출생 기록지(birth history 또는 delivery room observation of the neonate)

① 산모의 병력(maternal history)

② 현 분만상태(present delivery)

③ 신생아 기록(infant record)

출생일, 체중, 아프가 점수(Apgar score), 호흡개시

④ 신체검진 기록(physical examination)

분만실에서 산과의사가 신생아의 신체상태를 조사하여 기록함.

(2) 신생아 기록지(newborn note)

산과 의사로부터 신생아를 인계받은 소아과 의사가 신생아를 자세히 관찰하여 상태를 기록하는 것으로, 전신적 상황과 함께 각 부분을 조사하며 특히 선천성 기형, 출생 시의 손상 유무를 조사하고 기록한다.

(3) 신생아 확인 기록지(newborn identification form)

병원에서 출생한 신생아들의 식별을 위하여 작성하는 것으로 다음의 내용을 포함한다.

① 출생에 관한 내용 : 출생일시, 성별, 부모 성명
② 아기의 손바닥 또는 발바닥 도장
③ 엄마의 엄지손가락 지문
④ 아기를 확인한 의사와 간호사 서명

26) 기타 특수환자 기록 서식(other forms of medical record)

이상에서 살펴 본 서식 이외에 다른 분야와 특수병동에서 사용하는 서식 및 기타 서식이 별도로 사용되며 그 중 대표적인 것들은 다음과 같다.

(1) 다른 분야에서 사용하는 기록지

① 사회사업 기록지(social service record)
② 영양상담 기록지(dietitians' consultation record)
③ 물리치료 및 작업치료 기록지(physical therapy & occupational therapy record)

(2) 특수병동에서 사용하는 기록지

① 중환자실 기록지(intensive care unit record)
② 콩팥(신장)투석 기록지(kidney dialysis unit record)

(3) 특수진단 기록지(special diagnostic studies)

① 근전도검사 보고서(electromyographic record)
② 폐기능검사 보고서(pulmonary function record)

(4) 이송 기록지(transfer record)

환자를 다른 치료기관으로 이송할 때 새로 치료를 담당할 의사가 참고하여 연계성 있는 치료를 제공하기 위한 것으로 다음의 내용을 기록한다.

① 병력 및 이학적 소견
② 주요 검사소견
③ 진단명
④ 치료내용, 수술명 및 소견
⑤ 앞으로 필요한 치료

(5) 승낙서 또는 서약서(authorization or consent form)

법적 문제가 발생했을 경우 병원과 의사를 보호하기 위하여 만드는 서식으로 다음과 같은 종류들이 있다.

① 수술, 마취(검사) 청약서

환자 또는 가족이 기록하는 것으로 수술내용에 대한 충분한 이해, 합병증 유발 가능성, 의학적 처리의 위임 및 결과에 대하여 이의를 제기하지 않겠다는 서약 등이 포함된다. 수술신청서 뒷면에는 수술 전에 준비해야 할 여러 가지 사항의 준비 여부를 체크하는 '수술 전 체크 일람표(preoperative check list)'를 인쇄하여 쓰기도 한다.

② 응급환자 기록 열람(복사) 승낙서

자신의 기록을 제3자 ○○○에게 열람(또는 복사)시켜도 좋다는 승낙서로 이러한 승낙서가 없이는 환자 기록의 내용을 그 환자의 진료 참고용과 관계 관청 이외에는 알리지 않아야 한다.

③ 자퇴 서약서

의사의 권유를 듣지 않고 자의로 퇴원하는 경우에 환자 또는 가족이 퇴원 후의 사태에 대하여 병원 측에 책임을 묻지 않겠다는 서약서이다.

◆ ◆ ◆ 참고문헌

1. 고정은 외. 지역사회간호학Ⅰ. 현문사. 2018. 136.
2. 강효정 외. 핵심기본간호술 가이드라인. 수문사. 2017.
3. 김명희 외. 수문사. 수술환자간호. 2011.
4. 김백남. 혈액배양검사의 원리와 실제. 2007. Blood Cultures Vol.39, No.3, 111-116.
5. 김영수 외. 뇌사 판정 과정에서 관찰되는 반사 혹은 자발적 움직임. 대한신경과학회지, 2019. 37(4), 345-351.
6. 김원 외. 의무기록 실무, 수문사, 2018.
7. 김영훈 외. 병원실무 원무관리, 수문사, 1997.
8. 김신무. 임상미생물학, 고려의학, 2004.
9. 김순자 외. 기본간호학, 수문사, 2001.
10. 김지희 외. GROSS ANATOMY. 퍼시픽. 2020. 309-362.
11. 김진우 외. 병원 전 외상소생술. 군자출판사, 2017.
12. 경희의료원보. 감염관리-혈액배양검사 이렇게 합니다, 질병관리본부 자료, 2006.
13. 국시원 2급 응급구조사 실시 프로토콜. 2020.
14. 국가건강정보 의학정보. 2020.
15. 국립건강정보 의학정보. 심폐소생술과 전문심장소생술. 2020.
16. 관계부처합동. 제5차 국민건강증진종합계획(Health Plan 2030, 2021~2030). 보건복지부. 2021. 1-76.
17. 권석우. 채혈기법, 법문에듀케이. 2019.
18. 남상욱. 뇌사와 심폐사 그리고 장기이식. 대한소아청소년과학회, 2009:52(8);856-861.
19. 대한예방의학회. 예방의학과 공중보건학Ⅰ. 계축문화사. 2019; 4-24.
20. 대한예방의학회. 예방의학과 공중보건학Ⅲ. 대한예방의학회. 계축문화사. 2019. 803-805, 1007- 1016.
21. 대한의료관련감염관리학회.4. 제5판 의료기관의 감염관리. 2017.
22. 대한의학회. 인턴수련교육 및 진료지침서-진단검사의학과-, 275-279.
23. 대한의사협회. 호스피스 · 완화의료 및 임종과정에 있는 환자의 연명의료결정에 관한 법률 주요내용. 2018.
24. 대한진단검사의학회. 혈액배양, https://labtestsonline.kr/tests/bloodculture.
25. 미국 국립 수면 재단(NSF: National Sleep Foundation). 2015.
26. 박국양. 고려의학 레지던트와 간호사를 위한 심장수술환자관리, 2018.
27. 박광옥 외. 수술간호의 실제, 현문사. 2008.
28. 박제훈. 서울 바이오메디북. 외과 술기의 기본 원칙과 기술. 2019.
29. 박순옥 외 5인. 간호와 영양, 현문사. 2018. 61-67.
30. 보건복지부. 2020년 지역사회 통합건강증진사업 안내. 보건복지부. 한국건강증진개발원. 2019. 3-13.
31. 배상수. 신공중보건. 계축문화사. 2017. 54-55.
32. 변대훈 외. 핵심 임상혈액학, 대학서림, 2018.
33. 송경애 외. 최신기본간호학 Ⅰ, Ⅱ, 수문사. 2019.
34. 송경애 외. 기본간호 중재와 술기, 수문사. 2020.
35. 손장원. 연명의료결정법 연착륙 방안, 의학신문. 2018.
36. 생명윤리 제3판, 현문사. 2019.
37. 오새은. 음식이 나다, 북카라반, 2020. 48-119.
38. 유광수 등. 지역사회 보건간호학Ⅱ. 정담미디어. 2016. 453-462.
39. 윤혜상. 포널스 출판사, 최신 수술실 매뉴얼. 2019.
40. 이건섭 외. 원색도감 진단병원미생물학, 고려의학. 2010.
41. 이상원. 영양치료, 상상나무. 2019. 233-235.

42. 안양희 외. 보건교육학. 현문사. 2017. 41-52.
43. 양선희 외. 제3판 핵심기본간호수기, 현문사. 2020.
44. 양선희 외. 제4판 기본간호학 2, 현문사. 2020.
45. 연명치료 중지에 관한 지침, 대한의사협회 · 대한의학회 · 대한병원협회. 2009.
46. 의료기관의 감염관리(4판표준예방지침2). 한병원감염관리학회, 한미의학. 2011.
47. 의료윤리학 3판. 정담미디어. 2018.
48. 의료관련감염. 대한의료관련감염관리학회, 질병관리본부. 2017.
49. 응급의료관련법령. 강병우, 청구문화사. 2020.
50. 응급의학2 .대한응급의학회.
51. 응급환자평가 5판. 전국응급구조학과교수협의회, 한미의학. 2018.
52. 임상의학연구회. 서울 의학서원, 간호사를 위한 수술이야기. 2013.
53. 소향숙 외 9인. 암환자 간호, 포널스. 2016. 181-183.
54. 장유경 외. 임상영양학, 신광출판사, 2006. 55-75.
55. 장유경 외. 임상영양관리 및 실습, 파워북, 2017. 30-46.
56. 조용곤 외. 항균제 남용이 혈액배양결과에 미치는 영향, 대한 임상미생물학회지, 1998. Vol.1, 63-67.
57. 전국응급구조과교수협의회. 내과전문응급처치학, 한미의학. 2018.
58. 전국응급구조과교수협의회. 응급환자관리학. 대학서림. 2013. 17-36.
59. 전국응급구조과교수협의회. 응급환자평가, 한미의학. 2018.
60. 전국응급구조과교수협의회. Comprehensive Medical Assisting(진료보조학), 아카데미아. 2010.
61. 중환자실 의료윤리 3판, 군자출판사. 2019.
62. 한국임상병리학과교수협의회. 임상병리검사학개론, 고려의학. 2018.
63. 한국임상병리학과교수협의회. 한권에 모은 임상혈액실기, JMK. 2016.
64. 혈관내 카테터를 이용한 치료목적의 체온조절요법 -보건복지부
65. 호스피스·완화의료(의미 있는 삶의 완성), 현문사. 2018.
66. 호스피스·완화의료, 군자출판사. 2018.
67. 홍근표, 강현숙, 오세영 등. 기본간호학, 수문사. 2000.
68. Bard Arctic Sun 5000 Brochure - http://www.medivance.com/pdf/mt08180.pdf. file:///C:/Users/user/AppData/Local/Microsoft/Windows/INetCache/IE/YF84U0U0/HTA-2009-009%20
69. CLSI. M47-A, Principles and procedures for blood cultures: approved guideline, Vol.27, No.17, Wayne, PA: Clinical Laboratory Standard Institute; 2007.
70. Shirley M. Tighe(황옥남, 김영희. 서울 현문사, 수술실 기구). 2009.
71. Young Ah Kim, Dokyun Kim, Dongeun Yong, Kyungwon Lee, Nationwide Survey of Blood Culture Protocol in Clinical Microbiology Laboratories in Korea, Ann Clin Microbiol Vol.19, No.4, 97-104. 2016.
72. http://www.khmc.or.kr/khmc/pdf/308_29.pdf. 2006.

찾아보기

응급환자관리학

1999년 3월 25일 초판 발행
2003년 3월 15일 개정 2판 발행
2008년 3월 8일 개정 3판 발행
2009년 2월 18일 개정 3판 2쇄 발행
2010년 3월 3일 개정 3판 3쇄 발행
2013년 3월 3일 개정 4판 발행
2021년 2월 27일 개정 5판 발행
2025년 2월 24일 개정 6판 발행
2026년 3월 3일 개정 6판 2쇄 발행

저 자 **전국응급구조과 교수협의회**
발행인 윤 진 영
발행소 도서출판 **대학서림**
서울시 종로구 혜화로 2길 8
전화 : 02) 745-1220, 763-1220
FAX : 02) 744-1210
등록번호 : 제1-88호

정가 40,000원

ISBN 978-89-6940-346-9 93510